Pflege von Menschen mit Adipositas und Übergewicht

2.3 Advance Care Planning 43
2.4 Advanced Practice Nursing 45
2.5 Weiterbildung zu Fachkoordinator*innen 46
2.6 Pflegediagnosen bei Gewichtsproblemen und Stoffwechselstörungen 46
2.6.1 Bereitschaft für ein verbessertes Engagement für physische Bewegung 50
2.6.2 Bereitschaft für ein verbessertes Gesundheits-Selbstmanagement 51
2.6.3 Bereitschaft für ein verbessertes Gewichts-Selbstmanagement 51
2.6.4 Bereitschaft für eine verbesserte Resilienz 52
2.6.5 Risiko für beeinträchtigte kardiovaskuläre Funktion 52
2.6.6 Ineffektives Selbstmanagement des Übergewichts 55
2.6.7 Risiko für ineffektives Selbstmanagement des Untergewichts 57
2.6.8 Übermäßiges sitzendes Verhalten 59
2.7 Pflegeziele 60
2.8 Praxistipps für die direkte Pflege 61
2.9 Die positive Kommunikation 63
2.10 Kommunikation: persönliche Erfahrung von betroffenen Pflegenden 64
2.11 Die Pflege-Erfolgsbesprechungen 68
2.12 Literatur 72

3 Multifaktorielle Ursachen 73
Kurt Laederach

3.1 Epidemiologie 75
Ruth C. Ahrens

3.1.1 Umweltbedingte Faktoren: „Darf es etwas mehr sein?“ 75
3.1.2 Zusammenhang zwischen Armut und Adipositas 76
Kurt Laederach

3.1.3 Psychische, verhaltensbedingte Faktoren 76
Ruth C. Ahrens

3.2 Ist Adipositas eine Essstörung? 77
Kurt Laederach

3.3 Übergewicht, Adipositas und Essverhalten 78
Kurt Laederach

3.4 Ätiologische Überlegungen 78
Kurt Laederach und Ruth C. Ahrens

3.4.1 Essen als Ersatz 78
Ruth C. Ahrens

3.4.2 Essen als Botschaft und Ritual 80
Ruth C. Ahrens

3.4.3 Essstörungen und Gewichtsveränderungen 81
Kurt Laederach

3.4.4 Essverhaltensstörungen als Kontinuum 82
Kurt Laederach

3.4.5 Psychische Komorbidität bei Übergewichtigkeit 84
3.4.6 Entwicklungsbedingte Faktoren bei Essverhaltensstörungen 84
Kurt Laederach

3.5 Appetenzverhalten, Sättigungs- und Hungergefühl 86
Kurt Laederach und Ruth C. Ahrens

3.5.1 Was nährt Menschen wirklich? 86
Ruth C. Ahrens

3.5.2 Appetenz 87
Kurt Laederach

3.5.3 Unterschiede zwischen Hunger und Appetit 88
Kurt Laederach

3.5.4 Psychophysiologische und somatische Einflussfaktoren auf das Essverhalten 89
Kurt Laederach

3.5.5 Neuropsychologische Einflüsse von Emotionen auf das Essverhalten . . 89
Kurt Laederach

3.5.6 Grundlagen der metabolischen Physiologie 90
Kurt Laederach

3.5.7 Hormone, Medikamente und Nahrungseinnahme sowie Geschmackspräferenz 92
Kurt Laederach

3.5.8 Einfluss von Nahrungsbestandteilen auf spezifische Hirnfunktionen . . 94
Kurt Laederach

3.5.9 Genetische Grundlagen für das Verständnis der Adipositas-Epidemie . . 95
Kurt Laederach

3.5.10 Hormonelle Steuerung 96
Kurt Laederach

3.5.11 Psychologische Einflussfaktoren 107
Ruth C. Ahrens und Kurt Laederach

3.5.12 Adaptation des psychologischen Essverhaltensmodells 108
Kurt Laederach

3.6 Adipositas und Metabolom 109
Kurt Laederach

3.6.1 Veränderungen im Laufe der Lebensspanne 109
3.6.2 Steuerung durch das autonome Nervensystem 111

3.6.3 Klinische Erscheinungsbilder, welche oft mit Übergewicht oder Adipositas vergesellschaftet sind . . . 114
3.6.4 Bekannte genetische Defekte mit obesogener Klinik . . . 115
3.6.5 Mit Adipositas vergesellschaftete somatische Krankheiten . . . 117
3.7 Literatur . . . 118

4 Therapiekonzept . . . 133
Ruth C. Ahrens

4.1 Das Problem als Lösung – Essen als Schutz und Sicherheit? . . . 133
4.2 Gewichtsreduktion und -stabilisierung durch integratives Gewichtsmanagement . . . 135
Kurt Laederach

4.2.1 Wunsch und Wirklichkeit . . . 136
4.2.2 Neue Therapiekonzepte . . . 136
4.2.3 Indikationen . . . 137
4.2.4 Behandlungsziele . . . 137
4.2.5 Adjuvante medikamentöse Therapie . . . 139
4.3 Semaglutid – der Abnehmtrend mit Folgen . . . 143
Ruth C. Ahrens und Kurt Laederach

4.4 Literatur . . . 143

5 Ursachen und Folgen von Gewichtsstigmatisierung . . . 145
Ruth C. Ahrens und Sabine G. Fischer

5.1 Diskriminierung und Stigmatisierung . . . 145
5.2 Prävention von Gewichtsstigmatisierung . . . 146
5.3 Gegen-Initiativen . . . 147
5.4 Die eigene Einstellung überprüfen . . . 148
5.5 Schutz und Geborgenheit – ein Interview . . . 150
5.6 Suizidalität nach bariatrischen Operationen . . . 156
5.7 Literatur . . . 158

6 Matejas Weg . . . 161
Simone Rohr

6.1 Literatur . . . 165

7 Beratung, Langzeitpflege, spezifische Pflegekompetenz und Selbsthilfegruppen . . . 167
Simone Rohr

7.1 Grundsätze in der Begleitung und Beratung . . . 167
7.2 Beratung der Patient*innen . . . 168
7.3 Beratung Angehöriger . . . 169

7.4 Beratung zu Hilfsmitteln 170

7.5 Langzeitpflege von Menschen mit Adipositas 173

7.6 Spezifische Anforderungen an Pflegefachpersonen 174

7.7 Start einer Selbsthilfegruppe 176

7.8 Literatur 178

8 Fachpflege für Menschen mit Adipositas 179
Yvonne Sabovic-Dunsing

8.1 Die baulichen Voraussetzungen 183

8.2 Die Langzeitbehandlung im Fachpflegebereich 183

8.3 Ziele 184

8.4 Kompetenzen der Mitarbeitenden 184

8.5 Die Personalausstattung 185

8.6 Pflege und Betreuung 185

8.7 Konzeptionelle Aspekte 186

8.8 Multimodale Behandlungsansätze, Rehabilitation und Prävention 187

8.9 Literatur 190

9 Bariatrische Chirurgie 191
Beat Muggli

9.1 Adipositas-assoziierte Erkrankungen 191

9.2 Chirurgische Behandlung der Adipositas 192

9.3 Restriktion und Malabsorption 192

9.4 Adipositaschirurgische Operationsverfahren 193
9.4.1 Laparoskopisches verstellbares Magenband 193
9.4.2 Laparoskopischer Schlauchmagen 194
9.4.3 Laparoskopischer Magenbypass 195
9.4.4 Laparoskopischer Ein-Anastomosenbypass 196
9.4.5 Laparoskopische biliopankreatische Diversion (Scopinaro) 197

9.5 Metabolische Chirurgie 198

9.6 Postoperatives Management nach bariatrischen Operationen 198

9.7 Ernährung nach bariatrischen Operationen 199

9.8 Literatur 199

10 Ernährung vor und nach Adipositaschirurgie 201
Stephanie Tölle

10.1 Einleitung 201

10.2 Präoperative Aufklärung 202

10.3 Postoperativer Kostaufbau . . . 203
10.3.1 Postoperative Sättigungsregulation . . . 204
10.3.2 Ess-Trink-Abstand . . . 204
10.3.3 Kostaufbau-Frühphase . . . 204
10.3.4 Portionengröße . . . 204
10.3.5 Eiweißzufuhr . . . 205
10.3.6 Supplemente . . . 207
10.4 Ernährungskomplikationen . . . 208
10.5 Alkohol oder Alkoholkonsum nach Bariatrie . . . 210
10.6 Ernährung im Langzeitverlauf . . . 211
10.7 Literatur . . . 214

11 Sexualität und Adipositas . . . 217
Zuzana Gehrig Schenk
11.1 Sexualität als Gesprächsthema in der interdisziplinären Sprechstunde . . . 218
11.2 Sexualisierungsprozess . . . 218
11.2.1 Selbstexploration . . . 218
11.2.2 Sexuelle Interaktion: Prägung erster Erfahrungen . . . 219
11.3 Körperbild, Selbstwertgefühl und Sexualität . . . 219
11.4 Beziehungen und Adipositas: Gewichtsabnahme kann alles ändern! . . . 222
11.5 Beziehung zum eigenen Genital . . . 223
11.6 Solosexualität . . . 225
11.7 Kognitionen, Mythen und Normen . . . 225
11.8 Sexuelle Selbstsicherheit . . . 226
11.8.1 Evaluation der eigenen sexuellen Autobiographie . . . 227
11.8.2 Sexuelle Fantasien . . . 227
11.9 Orgasmusfähigkeit und Frequenz sexueller Interaktionen und Solosex . . . 228
11.9.1 Hausaufgabe . . . 228
11.9.2 Good News zum Schluss: Sexualität ist lernbar! . . . 229
11.10 Literatur . . . 229

Anhang . . . 231
Hilfreiche Informationen . . . 231

Herausgeberinnen und Autor*innen . . . 233

Sachwortverzeichnis . . . 235

Hinweise zu Zusatzmaterialien . . . 239

Geleitwort

Es ist mir eine große Freude, Ihnen das Fachbuch „Pflege von Menschen mit Adipositas und Übergewicht. Praxishandbuch für Pflege- und Gesundheitsberufe“ vorzustellen, das sich intensiv mit der würdigen Pflege von Menschen mit Adipositas auseinandersetzt.

Das Buch verfolgt einen starken pflegerischen Ansatz. Dazu werden weitere Foki auf medizinische, psychosoziale und biologisch-ernährungsphysiologische Aspekte gerichtet sowie die Krankheitsentstehung, die Behandlung (und in Ansätzen auch die Prävention) ausführlich einbezogen. Damit ist dies das erste derart umfassende Fachbuch zum Thema Adipositas in der Gesundheitsversorgung in deutscher Sprache. Denn hier ist es gelungen, fachlich kompetente Autor*innen unterschiedlicher Berufsgruppen zu einer fundierten, tiefgehenden Betrachtung versorgungsrelevanter Aspekte zu vereinen.

Adipositas ist eine komplexe Erkrankung, die weitreichende Auswirkungen auf die Gesundheit und das Wohlbefinden der Betroffenen hat. Dementsprechend bietet Kapitel 1, „Grundlagen zum Thema Adipositas“, eine fundierte Einführung in die wesentlichen Begriffe und Definitionen und beleuchtet die Ursachen, Folgeerkrankungen sowie Stadien der Adipositas. Besonders hervorzuheben ist die detaillierte Darstellung der Epidemiologie und Prävalenz, die das Ausmaß und die Verbreitung dieser Erkrankung verdeutlicht. Zudem wird die Klassifikation nach ICD-10 sowie die Prävention und Abgrenzung zu Essstörungen thematisiert.

Das zweite Kapitel, „Pflegerisches Rahmenmodell bei Adipositas“, stellt ein umfassendes pflegerisches Modell vor, das speziell auf die Bedürfnisse von Menschen mit Adipositas zugeschnitten ist. Der Pflegeprozess wird detailliert beschrieben und das Basisassessment nach Gordon wird erläutert. Dieses Assessment umfasst verschiedene funktionelle Gesundheitsverhaltensmuster (FGVM), die von der Wahrnehmung und dem Umgang mit der eigenen Gesundheit über Ernährung und Stoffwechsel bis hin zu Bewältigungsverhalten und Stresstoleranz reichen.

Ein weiterer wichtiger Aspekt ist das Advance Care Planning, das eine vorausschauende Planung der Pflege ermöglicht. Advanced Practice Nursing und die Weiterbildung zu Fachkoordinator*innen werden ebenfalls behandelt, um die berufliche Entwicklung und Spezialisierung in diesem Bereich zu fördern.

Die Pflegediagnosen bei Gewichtsproblemen und Stoffwechselstörungen sind ein zentrales Thema dieses Buches. Ziel ist es, Pflegefachpersonen in die Lage zu versetzen, diese Pflegediagnosen zu erkennen und entsprechende Pflegeziele zu formulieren. Die Pflegediagnosen wurden nach der neuen NANDA-I-Pflegediagnosenklassifikation (2024–2026) von Herdman et al. (2025) aktualisiert und angepasst. Die älteren Pflegediagnosen „Adipositas“, „Risiko eines Übergewichts“ und „Risiko eines metabolischen Syndroms“ sind im Hauptwerk zur Pflegediagnostik (Doenges et al., 2024) nachzulesen.

Kapitel drei nimmt ausführlich die multifaktoriellen Ursachen in den Blick und zeigt mit hoher Fachexpertise die zahlreichen Faktoren auf, die eben nicht nur am Essverhalten auszumachen sind.

In den weiteren Kapiteln werden unterschiedliche Therapiekonzepte erläutert, darunter auch bariatrische Operationsmöglichkeiten und das fachspezifische, ernährungsphysiologische Wissen dargelegt. Auch die Langzeitpflege wird an Beispielen erläutert.

Praxistipps für die positive Kommunikation sind essenziell, um eine würdige und respektvolle Pflege zu gewährleisten. Hervorzuheben ist, dass die Perspektive der Erkrankten einbezogen ist, sowohl was erlebte Gewichtsstigmatisierung betrifft, wie auch Selbsthilfemöglichkeiten aufgezeigt werden. Die persönlichen Erfahrungen von betroffenen Pflegenden bieten wertvolle Einblicke und tragen zur Sensibilisierung und Empathie im Pflegealltag bei. Abschließend werden in den Pflege-Erfolgsbesprechungen Strategien zur kontinuierlichen Verbesserung der Pflegequalität diskutiert.

Dieses Buch ist eine wertvolle Ressource für alle, die in der Pflege von Menschen mit Adipositas tätig sind. Es bietet nicht nur theoretisches Wissen, sondern auch praktische Anleitungen und Inspiration für die tägliche Arbeit. Ich bin überzeugt, dass es Ihnen helfen wird, die Pflege von Menschen mit Adipositas mit noch mehr Kompetenz, Mitgefühl und Würde zu gestalten.

Mit herzlichen Grüßen

Prof. em. Dr. med. Dr h.c. Arya M. Sharma
University of Alberta, Edmonton, Canada
Gründer und ehemaliger wissenschaftlicher Director Obesity Canada

Literatur

Doenges, M.E., Moorhouse, M.F. & Murr, A.C. (Hrsg.). (2024). *Pflegediagnosen und Pflegemaßnahmen* (7. Aufl.). Hogrefe.

Herdman, H.T., Kamitsuru, S. & Takào Lopes, C. (2025). *NANDA-I-Pflegediagnosen: Definition und Klassifikation 2024–2026*. Thieme RECOM.

Vorwort

Sehr geehrte Leserinnen und Leser!

Kennen Sie Ihr Geburtsgewicht? Diese scheinbar einfache Frage bildet den Ausgangspunkt auf Ihrem Lebensweg, der weit über eine Zahl auf der Waage hinausgeht.

Hat dieser Wert jedoch bereits eine Bedeutung für Ihre Gesundheit?

Oder: Hat dieser Wert eine traditionelle, symbolische Bedeutung? Wird ein hohes Geburtsgewicht als Zeichen von Gesundheit und Wohlstand verstanden und von den Familien mit Stolz betrachtet?

Diese Bedeutung hängt sicher von der individuellen Perspektive und kulturellen Kontexten ab.

Vielleicht ist die Einstiegsfrage ein Detail, aber eventuell kann es auch zum Lebensthema werden, welches mit verschiedensten Themen verknüpft wird. Von den Anfängen in den ersten Lebenstagen, über biologische, soziale, physiologische, psychologische und ökonomische Faktoren, gibt es Ursachen und Auswirkungen, welche dazu führen, dass Menschen (zu viel) Gewicht zunehmen und Schwierigkeiten haben, dieses wieder zu verlieren. Konfrontiert mit Stigmatisierung, Ausgrenzung, Minderwert und gesundheitlichen Problemen kann sich dies wie ein Schatten über das Leben eines Menschen legen, welcher an Adipositát leidet.

In diesem Buch zeigen wir verschiedenste Blickwinkel auf: Persönliche Erfahrungen von Menschen mit Adipositas geben Einblick in deren Herausforderungen und Vulnerabilität und fordern, individuelle Lösungen zu finden.

Expertinnen und Experten präsentieren wissenschaftliche Erkenntnisse, Ursachen und Auswirkungen der Adipositas. Es werden praktische Lösungsansätze im Umgang mit der Adipositas dargelegt.

Adipositas ist eines der dringenden Gesundheitsthemen unserer Zeit. Sie betrifft Millionen von Menschen weltweit und hat weitreichende Auswirkungen auf die individuelle Gesundheit, das Gesundheitssystem und die Gesellschaft als Ganzes.

Dieses Buch verdeutlicht, wie bedeutsam die achtsame Fachberatung ohne Stigmatisierung und Vorverurteilung in der Behandlung dieser chronischen Krankheit ist und soll Quelle für Aufklärung, Inspiration und Veränderung sein. Adipositas ist eine komplexe Herausforderung, aber nicht unüberwindbar.

Thun, Januar 2024
Simone Rohr

Das Thema Gewicht nimmt in der Gesellschaft einen hohen Stellenwert ein. Am Gewicht bemisst sich bereits ein Faktor, mit dem Menschen einander beurteilen. Gewicht ist nicht nur Gewicht. An der Körperfülle machen sich durchaus eine ganze Reihe von Informationen fest, die jedoch durch eine Betrachtung mit herkömmlichem „Schubladen-Denken" leicht übersehen werden.

Als Pflegewissenschaftlerin und Fachkrankenschwester für Psychotherapie und Psychosomatik habe ich mich in meiner Berufslaufbahn oft mit den Themen Adipositas und Lebensstilveränderung aus unterschiedlichen Perspektiven befasst.

Eine Genesung von der Erkrankung ist möglich. Einfach ist dieser Weg nicht. Erkrankte müssen zur Genesung an praktisch allen Aspekten ihres Lebens Veränderungen vornehmen. Dies umfasst den achtsamen Umgang mit sich selbst und den eigenen Bedürfnissen, Körperakzeptanz, Identität und Selbstwert, Beziehungen mit anderen Menschen sowie Ernährung und Bewegung. Nicht zuletzt ändert sich die eigene Identität dadurch elementar. Durch eine Gewichtsabnahme treten viele antizipierte Erwartungen ein, viele andere jedoch nicht und oft fehlt zu Beginn der Reise eine konkrete Vorstellung davon, in welcher Weise die Veränderungen auf die Identität einwirken können. Die gewaltige Aufgabe „Genesung" trägt durch ihre Komplexität mit dazu bei, dass sie selten im ersten Anlauf und noch seltener nachhaltig bewältigt wird. Umso verständlicher ist es, dass Erkrankte Hilfe im Gesundheitssystem suchen. Doch auch hier sind manch angebotene Lösungen nicht einfach und weisen durchaus weitere gesundheitliche Risiken auf. Andere sind oder können mit Scham behaftet sein, z. B. eine psychotherapeutische Therapie als hochgewichtige Person bei einem schlanken Psychotherapeuten zu beginnen. Manchmal ist die Erkrankung auch die einzige aushaltbare Form von Gesundheit. Eine betroffene Dame berichtete mir einmal: „Wissen Sie, es ist für mich leichter auszuhalten, wenn ich verbal angegriffen und wegen meines hohen Gewichtes verspottet und diskriminiert werde, als die Schamgefühle darüber zu ertragen, was mein Vater mir als kleines Mädchen angetan hat." Das hat mich sehr nachdenklich gemacht. Was ist in einer Adipositas-Behandlung ein Erfolg? Ist es wirklich nur die Gewichtsabnahme? In meiner klinischen Zeit als Fachkrankenschwester für Psychotherapie und Psychosomatik fiel mir auf, wie leicht hochgewichtige Patient*innen abnehmen konnten, wenn sie zum ersten Mal (und an weiteren Malen) echte Zuwendung erfahren. Sie mussten dann im wahrsten Wortsinn nicht mehr „etwas in sich hineinfressen", z. B. Ärger, Zorn, Angst, Kummer, Konflikte, Selbsthass usw. Diese Themen konnten in einer wertschätzenden, zugewandten professionellen Beziehung an- und ausgesprochen und reflektiert werden. Dadurch änderte sich etwas an der Bedürfnislage, an den Ressourcen, an der Identität und an den Zielen der Menschen.

Als ich den Auftrag erhielt, eine Fortbildung zum Thema „Fachpflege für Menschen mit Adipositas" für Mitarbeitende in der Langzeitversorgung Erkrankter durchzuführen, fiel mir bereits in der Vorbereitung auf, dass die vorhandene Literatur zum Thema doch recht dünn gesät war und sich im Wesentlichen auf die Pflege vor und nach bariatrischen Operationen bezog.

Diesen Punkt durfte ich mit Jürgen Georg besprechen, dem Lektor der Pflege-Sparte des Hogrefe Verlags – und erhielt die Möglichkeit, dieses Buchprojekt zusammen mit Frau Simone Rohr zu übernehmen. Das Projekt und die Zusammenarbeit mit Frau Rohr und Herr Georg waren sehr gewinnbringend. Zum einen, weil ich mit einer Expertin auf dem Gebiet Adipositas zusammenarbeiten durfte. Zum anderen, weil mich das Thema selbst dazu einlud, neben den physischen auch die psychischen Aspekte zu betrachten sowie Themen der pflegerischen Fachkompetenz aufzunehmen und zu bearbeiten. Herr Georg erwies sich wiederholt als eine unbegrenzte Quelle fachlicher Unterstützung. So ist dieses Buch ein Werk der netzwerkorientierten Kooperation. Die einbezogenen Expert*innen beleuchten die Erkrankung mit ihren jeweiligen fachlichen und erfahrungsbezogenen Kompetenzen.

Wir hoffen sehr, Ihnen damit eine hilfreiche Begleitung für die anspruchsvolle Pflege für die an Adipositas erkrankten Menschen zu geben.

Bad Kreuznach, Januar 2024
Ruth C. Ahrens

Einleitung

Ruth C. Ahrens

Das vorliegende Buch beschäftigt sich mit den Aspekten im Leben hochgewichtiger Menschen, die in pflegerischen Situationen in hohem Maß Wohlbefinden und Lebensqualität beeinflussen. Die pflegerische Versorgung ist ein ebenso sensibles, wie „gewichtiges" Thema, denn mit der größer werdenden Anzahl von Menschen mit hohem Körpergewicht sind Risiken verbunden, die zu einer Pflegebedürftigkeit führen können.

Adipositas ist eine chronische Erkrankung – kein Lebensstil und nicht die Folge einer „Charakter- oder Willensschwäche". Adipositas ist eine oft ignorierte und möglicherweise noch häufiger stigmatisierte Erkrankung. Die Stigmatisierung im gesellschaftlichen und privaten Umfeld kann zur Selbststigmatisierung der Betroffenen führen, d.h. sie übernehmen die Vorstellungen und die Vorurteile anderer Menschen gegenüber sich selbst. Sie sehen sich dann z.B. als inkompetent, willensschwach oder „nicht normal" an. Sie entwickeln Scham- und Schuldgefühle und glauben, ausschließlich selbst an ihrer Erkrankung schuld zu sein, obwohl dies nicht so ist.

Die Vulnerabilität hochgewichtiger Menschen ist hinter der fettleibigen „Fassade" nicht immer zu erkennen – damit erfüllt die dicke Schicht auch eine Schutzfunktion – Sensibilität und Verletzlichkeit können damit zunächst verborgen werden.

Eine Gesundheits- bzw. Kranken(haus)-Behandlung kann schnell zu einer weiteren hochgradig belastenden Erfahrung für Betroffene werden.

Pflegefachfrauen und -männer sind durch eine Vielzahl von Faktoren wenig auf die besonderen Erfordernisse bei der Pflege hochgewichtiger Menschen vorbereitet. Zahlreiche umgebungsbezogene Faktoren erschweren Fachleuten den Zugang zu Patient*innen und beeinflussen die Gestaltungsmöglichkeiten einer würdigen Pflege. Beginnend bei Kontaktaufnahme und Beziehungsgestaltung kann die innere Einstellung der Pflegefachpersonen (und anderen Behandler*innen) die Erfahrung der Pflegebedürftigkeit beeinflussen. Hier zeigt sich, dass Adipositas kein rein medizinisches oder körperliches Problem ist, sondern zahlreiche psychosoziale Auswirkungen hat. Eine Haltung kann sich bewusst oder unbewusst in vielen kleinen, auch nonverbalen Signalen mitteilen. Nicht alle Pflegefachpersonen vermitteln angemessenen Respekt, Wertschätzung und Empathie. Patient*innen berichten von erlebten Vorurteilen und sogar Verurteilungen in Behandlungssituationen („Sie sollten endlich abnehmen, sich weniger gehenlassen, sich mehr zügeln").

Auch erkrankte Pflegefachpersonen erleben Urteile und mangelnde Wertschätzung, teilweise auch von Kolleg*innen im Pflegeteam.

Dieses Buch möchte eine Haltung fördern, welche die Würde adipöser Menschen schützt und ihr Selbstwertgefühl stärkt. Von dieser Haltung erhoffen wir, dass damit auch das Ansehen der Pflegefachpersonen durch ein wertschätzendes, fachlich-professionelles Auftreten unterstützt wird.

Umgebungsbezogene Faktoren bei der Behandlung umfassen u.a. die Hilfsmittelausstattung der Pflege – hier besteht oft Verbesserungsbedarf.

Obwohl rund ein Viertel der Bevölkerung von Adipositas betroffen ist, – und Journalisten und die Weltgesundheits-Organisation (WHO) darum von „Endemie", „Pandemie" und „Volkskrankheit" sprechen – fehlt es in Arztpraxen, Krankenhäusern und Pflege-Einrichtungen in Deutschland (ebenso wie in der häuslichen Pflegesituation) oft an passender Ausstattung für Patient*innen mit hochgradiger Adipositas. Dazu gehören breite Liegen, Spezialbetten, würdige Pflegebekleidung (z. B. passende Flügelhemden), Instrumente (z. B. passende Beatmungsmasken, Blutdruckmanschetten usw.) und stark belastbare Pflegehilfsmittel (stabile Bettpfannen, Rollstühle, Rollatoren, Toilettenstühle, Matratzen, Hebe-Lifte, Badezimmer-Ausstattung mit stark belastbaren Duschbänken, Haltegriffen, Waagen). In der Schweiz hat man auf den Bedarf reagiert. Hier sind passende Hilfsmittel in den meisten Institutionen bereits vorhanden.

Bei keiner anderen so weit verbreiteten Erkrankung werden die Verantwortlichkeiten für Maßnahmen zur Prävention und Therapie so stark in die alleinige Verantwortung der betroffenen Patient*innen gelegt wie bei Adipositas. Bei anderen chronischen Erkrankungen (Diabetes mellitus, Asthma, Rheuma etc.) stehen vielfältige Behandlungsmethoden, Expert*innen und Anlaufstellen wie selbstverständlich zur Verfügung. Für Patient*innen mit Adipositas ist dies nicht oder nur marginal der Fall. Bischoff (2018) weist darauf hin, dass ein Grund dafür die in Deutschland unzureichend geregelte Finanzierung der Adipositasbehandlung ist. Obwohl Adipositas von der WHO (Weltgesundheitsorganisation) als Krankheit anerkannt ist und das Europäische Parlament 2006 die Mitgliedsstaaten aufgefordert hat, sie als chronische Krankheit anzuerkennen, geht dieser Prozess in Deutschland eher schleppend voran. Der Gemeinsame Bundesausschuss (G-BA) hat erst 2021 die Entwicklung eines strukturierten Behandlungsprogramms (Disease Management Programme = DMP) in Auftrag gegeben, das Ende Juli 2023 vorliegen sollte und am 1.7.2024 in Kraft trat (G-BA, 2021).

Unabhängig von den Details eines DMP nehmen Pflegefachpersonen in Beratung, pflegerischer Versorgung und Behandlung betroffener Personen bereits eine wichtige Rolle ein. Die Themen Gewicht, Gewichtsmanagement, Prävention von Adipositas und die Pflege hochgewichtiger Menschen werden in der Gesundheitsversorgung noch lange aktuell bleiben.

Würdige, respektvolle Pflege muss Kern unserer Bemühungen sein – sei es im Kontext bariatrischer Operationen, bei komplementären/alternativen Konzepten des Gewichtsmanagements, bei psychosozialer Gesundheitsbehandlung (in Psychosomatik/Psychiatrie) sowie in der somatischen Behandlung.

Literatur

Bischoff, S. (2018). *Adipositas. Neue Forschungserkenntnisse und klinische Praxis*. De Gruyter.

G-BA (Gemeinsamer Bundesausschuss). (2021, 19. August). *G-BA beginnt mit Entwicklung eines DMP Adipositas*. Verfügbar unter https://www.g-ba.de/presse/pressemitteilungen-meldungen/975/

1 Grundlagen zum Thema Adipositas

Ruth C. Ahrens

Dieses Kapitel vermittelt Grundlagenwissen zum Thema Adipositas. Erklärt werden Begrifflichkeiten, Messgrößen sowie Daten zur Epidemiologie und Prävalenz. Informationen zur Prävention und die Abgrenzung zu anderen Essstörungen schließen diesen Beitrag ab.

1.1 Begriffe und Definitionen

Übergewicht ist die langfristige Folge einer Energieaufnahme, welche den Bedarf überschreitet. Ursachen für eine Gewichtszunahme sind in der Regel die Nahrungsaufnahme und eine Verbrennung der aufgenommenen Kalorien, die geringer ist als die Kalorienzahl der aufgenommenen Nahrung. Genetische, stoffwechselbezogene und endokrine (hormonelle) Einflüsse sowie Veränderungen der Darmflora können mit dazu beitragen, dass die Energiebilanz aus dem Gleichgewicht gerät.

Zu den endokrinen Einflüssen gehören beispielsweise ein hoher Ghrelin-Spiegel, eine Hypothyreose, eine Überfunktion der Nebennierenrinde wie beim Cushing-Syndrom oder das polyzystische Ovarialsyndrom (Becker et al., 2006).

Veränderungen in der Darmflora können z.B. durch Flaschennahrung beim Säugling, eine einseitige Ernährung im Lebensverlauf oder eine antibiotische Behandlung entstehen (Schlehe & Ussar, 2016).

Adipositas (Fettleibigkeit) ist ein Zustand, in dem ein Individuum eine für sein Alter und Geschlecht über das Normalmaß hinausgehende Vermehrung des Körperfetts ausweist, welche ein Übergewicht überschreitet (Doenges et al., 2018).

Adipositas bezeichnet die krankhafte Vermehrung von Fettgewebe. Jeder Mensch kann an Adipositas erkranken. Die Erkrankung ist nicht erst seit den letzten 100 Jahren von Bedeutung. Balke und Nocito (2013) weisen darauf hin, dass sie ein seit über 25 000 Jahren bekanntes Phänomen der Menschheit ist und sich bis zur Ära der Jäger und Sammler in der Altsteinzeit (Paläolithikum) zurückverfolgen lässt. Die „Venus von Willendorf" – eine kleine Kalksteinfigur aus der Zeit des Paläolithikums, die eine übergewichtige Frau darstellt, weist darauf hin. In vielen Kulturen wurde Übergewicht mit Wohlstand, Erfolg, guter Gesundheit und Fruchtbarkeit assoziiert. Balke und Nocito (2013) führen an, dass jedoch bereits Hippokrates von Kos (460–370 v. Chr.) aufgefallen sei, dass übergewichtige Personen weiteren Gesundheitsrisiken ausgesetzt waren, früher starben als andere und auch unfruchtbarer seien. Im Verlauf der Geschichte gab es sehr viele Hinweise, dass übergewichtige Menschen abnehmen wollten und sollten. Derzeit ist die Adipositas aus sozioökonomischer Perspektive eines der großen gesundheitspolitischen Probleme des 21. Jahrhunderts.

1.2 Messgrößen

Body-Mass-Index (BMI)

Der BMI ist eine wichtige Bezugsgröße zur Bemessung des Körpergewichts. Der Quotient aus dem Gewicht und der Körpergröße zum Quadrat (kg/m^2) beschreibt lediglich die Relation von Körpergewicht zur Körpergröße – oder anders formuliert: Die Maßeinheiten des BMI geben an, wieviel Masse (Körpergewicht in kg) pro m^2 Körper anfallen.

- Normalgewicht liegt bei einem BMI von 18,5–25 (kg pro m^2).
- Übergewicht liegt bei einem BMI ab 25–30 (kg pro m^2).
- Adipositas beginnt ab einem BMI von 30 (kg pro m^2).

Eine Beispielrechnung

Jemand ist 1,73 m groß und wiegt 90 kg.
BMI = m (Masse, also kg)
h^2 (Höhe, also Körpergröße in Metern)

Eine Formel für den Taschenrechner wäre nun: 90 : 1,73 : 1,73 = BMI 30,07.

Wenn man herausbekommen möchte, wie viel Gewicht der Wunsch-BMI hat, kann man so rechnen: 1,73 × 1,73 (Höhe) × 23 (Wunsch-BMI) = 68,83 kg (Gewicht)

Gemäß der Klassifikation der Weltgesundheitsorganisation (WHO) gibt es drei Schweregrade sowie eine Vorstufe der Adipositas. Diese vier Stufen ergeben sich aus der Berechnung des BMI.

Die *Präadipositas* gilt als Vorstufe zur Adipositas, hier liegt der BMI-Wert zwischen 25 und 29,9 (kg pro m^2). Die S3-Leitlinie „Adipositas – Prävention und Therapie“ der Arbeitsgemeinschaft der Wissenschaftlichen Medizinischen Fachgesellschaften e.V (AWMF, 2019a) stuft das Risiko für Folgeerkrankungen zwar als „gering erhöht“ ein, jedoch spielt bei der Präadipositas auch der Taillenumfang eine Rolle. Selbst wenn der BMI-Wert unter 30 kg/m^2 liegt, kann bei Frauen ein Taillenumfang von mehr als 88 Zentimetern, bei Männern bei mehr als 102 Zentimetern auf erhöhte kardiovaskuläre Risiken hindeuten. Bei dieser sog. abdominalen Adipositas ist der hohe Anteil an Bauchfett der Risikofaktor für die Entwicklung von Stoffwechsel- und Herz-Kreislauferkrankungen (z. B. Diabetes mellitus, Arteriosklerose).

Führen Übergewicht und Vermehrung des Fettgewebes zu einem BMI von 30 und darüber, wird die Adipositas mit einem erhöhten Gesundheitsrisiko in Verbindung gebracht (Bischoff, 2018) sowie mit eingeschränkter Lebensqualität. Die Adipositas kommt in drei Graduierungen vor:

- Adipositas Grad I liegt bei einem BMI von 30–34,9 (kg pro m^2).
- Adipositas Grad II liegt bei einem BMI von 35–39,9 (kg pro m^2).
- Adipositas Grad III liegt bei einem BMI über 40 (kg pro m^2).

Bei BMI-Werten zwischen 30 und 34,9 kg/m^2 stuft die AWMF (2019a) das Risiko für Folgeerkrankungen als „erhöht“ ein. Ab einem BMI-Wert von 35–39,9 kg/m^2 handelt es sich um Adipositas Grad II. Hier liegt die Einstufung der Risikofaktoren bei „hoch“.

Adipositas Grad III wird auch als *Adipositas permagna* oder *morbide Adipositas* bezeichnet, weil damit assoziiert typische Begleiterkrankungen auftreten wie Diabetes mellitus, Bluthochdruck, Fettstoffwechselstörungen (erhöhtes Cholesterin) und/oder Schlaf-Apnoe (Schlaf-Atem-Aussetzer), welche die Lebenserwartung der Patient*innen deutlich verkürzen. Die Abstufung in die unterschiedlichen Grade erfolgt

CAVE

Der BMI ist keine alleinige Referenzgröße, um den Fettanteil der Körpermasse zu bestimmen. Ein hohes Körpergewicht und ein damit erhöhter BMI können auch durch andere Aspekte entstehen, z. B. durch Ödeme, Muskelmasse, eine tatsächlich hohe Knochendichte, größere Knochen- und Gelenkdurchmesser, breite Schultern usw. Der BMI-Wert kann ebenfalls fälschlich bei Amputationen von Gliedmaßen erhöht sein. Dann müssen Korrekturwerte in die Formel eingerechnet werden.

zur Abschätzung der tendenziellen Gefahr für mögliche Folgeerkrankungen. Morbidität und Mortalität steigen signifikant an.

Es gibt zahlreiche Formeln und Messgrößen, mit denen alternativ zum BMI „Idealgewicht" und/oder der Körperfettanteil berechnet werden können. Nachfolgend vorgestellt wird nur die Waist to Height Ratio, weil sie die belastbarsten Daten liefert.

Waist to Height Ratio

Die WHtR (deutsch: Taille-zu-Körpergrößen-Verhältnis) macht eine Aussage über die Verteilung des Körperfetts. Der WHtR ist der Quotient aus Taillenumfang (in cm) und Körpergröße (in cm). Zahlreiche Internetseiten bieten ähnlich wie BMI-Rechner auch WHtR-Rechner an.

Mit der WHtR wird das Bauchfett erfasst. Je dicker der Bauch, umso höher der WHtR-Wert. Als idealer WHtR-Wert für Personen unter 40 Jahren gilt maximal 0,5. Alles über 0,5 fällt in den Bereich des Übergewichts. Ein Wert zwischen 0,57 und 0,68 wird als Adipositas, ein Wert über 0,68 wird als starke Fettleibigkeit eingestuft. Da sich die Körperform im Alter zwischen 40 und 50 Jahren zu ändern beginnt, verschieben sich Ober- und Untergrenze des idealen WHtR-Wertes damit in diesem Zeitraum um 0,01 Punkte jedes Jahr nach oben. Mit 50 Jahren liegt die obere Grenze für das Idealgewicht dann bei 0,6.

Eine Gewichtszunahme kann (aber muss nicht einzig) durch zu viel Nahrungsaufnahme beeinflusst sein. Sich gesund zu fühlen und gesund zu sein ist in einem breiten Spektrum von Gewichtswerten möglich. Gesundheit lässt sich nicht allein über das Körpergewicht als Indikator definieren. Bei der Suche nach einem „Idealgewicht" können Formeln und Messgrößen zwar Orientierung bieten, aber jeder Mensch hat ein Gefühl dafür ob und wie gesund er sich fühlt. Daher ist es sinnvoll zu schauen, ob sich ein Mensch mit seinem Gewicht gut fühlt, Kraft hat, energiegeladen durch sein Leben geht und sich dies als gesund und „normal" für ihn anfühlt.

1.3 Ursachen, Folgeerkrankungen und Stadien

Es liegt (auch) an den Folgeerkrankungen, dass es schwierig ist, genaue Statistiken zu erstellen, welche den Einfluss der „disability-(bzw. disease-)adjusted life years" (DALY = an Behinderung und Krankheit angepasste Lebensjahre) auf die „burden of disease" (Krankheitslast) aufzeigen können. Damit ist es auch erschwert, genaue Messungen der Einflüsse von gesundheitlicher Behandlung auf die DALY und „burden of disease" aufzuzeigen.

In einer Erfassung der Krankheitslast durch Tod und gesundheitliche Einschränkungen der Jahre 2000–2019 sind die zehn häufigsten Erkrankungen mit größtem Einfluss auf die DALY genannt (Porst et al., 2022). Von diesen zehn Krankheiten können mindestens sechs bei Menschen mit Adipositas Grad III als Folgeerscheinungen auftreten: Durchblutungsstörungen des Herzens, Schlaganfälle, Diabetes, Depressionen, Stürze sowie Rücken- und Nackenschmerzen. Natürlich kann man argumentieren, dass diese Erkrankungen auch aus anderen Ursachen auftreten können. Fakt ist: Sie treten enorm gehäuft als Folge einer Hochgewichtigkeit auf. Darum ergibt es Sinn, auf die Risiken ebenso wie auf Behandlungsmöglichkeiten aufmerksam zu machen. Die WHO nutzt dazu den 04. März jeden Jahres als World Obesity Day – Welt-Adipositas-Tag.

Innerhalb der Adipositas-Schweregrade schlagen Sharma und Kushner (2009) eine Einteilung in Stadien vor, die zur Diagnostik und differenzierten Behandlung genutzt wird: das *Edmonton Obesity Staging System EOSS*. Dieses wird auch von der Deutschen Gesellschaft für Allgemeine- und Viszeralchirurgie (DGAV) verwendet und stellt sich wie folgt in der **Tabelle 1-1** dar.

Gerade als junger Mensch kann man sich schwer vorstellen, wie es sich anfühlen wird, wenn Begleiterkrankungen auftreten. Solange der eigene Körper jung und leistungsfähig ist und mit dem schweren Gewicht zurechtkommt,

Tabelle 1-1: Schweregrade, Symptome und Messung von Adipositas (Eigendarstellung in Anlehnung an DGAV und CAADIP, o. D.)

Stadium	Symptome	Messbar durch
0	• keine übergewichtsassoziierten Risikofaktoren • keine physischen Symptome • keine psychischen Symptome • keine funktionellen Einschränkungen	außer der Zahl auf der Waage keine messbaren, von Normalgrößen veränderten Werte
1	• es zeigen sich subklinische, adipositasassoziierte Risikofaktoren • *oder* milde körperliche Symptome (Co-Morbiditäten), die keiner Therapie bedürfen *oder* • milde übergewichtsassoziierte psychische Symptome (Lebensqualität ist nicht beeinträchtigt)	• leichte Hypertonie, Glucose-Intoleranz, erhöhte Leberenzyme • mäßige Dyspnoe, gelegentliche Schmerzen, Erschöpfung • z. B. Ängste oder depressive Symptome wie Rückzug etc.
2	• adipositasassoziierte Nebenerkrankungen mit Therapie *oder* • moderate adipositasassoziierte psychische Symptome *oder* • moderate funktionelle Einschränkungen des Alltags	Lebensqualität allmählich beeinträchtigt durch: • Hypertonie, Typ-II-Diabetes, Schlaf-Apnoe, polyzystisches Ovarialsyndrom, Arthrose, Reflux • Depression, Essstörungen (z. B. Binge Eating Disorder), Angststörungen
3	• signifikante adipositasassoziierte Erkrankung mit Endorganschädigung *oder* • signifikante adipositasassoziierte psychische Symptome *oder* • signifikante funktionelle Einschränkungen	Lebensqualität signifikant beeinträchtigt durch: • Herzinsuffizienz, Myokardinfarkt, diabetische Komplikationen, Thrombosen, Apoplex, behindernde Arthrose • schwere psychische Erkrankungen wie Depression, Suizidgedanken • Arbeitsunfähigkeit, Alltags-Tätigkeiten (z. B. Haushaltführung, Freizeitaktivitäten) sind eingeschränkte, die Mobilität beeinträchtigt
4	• schwere, adipositasverursachte chronische Erkrankung *oder* • schwere, zur anhaltenden Arbeitsunfähigkeit führende, psychische durch Adipositas verursachte Symptome *oder* • schwere und schwerste funktionelle Einschränkungen	Lebensqualität signifikant beeinträchtigt durch • chronische, körperliche Erkrankungen (Arthrose, Dyspnoe, Leberfunktionsstörungen etc.) • Invalidität • Angsterkrankung • Depression • Posttraumatische Belastungsstörung • Dissoziative Störungen.

bemerkt man die Risiken nicht. Weil erlebte Referenz-Erfahrungen fehlen, fällt die Vorstellung schwer, wie einschränkend Spätfolgen sich auf den Lebensvollzug auswirken werden. Treten im späteren Krankheitsverlauf/Lebensalter Erkrankungen wie Diabetes, Dyspnoe oder Arthrose auf, geschieht dies selten gleichzeitig, sondern meist nacheinander. Auch das macht es aus einer Innenperspektive nicht leicht, den ursächlichen Zusammenhang herzustellen. Auch wenn manchmal flapsig oder wütend verkündet wird, dass das Thema Essen und Gewicht in den eigenen Verantwortungsbereich fällt, man die Besorgnis anderer Menschen nicht teilt, es als Eingriff in die Privatsphäre empfindet usw.: Ein Schlüssel zur Genesung liegt wohl darin, das Thema wertschätzend, wohlwollend, respektvoll und v.a. mit Akzeptanz (von beiden Seiten, Betroffene und Gesprächspartner*innen) zu besprechen. So merkwürdig es ist: Akzeptanz schafft Veränderung.

Weitere Ursachen für Gewichtszunahmen

- familiäre Disposition, genetische Ursachen (z.B. Prader-Willi-Syndrom, eine Behinderung, die u.a. stoffwechselbezogene Störungen wie Adipositas und Diabetes mit sich bringt)
- hormonelle Veränderungen, z.B. durch Schwangerschaft oder Wechseljahre
- Lebensstil (z.B. Bewegungsmangel, Fehlernährung)
- Schlafmangel
- Stress
- depressive Erkrankungen
- niedriger Sozialstatus, geringe Bildung (RKI, 2022)
- endokrine Erkrankungen (z.B. Hypothyreose, Hashimoto-Thyreoiditis, Leptin-Stoffwechselstörung, Cushing-Syndrom)
- Medikamente (z.B. bestimmte Antidepressiva, Neuroleptika wie Olanzapin, Phasenprophylaktika, Antiepileptika, Antidiabetika, Glukokortikoide, einige Kontrazeptiva, Betablocker)
- psychische Ursachen, z.B. Trauma, soziale Isolation, Erziehung (Teller leer essen), Essen als Belohnung o. Ersatz für andere Bedürfnisse, z.B. Trost, zur Affektregulation wie Angst, Wut, Impulskontrolle, zum Spannungsabbau
- andere Ursachen (z.B. Nikotin-Entwöhnung, Immobilisierung, Schwangerschaft, Pandemie).

1.4 Epidemiologie und Prävalenz

Die Raten von Übergewicht und Adipositas nehmen bei Erwachsenen und Kindern weiter zu. Von 1975 bis 2016 hat sich die Prävalenz übergewichtiger oder fettleibiger Kinder und Jugendlicher im Alter von 5–19 Jahren weltweit von 4% auf 18% mehr als vervierfacht. Die WHO beruft sich auf Daten der Global Burden of Disease (= globale Krankheitslast). Jedes Jahr sterben laut Schätzungen der WHO weltweit über 2,8 Millionen Menschen an den Folgen von Übergewicht oder Fettleibigkeit (WHO, 2024). Laut WHO werden 35,8 Millionen (2.3%) der globalen Krankheitslast durch Übergewicht und Adipositas verursacht (ebd.).

Die Global Burden of Disease (GBD) ist ein Instrument, das ein umfassendes Bild der Sterblichkeit und Behinderung von Erkrankungen in unterschiedlichen Ländern über Zeit, Alter und Geschlecht hinweg vermittelt. Es quantifiziert den „Gesundheitsverlust“ von zahlreichen Krankheiten, Verletzungen und berücksichtigt Prävalenzen und Risikofaktoren, sowie den relativen wirtschaftlichen Schaden, der in den jeweiligen Ländern durch die Erkrankungen entsteht. Mit den Berechnungen der GBD können somit verschiedene Gesundheitsprobleme und ihre Auswirkungen verglichen werden und auch Argumente für eine Verbesserung von Prävention und Behandlung mit Zahlen belegt werden.

Derzeit ist einer von sieben Menschen von Übergewicht betroffen. Zum Welt-Adipositas-

Tag am 04. März 2023 präsentierte die WHO Schätzungen der künftigen Entwicklung (WHO, 2023). Erwartet wird, dass sich die Zahl der Adipositas-Erkrankten bis 2035 auf 1,9 Milliarden Menschen erhöhen kann. Damit wäre einer von vier Menschen auf der Erde übergewichtig. Die geschätzten weltweiten wirtschaftlichen Auswirkungen von Übergewicht und Adipositas im Jahr 2035 könnten bei 4,32 Billionen US-Dollar liegen. Bei Kindern wird erwartet, dass die Fettleibigkeit zwischen 2020 und 2035 um 100 % zunehmen wird (Zeit online, 2022).

Das Robert-Koch-Institut (RKI, 2022) hat 2019–2020 in der „Gesundheit in Deutschland aktuell (GEDA)-Studie" 22708 Personen befragt. Nach den Selbstangaben der Befragten sind in Deutschland 46,6 % der Frauen und 60,5 % der Männer von Übergewicht (einschließlich Adipositas) betroffen. Die Prävalenz liegt bei fast einem Fünftel der Erwachsenen (19 %), die eine Adipositas aufweisen. Mit höherem Alter steigen Übergewichts- und Adipositas-Prävalenzen an.

Wirth und Hauner (2013) weisen darauf hin, dass zur Entwicklung von Adipositas in Deutschland über einen größeren Zeitraum keine Studien vorliegen, die eine verlässliche Aussage erlauben. Es ist jedoch davon auszugehen, dass der weltweite Anstieg bei Übergewicht und Adipositas Deutschland einschließt.

1.5 Exkurs: Klassifikation nach ICD-10

Adipositas wird in der 10. Auflage der International Statistical Classification of Diseases and Related Health Problems (ICD 10) als Essstörung in der Taxonomie unter „endokrine, Ernährungs- und Stoffwechselkrankheiten" klassifiziert. Allerdings können Überlegungen anhand der beobachtbaren und erlebbaren Verhaltensweisen auch Aspekte von Impulskontroll-Störung und Verhaltenssucht einschließen. Unter diesem Aspekt sind die nachfolgenden Überlegungen angestellt worden.

Bemerkenswert ist, dass hochgewichtige Adipöse in ihrem Essverhalten und dessen Auswirkungen Charakteristika von Suchterkrankungen zeigen. Die diagnostischen Kriterien von Abhängigkeitssyndromen sind in diesem Abschnitt *interpretiert* auf den Konsum von Nahrungsmitteln, die den Energiebedarf deutlich übersteigen:

- ein starkes Verlangen oder Zwang, Nahrung zu konsumieren
- eine verminderte Kontrolle über Beginn, Beendigung oder die Menge der Nahrung (inkl. langfristig erfolgloser Versuche, Gewicht durch reduzierte Nahrungsaufnahme dauerhaft zu verringern oder zu kontrollieren)
- ein körperliches Entzugssyndrom, wenn die Nahrung reduziert oder abgesetzt wird (Hungergefühle und Heißhunger-Attacken nach Verzehr von kleineren Portionen)
- die Toleranzentwicklung (es werden immer größere und/oder kalorienreichere Mengen von Nahrung aufgenommen)
- die Vernachlässigung anderer Interessenbereiche – es wird viel Zeit dafür verwendet, die Nahrung zu bekommen, zu essen oder sich davon zu erholen (sozialer Rückzug)
- anhaltendes Überessen trotz eindeutig schädigender Folgen (Gewichtszunahme mit den damit verbundenen körperlichen, seelischen und sozialen Folgen).

Sammet und Autorenteam (2016) weisen darauf hin, dass es nach einer bariatrischen Operation zu einer „Transformation der Adipositas in eine andere Form der Essstörung" kommen kann (S. 37). Dies kann einer Suchtverlagerung entsprechen. Die Autoren beziehen sich auf eine Untersuchung von Marino und Mitautor*innen (2012), die in einer Literaturstudie Hinweise gefunden haben, dass sich selbstinduziertes Erbrechen, Einnahme von Diuretika, Binge Eating, stark restriktiv-reduzierte Nahrungsaufnahme und Bulimia Nervosa bei Patient*innen nach bariatrischen Operationen zeigen können.

Marino und Autorenteam (2012) halten es für wahrscheinlich, dass die Verlagerung auf Verhaltensweisen, die anderen Essstörungen zu geordnet werden, nicht systematisch erfasst werden, weil die Patient*innen zum Zeitpunkt der Symptomentwicklung nicht mehr überwacht werden. Sammet und Autorenteam (2016) berichten auch von einem postoperativ möglichen problematischen Alkoholkonsum.

1.6 Prävention

Maßnahmen der Prävention umfassen nicht nur Beratung, Sport, Bewegung und Verhaltensänderung beim Essen wie in den S3-Leitlinien aufgeführt („Therapie und Prävention der Adipositas im Kindes- und Jugendalter") (AWMF, 2019b). Die Leitlinien wurden von der Arbeitsgemeinschaft der Wissenschaftlichen Medizinischen Fachgesellschaften (AWMF) unter Mitwirkung der Deutschen Adipositas Gesellschaft entwickelt. Gesamtgesellschaftlich werden Maßnahmen diskutiert und eingeführt, die langfristig darauf angelegt sind, Folgekosten für eine anfallende Gesundheitsversorgung zu senken. In Deutschland wurde z. B. 2008 der Nationale Aktionsplan „Gesunde Ernährung und Bewegung" eingesetzt. Er umfasste Bildung und Information über Ernährung, Bewegung und Gesundheit, bewarb ausgewogene Kost in Kantinen und sorgte für die Kennzeichnung von Lebensmitteln. Der Plan sollte bis zum Jahr 2020 die Zahl der Übergewichtigen um ein Fünftel senken. Dieses Ziel wurde nicht erreicht. Seit 2021 wurde der Plan umbenannt: „IN FORM – Deutschlands Initiative für gesunde Ernährung und mehr Bewegung". Dieser Plan hat keine zeitliche Begrenzung.

In Tonga (polynesischer Inselstaat im Südpazifik) sind laut WHO Bewohner*innen stark übergewichtig (Oelrich, 2012). Bereits von 1995–1997 wurde eine „National-Diät" durch den König propagiert – ein Abnehm-Wettbewerb an dem ca. jeder 30. Bewohner des Landes teilnahm. Die Gewinner des Wettbewerbs nahmen zwischen 25 und 28 kg ab (Englberger et al., 1999). Christiane Oelrich von der Süddeutschen Zeitung (2012) zitiert in einem Artikel die WHO, dass anders als in den westlichen Industrienationen ein hohes Körpergewicht bei Pazifik-Bewohner*innen – z. B. auch in Samoa – traditionell für „gesund, gut gepflegt, reich, konkurrenzfähig" steht. In westlicher „Denkweise" bedeutet „dick" dagegen niedriger Status, schlechte Ausbildung, Gier, mangelnde Selbstkontrolle. Weil die Pazifik-Bewohner*innen eine Vorliebe für die westlich-hochkalorische Ernährungsweise entwickelt haben, nehmen sie stark zu – und so werden immer neue Initiativen gestartet, die ein spezifisches Problembewusstsein schaffen und Lösungswege aufzeigen sollen.

In Großbritannien wurde 2018 eine Zuckersteuer eingeführt für Softdrinks (Limonaden). Wenn diese mehr als 5 g Zucker pro 100 ml enthalten, werden 18 Pence pro Liter Zuckersteuer erhoben. Softdrinks mit mehr als acht Gramm Zucker pro 100 ml werden mit 24 Pence pro Liter besteuert. Auch in Irland wurde eine Zuckersteuer eingeführt. In beiden Ländern wurden daraufhin von den Herstellern der Zuckergehalt in Softdrinks reduziert. 100 ml Fanta bspw. enthalten in Deutschland 9,1 g Zucker, in Großbritannien sind es 4,6 g.

In Dänemark dürfen seit 2003 Lebensmittel per Gesetz maximal 2 % Transfette (ungesättigte Fettsäuren) enthalten. Die Zahl der Todesfälle durch ischämische Herzkrankheiten ist in Dänemark seit 1985 um 72 % gesunken. Dies wird auf umfassende Gesundheitsberatung der Bürger, Raucherentwöhnung, das Gesetz zur Einschränkung von Transfetten und eine verbesserte Behandlung von kardiovaskulären Erkrankungen zurückgeführt (Astrup et al., 2014).

Zehn Prozent der Vier- und Fünfjährigen in Großbritannien sind stark übergewichtig. Schätzungen zufolge ist ein Drittel aller Kinder, die die Grundschule beenden, übergewichtig oder fettleibig. Bei den Erwachsenen ist es die Hälfte. Die Folgen kosten das britische Gesundheitssystem jährlich umgerechnet sieben Milliarden Euro (Thurm, 2021). Die Regierung hat neben der Zuckersteuer durchgesetzt, dass seit 2023 im Fernsehen nur noch zwischen 21.00 Uhr und 5.30 Uhr für Lebensmittel mit hohem Fett-, Salz- und Zuckergehalt geworben werden darf.

Auch in Deutschland soll auf Initiative des Bundesministeriums für Ernährung und Landwirtschaft ein Werbeverbot von 6 bis 23 Uhr ausgesprochen werden, um Kinder vor Werbung für hochkalorische Speisen (Süßes, Salziges und Fettiges) zu schützen.

Tabelle 1-2: Essstörungen und adipogene Erkrankungen in Abgrenzung zu Adipositas (Eigendarstellung)

Essstörung	Beschreibung
Binge Eating Disorder (BED)	Eine Erkrankung, bei der nicht bei jeder Mahlzeit zu viele Kalorien zu sich genommen werden, sondern anfallsartig große Mengen verzehrt werden (heimlich, bzw. allein) (engl. binge = Gelage). Symptome sind mind. ein Essanfall pro Woche über einen Zeitraum von mindestens drei Monaten; es erfolgen keine korrigierenden Gegenmaßnahmen. Essanfälle sind gekennzeichnet durch Kontrollverlust beim Essen, sehr hastiges „Verschlingen" bis zu starkem (schmerzhaftem) Völlegefühl. Die verzehrten Nahrungsmittel sind in der Regel hochkalorisch. Hinterher fühlen sich Betroffene beschämt, deprimiert oder schuldig. Frauen sind häufiger betroffen als Männer. Die AOK (2021) geht davon aus, dass BED die häufigste Essstörung in Deutschland ist.
Hashimoto-Thyreoiditis	Nach einer Entzündung der Schilddrüse kommt es zu einer chronischen Unterfunktion. Die Autoimmunerkrankung, deren Ursache noch nicht bekannt ist, führt unbehandelt u.a. zu Übergewicht.
Pickwick-Syndrom	Es handelt sich um ein kardiopulmonales Syndrom bei stark adipösen Menschen. Das Fettgewebe schränkt die Atmung derart ein, dass ein Sauerstoffmangel entsteht. Neben Kurzatmigkeit, Kopfschmerzen, Tagesmüdigkeit und depressiven Verstimmungen können obstruktive Schlafapnoe und Hypertonie auftreten.
Pica-Syndrom	Das Pica-Syndrom zählt zu den Essstörungen. Es tritt überwiegend bei Menschen mit Entwicklungsstörungen oder schwerer Vernachlässigung auf. Kennzeichen ist der Verzehr von Gegenständen und Stoffen, die nicht zum Verzehr geeignet sind, wie Erde, Sand, Knöpfe etc. Hierbei kommt es nicht durch Pica zur Adipositas.
Polycystisches Ovarialsyndrom (PCO)	Es handelt sich um eine Hormonstörung bei Frauen im gebärfähigen Alter. Symptome sind vergrößerte Eierstöcke, Zyklusstörungen, Androgenisierung (Vermännlichung) und bei vielen Betroffenen eine starke Gewichtszunahme.
Prader-Willi-Syndrom	Eine angeborene Genmutation, bei der verschiedene Hormone nicht freigesetzt werden können. Kinder, die mit Prader-Willi-Syndrom auf die Welt kommen, nehmen zu Beginn nur schwer zu, bewegen sich kaum und leiden unter Muskelschwäche. Im Lebensverlauf treten neben zahlreichen weiteren Veränderungen auch Adipositas und Diabetes im Erwachsenenalter auf.

Solche Initiativen sind gut geeignet, um den Teil der Verantwortung zu lenken, der politisch durch gesetzliche Vorgaben und marktwirtschaftlich operierende Konzerne der Lebensmittelindustrie gesteuert werden kann. Dennoch liegt ein großer Teil der individuellen Mitverantwortung bei den Familien, Schulen und jeder einzelnen Person. Leider ist es so, dass Wissen allein nicht die Ursachen behebt und/oder automatisch zu einer Verhaltensänderung führt. Sowohl bei den Ursachen als auch bei der Behandlung spielen die individuellen Ressourcen, Wünsche, Hoffnungen und Möglichkeiten eine mit-entscheidende Rolle. Wenn beruflich Pflegende sich als eine Ressource verstehen, die bei der langwierigen Behandlung auch in wertvoller Weise die Motivation, Ausdauer, Beharrlichkeit und Hoffnung der Patient*innen beeinflussen kann, ist die Chance einer gelungenen Behandlung vermutlich deutlich besser.

1.7 Abgrenzung zu anderen Essstörungen

Damit Begrifflichkeiten klarer sind, soll dieses Kapitel mit einer kurzen Übersicht über weitere Essstörungen und adipogene Erkrankungen, dargestellt in **Tabelle 1-2**, die Adipositas mitbedingen können, abschließen.

1.8 Literatur

AOK (Allgemeine Ortskrankenkasse). (2021, 04. Juni). *Binge Eating: Essen bis zum Exzess*. Verfügbar unter https://www.aok.de/pk/magazin/koerper-psyche/psychologie/binge-eating-stoerung-ursachen-folgen-und-therapie/

Astrup, A., Larsen, M.L., Stender, S. & Dyerberg, J. (2014, 05. Mai). Fedtstoffernes betydning for forebyggelse af hjerte-kar-sygdom i Danmark. *Ugeskrift for Laeger, 176*(19), V12130740. Verfügbar unter https://ugeskriftet.dk/videnskab/fedtstoffernes-betydning-forebyggelse-af-hjerte-kar-sygdom-i-danmark

AWMF (Arbeitsgemeinschaft der Wissenschaftlichen Medizinischen Fachgesellschaften). (2019a). *S3-Leitlinie Adipositas – Prävention und Therapie*. Verfügbar unter https://register.awmf.org/de/leitlinien/detail/050-001

AWMF (Arbeitsgemeinschaft der Wissenschaftlichen Medizinischen Fachgesellschaften). (2019b). *S3-Leitlinie Therapie und Prävention der Adipositas im Kindes- und Jugendalter*. Verfügbar unter https://register.awmf.org/de/leitlinien/detail/050-002

Balke, H. & Nocito, A. (2013). Vom Schönheitsideal zur Krankheit – eine Reise durch die Geschichte der Adipositas. *Praxis 2013, 102*(2), 77–83.

Becker, S., Nieß, A., Hipp, A., Fritsche, A., Gallwitz, B., Granderath, F., Kramer, M. & Zipfel, S. (2006). Adipositas – eine interdisziplinäre Aufgabe. *Therapeutische Umschau, 63*(8), 509–514. https://doi.org/10.1024/0040-5930.63.8.509

Bischoff, S. (2018). *Adipositas. Neue Forschungserkenntnisse und klinische Praxis*. De Gruyter.

DGAV (Deutsche Gesellschaft für Allgemeine- und Viszeralchirurgie) & CA-ADIP (Chirurgische Arbeitsgemeinschaft Adipositastherapie und metabolische Chirurgie). (o.D.). *Adipositas-Leitfaden für Menschen mit starkem Übergewicht*. Verfügbar unter https://www.dgav.de/fileadmin/media/texte_pdf/caadip/DGAV_CAADIP_Flyer_Adipositas-Leitfaden.pdf

Doenges, M., Moorhouse, M. & Murr, A. (2018). *Pflegediagnosen und Maßnahmen*. Hogrefe.

Englberger, L., Halavatau, V., Yasuda, Y. & Yamazaki, R. (1999). The Tonga Healthy Weight Loss Program 1995 – 1997. *Asia Pacific Journal of Clinical Nutrition, 8*(2), 142–148. https://doi.org/10.1046/j.1440-6047.1999.00090.x

Marino, J.M., Ertelt, T.W., Lancaster, K., Steffen, K., Peterson, L., de Zwaan, M. & Mitchell, J.E. (2012). The Emergence of Eating Pathology after Bariatric Surgery: A Rare Outcome with Important Clinical Implications. *International Journal of Eating Disorders, 45*(2), 179–184. https://doi.org/10.1002/eat.20891

Oelrich, C. (2012, 12. August). Samoas Kampf gegen das Fett. *Süddeutsche Zeitung*. Verfügbar unter https://www.sueddeutsche.de/leben/uebergewichtige-insel-bewohner-samoas-kampf-gegen-das-fett-1.1439526

Porst, M., von der Lippe, E., Leddin, J., Anton, A., Wengler, A., Breitkreuz, J., Schüssel, K., Brückner, G., Schröder, H., Gruhl, H., Plaß, D., Barnes, B., Busch, M A., Haller, S., Hapke, U., Neuhauser, H., Reitzle, L., Scheidt-Nave, C., Schlotmann, A., ...

(2022). Krankheitslast in Deutschland und seinen Regionen. Ergebnisse zu den „disability-adjusted life years“ (DALY) aus der Studie BURDEN 2020. *Deutsches Ärzteblatt International 2022, 119*, 785–792 . Verfügbar unter https://www.aerzteblatt.de/archiv/228486/Krankheitslast-in-Deutschland-und-seinen-Regionen

RKI (Robert Koch-Institut). (2022). Übergewicht und Adipositas bei Erwachsenen in Deutschland -Ergebnisse der Studie GEDA 2019/2020-EHIS. *Journal of Health Monitoring, 7*(3), 23–31.

Sammet, I., Dammann, G., Wiesli, P. & Müller, M. (Hrsg.). (2016). *Adipositas. Interdisziplinäre Behandlung und psychosomatische Perspektive*. Kohlhammer.

Schlehe, J.S. & Ussar, S. (2016). Das Mikrobiom. Einfluss auf Adipositas und Diabetes. *Deutsches Ärzteblatt, 113*(17), 27–29.

Sharma, A.M. & Kushner, R.F. (2009). A proposed clinical staging system for obesity. *International Journal of Obesity, 33*(3), 289–295. https://doi.org/10.1038/ijo.2009.2

Thurm, F. (2021, 24. Juni). Großbritannien verbietet tagsüber Werbung für ungesundes Essen. *Zeit Online*. Verfügbar unter https://www.zeit.de/gesundheit/2021-06/grossbritannien-junk-food-werbung-fernsehen-kinder-verbot-jo-churchill

Wirth, A. & Hauner, H. (2013). *Adipositas: Ätiologie, Folgekrankheiten, Diagnostik, Therapie*. Springer. https://doi.org/10.1007/978-3-642-22855-1

WHO (World Health Organization). (2023). *Obesity and overweigth*. Available from https://www.who.int/news-room/fact-sheets/detail/obesity-and-overweight

WHO (World Health Organization). (2024). *Obesity*. Available from https://www.who.int/data/gho/indicator-metadata-registry/imr-details/3420

Zeit Online. (2022, 12. Mai). *Die versteckte Pandemie – Millionen Menschen mit Adipositas*. Verfügbar unter https://www.zeit.de/news/2022-05/12/die-versteckte-pandemie-millionen-menschen-mit-adipositas?utm_referrer=https%3A%2F%2Fwww.google.com%2F

Weiterführende Literatur

Europäisches Institut für Stillen und Laktation. (2022). *Begleitung von Eltern, die ihr Kind mit der Flasche füttern*. Verfügbar unter https://www.stillen-institut.com/de/begleitung-von-eltern-die-ihr-kind-mit-der-flasche-fuettern.html

Reich, G. & Cierpka, M. (2001). *Psychotherapie der Essstörungen. Krankheitsmodelle und Therapiepraxis – störungsspezifisch und schulenübergreifend*. Thieme.

Robert Koch-Institut & Bundeszentrale für gesundheitliche Aufklärung (Hrsg.). (2008). *Erkennen – Bewerten – Handeln: Zur Gesundheit von Kindern und Jugendlichen in Deutschland*.

Roth, G. (2005). *Essen als Ersatz. Wie man den Teufelskreis durchbricht*. Rowohlt.

2 Pflegerisches Rahmenmodell bei Adipositas

Ruth C. Ahrens

Die professionelle Pflege versorgt Patient*innen nach einer systematischen Strukturierung der Pflege in Prozessform. Für den Pflegeprozess stehen der Pflege Modelle zur Verfügung. In diesem Kapitel beschreiben wir die Schritte des Pflegeprozesses und die Informationssammlung – das Assessment – auf der Grundlage der funktionellen Gesundheitsverhaltensmuster (FGVM) nach Gordon. Nachfolgend stellen wir das Advance Care Planning (ACP) vor. Zum Thema Pflegediagnostik geben wir Pflegediagnosen für Gewichtsprobleme und Stoffwechselstörungen an. Mit den Themen Tipps für eine direkte Pflege, positive Kommunikation sowie Pflege-Erfolgsbesprechungen schließen wir das Kapitel ab.

2.1 Der Pflegeprozess

Die Planung, Organisation und Evaluation des Pflegeprozesses ist in Deutschland und in der Schweiz pflegerische Vorbehaltsaufgabe. Die Pflegeplanung (elektronisch oder auf Papier) richtet sich üblicherweise an einer Pflegetheorie und am verwendeten Dokumentationssystem aus. Der Pflegeprozess kann in fünf, bzw. sechs Schritten (Wilkinson, 2012) übersichtlich vollzogen werden. Diese Schritte sind

1. *Pflegeassessment* (Datensammlung über Ressourcen)
2. *Pflegediagnose(n)* (Analyse der Daten und Benennung des pflegerischen Bedarfs)
3. *Pflegeplanung* (anhand von gewünschten Ergebnissen und Risiken werden Prioritäten gesetzt und Interventionen festgelegt).

   Beim sechs-schrittigen Modell werden zunächst die Ziele identifiziert und im nächsten Schritt die Interventionen zur Erreichung der Ziele formuliert. Unabhängig davon, ob diese beiden Punkte einzeln oder gemeinsam in dem Prozess gewichtet werden, ist wichtig: Pflegeziele müssen so formuliert werden, dass auch ein unabhängiger Beobachter erkennen kann, ob und wann diese erreicht werden. Zielformulierungen müssen messbar, bzw. beobachtbar und an ein zeitliches Kriterium gekoppelt sein.
4. *Pflegeimplementierung* (die im Pflegeplan verordneten Interventionen werden durchgeführt)
5. *Pflegeevaluation* (die Fortschritte des/r Patient*in werden untersucht und die Pflegeergebnisse hinsichtlich ihrer Effektivität bewertet).

Der Pflegeprozess ist eine Grundlage für einen an der jeweiligen Person orientierten, systematisch-zielgerichteten Denk- und Handlungskontext. Ein fachlich aufgebauter Pflegeprozess ist eines der Merkmale, welche die professionelle Pflegetätigkeit von der Laienpflege unterscheidet. Der fachlich-professionellen Pflege liegt eine persönliche Beziehung zugrunde, die – anders als bei der Laienpflege – nicht durch verwandtschaftliche oder andere private Beziehungen zustande kommt.

Um den fachlichen Denk- und Handlungskontext so individuell und professionell wie möglich zu gestalten und damit auch eine persönliche, unterstützende Beziehung gut etablieren zu können, steht bei der Pflegeplanung die systematische Informationssammlung (Daten, Fakten) an erster Stelle. Die Informationssammlung wird sortiert und strukturiert. Dieses Buch möchte das Basisassessment von Gordon (2013, 2025) dazu empfehlen und beschreibt dies in den nächsten Kapiteln. Die Struktur ist sehr gut geeignet, um relevante und präzise Fragen zu stellen. So gelingt es Pflegefachpersonen, gesundheitsbezogene und lebensweltlich relevante Daten (Ressourcen, Bedürfnisse, Probleme, Risiken und Entwicklungspotenziale) von Patient*innen zu erheben und zu identifizieren.

2.2 Das Basisassessment und Fokusassessment nach Gordon

Im Wesentlich wird im klinischen Rahmen des Adipositas-Assessments zunächst der Body Mass Index (BMI) und/oder Waist to Height Ratio (WHtR) erfasst **(Kap. 1.2)**.

Das **Basisassessment** nach Gordon (2013) und Gordon et al. (2025) ordnet Pflegediagnosen funktionellen Gesundheitsverhaltensmustern zu – im weiteren Textverlauf abgekürzt als FGVM angegeben. Menschen mit Adipositas können Pflegeprobleme in allen elf Gesundheitsverhaltensmustern erfahren. Diese Muster sind:

1. Wahrnehmung und Umgang mit der eigenen Gesundheit
2. Ernährung und Stoffwechsel
3. Ausscheidung
4. Aktivität und Bewegung
5. Schlaf und Ruhe
6. Kognition und Perzeption (Denk- und Wahrnehmungsvorgänge)
7. Selbstwahrnehmung und Selbstkonzept
8. Rollen und Beziehungen
9. Sexualität und Reproduktion
10. Bewältigungsverhalten und Stresstoleranz
11. Werte und Überzeugungen.

Wer es gewohnt ist, mit Pflege-Domänen und -diagnosen der NANDA-I zu arbeiten, kann dies natürlich in gewohnter Weise fortführen.

Wesentliche Fragen des Basisassessments sollen hier kurz dargestellt werden, um die Gesundheitsverhaltensmuster sinnhaft zu verstehen. Hier besteht kein Anspruch auf Vollständigkeit! Für interessierte Leser*innen empfehlen wir Gordon (2013) und Gordon und andere (2025) *Pflegeassessment Notes. Pflegeassessment und klinische Entscheidungsfindung* für eine vertiefte Lektüre.

Auch Maßnahmen werden hier nicht differenziert aufgezeigt: Erforderliche Interventionen sind auf die jeweiligen Ressourcen und Pflegediagnosen/Pflegeprobleme abzustimmen sowie auf die Möglichkeiten in dem jeweiligen Umfeld, in dem der Pflegeprozess zur Anwendung kommt. Auch hier möchten wir eine Empfehlung aussprechen für die Lesenden, die sich über die Vielfalt der individuellen Zielsetzungen und Maßnahmen einen fundierten Überblick verschaffen möchten: Doenges und Mitautor*innen (2018, 2024) *Pflegediagnosen und Pflegemaßnahmen.*

Grundlagen: Fachsprache und Dokumentation

Zur Anamnese gehören neben den mündlichen Antworten von Patient*innen und ggf. Zugehörigen, die Lektüre, bzw. Kenntnis mitgebrachter Befunde sowie die körperliche Untersuchung. Da in einer Erstbegegnung das Ziel die Aufnahme einer unterstützend-therapeutischen Beziehung der Grundstein für eine unterstützend erlebte Pflegeleistung ist, sollte jede Anamnese einfühlend, wertschätzend und mit Respekt gestaltet werden.

Das Assessment stellt die Grundlage der pflegerischen Dokumentation dar. Sie muss in

Fehlende Fachsprache

Als Gutachterin fand ich einmal folgenden Satz in einer Pflegedokumentation: „Der Patient hat am Nachmittag mehrfach gespuckt." Fachsprache: Hat dieser Patient wirklich gespuckt oder hat er mehrfach erbrochen?

Fachsprache erfolgen, die klar und eindeutig formuliert ist und keine Interpretationsspielräume lässt.

Pflegeplanung und -berichte vereinfachen die Kommunikation der beteiligten Pflegefachpersonen. Die Planung der Pflege kann nicht delegiert werden, da sie nach § 4 des (deutschen) Pflegeberufegesetzes (Igl, 2019) eine pflegerische Vorbehaltsaufgabe ist. Ebenso fallen unter die Vorbehaltsaufgaben die Organisation, Gestaltung und Steuerung des Pflegeprozesses sowie Analyse, Evaluation, Sicherung und Entwicklung der Qualität der Pflege. Das bedeutet, dass die Durchführung einzelner Pflegemaßnahmen zwar delegierbar ist, aber die Fachverantwortung immer in der Hand einer staatlich examinierten Pflegefachperson mit mindestens dreijähriger Ausbildung liegen muss.

Die Dokumentation ist nicht nur ein Mittel der Qualitätssicherung und Qualitätskontrolle, sie stellt im rechtlichen Sinne einen Leistungsnachweis von durchgeführten Maßnahmen dar und ist evtl. im Rechtsfall eine Beweissicherung im Sinne einer Urkunde.

Im Pflegeberufegesetz wird in § 57 (Igl, 2019) im Absatz 3 dargelegt, dass Vorsatz und Fahrlässigkeit bei einer Ordnungswidrigkeit mit Geldbußen geahndet werden können. Wenn eine Ordnungswidrigkeit durch Fahrlässigkeit (z. B. Unterlassung von Pflegeplanung und Dokumentation) oder mit Vorsatz stattfindet (z. B. weil ein Arbeitgeber seiner Verantwortung für die Beachtung der Regelungen zu den Vorbehaltsaufgaben nicht nachkommt), dann kann eine Geldbuße in Höhe von bis zu zehntausend Euro angedroht werden (Igl, 2019).

Basisassessment und Fokusassessment

Die angestrebte Gesprächsatmosphäre ist im Idealfall störungsfrei, entspannt und freundlich. Achten Sie auf leichte Übergänge von einer Frage zur nächsten. Die Situation darf nicht in ein abgehetztes, stressiges „Ausfragen" ausarten. Die hier aufgeführten Fragen und Hinweise zur Untersuchung und Beobachtung sind als eine individuell anzupassende Hilfe zu verstehen.

Im Assessment wird bei jedem funktionellen Gesundheitsverhaltensmuster in der Anamnese die Frage nach der Relevanz des jeweiligen Musters erst durch die Erhebung der Daten deutlich werden. Jede*r Patient*in wird individuell andere Gewichtungen zeigen. Sowohl die Fragen als auch die Interpretation der erhobenen Antworten und weiteren Daten dienen dazu, neben möglichen Pflegeproblemen auch Ressourcen der Patient*innen zu erkennen, die Ziele der Patient*innen und Pflegeziele zu formulieren und in der Planung zu berücksichtigen.

Aus praktischen Erwägungen können Basisassessment und Fokusassessment an zwei oder mehreren unterschiedlichen Zeitpunkten stattfinden. Dies kann z. B. nötig sein, wenn Patient*innen zu gestresst sind oder Arbeitsabläufe es nicht anders zulassen. Allerdings kann es im Sinne des Beziehungsaufbaus auch wertvoll sein, ein längeres, intensives Gespräch zu führen, in dem sich der/die Patient*in ausführlich äußern kann.

2.2.1 FGVM: Wahrnehmung und Umgang mit der eigenen Gesundheit

Zu diesem Muster gehören Fragen, die erforschen, wie Patient*innen ihre Gesundheit erleben, welche Erklärungsmuster sie selbst haben für (positive und/oder negative) Gesundheitsveränderungen, was ihnen erlaubt oder sie daran hindert, Behandlungsempfehlungen umzusetzen. Hier kann man erfahren, welches Wissen Patient*innen über ihre Erkrankungen, Risikofaktoren und Behandlungsmöglichkeiten haben, ob sie alle Behandlungs-, Unterstützungs- und Präventionsangebote kennen und welche sie nutzen (möchten). Die Fragen sind in **Tabelle 2-1** aufgelistet.

Im Fokusassessment vor dem Hintergrund einer möglichen multifaktoriellen Genese ist es wichtig zu erfahren, wie Menschen ihre Adipositas erleben und einschätzen. Gordon (2013, S. 19) schlägt vor: „Achten Sie insbesondere auf folgende Punkte:

Tabelle 2-1: Fragen zu Wahrnehmung und Umgang mit der eigenen Gesundheit (Eigendarstellung)

Basisassessment (in Anlehnung an Gordon, 2013)	**Fokusassessment**
• Welches sind wichtige Dinge, die Sie selbst für Ihre Gesundheit tun? • Welche Präventionsuntersuchungen führen Sie selbst durch (Brustabtastung, Hodenabtastung)? • Haben Sie bereits weitere medizinische Vorsorgeuntersuchungen durchführen lassen (Darmspiegelung, Messung der Knochendichte)? • Leiden Sie an Allergien und/oder (Nahrungs-)Unverträglichkeiten? • Welche Medikamente oder andere Substanzen nehmen Sie derzeit ein (Dosierung, Häufigkeit, Tageszeit)? • Rauchen Sie? • Nehmen Sie nicht verordnete Medikamente, Drogen oder Alkohol zu sich? Wie oft und in welchen Mengen? • Bei Risikogruppen: Sind Sie gegen Grippe, Tetanus, Hepatitis, Gürtelrose (Herpes zoster) geimpft? Wurden andere Immunisierungen durchgeführt? • Sind Sie in den letzten 12 Monaten gestürzt oder hatten Sie einen Unfall? **Beobachtung, bzw. Untersuchung:** Vitalzeichen erheben und Allgemeinzustand einschätzen (Erscheinungsbild)	• Seit wann haben Sie sich selbst als übergewichtig/hochgewichtig erlebt? • Haben Sie für sich eine Erklärung, warum Sie übergewichtig wurden? • Ist Ihnen etwas zugestoßen oder haben Sie etwas erlebt, bei dem Essen und Zunehmen vielleicht genau das Richtige für Sie war? Oder weil essen Sie z. B. beruhigt hat oder die zunehmende Körperfülle Sie vielleicht vor etwas bewahrt oder geschützt hat? • Welche Bedeutung hat Essen heute für Sie? • Welche Art von Hilfe haben Sie sich bisher gesucht? • Gab es Veränderungsmöglichkeiten, die Sie selbst unternommen haben? • Welche Lebensbedingungen haben Ihnen bisher im Leben geholfen, etwas nachhaltig zu verändern? • Haben Sie Versuche unternommen, Ihren Lebensstil, Ihren Umgang mit Stress, mit Ernährung und/oder körperlicher Aktivität bzw. Bewegung zu verändern? • Erlebten Sie Rückfälle in gewohnte Verhaltensmuster? Wodurch wurden diese ausgelöst? • Wie hat dies Ihr Bild von sich selbst, Ihr Selbstwertgefühl beeinflusst? • Wie ist Ihr Umgang mit Frustration, Stress, bzw. anderen negativen Gefühlen? • Wie viele Stunden schlafen Sie pro Nacht? • Welche Unterstützung erhalten Sie (von wem), wenn Sie mit emotionalen, psychischen, sozialen oder körperlichen Herausforderungen umgehen müssen? • Welche Auswirkungen befürchten Sie, wenn Sie weiter hochgewichtig bleiben? • Welche Auswirkungen erwarten Sie von einer Gewichtsreduktion? • Gibt es auch Ängste oder Besorgnisse bezüglich einer Gewichtsreduktion? • Was genau möchten Sie durch eine Behandlung/einen Aufenthalt hier erreichen? • Wie soll das geschehen? • Was ist jetzt der erste Schritt für Sie auf dem Weg dahin? • Wenn Sie das Ziel erreichen, was wäre dadurch für Sie anders? **Beobachtung, bzw. Untersuchung:** Weicht der/die Patient*in Fragen aus oder sind ihm/ihr Themen unangenehm oder lösen starke Gefühle aus?

- Umgang mit den Symptomen
- Interpretation der Symptome zum damaligen Zeitpunkt
- Beurteilung des derzeitigen Zustands
- verzögerte Suche nach Betreuung und Hilfe
- Anwendung von Hausmitteln."

2.2.2 FGVM: Ernährung und Stoffwechsel

Stoffwechselprozesse sind die Grundlage für den biologischen Lebenserhalt. Neben Wissen, Erfahrungen, Einstellungen und (auch finanziellen) Ressourcen spielt die Reflexion dieser Aspekte eine Rolle, um Probleme (Verstopfung, Diarrhö, Schwindel durch Flüssigkeitsmangel usw.) und Defizite zu verstehen. Dieses Muster umfasst den Zellstoffwechsel (z.B. der Haut), den Flüssigkeitsbedarf sowie die Art und Menge der Lebensmittel und die Zeitpunkte der Mahlzeiten. Die Fragen zeigt die **Tabelle 2-2**.

Tabelle 2-2: Fragen zu Ernährung und Stoffwechsel (Eigendarstellung)

Basisassessment	Fokusassessment
• Welche Lebensmittel oder Gerichte essen Sie gerne? • Bestehen diese aus stark kohlehydrathaltigen und fetthaltigen Zutaten? • Wie viele Mahlzeiten am Tag nehmen Sie zu sich? • Nehmen Sie Zwischenmahlzeiten ein – wenn ja, was verzehren Sie? • Nehmen Sie Nahrungsergänzungen oder Vitaminpräparate ein? • Dürfen oder können Sie bestimmte Lebensmittel nicht zu sich nehmen? • Wie leicht oder schwer fällt Ihnen das? • Haben Sie Schwierigkeiten beim Kauen oder Schlucken? • Haben Sie Zahnprobleme oder Veränderungen in der Mundhöhle (Aphten, Zahnfleischbluten/-entzündungen)? • Ist Ihr Gewicht stabil? • Falls nein: Nehmen Sie eher zu oder ab? • Wie viel? • Behindert Ihr Gewicht Ihre körperliche Beweglichkeit und Mobilität? • Verbringen Sie Ihre Arbeits-/Freizeit überwiegend sitzend? • Müssen Sie Bettruhe einhalten?	• Essen Sie öfter aus Hunger, Appetit oder aus anderen Gründen (um sich abzulenken, zu beschäftigen, zu trösten etc.)? • Was essen Sie besonders gern? • Gibt es Gerichte, die besonders vielfältige, gesunde und schmackhafte Zutaten haben und die Sie gern und ohne schlechtes Gewissen zu sich nehmen? • Konsumieren Sie öfter als zwei Mal pro Woche Convenience Food oder Fast Food? • Wie oft am Tag fühlen Sie sich hungrig? • Haben Sie das Gefühl, dass es Lebensmittel gibt, die Ihnen nach dem Verzehr kein richtiges Sättigungsgefühl vermitteln? • Essen Sie bewusst fettarm oder verzichten Sie auf Zucker, Salz oder anderes? • Sind Ihre Portionsgrößen größer oder nehmen Sie öfter Nachschlag als andere Personen in Ihrem Umfeld? • Wie viele Kalorien (wissen oder schätzen Sie) nehmen Sie pro Tag zu sich? • Wie viel Flüssigkeit nehmen Sie durchschnittlich an einem Tag zu sich? • Trinken Sie zuckerhaltige Getränke wie Säfte und Limonaden?

Tabelle 2-2: Fortsetzung

Basisassessment	Fokusassessment
• Haben Sie Veränderungen (trockene, gereizte Haut, Intertrigo), Entzündungen (Läsionen, Jucken) oder Druckgeschwüre (Dekubiti) an der Haut? • Falls passend: Stillen Sie? • Heilen Wunden/Hautschädigungen gut oder schlecht ab? **Beobachtung, bzw. Untersuchung**: Körpertemperatur erheben (falls noch nicht erfolgt), Hautzustand, Zahnstatus, Zahnfleisch und Mundschleimhaut untersuchen, evtl. Dekubitus-Grad einstufen. Gewicht und Größe feststellen, BMI feststellen, auf Ödeme (Knöchel, Hände bzw. Finger) achten.	• Haben Sie Essanfälle oder merken Sie erst an einem unangenehmen Völlegefühl oder Schmerzen, dass Sie gegessen haben? • Sind Sie möglicherweise unterversorgt mit bestimmten Nährstoffen wie Vitaminen, Spurenelementen und essenziellen Fettsäuren? • Haben Sie nachts z. B. Wadenkrämpfe, leiden Sie an Blutarmut oder anderen Problemen? • Nehmen Sie ausreichend Ballaststoffe zu sich? • Leiden Sie an Diabetes oder hatten Sie bei Blutzucker-Kontrollen vielleicht schon erhöhte Werte? • Haben Sie eine Störung der Schilddrüse, der Leber oder wurden bei Ihnen Erkrankungen diagnostiziert, die einen Einfluss auf Ihren Stoffwechsel haben oder wurden Sie bisher auf andere Krankheiten oder Risiken von Ihrem Hausarzt hingewiesen? • Nehmen Sie Medikamente ein, die Ihren Stoffwechsel oder Ihre Herz-Kreislauf-Funktion verändern (z. B. Psychopharmaka)? • Hat Ihr Hausarzt Sie zur Verlaufskontrolle bestimmter Werte wie LDL-Cholesterin einbestellt? **Beobachtung, bzw. Untersuchung:** • Screening nach Mangelernährung, z. B. mit dem PG-SGA (Scored Patient-Generated Subjective Global Assessment) • Risikofaktoren identifizieren (Binge eating, Diabetes, Mangelernährung).

2.2.3 FGVM: Ausscheidung

In Fragen zu Atmung, Ausscheidungen und Kontinenz soll herausgefunden werden, ob bei Patient*innen Faktoren vorliegen, welche sich auf Ausscheidungsprozesse auswirken und welche Ressourcen bei Patient*innen gestärkt werden können.

Das respiratorische System gehört bei Gordon (2013) in das Verhaltensmuster „Aktivität und Bewegung". Dennoch finden Sie hier einige Fragen im Fokusassessment, die im Rahmen eines Obesitas-Hypoventilations-Syndroms (Pickwick-Syndrom) wichtig sein können. Eine unzureichende Ausatmung kann zu einer alveolären Hypoventilation führen, die sich durch eine chronische Anreicherung von CO_2 und Müdigkeit zeigt. CO_2 kann nicht ausreichend abgeatmet werden und steigt im Blut immer weiter an. Dadurch kommt es zum O_2- Mangel und tagsüber zu anfallsartigem Schlaf. Durch einen paradoxen Prozess wird die Atemtätigkeit nicht tiefer, sondern flacher. Langfristig kann diese Erkrankung unbehandelt zum Tod führen.

Eine Schlafapnoe kann auch in den Gesundheitsverhaltensmustern „Aktivität und Bewegung“ sowie „Ruhe und Schlaf“ erfasst werden. Da auch eine Schlafapnoe ein ernst zu nehmendes Gesundheitsrisiko darstellt, wird hier bereits im Fokusassessment Wert daraufgelegt, weil der CO_2-Gehalt im Blut dadurch ansteigt. In **Tabelle 2-3** finden Sie die entsprechenden Fragen.

Tabelle 2-3: Fragen zur Ausscheidung (Eigendarstellung)

Basisassessment	Fokusassessment
• Schwitzen Sie vermehrt? • Haben Sie Wasseransammlungen (Ödeme) im Bereich unter den Augen, an den Fußknöcheln oder an den Händen? • Wie oft lassen Sie Urin am Tag? • Wie oft haben Sie Stuhlgang? • Sind die Ausscheidungen von Blase und Darm regelmäßig? • Haben Sie in bestimmten Situationen keine Kontrolle über die Blasenfunktion, z. B. beim Heben, Husten, Niesen oder Lachen? • Beobachten Sie Abweichungen von Geruch, Farbe, Qualität oder Quantität bei Urin oder Stuhlgang? • Haben Sie bei den Ausscheidungen bestimmte Gewohnheiten (z. B. nach dem Morgenkaffee/Zigarette rauchen, Hockstellung durch Hochstellen der Füße etc.)? • Leiden Sie unter Blähungen? • Kommen Sie allein beim Toilettengang zum Wasserlassen und Stuhlgang zurecht? • Brauchen Sie beim Toilettengang bestimmte Hilfsmittel (z. B. eine Gesäß- bzw. Po-Dusche)? • Welche Konsistenz haben Ihre Stuhlgänge? • Neigen Sie zur Verstopfung oder Durchfall? • Nehmen Sie Diuretika und/oder Abführmittel ein? **Beobachtung, bzw. Untersuchung:** • Ggf. Einfuhr-/Ausfuhr-Bilanz erheben. • Falls angezeigt, Schweiß, Urin, Stuhlgang, Drainageflüssigkeiten auf Farbe, Geruch, Menge und Konsistenz untersuchen.	• Haben Sie Probleme oder Schmerzen beim (Aus-)Atmen? • Leiden Sie an Asthma oder COPD? • Wurde bei Ihnen eine Schlaf-Apnoe diagnostiziert? • Brauchen Sie in der Nacht eine CPAP-Therapie mit Schlafapnoe-Maske? • Welchen Einfluss haben die Zusammensetzung der Ernährung, Bewegung/Immobilität auf Probleme der Ausscheidung? • Nehmen Sie Medikamente ein, die Sie stark schwitzen lassen, die Blasenentleerung erschweren oder häufiger werden lassen, Durchfall oder Verstopfung bewirken? • Wurde bei Ihnen (z. B. vom Hausarzt) ein erhöhter Harnsäurespiegel im Blut festgestellt (Hyperurikämie)? **Beobachtung, bzw. Untersuchung:** • Vergewissern Sie sich, ob Patient*innen den Umgang (einschließlich der Hygienemaßnahmen) mit dem CPAP-Gerät verstehen und umsetzen können. • Legen Sie b. B. ein medikamentenbezogenes Nebenwirkungsprotokoll an. • Beobachten und abhören: Atmet der/die Patient*in beim Einatmen eher in die Brust oder in den Bauch? • Kann vollständig ausgeatmet werden? • Atemfunktion ggf. mit Tri-flow und/oder Peak Flow Meter untersuchen.

2.2.4 FGVM: Aktivität und Bewegung

Bewegungsfähigkeit ist eine Voraussetzung für Selbstpflegefähigkeit, Mobilität, Arbeit und Freizeit. Menschen, die einen sitzenden Lebensstil haben (müssen) oder viel Zeit im Liegen verbringen, sind größeren Gesundheitsrisiken ausgesetzt. Oft müssen Alltagsroutinen wie Einkaufen, Haushaltsführung u.Ä. an Zugehörige delegiert werden. Auch Freizeitaktivitäten sind durch Einfluss von Müdigkeit und Kurzatmigkeit eingeschränkt. Normale Aktivitäten wie Treppensteigen oder Gehen über kurze Strecken können stark beeinträchtigt sein. Die Fragen listet **Tabelle 2-4** auf.

2.2.5 FGVM: Schlaf und Ruhe

Entspannung, Ruhe und Schlaf sind essenziell für Wohlbefinden und Gesundheit. Auch wenn gesunde Menschen unterschiedliche Schlafbedürfnisse haben, fühlen sich die meisten Menschen nach sieben bis acht Stunden Schlaf ausgeruht. Schlafmuster (Länge, Tiefe, Qualität) verändern sich mit der gesundheitlichen Verfassung. Sowohl körperliche und psychische Erkrankungen verändern Schlafmuster, -dauer und -qualität. Auch hochgewichtige Patient*innen können einen gestörten Schlafrhythmus haben. Viele berichten von Ein- und Durchschlafschwierigkeiten und fühlen sich tagsüber müde. Schichtdienste, Unwohlsein, Anspannung, Schmerzen, Sorgen, Grübeln, aber auch Einwirkung von Lärm, Licht, Temperatur sowie Personen oder Haustiere können Entspannung und Schlaf beeinflussen. Dies verdeutlichen die Fragestellungen in **Tabelle 2-5.**

2.2.6 FGVM: Kognition und Perzeption

Kognitionen (Denkvorgänge) beeinflussen die Perzeption (Wahrnehmung) und umgekehrt kann vieles besser wahrgenommen werden, wenn man sich Wahrgenommenes über Denkprozesse zugänglich machen kann. Die Wahrnehmungen liefern einen Teil der Informationen, welche die kognitiven Funktionen in Handlungsmöglichkeiten umsetzen.

Zu den kognitiven Funktionen zählen Wahrnehmen, Aufmerksamsein, sich orientieren, sich erinnern, Nachdenken, Reflektieren, Lernen, Urteilen, Motivation, Lösungen finden, Entscheidungen treffen, Sprache nutzen usw.

Zur Perzeption gehören die Wahrnehmungen der Sinne: fühlen/tasten, sehen, hören, riechen, schmecken. Auch Intuition und sozialemotionale Fähigkeiten wie Empathie können hier angesiedelt werden. Über die Wahrnehmungen erschließt sich uns die Welt; durch kognitive Vorgänge schaffen wir es, in ihr zu leben.

Bei diesem Muster handelt es sich sowohl um neurologische Prozesse wie auch Wissen und Handlungsmuster. Schmerzwahrnehmung, Verständnis für negative Auswirkungen der Fettleibigkeit auf die eigene Gesundheit, Reflexion von Essgewohnheiten und des Lebensstils als auch geeignete Strategien zur Gewichtsreduktion können hier Thema werden, wie **Tabelle 2-6** zeigt.

2.2.7 FGVM: Selbstwahrnehmung und Selbstkonzept

In diesem Muster geht es um die Art und Weise, wie ein Mensch über sich selbst nachdenkt, welche Gefühle er über sich und seinem Aussehen hat, wie er sein Selbstwertgefühl erlebt, welche Erfahrungen er mit seiner Selbstwirksamkeit macht und wie er sich mit seiner Identität erlebt.

Ist der Mensch aufgrund seines Übergewichts mit dem eigenen Körperbild unzufrieden, kann dies das Selbstkonzept beeinflussen und wiederum in der Folge die sozialen Interaktionen mit anderen Menschen prägen. Stimmungslage, Gefühle und Selbstwahrnehmung wirken sich auf Aktivitäten und Gesundheits- und Krankheitserleben aus. Zu den Menschen, die gefährdet sein können, eine veränderte

Tabelle 2-4: Fragen zu Aktivität und Bewegung (Eigendarstellung)

Basisassessment	Fokusassessment
• Was hilft Ihnen, im Alltag beweglich zu bleiben? • Wie viele Schritte oder welche Entfernungen legen Sie am Tag zu Fuß zurück? • Nutzen Sie üblicherweise Treppen oder wenn möglich Aufzüge? • Welcher Art körperlicher Bewegung gehen Sie im Alltag sonst noch nach (Schwimmen, Rad fahren etc.)? • Wie viele Stunden pro Woche widmen Sie sich Ihrer Fitness, Beweglichkeit oder Mobilität? • Üben Sie eine bestimmte Sportart aus? • Welche Freizeitaktivitäten üben Sie aus? Wie oft pro Woche und wie lange? Sind Sie dabei allein oder in Gesellschaft? • Brauchen Sie Hilfsmittel für die Beweglichkeit oder Mobilität (Unterarmgehstützen, Rollator, Rollstuhl)? • Sind Sie oft müde/erschöpft? • Welche Arten körperlicher Bewegung sind für Sie nicht möglich? • Welche Tätigkeiten im Alltag sind für Sie nicht mehr möglich? • Womit verbringen Sie Ihren Tag? • Sind Ihre Aktivitäten zu Hause und/oder am Arbeitsplatz kräftezehrend für Sie? • Ist Ihr Gang beeinträchtigt? Sind Sie gestürzt in letzter Zeit? • Erleben Sie Schwindelgefühle, z. B. beim Aufstehen? • Ist Ihre Mobilität im Bett beeinträchtigt? Können Sie sich selbstständig umdrehen, das Bett verlassen und wieder hineinlegen? **Beobachtung, bzw. Untersuchung:** • Ruhepuls und Puls in oder kurz nach Bewegung messen • Atemzüge pro Minute zählen, in Ruhe und Bewegung	• Wenn Sie an Ihre Fitness und Beweglichkeit denken: Würden Sie daran etwas ändern wollen? • Wenn passend: Wenn Sie vollständig mobil wären, was in Ihrem Leben wäre für Sie anders als jetzt? • Wenn passend: Was ist Ihr erster Schritt in diese Richtung? • Welche Unterstützung benötigen Sie dazu? Von wem? **Beobachtung, bzw. Untersuchung:** • Sind Atemgeräusche deutlich wahrnehmbar? • Sieht man Einschränkungen in der Beweglichkeit, in der Haltung, beim Gehen? • Motorik und Feinmotorik beobachten • Intensität des Händedrucks • Braden-Skala zur Einteilung der Atemnot einsetzen bei Menschen, die über Atemnot bei Anstrengung klagen (Treppen steigen etc.) • Bei Bedarf Einschätzung der Grade von Dyspnoe und Aktivitätstoleranz (Gordon, 2013).

Tabelle 2-5: Fragen zu Schlaf und Ruhe (Eigendarstellung)

Basisassessment	Fokusassessment
• Wie entspannen Sie sich? Haben Sie Rituale, die Ihnen beim Ausruhen, Entspannen, Einschlafen helfen? • Wie viele Stunden Schlaf brauchen Sie, um sich erholt zu fühlen? • Um wie viel Uhr gehen Sie zu Bett? • Wann stehen Sie morgens auf? • Wie viele Stunden schlafen Sie tatsächlich im Durchschnitt? • Wachen Sie morgens ausgeruht auf? • Machen Sie tagsüber ein Mittagsschläfchen/power nap? • Legen Sie tagsüber, z. B. bei der Arbeit, bewusst Pausen ein, um sich zu erholen? • Schlafen Sie nachts durch oder wachen Sie auf? • Nehmen Sie schlaffördernde Tees (Baldrian, Melisse o. Ä.), Nahrungsergänzungen (z. B. Melatonin), Alkohol oder Medikamente ein? • Träumen Sie? • Haben Sie Alpträume? • Knirschen Sie im Schlaf mit den Zähnen? • Haben Sie nach dem Aufwachen Kopfschmerzen? • Haben Sie tagsüber Sekundenschlaf (im Sitzen, beim Autofahren oder im Bus?) **Beobachtung, bzw. Untersuchung:** • Macht der/die Patient*in einen ausgeruhten oder erschöpften Eindruck? • bei klinischer Behandlung: Schlafmuster beobachten • bei Bedarf: Epworth Skala zur Einschätzung des Ausmaßes der Tagesschläfrigkeit einsetzen (Gordon, 2013)	• Wie lange liegen Sie wach, bevor Sie einschlafen können? • Gibt es Liegepositionen, in denen Sie nicht oder nur schwer einschlafen können? • In welcher Liegeposition gelingt Ihnen das Einschlafen gut? • Hören Sie zum Einschlafen Musik/Hörbuch oder schauen Sie fern oder lesen Sie? • Nutzen Sie bestimmte Düfte als Einschlafhilfe, z. B. Lavendel oder Artemisia? • Werden Sie durch Ihr eigenes Schnarchen wach? • Schnarcht Ihr Schlafpartner? • Schwitzen Sie nachts stark? • Wurde bei Ihnen eine Schlaf-Apnoe diagnostiziert? • Brauchen Sie in der Nacht eine CPAP-Therapie mit Schlafapnoe-Maske? • Wenn passend: Kommen Sie mit der Maske gut zurecht oder behindert diese Sie nachts manchmal? • Haben Sie im Liegen Sodbrennen? • Haben Sie in Rückenlage Atembeschwerden? • Wachen Sie nachts durch Schmerzen auf? • Verändern sich die Schmerzen durch einen Positionswechsel? • Müssen Sie nachts öfter zur Toilette? • Wann nehmen Sie das letzte Getränk ~~und~~ wann die letzte Mahlzeit zu sich? **Beobachtung, bzw. Untersuchung:** • bei klinischer Behandlung: Lage- und Positionswechsel beobachten.

Tabelle 2-6: Fragen zu Kognition und Perzeption (Eigendarstellung)

Basisassessment	Fokusassessment
• Erleben Sie Beschwerden oder empfinden Sie Schmerzen? • Seit wann empfinden Sie Schmerzen? • Wobei sind diese aufgetreten? • Lokalisation, Schmerzqualität (stechend, brennend etc.), Intensität erfragen. • Was lindert die Schmerzen, was verschlimmert sie? • Benötigen Sie (immer?) Seh- oder Hörhilfen? • Wenn sinnvoll: Tragen Sie Brille oder Kontaktlinsen? Nutzen Sie ein Hörgerät? • Hat sich Ihr Geschmack verändert (hier auch an Infektionen/Medikamente denken!)? • Hat sich Ihr Empfinden in Händen oder Füssen (Zehen) verändert (kribbeln)? • Haben Sie Konzentrationsschwierigkeiten? Wenn zutreffend: Hindern diese Sie bei der Erfüllung von Aufgaben? • Haben Sie Schwierigkeiten beim Erlernen von Neuem? Wie lernen Sie leicht? • Hat sich Ihr Gedächtnis verändert? • Wenn passend: Welches Datum ist heute, welcher Wochentag, wo befinden Sie sich gerade? **Beobachtung, bzw. Untersuchung:** • Orientierung zur Person, Zeit, dem Ort, der Pflegefachperson prüfen • Flüstertest an beiden Ohren • Sehvermögen an Zeitung oder Formular prüfen • kann Bleistift oder kleinere Gegenstände aufnehmen (Tastsinn, Feinmotorik) • Aufmerksamkeitsspanne, Konzentrationsvermögen, Ablenkbarkeit • kann Fragen und verbale Botschaften des Assessments erfassen, Gedanken zu Ende denken, beim Thema bleiben.	• Wenn zutreffend: Schmerzmessung mit visueller Analogskala, verbaler oder numerischer Rangskala, Doloplus-Skala, BESD (Beurteilung von Schmerz bei Demenz) oder BISAD (Beobachtungsinstrument für das Schmerzassessment Menschen mit Demenz). • Welchen Einfluss hat Ihr Essverhalten auf Ihr Körpergewicht? • Welche weiteren Einflussfaktoren spielen eine Rolle bei dem Gewicht (Stress, Schlafmangel, weitere Erkrankungen z. B. Stoffwechselstörungen wie Hashimoto, hormonelle Einflüsse wie polyzystisches Ovarialsyndrom, Einnahme von Medikamenten, Körperbehinderung etc.)? • Möchten Sie Ihr Gewicht reduzieren? • Was wäre dadurch anders/besser für Sie? • Was darf dabei auf keinen Fall geschehen? • Auf einer Skala von 1 bis 10: Wie zuversichtlich sind Sie, dass es gelingt, Gewicht zu reduzieren (1 = es gelingt nicht, 10 = es gelingt auf jeden Fall)? • Welche Informationen haben Sie, wie Sie selbst durch Änderung von Lebensstil und Essgewohnheiten ein Gewicht erreichen könnten, das Ihre Gesundheit langfristig nicht belastet? • Haben Sie den Eindruck, dass Sie weitere Informationen oder Möglichkeiten brauchen, um Ihr Gewicht reduzieren zu können? • Haben Sie bereits Erfahrungen mit ähnlich grundlegenden Veränderungen des Lebensstils gemacht, wie eine Gewichtsabnahme sie voraussetzt (z. B. aufgehört zu rauchen, Alkoholkonsum verändert, mit jemandem Zusammenziehen, ein Kind bekommen, eine berufliche Veränderung mit ganz neuen Arbeitszeiten)? • Was hat Ihnen geholfen, sich zu motivieren und Veränderungen beizubehalten? • In welchen Situationen wurde es schwierig?

Tabelle 2-6: Fortsetzung

Basisassessment	Fokusassessment
	Beobachtung, bzw. Untersuchung: • Einfluss von Körperposition, Wärme, Kälte, Berührung, Bewegung auf Schmerzerleben beobachten • Bei Bedarf: Untersuchung mit der Skala zur Einschätzung von Urteilsvermögen und Entscheidungsfähigkeit (Gordon, 2013, S. 96) • Bei Bedarf: Klassifikation des Bewusstseinszustands, Glasgow-Koma-Skala usw. (Gordon, 2013, S. 97) • Ess-/Bewegungsverhalten beobachten.

Selbstwahrnehmung oder ein beeinträchtigtes Selbstkonzept zu entwickeln, gehören Menschen mit körperlichen Problemen (z. B. Adipositas, Schmerzen, Verlust von Körperteilen oder veränderten Körperfunktionen, usw.) und Menschen mit psychischen Erkrankungen (erlebten Traumatisierungen, affektiven Störungen, Alkohol-/Drogenmissbrauch). Auch Menschen in schwierigen Lebenssituationen, z. B. nach einer Trennung oder einem Trauerfall und, mit einem Rollenwechsel wie Elternschaft, erlebten Änderungen in Selbstwahrnehmung und Selbstkonzept. Die entsprechenden Fragen dazu finden Sie in **Tabelle 2-7**.

2.2.8 FGVM: Rollen und Beziehungen

Unser Wohlbefinden wird sehr stark von den Beziehungen zu unserem sozialen Umfeld und den sozialen Rollen beeinflusst, die wir innerhalb der Beziehungen einnehmen (müssen). Die Vielfältigkeit von Beziehungen kann bedeuten, dass man

- in einer familiären Situation selbst auch als Erwachsener in der Rolle von „Sohn/Tochter" ist,
- in einer Partnerschaft die Rolle „Partner*in" einnimmt,
- im Beruf, z. B. im Angestelltenverhältnis, die Rolle „Arbeitnehmer*in einnimmt,
- mit Kindern die Rolle „Vater/Mutter" einnimmt,
- während man gleichzeitig Nachbar*in, auch Freund*in, Gemeindemitglied usw. ist.

Diese sehr unterschiedlichen Rollen sind mit spezifischen Anforderungen und Aktivitäten verbunden. Ein hohes Körpergewicht kann die Fähigkeit beeinträchtigen, bestimmte zu einer Rolle gehörenden Aktivitäten auszuüben. Beruflich als Friseur*in acht Stunden am Tag auf den Beinen zu sein, die eigenen pflegebedürftigen Eltern zu versorgen, mit Kindern wandern oder schwimmen zu gehen und abends beim Candle-Light-Dinner mit Partner*in noch wach zu sein und aufmerksam zu flirten, kann schon für Normalgewichtige eine große Herausforderung darstellen. Viele zusätzliche Kilo können auch den Energiehaushalt belasten. Diese Belastung kann dazu führen, dass das Selbstvertrauen innerhalb der zwischenmenschlichen Beziehungen abnimmt und sich die Rollenaktivitäten dem Gewicht anpassen müssen. Die Folge davon besteht wiederum in dem Risiko für einen rückwirkenden Effekt auf die Beziehungen an sich. Eine Hospitalisierung kann Rollenerfüllung erschweren, Rollenkonflikte auslösen oder verstärken, zu Rollenverlust führen und damit Stress auslösen. In **Tabelle 2-8** sind die möglichen Assessmentfragen aufgeführt.

Tabelle 2-7: Fragen zu Selbstwahrnehmung und Selbstkonzept (Eigendarstellung)

Basisassessment	Fokusassessment
• Wie stehen Sie zu sich selbst – mögen Sie sich? • Wie würden Sie sich selbst beschreiben? Entspricht Ihr Bild von sich den Rückmeldungen, die Sie von anderen Menschen über sich erhalten? • Wie erleben Sie Ihren Körper, hat er sich verändert, wie fühlen Sie sich in Ihrem Körper? • Wie ist Ihr Umgang mit Ihren Emotionen? Sind Ihre Emotionen für Sie stark im Vordergrund, regen Sie sich z. B. schnell auf, empfinden Sie Wut, Trauer oder Angst als besonders belastend? • Fühlen Sie sich deprimiert? • Haben Sie Hoffnung, z. B. in Bezug auf Ihre Zukunft, Ihre Genesung etc.? **Beobachtung, bzw. Untersuchung:** • Passen die Antworten zu der gezeigten Körperhaltung, Gestik und Mimik? • Wirkt die Person passend gekleidet und tritt sie gepflegt auf? • Wirkt die Person konzentriert und aufmerksam oder abgelenkt, bzw. unruhig? • Wie verhält sich die Person im Kontakt mit Zugehörigen (falls anwesend)?	• Wenn Sie sich selbst beschreiben sollten, welche drei Ihrer guten Eigenschaften fallen Ihnen da ein? • Sind Sie mit Ihrer Figur zufrieden? • Haben Sie erlebt, dass Sie wegen Ihrer Körperfülle/des Gewichtes ausgegrenzt oder diskriminiert wurden? • Wie reagieren Sie in solchen Situationen? • Wie reagieren Sie nach solchen Situationen? • Erleben Sie zuhause mit An- und Zugehörigen die Wertschätzung, Nähe und Intimität, die Sie sich wünschen? • Wurde bei Ihnen schon einmal eine psychische Erkrankung, z. B. eine Depression festgestellt? • Haben Sie Angst vor (bestimmten Teilen) der Behandlung (Schmerzen, Kontrollverlust, hohes OP-Risiko etc.)? • Haben Sie vor Kurzem einen nahestehenden Menschen verloren? • Haben Sie eine Partnerschaft beendet oder verloren? • Haben Sie Sorge um Ihre An-/Zugehörigen (z. B. Kinder, die jetzt nicht oder von anderen versorgt werden)? • Haben Sie Angst um sich selbst (z. B. zu Sterben oder vor dem Tod)? • Wie gut ist Ihr „soziales Netz", wenn Sie Probleme haben oder es Ihnen gesundheitlich schlecht geht? **Beobachtung, bzw. Untersuchung:** • Ist der Händedruck bei Begrüßung fest? Ist die Hand verschwitzt? • Hält die Person im Gespräch Blickkontakt oder weicht der Blick aus? Hört die Person zu? Passen die Antworten zu den Fragen? • Hat die Person eigene Pflegemittel und Nachtwäsche (Kleidung) mit in die Klinik gebracht? Benutzt sie diese? • Fürchtet sich die Person vor den anstehenden Prozeduren der Behandlung (z. B. OP)?

Tabelle 2-7: Fortsetzung

Basisassessment	Fokusassessment
	• Liegen Risikofaktoren für eine Depression vor (z. B. alleinstehend, frühere depr. Episode, Rückzug, schwaches soziales Netz, frühere Suizidversuche, Verlust von Beziehungen)? • Wenn zutreffend: Erhebung der Summe von Risikofaktoren mit dem Nurses Global Assessment of Suicide Risk (NGASR) • Wenn Score bei NGASR höher als 6 ist, nach Teamentscheid mit Suicide Status Form II (SSFII) Selbsteinschätzung der Person erheben und Thema/Themen der Suizidalität erfassen.

Tabelle 2-8: Fragen zu Rollen und Beziehungen (Eigendarstellung)

Basisassessment	Fokusassessment
• Wie sieht Ihre soziale Lebenssituation aus? Leben Sie allein, in einer Partnerschaft zusammen oder räumlich getrennt, leben Sie in einer Familie? • Wie sieht Ihre Rolle in diesen Beziehungen aus? Welche Aufgaben haben Sie, welche fallen Ihnen leicht, welche fallen Ihnen eher schwer? • Gibt es Menschen, die von Ihnen abhängig sind? Sind Sie auf die Hilfe anderer angewiesen? Welche Art von Hilfe brauchen Sie? • Ist ein anderer Mensch oder Ihre Familie von Ihnen abhängig? Pflegen Sie z. B. Ihre Eltern, haben Sie Kinder? • Wie fühlen sich Ihre nahestehenden Menschen in Bezug auf Ihren Krankenhausaufenthalt? • Gibt es Beziehungen, in denen Sie Aufgaben haben, die Ihnen nicht guttun, mit denen Sie unzufrieden oder überfordert sind? • Gibt es Rollen, die Sie nur noch sehr eingeschränkt oder gar nicht mehr erfüllen können? • Was oder wer hilft Ihnen, Ihren sozialen Rollen gerecht zu werden?	• Fühlen Sie sich in den Beziehungen zu Eltern, Familienangehörigen, Partner*in, Kindern, Freunden, Kolleg*innen und anderen Personen sicher? (Hier auch an häusliche Gewalt, Gewichtsdiskriminierung, Mobbing bzw. Feindseligkeit am Arbeitsplatz etc. denken!) • Mit welchem Menschen verbringen Sie am liebsten Zeit, in welcher Beziehung tanken Sie auf, mit wem gewinnen Sie Kraft oder Hoffnung, welcher Mensch tut Ihnen gut? **Beobachtung, bzw. Untersuchung:** Gordon (2013) empfiehlt Checklisten zu verwenden zur Einschätzung der möglichen häuslichen Pflegebedürfnisse. Mit diesen können der Grad der Unterstützungsbedürfnisse erhoben werden in den Bereichen Ernährung, sich kleiden und pflegen, Körperpflege, Ausscheidung, Haushaltsführung, persönliche Finanzen, Organisation und Kommunikation, gesundheitsbezogene Bedürfnisse, Haustierversorgung, Freizeitaktivitäten und spirituelle Aktivitäten.

Tabelle 2-8: Fortsetzung

Basisassessment	Fokusassessment
Beobachtung, bzw. Untersuchung: Falls möglich: Kommunikation mit Familienangehörigen, Partner*in, Kindern, Freunden, Kolleg*innen wahrnehmen.	Zur Ermittlung häuslicher Gewalt verweist Gordon (2013) auf folgende mögliche Fragestellungen, die im Dialog (nur zwischen Pflegefachperson und Patient*in!) nicht-wertend eingesetzt werden. Sie können einen ersten Eindruck vermitteln, ob die Person Opfer oder/und selbst Täter*in in Bezug auf häusliche Gewalt sein kann: • „Wie würden Sie Ihre Beziehung beschreiben? • Wie regeln Sie und Ihr/e Partner*in Streitigkeiten? • Fühlen Sie sich in Ihrer gegenwärtigen Beziehung sicher?" (Gordon, 2013, S. 125–126) Im weiteren Verlauf wird eine Liste zum weiteren Assessment vorgelegt, die unterschiedliche Verletzungen, somatische Beschwerden, sexuelle Probleme, psycholog. Probleme, die Präsentation/Darlegung der Probleme, Isolation von Personen und eigene Beobachtungen abzufragen hilft.

2.2.9 FGVM: Sexualität und Reproduktion

Ein anamnestisches Gespräch über die Sexualität ist sicherlich nicht in jedem Kontext sinnhaft. Dennoch kann es im Einzelfall ein wichtiger, wenngleich sehr intimer Bereich des Lebens sein, bei dem besondere Behutsamkeit im Gespräch erforderlich ist. Je nach Alter, Lebensweise, Einstellung, Glauben, kultureller Herkunft können Einflussfaktoren auf die Sexualität unterschiedlich ausfallen oder von der Person unterschiedlich gewichtet werden. Sexualität und Libido können einen Einfluss auf das Gesundheitsgefühl von Menschen haben, umgekehrt kann sich ein veränderter Gesundheitszustand stark auf Libido und Sexualität auswirken. Ein hohes Körpergewicht birgt das Risiko, sich negativ auf das Ausleben von sexuellen Bedürfnissen auszuwirken oder sogar zu Unbehagen bei sexuellen Aktivitäten führen. In **Tabelle 2-9** sind mögliche Fragen aufgeführt.

2.2.10 FGVM: Bewältigungsverhalten (Coping) und Stresstoleranz

Stress (Anspannung) ist eine Lebensbedingung. Wir erkennen Stress sowohl an körperlichen wie an psychischen Reaktionen auf Reize. Diese Reize können von außen kommen, z. B. durch Anforderungen, die an uns gestellt werden. Ebenso können wir uns selbst Stress „machen", in dem wir hohe Ansprüche an uns selbst stellen und versuchen, diese zu erreichen. Stress ist nicht per se negativ. Eustress (positiv erlebter Stress) kann eine Herausforderung sein, sich zu

Tabelle 2-9: Fragen zu Sexualität und Reproduktion (Eigendarstellung)

Basisassessment	Fokusassessment
• In welcher Geschlechtsrollenidentität fühlen Sie sich zuhause oder welcher ordnen Sie sich selbst zu? • Wie möchten Sie angesprochen werden: Herr/er, Frau/sie oder ziehen Sie eine andere Ansprache vor? • Falls passend zur Reproduktion (Fortpflanzung): Haben Sie einen Kinderwunsch? • Hatten oder haben Sie eine Geschlechtskrankheit? • Sind Sie mit Ihrem Sexualleben zufrieden? • Leiden Sie unter Erkrankungen, die Ihre Libido und/oder Ihr Sexualleben beeinflussen (z. B. Diabetes)? Wenn passend: • Untersuchen Sie regelmäßig selbst Ihre Brust? • Nehmen Sie regelmäßig Vorsorgeuntersuchungen wahr (z. B. Zellabstrich vom Muttermund)? • Nehmen Sie Brustkrebs-Vorsorge-Untersuchungen wahr? • Nehmen Sie Prostata-Vorsorge-Untersuchungen wahr? • Nehmen Sie Medikamente ein, die Ihre Sexualität beeinflussen? **Beobachtung, bzw. Untersuchung:** keine	Wenn passend: • Haben Sie das Gefühl, dass Ihr Gewicht eine Rolle bei Ihrer Sexualität spielt? • In welchem Alter hatten Sie Ihre erste Menstruation? Wann war Ihre letzte Blutung? • Haben Sie Menstruationsbeschwerden und falls ja, wie behandeln Sie diese? • Haben Sie bereits Unfruchtbarkeits-Untersuchungen wahrgenommen (Hormonuntersuchungen, Ultraschall, Spermiogramm)? • Wurde bei Ihnen ein polyzystisches Ovar-Syndrom festgestellt (Hormonstörung)? • Haben Sie Probleme mit den Wechseljahren (starkes Schwitzen, Schlafstörungen, Stimmungsschwankungen, Blutdruckveränderungen etc.)? Falls ja, wie behandeln Sie diese? • Sind Sie ein Opfer sexueller Gewalt gewesen oder noch immer? • Haben Sie häufig wechselnde Sexualpartner*innen? • Schützen Sie sich Sie beim Sexualverkehr vor der Ansteckung mit Geschlechtskrankheiten? • Wenden Sie Verhütungsmethoden an? Wie lange schon? Gibt es dabei Probleme? **Beobachtung, bzw. Untersuchung:** keine.

aktivieren, zu handeln, Ressourcen einzusetzen und eine Situation zu bewältigen und damit Entspannung herbeizuführen. Konzentration und Leistungsfähigkeit durch Eustress zu erleben, macht glücklich und zufrieden.

Das Wort Stress wird oft im negativen Sinne verwendet und meint Zustände von Anspannung, die durch Über- oder Unterforderung oder lange Phasen ohne Entspannung gekennzeichnet sind. Negativer Stress kann blockieren und erzeugt Erschöpfung und Gereiztheit.

Ausmaß und Stressart spielen eine Rolle dabei, ob und welches Bewältigungsverhalten (Coping-Strategien) ein Mensch einsetzt, um die durch Stress ausgelösten Gefühle zu bewältigen. Stress kann psychischer und/oder körperlicher Art sein. Ein Stressor ist ein Reiz, der eine oder beide Arten von Stress auslösen kann, z. B. eine Erkrankung.

Coping-Strategien lassen sich anhand ihrer kurz- und langfristigen Konsequenzen unterscheiden in „Skills" (Fertigkeiten) und „dysfunktionale Verhaltensweisen". *Dysfunktionale Verhaltensweisen* zur Stressreduktion können kurzfristig entlasten und zur Entspannung beitragen, haben langfristig jedoch negative Folgen, z. B. zu wenig oder zu viel essen sowie Nikotin-, Alkohol- oder Drogenkonsum.

Skills (Fertigkeiten) haben dagegen sowohl kurz- wie langfristig eher positive Folgen, z.B. die Anwendung von Entspannungspraktiken, Sport treiben, sich Mut machen oder Netzwerke aktivieren zur Unterstützung.

Stress ist ein großer Einflussfaktor bei Motivation, Verhaltensänderung, der Förderung von Gesundheitsaspekten usw. Die meisten Krankenkassen unterstützen daher ihre Versicherten beim Erlernen von Stressbewältigungsfähigkeiten. **Tabelle 2-10** gibt relevante Fragestellungen wieder.

2.2.11 FGVM: Werte und Überzeugungen

Werte und Überzeugungen müssen nicht unbedingt Spiritualität oder Religion betreffen. Welche Grundsätze jemand für sich akzeptiert und welches Vertrauen in Ereignisse, Menschen oder Behandlungsverfahren gesetzt wird, kann sich auf Behandlung und Gesundheit auswirken. Überzeugungen und Werte beeinflussen Entscheidungen, Verhalten und Wohlbefinden. Gesundheitsrelevante Überzeugungen, Grundsätze und Wertvorstellungen der Patient*innen sollen im Pflegeprozess einbezogen werden, damit das Behandlungsmanagement diese berücksichtigen kann. Fragestellungen dazu sind in **Tabelle 2-11** aufgeführt.

2.3 Advance Care Planning

Advance Care Planning (ACP) ist die vorausschauende Ermittlung, Dokumentation und Umsetzung des Patient*innenwillens. ACP kann als im Voraus geplante Behandlung verstanden werden. Sie wurde Ende letzten Jahrhunderts in den USA entwickelt, um dem Willen von Patient*innen nachhaltig Geltung zu

Tabelle 2-10: Fragen zu Bewältigungsverhalten und Stresstoleranz (Eigendarstellung)

Basisassessment	Fokusassessment
• Welche Ereignisse im Alltag helfen Ihnen, positiven Stress zu empfinden? • Gibt es Ereignisse oder andere Einflüsse, die bei Ihnen zu negativem Stress beitragen? • Sind Sie den Belastungen Ihres Lebens gewachsen? • Haben Sie jemanden, an den Sie sich wenden können, wenn Sie Unterstützung oder Hilfe brauchen? • Welche Gewohnheiten helfen Ihnen, sich zu entspannen? **Beobachtung, bzw. Untersuchung:** • Patient*in im Kontakt mit Gesundheitsfachpersonen beobachten: (Erlebt die/der Patient*in Angst?) • Patient*in im klinischen Alltag beobachten und auf Anzeichen von Angst, Sorge o.Ä. (z.B. vor einer Operation oder anderem Eingriff) achten.	• Setzen Sie essen als Bewältigungsstrategie ein, wenn Sie sich gestresst, ängstlich oder traurig fühlen? • Welches Problem bereitet Ihnen im Moment Stress? • Wann haben Sie das Problem nicht? • Wie unterscheiden sich Situationen, in denen das Problem existiert, im Gegensatz zu denen ohne das Auftreten des Problems? • Was müsste geschehen, damit die Ausnahmen häufiger werden? • Woran würden Sie merken, dass es Ihnen besser geht? • Woran würde Ihre Umgebung es bemerken? • Wie stellen Sie es an, dass Ihr Problem nicht noch größer wird? • Wie sind Sie aus der letzten Krise wieder rausgekommen? • Was haben Sie selbst dazu beigetragen? • Wie haben Sie bisher im Leben schwierige Situationen oder Krisen bewältigt?

Tabelle 2-10: Fortsetzung

Basisassessment	Fokusassessment
	• Wie ist Ihnen das gelungen? Was hat Ihnen dabei geholfen? • Was lenkt Sie am meisten von dem Gedanken an Essen ab (z. B. Hobbies oder bestimmte Beschäftigungen)? • Wenn passend: Was hat Ihnen in früheren Therapien geholfen? • Wenn Sie auf schwierige Zeiten zurückblicken: Würden Sie sagen, diese haben Ihnen auch neues Wissen vermittelt oder haben Sie durch diese Erfahrungen etwas gelernt? **Beobachtung, bzw. Untersuchung:** Patient*in auf Verhaltensweisen beobachten, die zur Stressreduktion beitragen oder den Stress erhöhen. Dazu gehört selbstverständlich auch das Essverhalten.

Tabelle 2-11: Fragen zu Werten und Überzeugungen (Eigendarstellung)

Basisassessment	Fokusassessment
• Wie schätzen Sie Ihr allgemeines Wohlbefinden ein? • Ist Ihnen Ihre Gesundheit wichtig? • Wie wichtig ist Ihnen Ihr Gewichtsmanagement für die Verbesserung Ihres Gesundheitszustands? • Welche Bedeutung hat ein gesunder Lebensstil für Sie? **Beobachtung, bzw. Untersuchung:** Trifft die/der Patient*in Entscheidungen, die im Einklang mit ihren/seinen Überzeugungen stehen?	• Worin liegen Ihrer Ansicht nach die Ursachen für Ihr hohes Gewicht? • Welches Muster in Ihrem Essverhalten belastet Sie? • Welche Veränderung in Ihrem Leben, bezogen auf Essverhalten und Gewichtsmanagement hat für Sie oberste Priorität? • Wie können wir Ihnen helfen, dieses Ziel zu erreichen? **Beobachtung, bzw. Untersuchung:** keine.

verschaffen. Inzwischen ist Advance Care Planning in vielen westlichen Ländern etabliert. ACP-Gespräche orientieren sich in erster Linie an den Bedürfnissen, Fähigkeiten und Ressourcen der vorausplanenden Person. Ein ACP-Gespräch dauert oft ein bis zwei Stunden und kann sich über zwei oder mehr Termine erstrecken. Weitere Teilnehmende an diesem Gesprächsprozess sind evtl. eine hausärztliche Fachperson, operierende(r) Chirurg*in, Anästhesist*in, die z. B. zur Besprechung offener medizinscher Fragen hinzugezogen werden können. Alle am

Gespräch Beteiligten verantworten den Prozess gemeinsam. Im Rahmen von bariatrischen Operationen und auch bei nachfolgenden plastischen Anpassungs-Operationen kann eine ACP-Durchführung sinnvoll sein. Auch der Einbezug von Angehörigen und des (zukünftigen) rechtlichen Vertreters kommt infrage, damit auch sie die Wünsche der betroffenen Menschen kennen und mit umsetzen können. Es geht darum, das medizinisch Sinnvolle mit der Person, vor dem Hintergrund des eigenen Lebens und der Zuschreibung von Bedeutung für die einzelnen Prozeduren, so genau wie möglich abzustimmen und vorauszuplanen.

Vor einem chirurgischen Eingriff bzw. einer bariatrischen Operation sollten Patient*innen auf das Vorhandensein oder die evtl. Erstellung einer Patient*innenverfügung angesprochen werden. Zudem ist festzustellen, ob Patient*innen die Risiken oder Belastungen kennen, die durch bariatrische Operationen entstehen können. Dazu gehört auch das offene Gespräch mit Patient*innen, dass während der Nachsorge (im Rahmen der Anbindung an ein Adipositas-Zentrum) Probleme auftreten können. Infrage kommen z.B. psychische Probleme, Erkrankungen und sogar Suizidalität. Zu weiteren Belastungen können Probleme mit Hautschürzen zählen (z.B. im Sommer), sowohl bei Alltagshandlungen und bei Freizeitaktivitäten wie beim Sport. Auch das spätere Essverhalten, die möglichen Nachwirkungen einer Operation (wie ein Dumping-Syndrom) sowie die Risiken weiterer Operationen müssen in Bezug auf den Patient*innenwillen thematisiert werden.

2.4 Advanced Practice Nursing

Unter Advanced Practice Nursing (APN) versteht man die Tätigkeit einer Pflegefachperson, die in einem spezifischen Versorgungsbereich arbeitet und dazu über Fachwissen verfügt. Sie hat durch Weiterbildung/Studium u.a. Fähigkeiten zur umfassenden Beratung und Entscheidungsfindung bei komplexen Sachverhalten und klinische Kompetenzen für eine erweiterte pflegerische Praxis erworben.

Im Bereich der Adipositas-Pflege kann eine solche Aufgabe z.B. auch von einer/m Adipositas-Fachkoordinator*in übernommen werden (**Kap. 2.5**).

Die Spezialisierung einer Pflegefachperson spielt eine wichtige Rolle, da eine APN-Pflegefachperson u.a. zur Modifikation von Adipositas beeinflussenden Faktoren planend beitragen kann:

- Sie erarbeitet z.B. weitere Unterstützungsmöglichkeiten mit Patient*innen in Bezug auf eine Gewichtsreduktion und -stabilisierung.
- Auch konkrete Fragen zur Essverhaltensmodifikation vor und nach einer bariatrischen Operation können thematisiert und beantwortet werden.
- APNs thematisieren und planen sinnvolle Lebensstilveränderungen mit Patient*innen zur Verbesserung von **N**on **E**xercise **A**ctivity **T**hermogenesis (NEAT), der sport-unabhängigen Thermogenese. NEAT bezieht sich auf die erforderliche Energie zur Bewältigung von vielen Formen der Bewegung im Alltag, z.B. Haushaltstätigkeiten oder Kochen. Ausgenommen sind Schlaf, Essen oder Sport. NEAT spielt eine wichtige Rolle beim Kalorienverbrauch – so auch beim Gewichtsmanagement. Im Fokus steht die Erarbeitung der täglichen Bewegungsförderung, z.B. den Staubsauger anstatt den Saugroboter zu benutzen, eine von vielen Tätigkeiten zur Verbesserung von NEAT.
- Die APN kann auch dafür Sorge tragen, dass Schlafmangel verringert wird und damit einen weiteren Risikofaktor minimieren.
- Eine Beratung über passende Hilfsmittelberatung sollte von einer APN angeboten werden.
- Die bariatrische Nachsorge, z.B. mit Erhebung von Problemen, physischen und psychischen Veränderungen, kann die Aufgabe einer APN sein.

2.5 Weiterbildung zu Fachkoordinator*innen

Für in einem Adipositas-Zentrum tätige Pflegefachpersonen und anderes nichtärztliches Fachpersonal, in deren Umfeld bariatrische Operationen durchgeführt werden, wird eine Fortbildung zum/zur *Adipositas-Fachkoordinator*in* angeboten. Sie soll spezielles Grundwissen für eine Tätigkeit in einem Adipositas-Zentrum vermitteln und die Vor-Ort-Betreuung von Patient*innen durch eine einheitliche Weiterbildung ergänzen. Aus diesem Grund hat die P.E.G. eG das Adipositas Netzwerk gegründet. Diese Fortbildung wurde mit der „deutschen Gesellschaft für Allgemein- und Viszeralchirurgie" (DGAV) entwickelt und wird in München und Gütersloh von der PEG-Akademie angeboten (weitere Informationen verfügbar unter https://www.peg-akademie.de/). In der Schweiz wird bisher keine solche Fortbildung angeboten.

2.6 Pflegediagnosen bei Gewichtsproblemen und Stoffwechselstörungen

Pflegediagnosen beschreiben Zustände bei Menschen (oder Gruppen von Menschen), die als Reaktion auf den Lebensprozess oder Gesundheitseinflüsse auftreten können. Diese werden klinisch von der Pflegefachperson beurteilt. Für die Einschätzung und Planung der pflegerischen Behandlung dieser Zustände/Reaktionen der Menschen ist die examinierte Pflegefachperson zuständig.

Die Basis der Pflegeplanung ist die Aufnahme einer Beziehung mit einer vertrauensvollen Kommunikation. Diese Beziehungsgestaltung ermöglicht die Befragung, Untersuchung und Beobachtung des/der Patient*in. Um zu einer präzisen Pflegediagnose zu kommen, ist es wesentlich Daten zu sammeln, bündeln, prüfen und zu analysieren. Dazu gehört das Basisassessment, das Ressourcen, Probleme, Entwicklungspotenziale, Ziele und Wünsche des/der Patient*in erfasst. Durch das Assessment klärt sich, ob und welcher Bedarf an pflegerischen Interventionen besteht. Nach einer Hypothesenbildung wird nach bestimmenden Merkmalen (Symptomen), ursächlichen, beeinflussenden Faktoren oder Risikofaktoren geschaut und die passende(n) Pflegediagnose(n) ausgewählt. Gemeinsam mit dem/der Patient* werden die Pflegeziele bestimmt und vereinbart und ein Pflegeplan mit geeigneten Interventionen festgelegt. Nicht alle Pflegeziele lassen sich im Behandlungszeitraum erreichen. Daher sollten Entlassungsziele realistisch formuliert werden. Was soll bis zum Zeitpunkt der Entlassung erreicht sein?

An der Durchführung der Interventionen können auch andere Teammitglieder beteiligt sein. Die Evaluation des Pflegeplans bewertet, ob die angestrebten Ziele erreicht wurden, ob das Assessment umfassend, die Diagnosen präzise und die Interventionen wirksam waren. Die **Abbildung 2-1** stellt die pflegerische Diagnostik dar.

Grundsätzlich ist es *nicht sinnvoll*, bestimmte Pflegediagnosen *automatisch* einer „Erkrankung" (bzw. medizinischen Diagnose), einer Behandlungssituation oder Lebensereignissen zuzuordnen. Dazu sind Menschen und ihre persönlichen Situationen zu individuell; hier besteht ein Risiko, dass in der Praxis die Individualität einem Pragmatismus geopfert wird und wesentliche Aspekte in den Hintergrund geraten oder sogar übersehen werden. Daher sollte aufgrund des Basisassessments entschieden werden, welche Aspekte im Fokusassessment mit einbezogen werden.

Dennoch werden einige Pflegediagnosen bei Gewichtsproblemen und Stoffwechselstörungen häufiger infrage kommen als andere. Darum wird nachstehend in der **Tabelle 2-12** eine kurze Übersicht über *mögliche* Pflegediagnosen gegeben in der Reihenfolge der Zuordnung der Reaktionsmuster (NANDA-I) und der funktionellen Gesundheitsverhaltensmuster nach Gordon (FVGM).

In den **Kapiteln 2.6.1 bis 2.6.8** stellen wir exemplarisch acht (8) einzelne Pflegediagnosen vor (in der **Tab. 2-12** in Fettschrift gekenn-

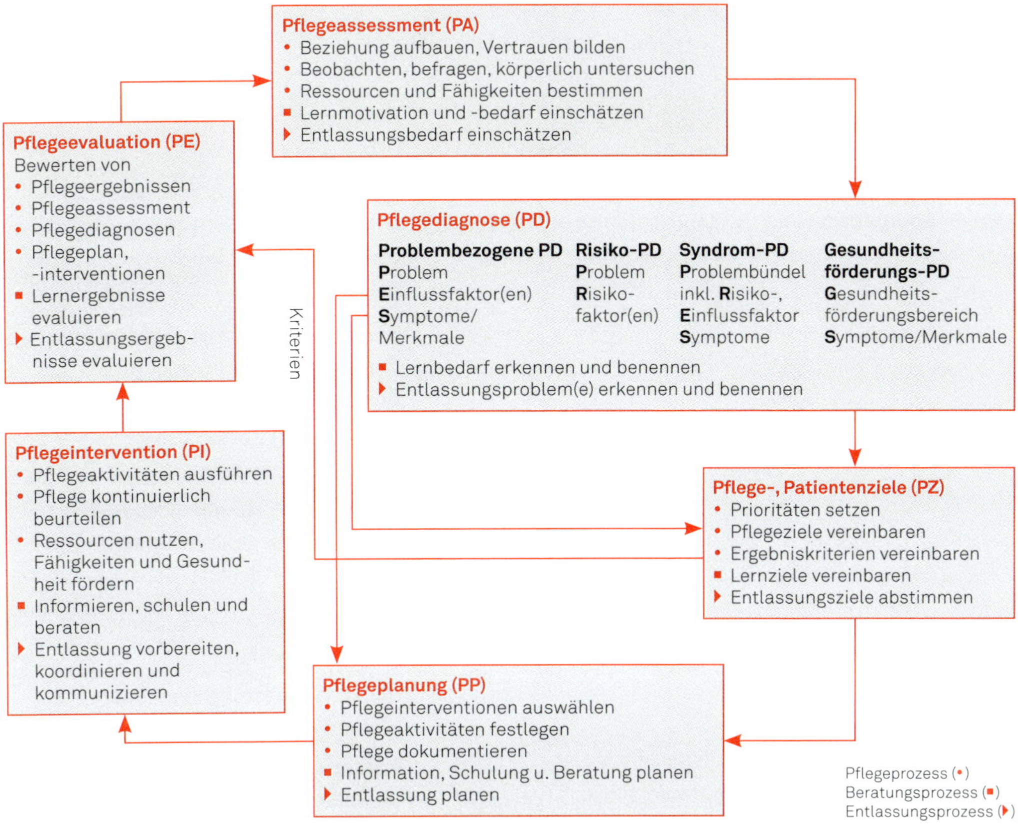

Abbildung 2-1: Sechs-Schritte-Modell des Pflegeprozesses (●), plus Entlassungsprozess (▸) sowie Beratungs und Patientenedukationsprozess (■) (© Georg & Abderhalden, 2024; Doenges et al., 2024, S. 94)

zeichnet), um häufige klinischen Diagnosen darzustellen und auf Risiken hinzuweisen. Ein Beispiel: Wenn das Risiko für beeinträchtigte kardiovaskuläre Funktionen steigt und ein metabolisches Syndrom sich entwickelt, dann können die Folgen vielschichtig, nicht umkehrbar und gravierend sein. Sie umfassen neben der Arteriosklerose, Diabetes mellitus, Nerven- und Organschäden, Bluthochdruck, Herzinfarkte und Schlaganfälle. Es ist besonders wichtig, frühzeitig das Risiko für beeinträchtigte kardiovaskuläre Funktionen zu erkennen und zu behandeln. Wegen der massiven Folgen, die ein metabolisches Syndrom mit sich bringt, beschreiben wir für die Pflegediagnosen „Risiko eines metabolischen Syndroms" und „Risiko für beeinträchtigte kardiovaskuläre Funktion" (Doenges et al., 2024) auch mögliche Ziele und Interventionen (**Kap. 2.6.5**). Diese dienen der Orientierung und sind keinesfalls als Pflegestandard zu verstehen! Weitere Erläuterung zur *Relevanz individueller Pflegeziele* beinhaltet **Kapitel 2.7**.

Uns ist bewusst, dass nicht in jedem klinischen bzw. pflegerischen Arbeitsumfeld mit Pflegediagnosen gearbeitet wird. In solchen Kontexten ist es dann jeder Pflegeperson selbst überlassen, oft nur aus dem Zusammenhang eigener Erfahrungen heraus, Zustände genau zu erfassen und zu beschreiben, in denen Menschen Unterstützung brauchen. Die Benennung dieser Zustände kann sehr unterschiedlich ausfallen. Diese Herangehensweise ist aus moderner Sicht jedoch einer professionellen Pflege

Tabelle 2-12: Mögliche Pflegediagnosen bei Gewichtsproblemen und Stoffwechselstörungen. Hinweis: Die in der Tabelle in Fettschrift hervorgehobenen Pflegediagnosen werden in den nachfolgenden Kapiteln beschrieben (Eigendarstellung)

Reaktionsmuster (NANDA-I) (Herdman et al., 2022)	Funktionelle Gesundheitsverhaltensmuster (FVGM) nach Gordon & Georg (2020)	Pflegediagnosen (Herdman et al., 2022) (Herdman et al., 2025)
Gesundheitsförderung	Wahrnehmung und Umgang mit der eigenen Gesundheit	Bereitschaft für eine verbesserte Gesundheitskompetenz
		Übermäßiges sitzendes Verhalten
		Bereitschaft für ein verbessertes Engagement für physische Bewegung
		Ineffektives Gesundheits-Selbstmanagement
		Bereitschaft für ein verbessertes Gesundheits-Selbstmanagement
Ernährung	Ernährung und Stoffwechsel	
		Ineffektives Selbstmanagement des Übergewichts
		Risiko für ineffektives Selbstmanagement des Untergewichts
		Bereitschaft für ein verbessertes Gewichts-Selbstmanagement
		Bereitschaft für eine verbesserte Ernährung
Ausscheidung und Austausch	Ausscheidung	Obstipation
Aktivität/Ruhe	Aktivität und Bewegung	Fatigue
		Beeinträchtigte physische Mobilität
		Risiko für beeinträchtigte kardiovaskuläre Funktion
		Beeinträchtigte Gehfähigkeit
		Verminderte Aktivitätstoleranz
	Schlaf und Ruhe	Schlafstörung
Wahrnehmung, Kognition	Kognition und Perzeption	Bereitschaft für verbessertes Wissen
Selbstwahrnehmung	Selbstwahrnehmung und Selbstkonzept	Risiko einer gefährdeten Menschenwürde
		Bereitschaft für ein verbessertes Selbstkonzept
		Chronisch geringes Selbstwertgefühl
		Gestörtes Körperbild
Rollenbeziehungen	Rollen und Beziehungen	Beeinträchtigte soziale Interaktion

Tabelle 2-12: Fortsetzung

Reaktionsmuster (NANDA-I) (Herdman et al., 2022)	Funktionelle Gesundheitsverhaltensmuster (FVGM) nach Gordon & Georg (2020)	Pflegediagnosen (Herdman et al., 2022) (Herdman et al., 2025)
Sexualität	Sexualität und Reproduktion	Sexuelle Dysfunktion
Coping/Stresstoleranz	Bewältigungsverhalten und Stresstoleranz	Ineffektives Coping
		(Risiko einer) beeinträchtigte(n) Resilienz
		Bereitschaft für eine verbesserte Resilienz
Lebensprinzipien	Werte und Überzeugungen	
Sicherheit und Schutz		Risiko einer beeinträchtigten Integrität der Haut
Comfort		Beeinträchtigter Comfort
		Bereitschaft für einen verbesserten Comfort
Wachstum/Entwicklung		

nicht zuträglich, gerade weil sie dadurch nur in einer Alltagssprache statt einer Fachsprache erfolgt. Die Alltagssprache lässt jedoch zu viel Interpretationsspielraum zu.

Die nachfolgend aufgeführten Pflegediagnosen geben Leser*innen die Möglichkeit, sich mit einzelnen Beschreibungen in der Pflegefachsprache zu befassen, die aus der Sicht der Patient*innen vorhandenen Verhaltensweisen, Probleme, Bedürfnisse, Risiken und Entwicklungspotenziale zu beschreiben, welche mit beobachtbaren und messbaren Kriterien und Begriffen einheitlich benannt werden.

Das Problem Präzision

„Patient nervt." - „Patient macht nicht richtig mit." - „Die Patientin hört einfach nie richtig zu!"
Diese drei Beispiele fand ich in meiner Zeit als Gutachterin in Pflegeplanungen in der Spalte mit der Überschrift „Pflegeprobleme". Zum einen sind es keine Pflegeprobleme, zum anderen ist die Verwendung von Alltagssprache kein Merkmal einer Profession, die eine präzise Fachsprache hat. Alltagssprache ist für eine Kommunikation mit Patient*innen durchaus in einigen Situationen angemessen.

Eine Fachsprache ermöglicht eine reibungslose Verständigung von Berufsangehörigen untereinander. Wenn ich mich als Gutachterin schon beim Lesen fragen muss, welches Patientenverhalten „nervt", wie man als Patient „richtig mitmacht", „richtig zuhört" oder woran eine Pflegefachperson diese Aussagen festmacht, dann wird deutlich: Mit Alltagssprache funktioniert keine reibungslose Verständigung, sie lässt zu viele Interpretationen zu.

Für die Beschreibung von Pflegeproblemen in einer Pflegeplanung müssen die verwendeten fachsprachlichen Begriffe wichtige Kriterien erfüllen: Sie müssen objektive, möglichst auch aus der Sicht des Patienten vorhandene Verhaltensweisen, Probleme, Entwicklungspotenziale und Risiken beschreiben, die messbar und/oder beobachtbar sind und einheitlich benannt werden können.

In den folgenden Kapiteln werden exemplarisch acht (8) Pflegediagnosen der NANDA-I-Klassifikation (2024–2026) von Herdman und anderen (Herdman et al., 2025) mit ihren Definitionen, Merkmalen und Einfluss-/Risikofaktoren beschrieben:

1. Bereitschaft für ein verbessertes Engagement für physische Bewegung
2. Bereitschaft für ein verbessertes Gesundheits-Selbstmanagement
3. Bereitschaft für ein verbessertes Gewichts-Selbstmanagement
4. Bereitschaft für eine verbesserte Resilienz
5. Risiko für beeinträchtigte kardiovaskuläre Funktion
6. Ineffektives Selbstmanagement des Übergewichts
7. Risiko für ineffektives Selbstmanagement des Untergewichts
8. Übermäßiges sitzendes Verhalten.

Von der NANDA-I wurden die früheren Pflegediagnosenbezeichnungen „Adipositas, (Risiko eines) Übergewichts, bewegungsarmer Lebensstil und unausgeglichene Ernährung und Risiko eines metabolischen Syndroms" wie folgt entweder inaktiviert oder integriert (Herdman et al., 2025), können aber noch im Werk von Doenges et al. (2024) nachgelesen werden.

- Adipositas (inaktiviert bzw. integriert in Ineffektives Selbstmanagement des Übergewichts)
- Übergewicht (integriert in Ineffektives Selbstmanagement des Übergewichts)
- Risiko eines Übergewichts (integriert in Risiko eines ineffektiven Selbstmanagements des Übergewichts oder Bereitschaft für ein verbessertes Gewichts-Selbstmanagements)
- Risiko eines metabolischen Syndroms (integriert in Risiko einer beeinträchtigten kardiovaskulären Funktion)
- Bewegungsarmer Lebensstil (integriert in Übermäßiges sitzendes Verhalten).

2.6.1 Bereitschaft für ein verbessertes Engagement für physische Bewegung

Im Folgenden wird die Gesundheitsförderungs-Pflegediagnose „Bereitschaft für ein verbessertes Engagement für physische Bewegung" mit ihrer/n klassifikatorischen Zuordnung, Definition sowie Merkmalen und Symptomen beschrieben (Herdman et al., 2025).

Bereitschaft für ein verbessertes Engagement für physische Bewegung

Domäne 1 • Klasse 2 • Diagnosencode 00307 • Readiness for enhanced exercise engagement

Fokus der Diagnose: Verhalten, Aktivität • zugelassen 2020 • Evidenzlevel 2.1

Definition: Ein Muster zur Umsetzung von physischer Aktivität, das durch geplante, strukturierte, sich wiederholende Körperbewegungen gekennzeichnet ist und gestärkt werden kann.

Bestimmende Merkmale

- Möchte die Autonomie bei Aktivitäten des täglichen Lebens erhöhen
- Möchte die Kompetenz zur Interaktion mit der physischen Umwelt verbessern
- Möchte die Kompetenz zur Interaktion mit der sozialen Umwelt verbessern
- Möchte das Wissen über die Umgebungsbedingungen für die Teilnahme an physischer Aktivität erweitern
- Möchte das Wissen über die Möglichkeiten zur Teilnahme an physischer Aktivität in der Gruppe erweitern
- Möchte das Wissen über die technischen Voraussetzungen für die Teilnahme an physischen Aktivitäten erweitern
- Möchte das Wissen über den Bedarf an physischer Aktivität erweitern
- Möchte die physischen Fähigkeiten verbessern

- Möchte das physische Erscheinungsbild verbessern
- Möchte die die physische Kondition verbessern
- Möchte die Motivation zur Teilnahme an einem Bewegungsprogramm aufrechterhalten
- Möchte das physische Wohlbefinden durch physische Aktivität erhalten
- Möchte die Erwartungen anderer bezüglich der Pläne für physische Aktivität erfüllen.

2.6.2 Bereitschaft für ein verbessertes Gesundheits-Selbstmanagement

Im Folgenden wird die Gesundheitsförderungs-Pflegediagnose „Bereitschaft für ein verbessertes Gesundheits-Selbstmanagement" mit ihrer/n klassifikatorischen Zuordnung, Definition sowie Merkmalen und Symptomen beschrieben (Herdman et al., 2025).

Bereitschaft für ein verbessertes Gesundheits-Selbstmanagement

Domäne 1 • Klasse 2 • Diagnosencode 00203 • Readiness for enhanced health-self-management

Fokus der Diagnose: Verhalten, Gesundheitsmanagement

Zugelassen 2020 • überarbeitet 2023 • Evidenzlevel 3.3

Definition: Muster des Umgangs mit Symptomen, Therapieregime, Folgen und Lebensstiländerungen, die mit dem Leben mit einer chronischen Erkrankung verbunden sind, welches gestärkt werden kann.

Bestimmende Merkmale

- Möchte die Akzeptanz der Erkrankung verbessern
- Möchte die Alltagsentscheidungen verbessern, um Gesundheitsziele zu erreichen
- Möchte das Engagement für die Nachbetreuung verstärken
- Möchte die Entscheidungsfindung verbessern
- Möchte das Therapieregime besser in den Alltag integrieren
- Möchte das Management von Krankheitszeichen verbessern
- Wunsch nach besserem Management von Krankheitssymptomen
- Möchte das Management der Risikofaktoren verbessern
- Möchte das Erkennen von Krankheitszeichen verbessern
- Möchte das Erkennen von Krankheitssymptomen verbessern
- Möchte die Zufriedenheit mit der Lebensqualität verbessern.

2.6.3 Bereitschaft für ein verbessertes Gewichts-Selbstmanagement

Im Folgenden wird die Gesundheitsförderungs-Pflegediagnose „Bereitschaft für ein verbessertes Gewichts-Selbstmanagement" mit ihrer/n klassifikatorischen Zuordnung, Definition sowie Merkmalen und Symptomen beschrieben (Herdman et al., 2025).

Bereitschaft für ein verbessertes Gewichts-Selbstmanagement

Domäne 1 • Klasse 2 • Diagnosencode 00447 • Readiness for enhanced weight self-management

Fokus der Diagnose: Verhalten, Gewichtsmanagement

Zugelassen 2023 • Evidenzlevel 2.1

Definition: Muster, ein gesundes Körpergewicht anzustreben und/oder beizubehalten, welches gestärkt werden kann.

Bestimmende Merkmale

- Möchte die Fähigkeit verbessern, sich erreichbare Ziele zu setzen
- Möchte die Übereinstimmung der Entscheidungen mit dem Ziel verbessern
- Möchte einen gesunden Lebensstil fördern
- Möchte das Wissen über essenzielle Nährstoffe erweitern
- Möchte das Wissen über den Bedarf an physischer Aktivität erweitern
- Möchte das Wissen erweitern, um eine angemessene Lebensmittelauswahl zur Förderung der Gesundheit zu treffen
- Möchte die Nährstoffaufnahme verbessern
- Möchte die Ernährung verbessern
- Möchte die Teilnahme an einem Gewichtsmanagementprogramm verbessern
- Möchte positives Essverhalten fördern
- Möchte das physische Wohlbefinden durch physische Aktivität erhalten.

2.6.4 Bereitschaft für eine verbesserte Resilienz

Im Folgenden wird die Gesundheitsförderungs-Pflegediagnose „Bereitschaft für eine verbesserte Resilienz" mit ihrer/n klassifikatorischen Zuordnung, Definition sowie Merkmalen und Symptomen beschrieben (Herdman et al., 2025).

Bereitschaft für eine verbesserte Resilienz

Domäne 9 • Klasse 2 • Diagnosencode 00212 • Readiness for enhanced resilience

Fokus der Diagnose: Stressreaktion, Resilienz

Zugelassen 2008 • überarbeitet 2013 • Evidenzlevel 2.1

Definition: Muster der Fähigkeit, sich von als ungünstig empfundenen oder sich verändernden Situationen zu erholen, das gestärkt werden kann.

Bestimmende Merkmale

- Möchte die Kommunikationsfähigkeiten verbessern
- Möchte die Umweltsicherheit verbessern
- Möchte die Zielsetzung verbessern
- Möchte zwischenmenschliche Beziehungen verbessern
- Möchte die Beteiligung an Aktivitäten erhöhen
- Wunsch nach mehr Eigenverantwortung für das Handeln
- Möchte die positive Einstellung verbessern
- Möchte den Fortschritt in Richtung Ziel verbessern
- Möchte das Selbstwertgefühl stärken
- Möchte das Gefühl der Kontrolle verbessern
- Möchte das Unterstützungssystem verbessern
- Möchte die Verwendung von Strategien zum Konfliktmanagement verbessern
- Möchte die Nutzung von Coping-Fähigkeiten verbessern
- Möchte die Nutzung von Gesundheitsressourcen verbessern.

2.6.5 Risiko für beeinträchtigte kardiovaskuläre Funktion

Im Folgenden wird die Pflegediagnose „Risiko für beeinträchtigte kardiovaskuläre Funktion" mit ihrer/n klassifikatorischen Zuordnung, Definition, Risikofaktoren, Risikopopulationen und assoziierten Bedingungen beschrieben (Herdman et al., 2025).

Risiko für beeinträchtigte kardiovaskuläre Funktion

Domäne 4 • Klasse 4 • Diagnosencode 00311 • Risk for impaired cardiovascular function

Fokus der Diagnose: Kreislauffunktion, kardiovaskuläre Funktion

Zugelassen 2020 • überarbeitet 2023 • Evidenzlevel 3.4

Definition Anfälligkeit für Veränderungen im normalen Prozess des Stofftransports, der Körperhomöostase, des Abbaus von Stoffwechselrückständen im Gewebe und der Organfunktion.

Risikofaktoren

- Durchschnittliche tägliche physische Aktivität ist geringer als für Alter und Geschlecht empfohlen
- Übermäßige Fettansammlung für Alter und Geschlecht
- Übermäßiger Alkoholkonsum
- Übermäßige Angst
- Übermäßiger Stress
- Inadäquates Blutdruck-Selbstmanagement
- Unzureichendes Wissen über modifizierbare Faktoren
- Ungeeignete Ernährungsgewohnheiten
- Achtet nicht auf Passivrauchen
- Ineffektives Management des Blutzuckerspiegels
- Ineffektives Management des Lipidhaushalts
- Ineffektives Selbstmanagement des Übergewichts
- Substanzmissbrauch
- Tabakkonsum.

Risikopopulationen

- Cisgender-Männer
- Wirtschaftlich benachteiligte Personen
- Personen mit positiver Familienanamnese von Diabetes mellitus
- Personen mit positiver Familienanamnese von Dyslipidämie
- Personen mit positiver Familienanamnese von Hypertonie
- Personen mit positiver Familienanamnese eines metabolischen Syndroms
- Personen mit positiver Familienanamnese von Adipositas
- Personen mit einem anamnestischen kardiovaskulären Ereignis
- Ältere Erwachsene
- Personen in der Postmenopause

Assoziierte Bedingungen

- Depressive Störung
- Diabetes mellitus
- Dyslipidämien
- Hypertonie
- Insulinresistenz
- Pharmazeutische Präparate.

Diese Pflegediagnose erklären wir an einem Fallbeispiel.

Fallbeispiel

Frau X, ist im März 2022 57 Jahre alt; sie ist alleinerziehende Mutter einer 9-jährigen Tochter, berufstätig als Mediatorin und Coach in Vollzeit bei einem Wohlfahrtsverband angestellt: Ihr Blutdruck liegt bei 130/80 mmHg, sie ist 164 cm groß, wiegt 163,8 kg, BMI 60,6. Sie erkrankt im März 2022 an Covid-19. Sie steht die Erkrankung zu Hause durch.

Risikofaktoren in dieser Zeit:

- Durchschnittliche tägliche physische Aktivität ist geringer als für Alter und Geschlecht empfohlen
- Body-Mass-Index über dem Normalbereich für Alter und Geschlecht
- Übermäßige Fettansammlungen für Alter und Geschlecht
- Übermäßiger Stress

Sie gehört zu folgenden Risikopopulationen:

- Sie ist eine Person in der Postmenopause
- In der Familienanamnese gibt es mehrere Personen mit der Vorgeschichte eines Diabetes mellitus, einer Dislipidämie, einer Hypertonie oder eines ausgeprägten metabolischen Syndroms
- In der Familienanamnese gibt es mütterlicherseits mehrere weibliche Personen mit der Vorgeschichte einer Adipositas.

Trotz des hohen Gewichtes und zahlreichen gesundheitlichen Einschränkungen „funktioniert“ Frau X 2022 und 2023 beruflich zufriedenstellen. Sogar mit der Corona-Erkrankung hatte Frau X im Jahr 2022 nur 18 Krankheitstage.

2023 waren es nur 12 Krankheitstage nach einem Verkehrsunfall. Sie versorgt sich und ihre Tochter weitgehend allein. Die Tochter verbringt jedes 2. Wochenende bei ihrem Vater, ansonsten kümmert sich Frau X um alle Belange. Sie hat mehrere Arztkontakte wegen Hautproblemen und ihrer Coronainfektion. Im April hatte sie einen Verkehrsunfall und wurde zwei Tage lang stationär in der Unfallchirurgie wegen Gangataxie und starken Prellungen behandelt. Danach wird entlassen. In dieser Zeit gab es insgesamt sechs Kontakte mit Pflegefachpersonen, die Vitalzeichen erhoben, nach Schmerzen fragten sowie Essenstabletts brachten und abholten. Sie boten von sich aus keine Unterstützung bei der Körperpflege an, es erfolgte keine unterstützte Mobilisation. Gewicht, Belastung/Stress, Risikofaktoren wurden weder von medizinischer noch von pflegerischer Seite aus thematisiert. Man ging offenbar davon aus, dass es die Aufgabe des Hausarztes sei, sich darum zu kümmern.

Frau X's Gesundheitszustand verschlechtert sich im Jahr 2023 dramatisch. Sie nimmt ungebremst über 48 kg zu. Sie hat Hautschädigungen an den Oberschenkeln und am Gesäß, Arme und Hände haben Petechien und sie leidet unter Juckreiz. Obwohl sie in hausärztlicher und hautfachärztlicher Behandlung ist, verschlechtert sich ihr Allgemeinzustand immer weiter. Sie entwickelt einen Diabetes mellitus und eine Hypertonie.

Januar 2024: Frau X leidet an Diabetes mellitus (täglicher BZ-Nüchternwert jeweils um 280 mg/dl, 15,4 mmol/l) und Bluthochdruck. Wegen Insulinresistenz braucht sie über den Tag verteilt um die 120 IE Bolusinsulin. Basalinsuline werden nicht vertragen. Ihr Gewicht liegt bei 212 kg, ihr BMI liegt bei 78,8.

Sie hat durch das Übergewicht und ein bullöses Pemphigoid (Autoimmunerkrankung) an Oberschenkeln und Gesäß starke Schmerzen beim Gehen. Nach der Covid-19-Erkrankung kamen chronische Müdigkeit, Gangataxie, Polyneuropathie, Wortfindungsstörungen und weitere schmerzende Phänomene hinzu. Ihr körperlicher Zustand hat sich seit dem Krankenhausaufenthalt im Jahr 2023 massiv verschlechtert. Sie schleppt sich dennoch an fünf Tagen in der Woche zur Arbeit. Sie kann nur noch am Rollator laufen, vom Parkplatz bis zu ihrem Büro braucht sie fast 20 Minuten Zeit. Sie schläft schlecht, wacht erschöpft auf, hat aufgrund der körperlichen Einschränkungen einen Grad der Behinderung zugesprochen bekommen. Dreimal pro Woche hat sie nun Hilfe bei der Körperpflege. Sie beschreibt ihr Leben als einen täglichen Kampf. Im Gespräch sind ihr der Stress und die Erschöpfung deutlich anzumerken.

Das Fallbeispiel zeigt, dass das Risiko für beeinträchtigte kardiovaskuläre Funktion (Herdman et al., 2025) und das Risiko eines metabolischen Syndroms (Doenges et al., 2024) bereits im Jahr 2023 hätte in den Blick genommen werden können.

Laut Doenges und Mitautor*innen (2024, S. 885) soll die Diagnose „Risiko eines metabolischen Syndroms“ angewendet werden bei Menschen mit Adipositas. Herdman und Kolleginnen integrieren diese Diagnose in der neuesten Version der NANDA-I-Klassifikation in die Pflegediagnose „Risiko ein für beeinträchtigte kardiovaskuläre Funktion“ (Herdman et al., 2025, S. 409. Nach Doenges und Mitautor*innen (2024) leiten sich daraus nachstehende Pflegeziele bzw. Evaluationskriterien für das Risiko eines metabolischen Syndroms ab.

„Der/die Klient*in (spezifischen Zeitrahmen beifügen)

- identifiziert seine persönlichen Risikofaktoren.
- entwickelt ein Plan zur Veränderung modifizierbarer Faktoren.
- verändert seinen Lebensstil, um die Gesundheitsziele leichter zu erreichen.
- weist die erwünschten diagnostischen Werte/Laborwerte auf.“

Doenges und Mitautor*innen (2024, S. 807) leiten ferner für die Pflegediagnose Risiko einer beeinträchtigten kardiovaskulären Funktion die folgenden Pflegeziele bzw. Evaluationskriterien ab.

„Der/die Klient*in (spezifischen Zeitrahmen beifügen)

- ist frei von kardiovaskulären Symptomen, wie Hypertonie, Thoraxschmerz, Aktivitätsintoleranz, Bewusstseinsveränderungen, Veränderungen der Herzfrequenz und des Herzrhythmus, Synkope, verminderte Hauttemperatur und verminderte periphere Pulse.
- Bringt Wissen über den Krankheitsprozess, individuelle Risikofaktoren und den Behandlungsplan zum Ausdruck.
- Beteiligt sich an Aktivitäten, welche die Herz-Kreislauf-Gesundheit fördern (z.B. Gewichtsabbau, Stressmanagement, therapeutischen Medikation, Plan für ein ausgewogenes Verhältnis zwischen Aktivität und Ruhe)."

Doenges und Autorenteam (2024) priorisieren die möglichen Pflegeinterventionen.

Bei Frau X wäre die *erste Pflegepriorität* das Einschätzen von Risikofaktoren. Hier wäre bereits anhand einer Anamnese deutlich geworden, dass eine ganze Reihe von Risikofaktoren vorliegen

Im Januar 2024 sind weitere Begleitrisiken identifizierbar (Hypertonie, erhöhter Taillenumfang, hohe Nüchternblutzuckerwerte). Bereits 2023 im Krankenhausaufenthalt hätten Gewichtsmessung, Messung des Bauchumfangs (über 88 cm) erfolgen können. Die Tatsache, dass Frau X vollumfänglich berufstätig ist, hätte zur Erhebung verfügbarer Ressourcen und Unterstützungssysteme führen müssen. Ihre Grunderkrankung einer Adipositas sollte dringend dazu führen, dass Frau X nicht nur an den Hausarzt verwiesen wird, sondern an geeignete Fachstellen, z.B. ein Adipositaszentrum, eine Ernährungsberatung oder an Physiotherapeut*innen.

Die *zweite Pflegepriorität* hätte in einem Beratungsgespräch liegen müssen, in dem modifizierbare Faktoren identifiziert werden. Beispiele sind eine notwendige Gewichtsreduktion, z.B. durch Ernährungsumstellung (wie einer sog. Mittelmeerdiät), Stressreduktion, vermehrte körperliche Bewegung, sportliche Aktivitäten, die ihr Spaß machen könnten, sowie deren Umsetzung im Alltag (neben Berufstätigkeit und Kinderbetreuung). Die Anbindung an weitere Unterstützungssysteme wie eine Selbsthilfegruppe oder ein Online-Programm hätten sich als sinnvoll erweisen können.

Der Fokus der *dritten Pflegepriorität* liegt auf der Förderung des Wohlbefindens. Hier hätten die Bedürfnisse von Frau X nach Entspannung, Erholung, Schlaf aufgegriffen werden können. Ebenso wären edukative Angebote zur Durchführung eines häuslichen Monitorings des Blutdrucks, der Blutzucker-Werte, Gewichtsaufzeichnung, Aufzeichnungen zur Verträglichkeit der Medikation usw. zur Durchführung des individuellen Behandlungsplans wichtige Bausteine. Sie sollen die Erfolge, aber auch möglichen weiteren Interventionsbedarf aufzeigen.

Die Ermittlung weiterer Ressourcen für eine häusliche Pflege, die Nutzung von Pflegehilfsmitteln, Klärung von Finanzierungsfragen gehören dazu, um die Unabhängigkeit von Frau X zu erhalten, weiter zu fördern und sie beim Erreichen ihrer Gesundheitsziele zu unterstützen.

2.6.6 Ineffektives Selbstmanagement des Übergewichts

Im Folgenden wird die Pflegediagnose „Ineffektives Selbstmanagement des Übergewichts" mit ihrer/n klassifikatorischen Zuordnung, Definition, Einflussfaktoren, Merkmalen/Symptome, assoziierten Bedingungen und Risikopopulationen beschrieben (Herdman et al., 2025).

Ineffektives Selbstmanagement des Übergewichts

Domäne 1 • Klasse 2 • Diagnosencode 00398 • Ineffective overweight self-management

Fokus der Diagnose: Verhalten, Gewichtsmanagement

Zugelassen 2023 • Evidenzlevel 2.1

Definition: Unbefriedigender Umgang mit dem Therapieregime, den Folgen und Lebensstiländerungen im Zusammenhang mit übermäßiger Fettablagerung für Alter und Geschlecht.

Bestimmende Merkmale

Anzeichen von Übergewicht

- Body-Mass-Index > 25 kg/m^2 bei Personen > 18 Jahre
- Body-Mass-Index > 85. Perzentile oder 25 kg/m^2 aber < 95. Perzentile oder 30 kg/m^2 bezogen auf Alter und Geschlecht von Kindern bzw. Jugendlichen im Alter von 2–18 Jahren
- Gewicht-zu-Länge > 95. Perzentile bei Kindern < 2 Jahre

Komplikationen bei Übergewicht

- Erniedrigte Serum-High-Density-Lipoprotein-Werte
- Schwierigkeiten bei der Aufrechterhaltung der gewohnten physischen Aktivität
- Übermäßiges Schwitzen
- Häufige Hautkrankheiten
- Erhöhter Blutdruck
- Erhöhte Nüchtern-Plasmaglukosewerte
- Erhöhte Serum-Low-Density-Lipoprotein-Werte
- Erhöhte Serum-Triglycerid-Werte
- Insulinresistenz
- Muskuloskelettale Schmerzen
- Obstruktive Schlafapnoe
- Kurzatmigkeit

Verhaltensweisen bei Übergewicht

- Durchschnittliche tägliche physische Aktivität ist geringer als für Alter und Geschlecht empfohlen
- Binge-Eating-Störung (Essanfälle)
- Schwierigkeiten bei der Festlegung realistischer Ziele
- Enthemmtes Essen
- Inadäquate Teilnahme am Gewichtsmanagementprogramm
- Ineffektives Medikamenten-Selbstmanagement
- Vorrangige Berücksichtigung der Essenswünsche anderer
- Stress-Essen.

Beeinflussende Faktoren

- Konkurrierende Forderungen
- Sich widersprechende Informationsquellen
- Geringeres Bewusstsein für verfügbare Ernährungsdienstleistungen
- Depressive Symptome
- Übermäßiger Stress
- Inadäquater Zugang zu genauen Informationen zum Gewichtsmanagement
- Inadäquater Zugang zu zutreffenden Gewichtsmanagementprogrammen
- Inadäquater Zugang zu Hilfsmitteln, die physische Aktivität ermöglichen
- Inadäquater Zugang zu sicheren Sportanlagen
- Inadäquates Aktivitätsprogramm
- Inadäquate Autonomie
- Unzureichendes Wissen der pflegenden Person über einen angemessenen Nährstoffbedarf
- Unzureichendes Wissen der pflegenden Person über Strategien zum Gewichtsmanagement
- Inadäquates Engagement für das empfohlene Maß an physischer Aktivität
- Inadäquater Ernährungsplan
- Inadäquate intrinsische Motivation
- Unzureichendes Wissen über einen angemessenen Nährstoffbedarf

- Unzureichendes Wissen über Strategien zum Gewichtsmanagement
- Inadäquate Mahlzeitenplanung
- Inadäquate Empfehlungen zum Umgang mit Hindernissen bei der Gewichtsabnahme
- Inadäquates Selbstvertrauen
- Unzureichende Selbstwirksamkeit
- Inadäquates soziales Unterstützungsnetzwerk
- Unzureichend strukturierte Unterstützung des Lebensstils
- Unangemessene Nahrungsaufnahme
- Unangemessene Ziele für die Gewichtsabnahme
- Inkonsistente Aufzeichnungen in einem Ernährungstagebuch
- Ineffektives Fatigue-Selbstmanagement
- Selbstzerstörerische Gedanken
- Mangel an erschwinglichen gesunden Lebensmitteln
- Unzureichendes lokales Angebot an gesunden Lebensmitteln
- Unbehandelter Schlafmangel
- Ungesunde Familienmahlzeiten.

Risikopopulationen

- Misshandelte Kinder
- Jugendliche
- Kinder mit Body-Mass-Index, der die Perzentile nach oben überschreitet
- Wirtschaftlich benachteiligte Personen
- Personen, die eine vorzeitige Pubarche erlebt haben
- Personen mit einer schnellen Gewichtszunahme in der Kindheit
- Personen mit einer schnellen Gewichtszunahme im Säuglingsalter
- Personen mit ererbten Einflussfaktoren
- Personen, die nicht ausschließlich gestillt wurden
- Personen, die im Säuglingsalter übergewichtig waren
- Personen, deren leibliche Eltern Gestationsdiabetes hatten
- Personen, deren leibliche Eltern Diabetes haben
- Personen mit kulturellen Präferenzen für die Wahl von weniger gesunden Lebensmitteln
- Personen mit positiver Familienanamnese von Adipositas
- Personen mit hohen Body-Mass-Index-Perzentilen für Alter und Geschlecht
- Personen mit hohen Skalenwerten für Enthemmung und zurückhaltendes Essverhalten
- Personen mit adipösen Eltern

Assoziierte Bedingungen

- Chronische Erkrankungen
- Depressive Störung
- Essstörung
- Angeborene genetische Krankheiten
- Mobilitätseinschränkungen
- Pharmazeutische Präparate
- Polyzystisches Ovarialsyndrom.

2.6.7 Risiko für ineffektives Selbstmanagement des Untergewichts

Im Folgenden wird die Risiko-Pflegediagnose „Risiko für ineffektives Selbstmanagement des Untergewichts“ mit ihrer/n klassifikatorischen Zuordnung, Definition, Risikofaktoren, Risikopopulationen und assoziierten Bedingungen beschrieben (Herdman et al., 2025).

Risiko für ineffektives Selbstmanagement des Untergewichts

Domäne 1 • Klasse 2 • Diagnosencode 00486 • Risk for ineffective underweight self-management

Fokus der Diagnose: Verhalten, Gesundheitsmanagement

Zugelassen 2023 • Evidenzlevel 2.1

Definition: Anfälligkeit für einen unbefriedigenden Umgang mit dem Therapieregime, den Folgen und Lebensstiländerungen, die mit einem Körpergewicht unterhalb der standardisierten Normen für Alter und Geschlecht verbunden sind.

Risikofaktoren

- Sich widersprechende Informationsquellen
- Verminderter Zugang zu Entwurmungstabletten
- Verminderter Zugang zu Eisenfolat
- Geringeres Bewusstsein für verfügbare Ernährungsdienstleistungen
- Verminderter Geruchssinn
- Verminderte Geschmackswahrnehmung
- Depressive Symptome
- Übermäßiger Stress
- Nahrungsmittelknappheit
- Inadäquater Zugang zu genauen Informationen zum Gewichtsmanagement
- Inadäquater Zugang zu zutreffenden Gewichtsmanagementprogrammen
- Inadäquater Appetit
- Inadäquate Autonomie
- Unzureichendes Wissen der pflegenden Person über einen angemessenen Nährstoffbedarf
- Unzureichendes Wissen der pflegenden Person über Strategien zum Gewichtsmanagement
- Inadäquater Ernährungsplan
- Inadäquate intrinsische Motivation
- Unzureichendes Wissen über einen angemessenen Nährstoffbedarf
- Unzureichendes Wissen über Strategien zum Gewichtsmanagement
- Inadäquate Mahlzeitenplanung
- Inadäquate Nährstoffaufnahme zur Deckung des erhöhten Kalorienverbrauchs
- Inadäquates Selbstvertrauen
- Unzureichende Selbstwirksamkeit
- Inadäquates soziales Unterstützungsnetzwerk
- Unzureichend strukturierte Unterstützung des Lebensstils
- Unangemessene Nahrungsaufnahme
- Ineffektives Fatigue-Selbstmanagement
- Selbstzerstörerische Gedanke
- Mangel an erschwinglichen gesunden Lebensmitteln
- Unzureichendes lokales Angebot an gesunden Lebensmitteln
- Unbehandelter Schlafmangel
- Ungesunde Familienmahlzeiten.

Risikopopulationen

- Misshandelte Kinder
- Jugendliche
- Cisgender-Frauen
- Wirtschaftlich benachteiligte Personen
- Personen, die im Säuglingsalter übergewichtig waren
- Personen, deren leibliche Eltern in der Kindheit geraucht haben
- Personen, deren leibliche Eltern während der Schwangerschaft rauchen
- Personen mit häufig diätierendem Elternteil
- Personen mit Adipositas in der Kindheit
- Personen mit Neigung zum Perfektionismus
- Ältere Erwachsene

Assoziierte Bedingungen

- Chronische Erkrankungen
- Depressive Störung
- Essstörung
- Angeborene genetische Krankheiten
- Malabsorptions-Syndrom
- Pharmazeutische Präparate
- Stomatognathische Erkrankungen (des Kauapparates).

Falls nicht nur das Risiko eines ineffektiven Selbstmanagements des Untergewichts besteht, sondern möglicher Zeichen einer Mangelernährung vorliegen, so kann der Verdacht einer Mangelernährung mit einem Ernährungsscreening bestätigt oder widerlegt werden.

Eine unzureichende Nährstoffzufuhr (*inadequate nutritional intake)* oder das Risiko dafür kann bei adipösen Menschen dann bestehen, wenn die Ernährung nicht ausgewogen war oder ist und trotz Übergewicht Mangelzustände an Vitaminen, Mineralstoffen, Proteinen und essenziellen Aminosäuren, mehrfach ungesättigten Fettsäuren, Spurenelementen usw. auftreten. Dies kann sich durch Laborkontrollen zeigen, aber auch durch Wundheilungsstörungen, blasse Schleimhäute, Haarausfall, Muskelzuckungen (Tics) u.ä.

Die Deutsche Gesellschaft für Ernährungsmedizin e.V. (DGEM, 2020) empfiehlt drei validierte Assessment-Instrumente, die alle darauf ausgerichtet sind, Zustände, bzw. Risiken der Mangelernährung in den Blick zu nehmen.

- Das Mini Nutritional Assessment (MNA-long-form) ist ein Assessment für geriatrische Patienten. Er kann zum Screening nach Risikofaktoren eingesetzt werden und sowohl ambulant wie stationär oder im Pflegeheim eingesetzt werden. Die sechs Fragen des Screenings nach Mangelernährung sind ergänzt durch elf weitere Assessment-Fragen.
- Das Subjective Global Assessment (SGA) ist eine einfache „bed-side-Methode“ zur Einschätzung des Ernährungszustandes erwachsenen Patienten. Neben fünf anamnestischen Fragen, die auch Beeinträchtigung der Leistungsfähigkeit und gastrointestinale Erkrankungen einschließen wird auch eine körperliche Untersuchung zur Einschätzung des Ernährungszustands des/der Patient*in durch die APN/Untersucher*in einbezogen.
- Das Scored Patient-Generated Subjective Global Assessment (PG-SGA) ist eine erweiterte Form des SGA. Hier füllen die Patient*innen die ersten vier Kästchen 1–4 selbst aus. Hier wird auch nach dem Aktivitäts- und Funktionsniveau der/des Patient*in gefragt. Anschließend erfasst die APN/Untersucher*in weitere Erkrankungen mit Risiko für Mangelernährung erfasst (wie Krebs, HIV u.a.), sowie den aktuellen Stoffwechselbedarf einschätzt und eine körperliche Untersuchung durchführt.

2.6.8 Übermäßiges sitzendes Verhalten

Im Folgenden wird die Pflegediagnose „Übermäßiges sitzendes Verhalten“ mit ihrer/n klassifikatorischen Zuordnung, Definition, Merkmalen/Symptome, Einflussfaktoren, Risikopopulationen und assoziierten Bedingungen beschrieben (Herdman et al., 2025).

Übermäßiges sitzendes Verhalten

Domäne 1 • Klasse 1 • Diagnosencode 00355 • Excessive sedentary behaviors

Fokus der Diagnose: Verhalten, Aktivität

Zugelassen 2023 • Evidenzlevel 3.2

Definition: Unbefriedigendes Aktivitätsmuster mit geringem Energieaufwand während der Wachzeit.

Bestimmende Merkmale

- Durchschnittliche tägliche physische Aktivität ist geringer als für Alter und Geschlecht empfohlen
- Wählt einen bewegungsarmen Tagesablauf
- Treibt in der Freizeit keinen Sport
- Führt die meisten Aufgaben im Liegen aus
- Führt die meisten Aufgaben im Sitzen aus
- Bevorzugt geringe physische Aktivität
- Anhaltende Inaktivität.

Beeinflussende Faktoren

- Konflikt zwischen kulturellen Überzeugungen und Gesundheitspraktiken
- Schwierigkeiten bei der Anpassung von Bereichen für physische Aktivität
- Überschreitet die Bildschirmzeitempfehlungen für das Alter
- Beeinträchtigte physische Mobilität
- Unzureichendes Interesse an physischen Aktivitäten
- Unzureichendes Wissen über die Folgen von Bewegungsmangel

- Unzureichendes Wissen über den gesundheitlichen Nutzen von physischer Aktivität
- Unzureichende Motivation für physische Aktivität
- Unzureichende physische Ausdauer
- Unzureichende Ressourcen für physische Aktivität
- Inadäquate Vorbilder
- Unzureichende Selbstwirksamkeit
- Unzureichendes Selbstwertgefühl
- Unzureichende soziale Unterstützung
- Unzureichende Fähigkeiten zum Zeitmanagement
- Unzureichendes Training, um sich physisch zu betätigen
- Negatives Gefühl gegenüber physischer Aktivität
- Schmerzen
- Elternverhalten, das die physische Aktivität des Kindes hemmt
- Wahrgenommene physische Behinderung
- Wahrgenommenes Sicherheitsrisiko.

Risikopopulationen
- Jugendliche
- Cisgender-Frauen
- Personen, die in städtischen Gebieten leben
- Personen, die in einer Partnerschaft leben
- Personen mit hohem Bildungsniveau
- Personen mit hohem sozioökonomischem Status
- Personen mit erheblichen Zeitproblemen
- Personen ≥ 60 Jahre
- Verheiratete Personen.

2.7 Pflegeziele

Pflegeziele konzentrieren sich generell darauf, Risiken zu minimieren, das Wohlbefinden zu ermöglichen, weiter zu fördern und die Alltagsbewältigung Betroffener und ihrer Zugehörigen zu unterstützen. Dabei stehen Beratungs-, Unterstützungs- und Präventionsleistungen im Mittelpunkt der beruflichen Beziehung. Hierzu gehören präzise, sachbezogene Informationen, Nennung/Vermittlung weiterer Ansprechpartner*innen, Schulungen zur Nutzung von Hilfsmitteln genauso wie die weitere Einschätzung von Stärken und Einschränkungen.

Neben ganz praktischen Leistungen wie Hilfe beim Transfer, der Körperpflege, dem Ankleiden, dem Wundmanagement, dem Lagern usw. sind Informationen, Anleitung und Edukation wichtige Elemente der unterstützenden Pflege sowie zur Planung zukünftiger Veränderungen und Anpassungen. Dazu kann auch die Unterstützung zur Nutzung technischer und medialer Hilfsmittel wie Apps gehören, die helfen können, gesunde und sättigende Nahrungsmittel auszuwählen.

Die Pflegeziele für die jeweilige(n) Pflegediagnose(n) sind so individuell wie die Menschen, die unsere Unterstützung in Anspruch nehmen. Es würde den Rahmen dieses Kapitels und des Buches sprengen, wenn hier weitere, umfangreiche Aufzählungen möglicher Pflegeziele beschrieben würden. Die Ziele variieren auch wegen der unterschiedlichen Ressourcen von Patient*innen, weswegen sich dementsprechend auch ihre Bewältigungs- und Problemlösemöglichkeiten stark voneinander unterscheiden. Realistische Zielsetzungen orientieren sich immer an den jeweiligen Bedürfnissen und Gegebenheiten und sind damit nicht ausschließlich statisch/standardisiert.

Dennoch dürften sich viele Pflegeziele darauf konzentrieren, ein *Wohlbefinden von Patient*innen* zu etablieren, zu erhalten und/oder weiter zu verbessern. Eine intakte Haut, die Fähigkeit eigenständig die Körperpflege, das An- und Auskleiden sowie den Transfer von Bett zu Sitzmöglichkeit oder den Toilettengang zu bewältigen sind wichtige Pflegeergebnisse. Der Erhalt und möglicherweise die weitere Verbesserung der Beweglichkeit und Bewegungsfähigkeit kann eine wichtige Rolle spielen. Diese sind für ein möglichst unabhängiges Leben wichtige Ziele, ebenso wie die selbstgesteuerte Mobilität.

Für sich selbst sorgen zu können, bedeutet auch, das eigene Gesundheits-Selbstmanagement zu steuern. Dies kann im Einzelfall bedeuten, dass sich ein Mensch Informationen zugänglich macht und Wissen aneignet, welche ihm ermöglichen, Entscheidungen zu treffen, sich neue Ziele zu setzen und diejenigen Unterstützungsangebote auszuwählen, welche ihm helfen können, sein Management der eigenen Gesundheit effektiv zu etablieren und auszuüben.

2.8 Praxistipps für die direkte Pflege

Es gibt einige Praxistipps, die wichtige Pflegeaufgaben in der täglichen Praxis erleichtern können und zu einem positiven Effekt verhelfen, so für die Körperpflege, die Mobilisation, die Ernährung, die Hautpflege und Lagerung (v. a. im Hinblick auf eine Dekubitus- und Pneumonieprophylaxe) und für sinnvolle Hilfsmittel.

Körperpflege

Kleine Handtücher statt Waschlappen benutzen: Die freigelegte Körperoberfläche adipöser Patient*innen (auch bei Teilwaschungen) ist größer als bei schlanken Menschen. Damit die zu waschende Körperoberfläche nicht zu lange frei liegt und evtl. auskühlt oder die lange, unbekleidete Zeit Schamgefühle auslöst, können kleine (Gäste-)Handtücher statt Waschlappen eingesetzt werden.

Po-Dusche verwenden: Bei einer Intimpflege auf der Toilette kann Ihr*e Patient*in bereits (falls noch nicht bekannt) mit einer Po-Dusche vertraut gemacht werden. Diese handlichen, kleinen Behälter mit aufgeschraubter Mini-Brause fassen zwischen 400 und 500 ml warmen Wassers, mit dem der Intimbereich nach dem Toilettengang durch Druck auf den Behälter abgeduscht werden kann. Dies kann praktischer als ein Bidet sein und einfacher als die Nutzung einer installierten Dusche. Eine weitere Hilfsmöglichkeit ist eine Bidet-Dusche, die zusätzlich an einem vorhandenen Wasseranschluss (Waschbecken) in unmittelbarer Nähe der Toilette installiert wird. In skandinavischen Ländern nutzt man sie gerne. Die Bidet-Dusche ist eine sehr kleine Duschdüse mit Wasserstrahl zur Reinigung des Genital- und Anal-Bereiches nach dem Toilettengang. Anders als bei einer in der Toilette (z. B. Behindertentoilette) installierten Intimdusche kann bei der Bidet-Dusche die Temperatur vor dem Einsatz individuell eingestellt werden.

Mobilisation

Sie sind allein im Dienst (z. B. beim Hausbesuch), Ihr*e Patient*in liegt am Boden (ist gestürzt?) und Sie haben keinen Lifter zur Hand? Nach wie vor kommt es in der häuslichen Pflege zu herausfordernden Pflegesituationen, weil hier meist die entsprechenden Hilfsmittel fehlen. *CAVE*: Je nach Gewicht des zu mobilisierenden Menschen kann es wichtig sein, nicht allein tätig zu werden und *Hilfe zu holen*! Ihr*e Patient*in sollte bis dahin warm zugedeckt werden (evtl. mit Kissen unter dem Kopf) und mit weiteren Lagerungshilfsmitteln gesichert werden.

Wenn Sie selbst keine körperlichen Einschränkungen haben und die zu pflegende Person unverletzt ist, versuchen Sie diese Vorgehensweise:

Drehen Sie die Person zunächst auf eine Seite und dann vorsichtig in die Bauchlage. Aus dieser Ausgangsposition helfen Sie der Person, sich hinzuknien. Schieben Sie dazu vorher einen belastbaren Stuhl an Rücken/Gesäß und sichern Sie diesen gegen das Wegrutschen. Treten Sie von vorn an die Person heran. Bereiten Sie sie auf Berührung und Körperkontakt vor und erklären Sie Ihre nachfolgende Handlung. Der/die Patient*in muss das weitere Vorgehen verstehen können.

Mit den nächsten Schritten sorgen Sie nur für die Balance der/des Patient*in – *stemmen oder heben Sie nicht das Gewicht!*

Machen Sie eine leichte Kniebeuge – Ihre Knie zeigen rechts und links außen am Oberkörper/dem Bauch der/des Patient*in vorbei. Die Arme des/der Patient*in liegen zunächst auf Ihren Oberschenkeln. Ihr eigener Rücken muss dabei gerade bleiben! Der/die Patient*in legt Ihnen nun eine Hand oder beide Hände/ Unterarme auf Ihre Schultern oder umarmt Sie. Wenn die Person nur eine Hand auflegt, greift die andere Hand rückwärts nach der Lehne des Stuhls, um sich darauf auch stützen zu können. Gleichzeitig (auf „Drei") stellt Ihr*e Patient*in nun ein Bein auf und Sie halten die Position. Sie können ganz leicht – nur um wenige Zentimeter – Ihren eigenen Rücken nach oben bringen. In dieser Position dürfen Sie den/die Patient*in *auf keinen Fall anheben*. Sie stabilisieren nur und halten weiter die Balance! Der/die Patient*in belastet nun das aufgestellte Bein, während Sie weiter Balance halten. Jetzt stellt der/die Patient*in das zweite Bein auf, lässt Sie los, greift mit beiden Händen die Stuhllehnen und kann sich rückwärts in den Stuhl gleiten lassen.

Mobilisation mit Hebe-Lift

Für das Vorgehen mit einem Hebe-Lift können Sie Video-Material abrufen über die Internetseite des Verlages, siehe Hinweis auf S. 239.

Ernährung

Auch wenn Patient*innen eine kalorien-bilanzierte Diät zu sich nehmen, kann das Vorhalten kalorienarmer Lebensmittel (Obst, Gemüse, Knäckebrot, Reiswaffeln, etc.) sinnvoll sein, um Heißhunger-Attacken abzumildern. Besprechen Sie dies rechtzeitig mit Patient*innen und den, an der Behandlung beteiligten, Gesundheitsfachpersonen.

Patient*innen haben es nicht leicht, sich auf eine neue Ernährungsweise umzustellen, daher besser klein anfangen und Rückfälle als Anlässe zur weiteren Verbesserung sehen. Hier könnte auch eine Orientierung an der 1%- Methode hilfreich wirken: Um eine neue (Ernährungs-) Gewohnheit zu etablieren kann es sinnvoll sein, jeden Tag etwas nur kurze Zeit (1%) zu machen, was sowohl kurz- wie auch langfristig dazu führen kann, dass aus einem bestimmten Verhalten eine Gewohnheit und damit eine Lebensweise wird.

Für Anwender*innen von Aromapflege-Interventionen gibt es auch einige „Rezepte" (Aromaöl-Mischungen). Weitere Informationen zu diesem Thema finden Sie unter https://www.primaveralife.com/wissen/aromapflege/news/mehr-leichtigkeit-bei-adipositas

Hautpflege

Ein großes Risiko bei der Pflege von (v.a. bettlägerigen) adipösen Menschen ist der Dekubitus. Diese Wunden gilt es zu vermeiden, z.B. durch regelmäßige, korrekte Lagerung, eiweißreiche Ernährung und gute Hautpflege. Es gibt Argumente, die gegen Zinkpasten oder sonstige abdeckende Salben-Präparate sprechen – übrigens auch bei einlagenversorgten Inkontinenz-Patient*innen im Intimbereich. Diese Präparate neigen dazu, die Haut so abzudecken, dass es zu einem Wärmestau kommen kann, der dann langfristig zu einer Austrocknung der Haut führen – also eine weitere Belastung für die Haut provozieren kann. Zudem verkleben abdeckende Präparate nicht nur aufgelegte Kompressen, sondern oft auch Kleidung. Sie sind schlecht bzw. nicht ohne Reibung von der Haut zu entfernen – wiederum mit evtl. Schäden für die Haut. Es entstehen durch Wärmestau Nistplätze für Mikroorganismen, was zu Juckreiz und Infektionen führen kann und Wunden schlechter verheilen lässt.

Patient*innen berichten, dass regelmäßig gewechselte Baumwoll- oder Leinentücher in den Hautfalten hilfreich sind, um für eine relativ trockene, aber nicht zu trockene Hautatmosphäre zu sorgen.

Für Anwender*innen von Aromapflege-Interventionen gibt es auch einige Empfehlungen zu diesem Thema zur Unterstützung von Patient*innen bei der Firma Primavera (https://www.primaveralife.com/wissen/aromapflege/news/mehr-leichtigkeit-bei-adipositas).

Lagerung

Das Umlagern in verschiedene liegende Positionen dient der Dekubitus- und Pneumonieprophylaxe (durch bessere Belüftung der Lungen)

sowie der Thromboseprophylaxe und Schmerzreduktion. Hierbei sollte darauf geachtet werden, dass bei stark übergewichtigen Menschen durch das Gewicht in bestimmten Positionen ein erhöhter Druck auf den Magen ausgeübt wird. Dadurch kann Mageninhalt/Magensäure in die Speiseröhre gedrückt werden. Dies kann zu Sodbrennen führen. Daher bevorzugen Patient*innen Positionen mit höher gelagertem Oberkörper. Bei der Oberkörperhochlagerung besteht jedoch das Risiko für eine stärkere Belastung von anderen Hautpartien, z.B. am Gesäß. Wenn Mageninhalt in die Atemwege gelangt, können schwere Infektionen die Folge sein. Dieses Risiko besteht übrigens auch bei beatmeten, intensivpflichtigen Personen.

Im Bett umlagern kann bedeuten, von einer Seite auf die andere zu wechseln, Patient*innen im Bett aufzusetzen oder z.B. einzelne Körperteile wie Arme umzulagern. Lagerungswechsel bereiten adipöse Patient*innen auf Prozeduren vor, die Zugang zu verschiedenen Körperteilen erfordern. Aufgrund des Gewichtes ist die Durchführung von verschiedenen Behandlungen deutlich erschwert, z.B. eine Reanimation. Hier kann es sinnvoll sein, evtl. installierte Hebesysteme oder mobile Lifter mit Patient*innen auszuprobieren und zu üben, damit diese Maßnahmen bei entsprechender Notwendigkeit (Transfer, Behandlung, Pflege) so komfortabel und würdig wie möglich stattfinden können.

Ausstattung mit Hilfsmitteln

In vielen Bereichen gibt es bereits Spezialbetten, Hebesysteme, Schwerlasttoiletten usw. Verwenden Sie z.B. *auf gar keinen Fall Plastik-Bettpfannen bei bettlägerigen Patient*innen*! Ersparen Sie den Betroffenen und sich peinliche Momente, in dem Sie gut ausgestattet sind mit passenden Hilfsmitteln.

Es macht demnach Sinn (auch für Hausarzt-Praxen!), im weiteren Umfeld der Versorgung zu prüfen, ob man auf die Versorgung und Pflege hochgewichtiger Patient*innen vorbereitet ist:

- Gibt es Sitzgelegenheiten ohne Armlehnen im Warte – und Untersuchungsbereich?
- Sind große Blutdruckmanschetten vorhanden?
- Sind große Masken für das Beatmungsgerät vorhanden?
- Sind Kanülen lang genug oder haben Sie alternativ ZVK-Kanülen vorrätig? (Zu kurze Kanülen können z.B. bei Lumbalpunktionen zum Problem werden.)
- Sind im OP ausreichende Dosierungen für das Ein-/Ausleiten von Narkosen einkalkuliert?
- Gehen Sie gezielt durch Ihren Arbeitsbereich und prüfen Sie Möglichkeiten, um die Pflege und Behandlung hochgewichtiger Patient*innen fachlich und methodisch zu verbessern.

2.9 Die positive Kommunikation

Die Art und Weise, was und wie wir kommunizieren, sagt mehr über uns aus, als wir vielleicht denken. Beim Thema Kommunikation möchten wir auf die präventive Wirkung positiver Einstellungen und positiver Wortwahl hinarbeiten. Stressbedingt, durch Unachtsamkeit und manchmal auch durch absichtliche Gehässigkeit kann es zu einer Gewichtsstigmatisierung durch Pflegende kommen. Unachtsame, bewertende und respektlose Kommunikation im Team, z.B. bei Übergaben gibt es immer wieder. Stress und negative Einstellungen können Ursachen dafür sein. Beispiele dazu finden wir in dem **Kapitel 5.4** (eigene Betroffenheit). Abfällige, despektierliche Bemerkungen sind im fachlichen Kontext sowie allgemein im sozialen Kontakt und der inneren Einstellung nicht hilfreich. Die oft vorgebrachte Erklärung, dies diene der Psychohygiene, muss fachlich hinterfragt werden. Uns ist hier wichtig, dass eine positive Kommunikation nicht nur mit, sondern auch über Patient*innen gepflegt wird. Eine positive Kommunikation in einem Team zu etablieren, aufrecht zu erhalten und an Auszubildende, Praktikant*innen und Angehörige anderer Berufsgruppen weiterzugeben, ist eine lohnenswerte Aufgabe. Unser Vorschlag hier orientiert sich einerseits am gesunden Menschenverstand und andererseits am milieutherapeutischen Safewards-Konzept (englisch für sichere Stationen) der psychiatrischen Pflege (Safewards, 2024). Hier ist die positive Kommunikation eine von zehn Interventionen, die alle darauf angelegt sind, Wohlbefinden, Beziehung, Sicherheit und Wertschätzung sowohl bei Patient*innen wie bei Mitarbeitenden zu unterstützen.

Bei Übergaben z. B. liegt ein starker Fokus auf Defiziten, Unterstützungsbedarfen, Unregelmäßigkeiten und Abweichungen. Dies kann dazu führen, dass man sich ein negatives Bild von einem Menschen macht. Darum liegt der Fokus bei der positiven Kommunikation darauf, dass auch in Gesprächen und Übergaben immer mindestens ein positiver Aspekt „mitgegeben" wird. Dies kann eine positive Eigenschaft der Person sein, ein Hobby oder ein interessanter Zeitvertreib, eine positive Verhaltensweise oder eine positive gesundheitliche Entwicklung sein. Dies wird möglich, wenn man die Person als Mensch kennenlernt und nicht nur als Patient*in betrachtet. Sollte es nicht möglich sein, etwas Positives mitzuteilen, gilt: Verhaltensweisen *müssen* vor einem krankheitsbezogenen/psychologischen Hintergrund erklärt werden!

Beispiele: Anstatt: „Herr F. hat seinen Riesen-Vorrat an Chips gefuttert – er hat keine Disziplin!" wird in der Übergabe gesagt: „Herr F. hat möglicherweise einen Elektrolytmangel, der seinen Heißhunger auf Chips ausgelöst haben könnte. Wir könnten ihm alternativ den Verzehr von Oliven anbieten."

Anstatt: „Frau B. hat ihren ganzen Süßkram auf einen Schlag verputzt – das Wort ‚Zurückhaltung' kennt sie wohl nur aus dem Duden!" wird in der Dienstbesprechung weitergegeben: „Frau B. hat möglicherweise einen Zink- oder Magnesiummangel. Sie ist nach dem Besuch ihrer Mutter unter Hochstress gewesen. Vielleicht kann sie beim nächsten Mal probieren, ob sie mit dem Verzehr von Nüssen eine Besserung spürt nach Stress-Belastung."

Im Safewards-Konzept gibt es noch eine dritte Möglichkeit, positive Kommunikation zu üben. Wenn nichts über einen/eine Patient*in übergeben werden kann, ist man gehalten, etwas Positives über einen/eine Kolleg*in zu sagen, z. B. ein Lob auszusprechen.

Beispiel: „Mir ist heute Morgen aufgefallen, dass Du mit einem Lachen aus dem Zimmer von Frau G. gekommen bist und ich konnte auch Frau G. lachen hören. Es ist toll, wie es Dir gelingt, die Patientin mit Humor zu begleiten!"

2.10 Kommunikation: persönliche Erfahrung von betroffenen Pflegenden

Um das Thema Kommunikation zu vertiefen, gehen wir in diesem Kapitel auf mögliche Folgen von Kommunikation ein. Respektlosigkeiten, verbale Ab- und Entwertungen können schnell zu Diskriminierungen werden. Diese sind oft schwer zu erkennen, weil Opfer meist ihre Scham verbergen und sich selbst auch an verbalen Wortgefechten beteiligen, um nicht aufzufallen, um keine Verwundbarkeit oder Schwäche zu zeigen. Diese nun folgenden Beispiele hätten auch in das Kapitel rund um Fragen der Gewichtsdiskriminierung gepasst. Da die Ursache jedoch immer in der Kommunikation (verbal oder nonverbal) liegt, ist das Thema hier passender verortet. Um die Kommunikation von Pflegenden untereinander, übereinander und auch über Patient*innen aus mehreren möglichen Perspektiven zu betrachten, geben wir gern einigen hochgewichtigen Kolleginnen die Möglichkeit, eigene Erfahrungen einzubringen.

Alexandra Köckritz

Adipositas ist eine Erkrankung. Sie ist keine Charakterschwäche und sie ist nichts, das man sich ausgesucht hat. Zu den Ursachen finden sich unterschiedlichste und ganz individuelle

Erklärungen, welche biografisch, psychisch und/oder physiologisch begründet sind.

In diesem Abschnitt wollen wir Ihnen einen kleinen Einblick in Gefühle, Gedanken, Bewältigungsstrategien und Verhaltensweisen dieser – oftmals in mehrfacher Hinsicht – starken Persönlichkeiten geben.

Als Ruth C. Ahrens mich anrief und mir erzählte, dass sie ein Fachbuch zum Thema „Pflege bei Adipositas" herausgeben möchte, war mein erster Gedanke: „Klar, dann ruft sie eine Fette an, die kennt sich aus." Und somit habe ich mit einem Gedanken gleich zwei Menschen stigmatisiert. Natürlich erhielt ich den Anruf, weil ich übergewichtig bin – aber auch, weil sie mir diesen Artikel zutraute. In diesem Fall also Masse und Klasse. Zunächst stutze ich und meine erste Aussage war: „Aber das habe ich nie so erlebt." Aber bei der Kontaktaufnahme mit weiteren Kolleginnen zum Austausch über das Thema fiel mir auf, dass ich doch einiges dazu aus eigener Erfahrung beschreiben kann.

Der zweite Punkt, der mich beschäftigte, war der Fakt, unter meinem realen Namen zu publizieren. Wollte ich andere Menschen in mein Inneres blicken lassen, wollte ich offen über meine Adipositas sprechen? Ich habe mit mir gehadert, ob ich das Angebot, unter einem Pseudonym zu schreiben, annehmen sollte. Letztlich bin ich zu dem Entschluss gekommen, dass nach Veröffentlichung wohl niemand auf mich zukommen wird und erschrocken sagt: „Ach Mensch Alex, ich wusste ja gar nicht, dass Du adipös bist!"

Ich habe in meinem Leben unzählige stigmatisierende Erfahrungen gemacht und ich musste diese zunächst priorisieren, um für mich herauszufinden, welche in dieses Kapitel passen. Allein die Auseinandersetzung mit diesen Momenten, wie auch das Lesen der Abschnitte meiner beiden Co-Autorinnen, waren abermals schmerzliche Erfahrungen.

Ich erinnerte mich an eine Begebenheit während meiner Pflegeausbildung: Ich war auf einer chirurgischen Station eingesetzt und durfte einigen OPs beiwohnen. Während einer OP meinte der leitende Chirurg, während des Bauchschnitts bei einer übergewichtigen Patientin, zu seinem durchweg schlanken OP-Team, dass es aufgrund der vielen Fettschichten wohl nicht so schnell in den Feierabend ginge und dass man dafür eine „Fettzulage" von der Krankenkasse bekommen müsste ... allgemeines Gelächter; die OP-Schwestern starrten mich an. Ich wurde in diesem Moment zutiefst gedemütigt, ebenso die in Narkose befindliche Patientin. Als ich vor einigen Jahren selbst eine OP mit Bauchschnitt hatte, war dies das letzte, woran ich dachte, als ich narkotisiert wurde.

Ich arbeite seit 25 Jahren im klinischen Kontext und man sollte meinen, dass man dort Professionelle vor sich hat, die verstehen, dass es sich bei Adipositas um eine Erkrankung handelt und diese Menschen häufig darunter leiden. Man darf nicht vergessen, dass selbstbewusstes Auftreten nicht bedeutet, dass man sich wohlfühlt oder abwertende Kommentare über die Körperfülle nicht schmerzen – Fettschicht, nicht Teflonschicht!

Ich arbeite schon immer im psychiatrischen Setting. Hier kommt es bis heute zu Fixierungen von Patient*innen, welche fremd- und/oder eigengefährdend sind. Über den Sinn dieser Fixierungen ließe sich an anderer Stelle diskutieren. Vor einigen Jahren wurde auf einer Nachbarstation Alarm ausgelöst, ein hochangespannter Patient tobte im Tagsaal. Als ich auf dieser Station eintraf, überlegten die dort anwesenden Kolleg*innen das weitere Vorgehen, als ein älterer Kollege in meine Richtung meinte: „Alex, wir müssen den ja nur auf den Boden bekommen, dann setzt du dich drauf!" Danach lachte er kurz und meinte, dass es nur Spaß gewesen sei und die umstehenden Kolleg*innen schüttelten entrüstet-lachend den Kopf. Sie kennen vielleicht diese Witze, über die man aus moralischen Gründen eigentlich nicht lachen sollte, es dann aber dennoch tut? Im Rahmen einer abendlichen Comedyshow mag das vielleicht lustig sein, aber dieser Moment hatte nichts Komisches, nur etwas Schmerzliches. Und nur um das an dieser Stelle klarzustellen:

Ich habe mich noch nie auf eine*n Patient*in gesetzt und finde alleine den Gedanken auf unterschiedlichsten Ebenen höchst verwerflich.

Als letztes Beispiel aus dem klinischen Kontext möchte ich Ihnen von einem jungen Patienten erzählen, der insbesondere aufgrund der Nebenwirkungen von Neuroleptika massiv an Gewicht zugenommen hatte, in diesem Fall 45 kg. Aufgrund seiner Erkrankung war er schon lange Zeit nicht arbeitsfähig und hatte kaum finanzielle Mittel. Seine Kleidung war schon älter und stammte zu einem großen Teil aus normalgewichtigen Zeiten. So kam es immer wieder vor, dass Hosen zu tief saßen, T-Shirts und Pullover zu kurz waren. Er wurde immer wieder von einigen Kolleg*innen und Mitpatient*innen darauf angesprochen, dass er sich „anständig" anziehen solle, dass niemand seinen Bauch sehen wolle und ob er sich denn nicht schäme. Der Patient entschuldigte sich stets und versuchte, seine viel zu kurzen und zu engen T-Shirts nach unten zu ziehen. Der junge Mann war sehr rückzügig, hatte kaum Kontakt zu anderen Menschen auf Station, nahm Gesprächsangebote aber immer gerne an. Einem Kollegen und mir gelang es schließlich, einiges an passender und moderner Kleidung zu organisieren. Der Moment, als er das erste Mal mit einer passenden Hose und einem schicken T-Shirt ins Stationsbüro kam, um sich zu zeigen, ließ erahnen, wie tief verletzt und beschämt er die ganze Zeit gewesen sein musste. Jetzt lächelte er und nahm von sich aus Kontakt auf. Später zeigte er mir Fotos von sich – aus „besseren" Zeiten -, als er noch gesund und aktiver Sportler war. Er meinte, er könne nicht sagen was schlimmer sei, die Erkrankung an sich, oder das Übergewicht ...

Was ich mit diesen Schilderungen ausdrücken möchte: Zum einen entscheidet sich so gut wie niemand dazu, adipös zu werden oder zu sein. Zum anderen geht es den meisten Menschen nicht gut damit, was nicht heißt, dass jeder adipöse Mensch unglücklich ist. Aber die meisten stark übergewichtigen Menschen hadern: mit sich, ihrem Körper, den normativen Vorstellungen einer zu nicht unwesentlichen Teilen retuschierten Gesellschaft, sowie mit vielen Hürden im Alltag. Ich kenne viele stark übergewichtige Menschen, die aufgrund ihrer Körpermaße Flugreisen und Arztbesuche meiden, manche sogar alle gesellschaftlichen Aktivitäten auf unbekanntem Terrain. Ich denke nicht, dass Menschen ohne starkes Übergewicht verstehen können, welcher Druck im Alltag aufkommen kann, um mögliche unangenehme Situationen zu vermeiden. Hierzu gehören Dinge wie Restaurants und Hotels im Vorfeld zu googeln, um sicherzustellen, dass es dort „passendes" Mobiliar gibt, Kleidung lieber im Versandhandel zu bestellen, als in eine schlecht ausgestattete XL-Abteilung zu gehen, Sport- und Fitnessaktivitäten in der Öffentlichkeit meiden oder auch zu versuchen, auf Gruppenfotos möglichst weit nach hinten zu kommen, um möglichst viel des Körpers verdecken zu lassen. Natürlich gibt es viele lebensfrohe, augenscheinlich selbstbewusste adipöse Menschen. Jedoch sollte man sich davor hüten zu glauben, dass dies Schamgefühle und Selbstwertprobleme ausschließt. Manchmal sind Scherze auf eigene Kosten, Witze über die eigene Fettleibigkeit eben kein Anzeichen für einen ausgeprägten Humor, sondern vielmehr der Versuch, anderen die Chance zu nehmen, genau diese Witze zu machen. Ob diese Selbstverletzungen dauerhaft weniger schmerzen, bleibt jedoch zu bezweifeln.

Marie-Céline Di Giacomo

Als ich gefragt wurde, ob ich mich mit diesem sehr persönlichen Beitrag am Fachbuch beteiligen möchte, musste ich zuerst schwer schlucken. Die Scham darüber, dass ich dafür aufgrund eigener Erfahrungen statt meiner Fachkompetenz infrage käme, war schlagartig vorhanden.

Professionell Pflegende sollten sich mit Selbstreflexion beschäftigen und aktiv zur Entstigmatisierung von Betroffenen beitragen, also sollte ich auch öffentlich darüber sprechen können, oder nicht?

Wenn es nur so einfach wäre.

Ich bin mir meines hohen Gewichts bewusst. Meine größte, von mir als solche deklarierte, menschliche Schwäche ist für jede Person, die mir begegnet, sofort ersichtlich. Ich kann meine größte Hürde nicht verstecken, selbst wenn mir danach wäre. Also versuche ich, meinen Umgang im Alltag möglichst selbstsicher wirken zu lassen, als würde mich mein Gewicht weder stören noch hindern. Dennoch gibt es Situationen, auch im beruflichen Kontext, in denen diese Selbstsicherheit ins Wanken gerät.

Die Betriebsärztin, die bei einem telefonischen Pflichtberatungsgespräch laut: „WIE BITTE?!", in den Hörer ruft, als ich ihr auf Nachfrage mein aktuelles Gewicht nenne, gefolgt von einem: „Also entschuldigen Sie, aber so klingen Sie gar nicht."

Angespannte, wütende Patient*innen, die meiner Kollegin „du Sau" hinterherrufen, mir aber das individuell angepasste „du fette Sau".

Kolleg*innen, die den Ausruf hören, eine deutlich beschämte Gesichtsfarbe annehmen und den Patienten darauf hinweisen, dass man solche Dinge nicht sagt, während andere Beleidigungen gegenüber Kolleg*innen unkommentiert gelassen werden.

Die Tatsache, dass solche Beleidigungen dann zur Auflockerung der Stimmung als ulkige Anekdote im Pausenraum verbreitet werden. Vermutlich, um der Situation die Verletzung zu nehmen und mit mir lachen zu können, aber auch nach der dritten Wiederholung der Geschichte wird sie weder lustiger, noch weniger verletzend. Tatsache ist, dass ich dennoch angestrengt mitlache.

Fakt ist, dass ich nach jedem Treppenanstieg mindestens drei Minuten lang vor der Eingangstüre stehen bleibe, um dahinter den Eindruck erwecken zu können, nicht total aus der Puste zu sein.

Die Tatsache, dass ich bei Übergaben intensiv in meinem Tee rühre und angestrengt versuche, keine Reaktion zu zeigen, wenn die Körpermaße und daraus resultierende Unterstützungsbedarfe eines Patienten ausufernd kommentiert werden. Die Kollegen, die zu einem Satz ansetzen, der vermutlich wenig professionell formuliert gewesen wäre, würde ich mich nicht im Raum befinden: Sie beginnen ihren Satz und erkennen scheinbar die möglicherweise folgende Verletzung, beginnen zu stottern und nervös ihre Sätze umzuformulieren, um das Wort, das nicht genannt werden darf, zu vermeiden.

Mein höfliches Lächeln, Nicken und Teeumrühren: Denn wenn ich die Würde des Patienten öffentlich verteidigen würde, müsste ich mir meine eigene situationsbedingte Würdelosigkeit öffentlich eingestehen.

Situationen mit Patient*innen, deren Versorgung aufgrund des Gewichts und der Bewegungseinschränkung erschwert ist: Kolleg*innen, die während der Versorgung im Patient*innenzimmer japsen, ächzen, sich hier und da ein: „Scheiße, ist die schwer!", oder ein: „Alter, in den Falten kann man einen Unterarm verlieren!", nicht verkneifen können. Ich sage nichts, sondern warte, bis die Kolleg*innen den Raum verlassen haben, um mich stellvertretend bei der Patientin zu entschuldigen und die restliche Versorgung mit kompensierender Fürsorge zu betreiben.

Es sollte mir leichter fallen, dies alles öffentlich – schwarz auf weiß – zuzugeben. Es sollte mir weniger ausmachen, wie die Bewertungen anderer über mich ausfallen. Sollte ...

Nicole Boch

Als ich gefragt wurde, ob ich mich mit einem Erfahrungsbericht an diesem Buch beteiligen würde, musste ich zunächst darüber nachdenken. Nach einigen Überlegungen kam ich jedoch zu dem Entschluss, dass die Stimmen der Betroffenen gehört werden sollten. Denn auch wenn man uns dieses „Laster" umgehend ansieht, ist es keineswegs meine aktive Entscheidung, übergewichtig zu sein.

Als ich nach meiner Ausbildung in der Wäscherei meine neue Dienstkleidung anprobieren sollte, hatte ich ein für mich demütigendes Erlebnis. Ich hatte während der Ausbildung insgesamt 15 Kilogramm zugenommen und fühlte mich dementsprechend absolut nicht wohl in meinem Körper. Ich stellte mich der Mitarbeiterin der Wäscherei vor und teilte ihr mit, dass ich Kleidung in XL benötige. Die Dame reichte mir eine Hose und ein Shirt in Größe M. Ich wiederholte mich und teilte ihr mit, dass mir diese Größe nicht passt. Sie bestand jedoch darauf, dass ich die Kleidung erst einmal anprobieren sollte, da diese sehr groß ausfalle. Ich schlupfte widerwillig in die Hose, die ich gerade einmal bis kurz über meine Knie ziehen konnte und zeigte es der Mitarbeiterin. Erst danach war sie bereit, mir XL-Kleidung zu reichen mit dem Satz: „So dick sehen sie gar nicht aus!" In dieser Situation fühlte ich mich nur vorgeführt und gedemütigt. Weshalb die Frau eher auf ihre Einschätzung pochte als auf meine angegebenen Daten, bleibt mir ein Rätsel. Vielleicht wollte sie mir dadurch auch ein „gutes" Gefühl vermitteln, dass ich eben „nicht so dick aussehe". Allerdings bewirkte sie mit diesem Handeln genau das Gegenteil. Denn ich kenne meinen Körper und bin mir meines Gewichtes bewusst.

Im Alltag begegnen mir immer wieder solche Situationen. Vor einigen Jahren war ich aufgrund eines Arbeitsunfalls längere Zeit krankgeschrieben. Der Unfall ereignete sich in einer Trainingssituation zu Immobilisation bei körperlichen Übergriffen. Hierbei fiel mir ein Kollege aufgrund mangelnder Absprache mit vollem Körpergewicht auf mein Bein. Als ich die Wiedereingliederung begonnen hatte, führten meine Vorgesetzten ein Rückkehrgespräch mit mir. Mein damaliger Vorgesetzter teilte mir freudig mit, dass sie sich bereits Gedanken gemacht hätten, wie solche Unfälle zukünftig verhindert werden könnten. Man wolle die Trainingsgruppen zukünftig in „sportlich" und „weniger sportlich" einteilen. Ich war entsetzt und vor den Kopf gestoßen. Ich wurde aufgrund meines Übergewichts direkt als „weniger sportlich" eingestuft und mir wurde somit indirekt mitgeteilt, dass dies nicht passiert wäre, wenn ich mich sportlich mehr betätigt hätte. Zum Zeitpunkt des Unfalls hatte ich tatsächlich aktiv Sport betrieben und leidenschaftlich Tennis gespielt; dennoch nahm man aufgrund meines Übergewichts an, dass ich mich nicht ausreichend bewegen würde. Mir zeigte diese Situation noch einmal mehr, dass sich Menschen viel zu voreilig ein Bild von ihrem Gegenüber machen.

Der für mich ausschlaggebende Punkt, weshalb ich mich hier beteilige, ist ein Schlüsselerlebnis mit einer Kollegin. Sie litt selbst unter Adipositas und machte mir hin und wieder Komplimente über meine Kleidung oder mein Aussehen. In einem intensiveren Gespräch teilte sie mir mit, dass sie mich bewundere. „Es ist so schön zu sehen, dass du so selbstbewusst durch die Welt gehst! Das ist toll!" Diese Aussage hatte mich zunächst irritiert, obwohl sie sicherlich sehr nett gemeint war. Ungewollt fügte mein Unterbewusstsein diesem Satz ein „trotzdem" hinzu. Als hätte ich eigentlich gar nicht das Recht, selbstbewusst zu sein. Diese abwertenden Mechanismen sind teilweise tief verankert und entstehen durch unzählige ähnliche Situationen, wie die hier beschriebenen. Ich hoffe, dass diese Beträge zur Sensibilisierung für dieses Thema beitragen und somit die weit gehypte „Body positivity" wirklich gelebt werden kann.

2.11 Die Pflege-Erfolgsbesprechungen

Wie können Pflegefachpersonen miteinander und über Patient*innen so kommunizieren, dass Respekt und Wertschätzung sich mit Fachlichkeit verbinden können, damit alle beteiligten Individuen davon profitieren? Dazu wird nachfolgend eine Möglichkeit thematisiert.

In dem Projekt *PflegeWert* (Fuchs-Frohnhofen et al., 2019) wird ein Bündel von Handlungsanregungen vorgestellt, mit dem das Thema Wertschätzung ursprünglich für alle Bereiche der Altenpflege ausgearbeitet wurde. Diese Bereiche lassen sich gut auf andere Pflegebereiche (z. B. in ambulante Settings) übertragen:

- Die Erfolgsbesprechungen (Kern der Handlungsanregungen)
- Sprache in der Pflege
- Wertschätzend Führen
- Wertschätzende Mitarbeiterentwicklungsgespräche
- Wertschätzendes Gesundheitsmanagement
- Wertschätzendes Rückmeldemanagement (im Umgang mit Kunden/Patienten/An- und Zugehörigen)
- Wertschätzende Öffentlichkeitsarbeit als Leitungsaufgabe.

Die Pflege hochgewichtiger Menschen erfordert Feingefühl, Geduld, Kraft, gute Kommunikation und respektvolle Beziehungsgestaltung. Nicht immer gelingen Gespräche gut, nicht jedes Mal ist es möglich, Absprachen zu treffen und manchmal gibt es Stolpersteine in der Beziehungsgestaltung. Umso schöner, wenn gelingende Momente und Situationen identifiziert und geteilt werden können. Es handelt sich um eine systematische und strukturierte Fallbesprechung, die ausschließlich den Blick auf die Leistungen Pflegender fokussiert und damit das Bewusstwerden der eigenen Leistung unterstützt. Reflektiv betrachtet werden erfolgreich bewältigte, reale Situationen der Pflegearbeit. Dies führt zu einer Stärkung der Selbstwertschätzung, weil Pflegende ihren Expert*innen-Status erkennen, wenn sie ihre Wahrnehmung der eigenen Pflege- und Begleitungsarbeit miteinander teilen. Somit unterstützt die Erfolgsbesprechung den Prozess, eigenes erfolgreiches Handeln zu identifizieren, anzuerkennen und wertzuschätzen. Diese kurze Erfolgsbesprechung – eingeführt als wiederkehrendes Ereignis – hilft, Lösungsstrategien und Erfolge zu identifizieren, gewinnbringenden Austausch und Wertschätzung für geleistete Pflege zu fördern. In Weiterbildungen habe ich mehrfach erlebt, dass Teilnehmende die Erfolgsbesprechung in ihren Teams eingeführt haben. Die Rückmeldungen der Teammitarbeitenden ähnelten sich sehr. Deutlich wurde, dass sich Motivation und Freude an der Arbeit steigern, die hohe Sinnhaftigkeit erlebt wurde und die Leitidee: „Wir schauen auf das, was wir erreicht haben!“, dazu führte, dass ein rein defizitorientierter Blick sich zu verändern begannt. „Das tut gut!“, „Das ist etwas nur für uns!“, „Mein Blick auf die eigene Arbeit veränderte sich“, „Pflege bekommt eine Sprache!“, „Ich bin begeistert von der Vielschichtigkeit unserer Lösungsstrategien“, waren oft gehörte Rückmeldungen. Die Möglichkeit, im gewinnbringenden Austausch gegenseitige Anerkennung zu äußern und Lob zu empfangen, trägt zur Wertschätzung für gut geleistete Arbeit bei. Als teilnehmende Beobachterin in einigen Erfolgsbesprechungen fiel mir noch etwas anders auf. Zunächst wurde deutlich, wie wichtig die Moderatoren-Rolle bei dieser Besprechung ist. Mir schien es so, dass viele Pflegefachleute einen sehr selbstkritischen, defizitorientierten Blick auf Pflegesituationen haben. Hier war es wichtig, bei dieser Art von Fallbesprechung immer wieder den Blick auf Positives, Gelungenes und die Erfolgsstrategien zu richten. Wenn dies gelang, konnte man auch körperliche Veränderungen bei den Teilnehmenden beobachten. Sie richteten sich buchstäblich auf, saßen gerader und dennoch entspannt da, atmeten tief durch und lächelten sich gegenseitig zu. Dies war bei den zeitlich vorher stattfindenden Dienstübergaben nicht zu beobachten gewesen. Sobald die Leitfrage klar formuliert war und damit die Identifikation der erfolgreichen Strategien begann, schien eine grundlegende Veränderung ihren Lauf zu nehmen. Leitfragen können z. B. sein:

- „Wie gelingt es uns, Frau H. zu unterstützen, ihren Frust wegen der Pflegeabhängigkeit zu überwinden?“
- „Was hat geholfen, Herrn L. zu motivieren, seine Bewegungsübungen weiter durchzuführen?“
- „Welche Möglichkeiten haben wir gefunden, die von Frau J. ungeliebten Lagerungen für sie aushaltbar zu gestalten?“
- „Was hat Herrn D. geholfen, sich am Bewegungsprogramm zu beteiligen?“

Um Sie, liebe Leser*innen, dazu zu ermutigen, die positiven Effekte der Erfolgsbesprechung mit Ihren Kolleg*innen selbst in Gang zu setzen, finden Sie einen Leitfaden sowie allgemeine Hinweise zur Moderation der Erfolgsbesprechung in **Tabelle 2-13** in Anlehnung an Fuchs-Frohnhofen und Autorenteam (2019).

Tabelle 2-13: Positive Effekte der Erfolgsbesprechung (Eigendarstellung in Anlehnung an Fuchs-Frohnhofen et al., 2019)

„Leitfaden für die Erfolgsbesprechungen	„Allgemeine Hinweise zur Moderation der Erfolgsbesprechungen
Vorphase • Blitzlichtrunde zur letzten Erfolgsbesprechung • Verantwortlichkeit für das Ergebnisprotokoll festlegen **Informationsphase 15 Min.** • Vortragen des Falls/des übergreifenden Themas in seinen wesentlichen Aspekten durch eine Pflegekraft • Die mit dem Fall/Thema verbundene Fragestellung formulieren und diese visualisieren • „Aktives Zuhören" der restlichen Teilnehmenden/ggf. Mitschreiben der eigenen Eindrücke: 1. Welches Bild der Situation, des Verlaufs und der beteiligten Personen entsteht bei mir als Zuhörer*in? 2. Welche Erklärungen benennt die/der Vortragende aus meiner Sicht? 3. Welche Reaktionen löst der Fall bei mir aus? 4. Was fiel mir an dem Bericht auf? • Klärende Nachfragen im Anschluss (ergänzende Informationen/begleitende Gefühle / Anteilnahme)	**Grundsätzlich** • Personen, die die Moderation übernehmen, festlegen **Organisatorische Hinweise** • Vor der Besprechung initiieren, dass im Team ein/eine Falleinbringer*in und eine Fragestellung oder ein Fall ausgewählt wird • Den/die Falleinbringer*in ausreichend früh an die Vorbereitung erinnern • Zu Beginn der Erfolgsbesprechung den Leitfaden verteilen und sich an ihm orientieren • Zeit im Blick halten (oder „Zeitwächter" bestimmen) • Moderator*in nimmt nicht inhaltlich an der Erfolgsbesprechung teil • Vorerfahrungen der Teilnehmer*innen können eingeholt und genutzt werden **Inhaltliche Moderationshinweise** • Sicherstellen, dass der/die Falleinbringer*in in der Informationsphase ohne Unterbrechungen berichten kann und dass er/sie sich „sicher" fühlen kann • Sicherstellen, dass in der Analyse- und Dialogphase nicht mehrere Personen gleichzeitig sprechen • Sicherstellen, dass jeder seine Meinung äußern kann – jede Ansicht hat ihre Berechtigung, jeder/jede Teilnehmer*in hat seine/

Tabelle 2-13: Fortsetzung

„Leitfaden für die Erfolgsbesprechungen	„Allgemeine Hinweise zur Moderation der Erfolgsbesprechungen
• Zuhörende Teilnehmer*innen bringen noch keine Interpretationen, keine Ratschläge und keine eigenen Erfahrungen ein • Vorstellende Pflegekraft gibt Auskunft zu den Nachfragen (keine Rechtfertigung nötig) **Analyse- und Dialogphase 30 Min.** • Gruppe gibt der vorstellenden Pflegekraft Rückmeldung anhand der oben aufgeführten Fragen • Vorstellende Pflegekraft und Teilnehmende der Gruppe diskutieren anhand folgender Fragen: 1. Was hat geholfen/könnte weitergehend hilfreich sein? 2. Welche Lösungsstrategien und Ressourcen lassen sich identifizieren? 3. Wie kam gute Pflege zustande? Wie wird gute Pflege gesichert? • Wertschätzung und Respekt für unterschiedliche Meinungen • Vorstellende Pflegekraft gibt ein Feedback zu den Rückmeldungen der Gruppe • Gibt es neue Gedanken und Anregungen? • Wo fühle ich mich verstanden? Wo mehr? Wo weniger? • Was war für mich hilfreich? **Ergebnissicherung: Phase der Prozessreflexion 15 Min.** • Beantwortung der Frage nach den erfolgreichen Strategien und Faktoren für die Bewältigung der beschriebenen Situation/des beschriebenen Falls • Frage nach den erfolgreichen Schritten und gut genutzten Ressourcen • Beschluss, in welcher Form das Ergebnis für die nicht beteiligten Teammitglieder festgehalten wird **Abschluss** • Blitzlichtrunde: Jede/Jeder Teilnehmende gibt ein Feedback zu den eigenen Eindrücken“ (Fuchs-Frohnhofen et al., 2019, S. 169–170).	ihre eigene Expertise – wichtig ist, das wertfreie Sammeln von Hinweisen und Ideen • Als Moderator*in fragend unterwegs sein (Fragen sind eine Form der Wertschätzung, es ist wichtig, die Teilnehmer*innen zu Wort kommen zu lassen und auf diesem Weg ihre Sicht der Dinge zu erfassen.) • Rückmeldungen, Hinweise, Ressourcen und Wünsche in Zusammenfassungen aufnehmen und versuchen, für die Teilnehmer*innen Wahlmöglichkeiten zu schaffen • Bei Bedarf ins Bewusstsein rufen, dass es nicht nur um den Gesamterfolg bspw. bei einem Bewohner geht, sondern dass auch Teilerfolge und Ausnahmen betrachtet werden können oder dass definiert wird, was wünschenswert wäre. Hierbei aber schwierige Rahmenbedingungen nicht negieren, sondern anerkennen • Immer wieder auch die Frage danach stellen, was an der pflegerischen Arbeit gelingend ist, was bleiben soll, wie es ist, was gut vom Team gemeistert wurde und auf welche Art und Weise die verschiedenen Mitarbeitenden hier vorgegangen sind. Immer wieder die Einladung aussprechen, das Positive zusammenzutragen und Ressourcen zu identifizieren • Bei Bedarf die Fragen des Leitfadens aus der Analyse- und Dialogphase an das Team stellen • Moderator*in dankt zum Ende der Besprechung dem/der Falleinbringer*in und der Protokollantin/dem Protokollanten und evtl. dem/der Zeitwächter*in **Grundsätzliche Moderationshinweise** Wichtiger als die Fragen in einer Moderation ist eine Haltung, die geprägt ist von: • Wertschätzung • Interesse • Respekt • Position der Allparteilichkeit • Überzeugung, dass alles seinen Sinn und seine Berechtigung hat“ (Fuchs-Frohnhofen et al., 2019, S. 171–172).

2.12 Literatur

DGEM (Deutsche Gesellschaft für Ernährungsmedizin). (2020). *Instrumente zur Erfassung des Ernährungszustands*. Verfügbar unter https://www.dgem.de/instrumente-zur-erfassung-des-ern%C3%A4hrungszustands

Doenges, M., Moorhouse, M. & Murr, A. (2018). *Pflegediagnosen und Pflegemaßnahmen*. Hogrefe. https://doi.org/10.1024/85831-000

Doenges, M., Moorhouse, M. & Murr, A. (2024). *Pflegediagnosen und Pflegemaßnahmen*. Hogrefe.

Fuchs-Frohnhofen, P., Isfort, M., Wappenschmidt-Krommus, E., Duisberg, M., von der Malsburg, A., Rottländer, R., Brauckmann, A. & Bessin, C. (Hrsg.). (2019). *PflegeWert. Wertschätzung erkennen – fördern – erleben*. Medhochzwei.

Georg, J. & Abderhalden, C. (2024). Pflegediagnosen – Gegenstand und Hintergründe. In M. E. Doenges, M. F. Moorhouse & A. Murr (2024). *Pflegediagnosen und Pflegemaßnahmen* (7. Aufl., S. 94, 105, 115). Hogrefe.

Gordon, M. & Georg, J. (2020). *Handbuch Pflegediagnosen* (6. Aufl.). Hogrefe.

Gordon, M. (2013). *Pflegeassessment Notes. Pflegeassessment und klinische Entscheidungsfindung*. Hans Huber.

Gordon, M., Georg, J. & Steudter, E. (2025). *Pflegeassessment Notes. Pflegeassessment und klinische Entscheidungsfindung*. (2. Aufl.). Hogrefe.

Herdman, T. H., Kamitsuru, S. & Takáo Lopes, C. (2022). *Pflegediagnosen. Definitionen und Klassifikation 2021–2023*. Recom.

Herdman, T. H., Kamitsuru, S. & Takáo Lopes, C. (2025). *Pflegediagnosen. Definitionen und Klassifikation 2024–2026*. Recom.

Igl, G. (2019). *Gesetz über die Pflegeberufe (Pflegeberufegesetz – PflBG): Pflegeberufe-Ausbildungs- und Prüfungsverordnung (PflAPrV). Pflegeberufe-Ausbildungsfinanzierungsverordnung (PflAFinV): Praxiskommentar*. Medhochzwei.

Safewards. (2024). *Positive Kommunikation*. Verfügbar unter https://safewards.net/de/interventionen/positive-kommunikation

Wilkinson, J. (2012). *Das Pflegeprozess-Lehrbuch*. Hans Huber.

3 Multifaktorielle Ursachen

Kurt Laederach

Die Umwelt hat sich in den letzten Jahrzehnten so schnell und stark verändert wie nie zuvor in der Geschichte. Diese Veränderungen betrafen sowohl die Kalorieneinnahme- wie auch die Kalorienausgabeseite – in den meisten Fällen in einer Art und Weise, die Übergewicht begünstigt. Es genügt bereits ein täglicher Überschuss von 50 bis 80 Kilokalorien (kcal), um das Körpergewicht aus dem Lot zu bringen, also etwa so viel, wie in zwei Dezilitern normal-gezuckertem Cola Getränk enthalten ist (Kmietowicz, 2015).

Veränderte Essgewohnheiten, kalorienreiche Ernährung sowie verminderte körperliche Aktivität sind die Hauptursachen für einen Gewichtsanstieg. Die Umweltbedingungen spielen dabei ebenso eine Rolle. Dazu zählt neben dem Städte- und Siedlungsbau mit der entsprechenden Infrastruktur auch das soziale und wirtschaftliche Umfeld eines Menschen (Durand et al., 2011). Menschen gehen und fahren häufiger mit dem Velo, wenn ihre Nachbarschaft dicht bewohnt ist und ihnen ein Gefühl der Sicherheit vermittelt und wenn Schulen, Einkaufsläden und Freizeitangebote in zu Fuß erreichbarer Nähe liegen. Solche Bedingungen stellen leider oft die Ausnahme dar. Stattdessen findet man immer häufiger von Autobahnen zerfurchte Landschaften, entfernt von Wohngebieten liegende Einkaufszentren und verschwindende Grünflächen, wie sie für Vorstädte – Agglomerationsgebiete – typisch sind. So hat sich die Zahl der in Agglomerationen lebenden Menschen zwischen 1950 und 2000 mehr als verdoppelt. Wie überall in Industrie- aber auch Entwicklungsländern ist auch in der Schweiz ein deutlicher Trend zur Urbanisierung feststellbar (Hales et al., 2018; Mehata et al., 2021; Pirgon & Aslan, 2015). Im Jahr 2006 lebten weltweit erstmals mehr Menschen in Städten und städtischen Agglomerationen als auf dem Land. Urbane Landschaften sind einerseits Folge von Bedürfnissen, andererseits aber auch verhaltensbestimmend. In der Schweiz gewinnt der private motorisierte Verkehr an Bedeutung, 70 % der zurückgelegten Distanzen werden damit bewältigt. Die täglich von jedem mit dem Auto zurückgelegte Strecke stieg von durchschnittlich 19 (1984) auf 26 Kilometer (2000). In der Schweiz besaßen im Jahr 2022 rund 80 % aller Haushalte mindestens ein Auto.

Eine verstreute Siedlungsstruktur beeinflusst die körperliche Aktivität. Der Schritt zur Dienstleistungsgesellschaft brachte körperlich deutlich weniger aktive Berufsbeschäftigungen mit sich. In der Schweiz arbeiteten 2004 71 % im Dienstleistungssektor, 25 % im Sektor Industrie und Handwerk und 4 % in der Landwirtschaft. Vor 40 Jahren waren die Proportionen noch 39, 46 und 15 % (Blanc, 1984). Solche Trends greifen auch zunehmend auf Entwicklungsländer über.

Neben diesen makrostrukturellen Gegebenheiten haben sich auch die Strukturen innerhalb der Haushalte stark verändert. Nur 10 % der Haushalte in den USA besaßen 1950 einen Fernseher, heute flimmert in praktisch allen Stuben (98 %) einer. Alle zehn Jahre stieg dort die täglich vor der Mattscheibe verbrachte Zeit durchschnittlich um 36 Minuten und beträgt heute acht Stunden (Hu et al., 2003). Hinzu kommt der steigende Konsum des Internets durch Dokus, Streaming-Dienste und Computer-Spiele, letztere besonders bei Kindern und Jugendlichen. Die elektrischen Helfer im Haushalt erfuhren ebenfalls einen Boom im letzten Jahrhundert. Tatsächlich sind in den USA und wohl auch in der Schweiz die mit körperlicher Arbeit verbundenen Aktivitäten rund um das eigene Haus 1995 und 2003 von 38 auf 29 % gesunken, was mit der metabolischen Risikosituation korreliert (Chu & Moy, 2013).

Auch gesellschaftliche Umwälzungen scheinen sich auf die Energiebilanz und damit auf das Übergewichtsrisiko niederzuschlagen. So leiden Kinder von arbeitstätigen Müttern und Vätern häufiger an Übergewicht als solche, die in traditionellen Familienverhältnissen aufwachsen (Belcher et al., 2019). Schließlich weiteten sich auch Angebote und Verfügbarkeit von Lebensmittelläden und Restaurants in den letzten Jahren kontinuierlich aus. Studien aus den Vereinigten Staaten weisen zudem darauf hin, dass arme Bevölkerungsgruppen aus finanziellen Gründen oder wegen fehlenden Informationen einen schlechteren Zugang zu gesunden Lebensmitteln wie Früchte und Gemüse haben als Bessergestellte. Auswärtsessen gilt indes unabhängig davon als Risikofaktor für die Entstehung von Übergewicht (Duerksen et al., 2007; Patel et al., 2017). Bekanntlich bestimmt nicht nur das Angebot, sondern auch der Preis den Konsum. So sanken in den meisten Ländern die Kosten von Lebensmitteln im Verhältnis zum Einkommen, was ebenfalls zu einer ungünstigen Kalorienbilanz führen kann. Hingegen blieben kalorienarme, aber gesunde Nahrungsmittel wie Früchte und Gemüse im Verhältnis zu kalorienreichen Lebensmitteln teuer (Taillie et al., 2017). Ein anschauliches Beispiel dafür, wie eng Umwelt und Verhalten zusammenhängen, bietet die Entwicklung von Schnellimbissrestaurants (Fast-Food-Restaurants) in den Vereinigten Staaten, deren Zahl bereits bei über 380 000 liegt und dass das Geschäft mit dem schnellen Essen bei Kindern eine immer wichtigere Rolle spielt (van Hulst et al., 2012). Jugendliche zwischen 12 und 18 Jahren deckten 1996 fast 20 % ihres täglichen Energiebedarfs mit Fastfood – 1977 waren es noch 6,5 %. Heutzutage isst in den USA rund ein Drittel aller Kinder täglich Fastfood (Poti & Popkin, 2011). Eine Studie konnte zeigen, dass sich Fast-Food-Filialen besonders häufig in der Nähe von Schulen niederlassen. Umgekehrt treibt die hohe Dichte an Schnellimbissen die Nachfrage an, was wiederum ihren Bestand erhöht (Tate et al., 2015). Häufiges Essen in Schnellimbissrestaurants ist assoziiert mit Gewichtszunahme und Insulinresistenz, beides Risikofaktoren für Diabetes (Alhashemi et al., 2022; Shah et al., 2014). Fast Food ist nicht nur ein wichtiger Wirtschaftsfaktor, sondern auch ein gewichtiges Gesundheitsproblem geworden.

Das Umfeld der meisten Menschen in den hochentwickelten Gesellschaften und zunehmend auch in sogenannten Entwicklungsländern ist heute weit von einem idealen Lebensraum entfernt. Zukünftig müssten Städte und Agglomerationen sich wieder mehr auf den Menschen und weniger auf das Auto konzentrieren. Dazu braucht es mehr kleine Parks mit Picknickmöglichkeiten sowie den Einbezug von Grünflächen in den Siedlungsbau. Ballungszentren sollen Wohn- und Begegnungsstätten werden. Das gelingt nur dann, wenn in den Stadtzentren nicht nur Büroräumlichkeiten, sondern auch bezahlbare Wohnungen angeboten werden und keine Verlagerung von Wohnräumen in die Agglomerationen stattfindet. Der Zugang des motorisierten Verkehrs in die Innenstädte wird weiter eingeschränkt werden wodurch die Attraktivität, sich mit dem Privatfahrzeug in der Stadt zu bewegen abnehmen wird. Instrumente dazu sind rigorose Geschwindigkeits- und Parkgebührenkontrollen, weniger und teurere Parkplätze oder Zugangsgebühren (Citymaut, Roadpricing). Daneben sollten strengere Zulassungsbedingungen für Anbieter kalorienreicher Nahrung (Fast-Food-Restaurants, Tankstellen, Supermärkte, Nahrungsmittelproduzenten) erlassen werden, die den Trend hin zum Konsum kaloriendichter Nahrungsmittel und Getränke bremsen. Körperlich aktive Fortbewegung soll gefördert werden, beispielsweise durch das Ausweiten von Fußgängerzonen und Radwegen. Einkaufsläden rücken so wieder vermehrt in zu Fuss erreichbare Entfernung. Bessere Verbindungen zwischen den Wohn-, Einkaufs- und Arbeitszonen, die angenehm zu Fuß oder mit dem Fahrrad zurückgelegt werden können sind weitere Elemente. Auch Arbeiten wird zunehmend sesshafter. Arbeitgeber sollten deshalb gesetzlich dazu verpflichtet werden, dafür zu sorgen, dass sich Arbeitnehmer während, vor und nach der Arbeit mehr bewegen können. Dazu gehört eine bewegungsfreundliche Arbeitsumgebung mit weiten Treppen, Fluren und Aufenthaltsräumen sowie Grünflächen um und zwischen den Gebäuden. Die Unternehmen erkennen, dass gesunde Mitarbeitende nicht nur das Image der Firma fördern, sondern dass die Arbeitnehmer auch motivierter sind und effizienter arbeiten. Schließlich schlägt sich eine Investition in die Belegschaft teilweise auch positiv in der Bilanz nieder (Vigna et al., 2011). Andere Studien konnten allerdings diese Folgen solcher Incentives für die Unternehmen nicht belegen, wohl aber für die Angestellten, deren Fehlzeiten durch Unfälle und Krankheit abnahmen (Kankaanpaa et al., 2008; van Holland et al., 2018; Zwaagstra Salvado et al., 2021).

3.1 Epidemiologie

Ruth C. Ahrens

Das Essverhalten hat sich in der modernen Welt seit längerem geändert, z.B. durch Lebensbedingungen, das soziale Umfeld und Anregung durch Werbung. Hinzu kommen die psychischen verhaltensbedingten Faktoren, auf die dieses Kapitel eingeht.

3.1.1 Umweltbedingte Faktoren: „Darf es etwas mehr sein?"

Viele Mahlzeiten werden vor dem Fernseher eingenommen. Neben suggestiver Werbung für Lebensmittel, Snacks und Fertiggerichte werden auf vielen Kanälen Koch-Sendungen gezeigt, auch einige mit Wettbewerbs-Charakter für teilnehmenden Köch*innen.

Weitere sog. „dysfunktionale Ernährungsprozeduren" (Ardelt-Gattinger et al., 2015, S. 282) zeigen eine zunehmend veränderte Esskultur von Familien und Individuen auf. Noch vor 60–100 Jahren wurden alle Hauptmahlzeiten im Familienverbund oder in Gemeinschaften eingenommen; Portionsgrößen waren deutlich kleiner als heute; die Mahlzeiten wurden im eigenen Haushalt zubereitet (u.a. aus selbst angebauten Zutaten) nach eigenen Rezepten.

Essen (die Tätigkeit: Nahrungsaufnahme) ist eine sowohl biologische *und* vor allem eine *soziale* Handlung, bei der über Jahrhunderte Tischgespräche üblich waren. Soziale Umstände haben sich an vielen Schnittstellen so verändert, dass die Entstehung einer Adipositas bei Individuen begünstigt wird.

Es gibt XXL-Restaurants mit gigantischen Portionen. Andere Restaurants offerieren Büffets mit dem Motto „All you can eat" zum Festpreis an. Fast-Food-Restaurants bieten Mahlzeiten mit hoher Energiedichte an. Und es geht immer schnell: fast food – fast accessible. In dem Dokumentarfilm „Supersize Me" (Spurlock, 2004) zeigte Morgan Spurlock einen vierwöchigen Selbstversuch mit Fast Food. Vorab legte er die Regeln dazu fest: Jedes Produkt aus dem Angebot der Fast-Food-Kette McDonald's musste er mindestens einmal in den vier Wochen zu sich nehmen. Zudem musste er die Frage nach einer extra großen Portion – einem „supersized"-Menü – immer bejahen und durfte maximal 5000 Schritte am Tag laufen. Nach 30 Tagen hatte er nicht nur Stimmungsschwankungen, Kopfschmerzen und Gefühle von Depression und Erschöpfung, sondern auch 12 kg zugenommen (7 % Körperfett), eine Fettleber entwickelt, stark angestiegene Cholesterin-Werte und Herzprobleme durch koronare Durchblutungsstörungen. Außerdem beobachtete er massive Gelüste bei sich. Die freundlichen Fragen nach „extra Zucker, extra Schokolade, extra Bacon, extra Käse" usw. im Fast-Food-Restaurant sollten also vor einer Antwort in Bezug auf mögliche Folgen gut durchdacht werden.

In der Europäischen Union mag ebenfalls die einfache Verfügbarkeit von niedrig-preisigen (weil subventionierten) Grundnahrungsmitteln eine Rolle bei der Gewichtszunahme spielen. Mehl, Zucker, Butter usw. sind in der Europäischen Union ebenso wie Fleisch, Obst und Gemüse, deutlich preiswerter zu erwerben als in der Schweiz. Ein Einkauf in einer der Discounter-Ketten wie Lidl, Aldi, Hofer, Penny kann eine zusätzliche Möglichkeit der Preisersparnis bieten – im Gegensatz zu einem Nicht-Discounter-Supermarkt.

3.1.2 Zusammenhang zwischen Armut und Adipositas

Kurt Laederach

Drewnowski und Specter (2004) zeigen auf, welchen Zusammenhang es zwischen Armut, Adipositas und energiedichten Nahrungsmitteln gibt. Sie konnten belegten, dass energiedichte Nahrungsmittel nicht nur billig, sondern leicht und überall zu besorgen sind und somit am kostengünstigsten pro Kalorie sind. Deshalb sind sie als Kalorienlieferanten besonders bei der armen Bevölkerung beliebt, obschon heutzutage viele Geringverdiener zufolge Automatisation und Hilfsgeräten weniger Arbeiten mehr ausüben müssen, die einen hohen Energieverbrauch bedingen würden. So ist verständlich, dass gerade in dieser Population der Energieüberschuss als körperliche Fettreserve statt in die Arbeitstätigkeit investiert wird, was die hohe Adipositasprävalenz bedingt.

3.1.3 Psychische, verhaltensbedingte Faktoren

Ruth C. Ahrens

Weniger is(s)t mehr – nachfolgend gehen wir der Frage nach, was der Alltag Hochgewichtiger mit der individuellen Bedeutung von Essen zu sich nehmen zu tun hat.

Die ständige Verfügbarkeit von hochgradig energiedichter Nahrung unterscheidet die Lebensumstände des modernen Menschen tatsächlich sehr von denen unserer Vorfahren. Reich und Cierpka (2001) schrieben noch: „Es ist bis heute letztlich unklar, warum die Bevölkerung trotz intensiver Ernährungsaufklärung die Nährstoffrelation von Fett und Kohlenhydraten nicht wesentlich verändert“ (S. 3). Schaut man sich die *Ursachen für die Nahrungsaufnahme* hochkalorischer Nahrung an, wird deutlich, dass Lösungen für das Erreichen von Normalgewicht nicht allein im „weniger essen und mehr bewegen“ liegen. Weiterhin führten Reich und Cierpka aus (2001): „Das Konzept einer ausschließlich kognitiven Steuerung des Essverhaltens muss revidiert und erweitert werden, damit nicht jede Ineffektivität kognitiver Aufklärung als Unvernunft oder Non-Compliance des Menschen gedeutet wird“ (S. 9). Essen erfüllt neben körperlichen Bedürfnissen auch emotionale Bedürfnisse. Essen kann beruhigen, ablenken, beschäftigen, trösten usw. Natürlich könnte man aufhören zu essen, wenn man satt ist. Dazu muss man jedoch bemerken, *wann* man satt ist – und das erfordert eine hohe Achtsamkeit im Alltag, die oft gekoppelt ist an einen Faktor, den wir uns selten einräumen (können oder dürfen): sich Zeit nehmen. Weiterhin muss man beim Essen bemerken, aus *welchem Grund* man isst: aus Hunger oder aus einem anderen Bedürfnis heraus und muss dann auch noch in der Lage sein, das andere Bedürfnis wahrzunehmen und mit anderen Mitteln als mit Essen zu erfüllen. Bei den psychischen Ursachen für Überessen stellen wir fest, dass oft die Menschen dazu neigen, die immense unerfüllte emotionale Bedürfnisse haben, diese jedoch aus sehr unterschiedlichen Gründen nicht erfüllen (können). Es gibt ein emotionales „zu wenig", welches zu vermehrter Nahrungsaufnahme führt. Dies kann z. B. ein andauerndes Defizitgefühl sein aufgrund fehlender oder mangelnder Liebe, fehlender Wertschätzung und Anerkennung, unzureichender Zuwendung bis hin zur Vernachlässigung und fehlendem Trost. Es kann auch an einem „zu viel" an intensiven Gefühlen liegen, wie zu viel Unsicherheit, zu starke Angst, zu viel Furcht usw.

Beispiel: Es gibt vielleicht auch in Ihrem eigenen Leben Augenblicke, liebe Lesende, in denen Sie eine Umarmung brauchen würden. Da ist aber niemand in Ihrer Nähe, der Sie umarmen könnte oder von dem Sie sich umarmen lassen möchten. Zufällig finden Sie sich vor Ihrem Kühlschrank wieder. Der hat zwar keine Arme – aber reinschauen tut ja nicht weh. Sie schauen hinein und finden ein paar leckere Häppchen. Hunger haben Sie zwar nicht, aber angenehm schmecken tut es wenigstens ...

3.2 Ist Adipositas eine Essstörung?

Kurt Laederach

Der Begriff Adipositas bezeichnet keine Essstörung, sondern den Ausprägungsgrad von Übergewicht. Es wird keine Aussage zum Essverhalten oder bestimmten Einstellungen gemacht. Als Bewertungsmaßstab zur Beurteilung des Körpergewichts werden der Body Mass Index (BMI) und der Bauchumfang verwendet. Die Kriterien für Binge Eating Störung nach DSM-V sind (Amianto et al., 2015):

A. Wiederholte Episoden von Essanfällen. Eine Episode von Essanfällen ist durch beide der folgenden Merkmale gekennzeichnet
   a. Verzehr einer Nahrungsmenge, die erheblich größer ist als die Menge, welche die meisten Menschen in einem vergleichbaren Zeitraum und unter vergleichbaren Bedingungen essen würden.
   b. Das Gefühl, während der Episode die Kontrolle über das Essverhalten zu verlieren (z. B. das Gefühl, weder mit dem Essen aufhören zu können noch eine Kontrolle über Art und Menge der Nahrung zu haben).

B. Die Episoden von Essanfällen treten gemeinsam mit mindestens 3 der folgenden Symptome auf:
   a. Wesentlich schneller essen als normal,
   b. Essen bis zu einem unangenehmen Völlegefühl,
   c. Essen großer Nahrungsmengen, wenn man sich körperlich nicht hungrig fühlt,
   d. Allein essen aus Verlegenheit über die Menge, die man isst,
   e. Ekelgefühle gegenüber sich selbst, Deprimiertheit oder große Schuldgefühle nach dem übermässigen Essen.

C. Es besteht deutliches Leiden wegen der Essanfälle.

D. Die Essanfälle treten im Durchschnitt an mindestens zwei Tagen in der Woche während mindestens sechs Monaten auf.

E. Die Essanfälle gehen nicht mit dem regelmäßigen Einsatz von unangemessenen kompensatorischen Verhaltensweisen einher und treten nicht ausschließlich im Verlauf einer Anorexia nervosa oder Bulimia nervosa auf.

Aufgrund vieler Gemeinsamkeiten und Überlappungen gibt es recht selten den „typischen Fall" von Anorexie, Bulimie und Adipositas. Viele Patient*innen durchlaufen im Rahmen ihrer Erkrankung verschiedene Formen von Essstörungen (Peters et al., 2007). Adipositas zeigt in den meisten Fällen einen chronischen Verlauf (Laessle & Lehrke, 2012). Wie oben beschrieben erreichen viele Essverhaltensstörungen diese Diagnosekriterien nicht, trotzdem gehören mittlerweile EDNOS (eating disorder not otherwise classified) zu den Störungen, die zunehmend ein gesellschaftliches Problem bedeuten. Dies nicht nur aufgrund der Zunahme der Krankheitshäufigkeit, sondern auch zufolge der Verschiebung des Krankheitsbeginns auf das frühere Jugendalter (Harpaz-Rotem et al., 2005) und damit zu einer erhöhten Gefahr von bleibenden körperlichen Schäden im späteren Leben.

Unklar bleibt bis heute die ausschlaggebende Konstellation verschiedener Risikofaktoren, welche von einer Essverhaltens-Dysregulation zu einer manifesten Essstörung führen. Gemäß Aschenbrenner und Autorenteam (2004) sind subklinische Essstörungsformen wie EDNOS für das Verständnis dieser Entwicklungsmechanismen zentral. Ebenso unklar bleibt bis heute die Entstehung der Körperschemastörungen, die eines der essenziellen diagnostischen Kriterien für eine Essstörung darstellen. Heutige Forschungen deuten darauf hin, dass mehrere Ursachen Grund für die Körperschemastörungen sein könnten (Mitchison & Mond, 2015). Dazu gehört die Frage, ob diese als Ergebnis der wiederholten Diäten und des Hungerns auftreten oder allenfalls prädispositionell angelegt sind. Aschenbrenner und Autorenteam (2004) versuchten in ihrer Arbeit weitere Risikofaktoren zu identifizieren und fanden bei Gymnasiasten und Studenten eine unterschiedliche Ausprägung des gestörten Essverhaltens, welches signifikant positiv mit der Häufigkeit von restriktiven Maßnahmen aller Art korrelierte. Die Gefahr von Substanzmissbrauch mit verstärkt abnormem Essverhalten darf in diesem Zusammenhang nicht unterschätzt werden.

3.3 Übergewicht, Adipositas und Essverhalten

Kurt Laederach

Als „adipogenes Umfeld“ wird das Zusammenspiel von externen Faktoren und gelerntem Verhalten bezeichnet, die ein ungesundes Essverhalten bedingen und somit die Entstehung einer Adipositas begünstigen. Heute rechnet man nach einer Studie in der Schweiz mit einem Anteil von 40 % Übergewichtigen, 18 % Adipösen und 6 % morbid adipösen Patient*innen (Zimmermann et al., 2004). Die Behandlung von Essverhaltensstörungen hat deshalb einen großen Stellenwert bei der Sekundärprävention der Folgekrankheiten wie kardiovaskuläre Erkrankungen, Neoplasien, degenerativen Körperschäden, psychosozialen Folgen durch die Adipositas, Osteoporose, Zahnschädigungen, zerebrale, kardiale und renale Probleme durch Elektrolytstörungen bei Erbrechen und Laxantienabusus sowie Stoffwechselstörungen durch Malnutrition bei Bulimie, aber auch bei Adipositas und Anorexie.

3.4 Ätiologische Überlegungen

Kurt Laederach und Ruth C. Ahrens

Dieses Kapitel beschäftigt sich mit den Einwirkungen, die zu einem Übergewicht bzw. Adipositas führen. Thematisiert wird das Essen als Ersatzhandlung, als Botschaft oder Ritual, Essverhaltensstörung als Kontinuum sowie die psychischen Komorbiditäten und entwicklungsbedingte Faktoren.

3.4.1 Essen als Ersatz

Ruth C. Ahrens

Etwas zu essen hat, wie bereits angedeutet, auch emotionale Bedeutung. Essen kann „Ersatzhandlung“ sein. Kauen, schmecken, schlucken usw. sind in der „Organsprache“ beruhigende, tröstende, die „Seele nährende“ Handlungen; sie verlaufen in einem bestimmten Rhythmus und können für eine Weile ein inneres Gleichgewicht (wieder) herstellen (Roth, 2005). Wenn ein Säugling gestillt wird, geschieht dies oft mit Blickkontakt zur stillenden Mutter; hier entspinnt sich ein körpersprachlicher Dialog, der z. B. bei einer Fütterung mit Fläschchen in anderer Weise stattfindet (Europäisches Institut für Stillen und Laktation, 2022) und sich oft auf das „Leertrinken" des Fläschchens konzentriert. Bischoff (2018) weist auf einen möglichen protektiven Faktor des Stillens späterer Gewichtszunahmen betreffend hin. Jeder Monat, der gestillt wird, kann das Risiko, im späteren Leben an Adipositas zu erkranken um 4 % senken. Dabei scheint jegliche Form des Stillens (ausschließliches, partielles, überwiegendes) zu schützen (Bischoff, 2018). Das Robert Koch Institut (2020) weist jedoch darauf hin, dass der präventive Effekt des Stillens nur dann besteht, wenn Stillen als Faktor isoliert betrachtet wird. „Im multifaktoriellen Modell wird dieser Effekt jedoch weitestgehend durch den Einfluss der sozialen Stellung, durch das Übergewicht der Eltern (übergewichtige Mütter stillen seltener) und durch den Medienkonsum erklärt, so dass das Stillen im multifaktoriellen Modell nicht mehr enthalten ist" Robert Koch Institut & Bundeszentrale für gesundheitliche Aufklärung, 2008, S. 47). Das Europäische Institut für Stillen und Laktation (2022) weist darauf hin, dass Stillen ebenso wie Essen nie allein nur der Nahrungsaufnahme dient, sondern mit Bindung, Trost, Körperkontakt, Nähe, Beruhigung und Einschlafbegleitung verknüpft ist. Darum empfiehlt das Institut flaschenfütternden Eltern das sog. „response feeding" (achtsames, bindungsorientiertes Flaschenfüttern nach Bedarf), um die Bedürfnisse, die beim Stillen „nebenbei" erfüllt werden, gezielt wahrzunehmen und erfüllen zu können.

Beim Essen sind also Emotionen im Spiel und unsere „Essbiografie" hat damit zu tun, ob und wie wir in Gemeinschaft oder sozialer Isolation gegessen haben. Tatsache ist, dass viele Menschen heute allein leben – und essen. Ernährung ist nie „nur" Essen, sondern in der Menschheitsgeschichte auch Teil sozialer Interaktion gewesen.

Essen kann sowohl eine Reaktion auf emotionale Reize wie auch ein Mittel sein, um emotionale Reize zu regulieren. Dabei spielen *Vorbilder* eine Rolle: Wie sind Bezugspersonen mit Nahrungsmitteln/Essen umgegangen? Wenn Eltern nicht wissen, warum ihr Kind schreit, kann eine Reaktion der Bezugspersonen sein, einen Schnuller oder etwas zu essen/trinken anzureichen. Dies könnte eine Ursache dafür sein, warum *Essen als Ersatz auch bei Erwachsenen* eingesetzt wird (Roth, 2005). Wenn niemand da ist, der Trost, Belohnung, Beschäftigung, Liebe oder andere Bedürfnisse erfüllen kann – dann könnte vielleicht ein Häppchen den Kummer lindern? Essen hilft, Stress zu bewältigen, zu entlasten und kann seelische Schmerzen betäuben. Selbst der einsetzende Schmerz eines übervoll aufgeblähten Magens nach einem Essanfall kann erwünscht sein, um von einem anderen schmerzhaft unerfüllten Bedürfnis abzulenken oder sich körperlich wieder zu spüren. Gerade der letzte Punkt kann bei Menschen mit einer Binge Eating Störung (anfallsartigem Überessen ohne anschließende gewichtsregulierende Maßnahmen) auch im Rahmen einer Dissoziation stattfinden. Dissoziationen können bei Menschen im Rahmen einer Traumafolgestörung, wie der posttraumatischen Belastungsstörung, auftreten. Dissoziationen sind veränderte Bewusstseinszustände, in denen es neurobiologisch zu einer zeitlichen Unterbrechung der assoziativen Verbindungen von normalerweise integrierten Funktionen wie Bewusstsein, Wahrnehmung, Gedächtnis, Identität und des Affekts kommt (Krause-Utz et al., 2017). Zu den dissoziativen Zuständen zählen Phänomene wie Depersonalisation, Derealisation, Betäubung, Amnesie und Analgesie. Bei Essanfällen kann es so sein, dass der/die Patient*in während des Anfalls sich nicht im eigenen Körper wahrnehmen kann und erst durch den unangenehmen Schmerz des überfüllten Magens wieder die eigene Befindlichkeit wahrnimmt, sich aber nach dem Anfall nicht mehr an eigene Handlungen während des Anfalls erinnern kann. Was professionelle Helfer als heimliches Essen, Verleugnungen oder gar Lügen ansehen, kann aus Scham, Heimlichkeit und tatsächlicher Amnesie aufgetreten sein.

3.4.2 Essen als Botschaft und Ritual

Ruth C. Ahrens

Fast jeder Mensch isst in bestimmten Situationen und vor, während oder nach besonderen Ereignissen eine oder mehrere Speise(n) gern. Diese Speisen mögen sich voneinander unterscheiden, haben jedoch eine Gemeinsamkeit. Sie geben so etwas wie eine bestimmte Botschaft her: Zum Beispiel ein Eis für eine gute Note in der Schule, Hühnersuppe bei Erkältung, Schokolade bei Liebeskummer oder Pizza oder Suppe für die Mannschaft, die beim Umzug hilft. Hier steht die Botschaft im Vordergrund: Anerkennung, Genesungswunsch und Unterstützung, Trost, Dank. Lebensmittel oder Gerichte können selbst ohne Tischrede nonverbale Kommunikation sein. Ashwell (2012) hat solche Botschaften in einem Kochbuch gesammelt, welches neu aufgenommenen Patient*innen in psychiatrischer Behandlung im Nottinghamshire in Großbritannien überreicht wird. Dazu sammelte sie Geschichten von Patient*innen über deren „besondere" Gerichte und die Rezepte dieses „soulfoods". Sie versammelte einen Sternekoch und einen Fotografen und schuf ein bildgewaltiges Dokument der Essens-Botschaften – eng gekoppelt an Lebensumstände und Emotionen der Menschen, die ihre Rezepte und Geschichten zur Verfügung stellten.

In manchen Familien wird statt umarmt und getröstet (oder gefeiert und gratuliert) lieber gekocht und gegessen. Auch dies kann die Botschaft „Ich bin für Dich da" vermitteln. In dem Spielfilm „My big fat greek wedding – Hochzeit auf Griechisch" von Nia Vardalos (Zwick, 2002) wird dieser Aspekt sehr unterhaltsam dargestellt. Hier sorgt die Mutter der Braut sich um das Wohlergehen aller Familienangehörigen, Freunde und Nachbarn immer mit dem gleichen Satz: „Hast Du schon gegessen?" Unabhängig von der jeweiligen Antwort setzt sie jedem*r etwas zu essen vor.

Jemandem Essen aufheben, mitbringen oder das Leibgericht für jemanden zubereiten sind klare, nonverbale Botschaften. Manchmal ist die Zubereitung dabei ebenso wichtig wie das Ergebnis, denn bei einigen Speisen muss man schon Tage vorher Vorbereitungen mit einigen der Zutaten treffen. Und das kann durchaus ein stummes „Ich habe Dich sooo lieb" sein.

Der Vater einer Großfamilie (geboren 1920) hatte den zweiten Weltkrieg als Soldat erlebt. Von Frankreich aus nach Stalingrad verlegt, dort in russischer Gefangenschaft fast erfroren und verhungert, zelebrierte er das Kochen für die Feste in seiner Familie, die er nach seiner Rückkehr nach Deutschland gründete. Für seine kulinarisch-anspruchsvolle Vorbereitung stand er morgens gegen 03:00 Uhr auf. Als Kenner der elsässischen Küche initiierte er eine umfängliche Zubereitung für seine Gerichte. Es gab gehaltvolle Eintöpfe, Suppen und Hauptgerichte (mindestens drei unterschiedliche Füllungen für Geflügel). Bratensäfte wurden mit Gemüse und Wein über viele Stunden bis zur perfekten Jus einreduziert. Aufwendige Nachtische rundeten die Festtags-Menüs ab. Sein jüngster Sohn erinnert sich: „Papa hat mich nie in den Arm genommen. Er hat mir nie gesagt, dass er mich liebhat. Aber er hat es durch Kochen gezeigt."

Es gibt Gerichte, die in Familien bestimmten Feiertagen zugeordnet werden, wie Kartoffelsalat mit Würstchen an Heiligabend, die Weihnachtsgans am ersten Feiertag, Gulaschsuppe in der Silvesternacht, den Wirsingeintopf im Herbst am Tag nach dem ersten Nachtfrost usw. An Geburtstagen wird das Leibgericht des Geburtstagskindes zubereitet, oft mit besonderer Tisch- und Tellerdekoration und selbst einige Haustiere bekommen ihr Leibgericht am Geburtstag.

Auch der Hagebutten-Tee in den Jugendherbergen war (ist?) eins der Rituale. Das Anstoßen mit Sekt zu bestimmten Anlässen ebenfalls.

Menschen aus den „geburtenstarken Jahrgängen" erinnern sich wahrscheinlich auch noch an Schnittchen und „Käse-Igel", die an Samstagabenden (nach dem Bad in der Wanne) im Schlafanzug vor dem Fernseher verputzt wurden, während man mit der Familie eine der großen Samstagabend-Unterhaltungs-Shows ansah. Hier war die mit den Schnittchen servierte Botschaft wohl „Familie und Geborgenheit".

Diese kommunikative Funktion von Speisen und Getränken kann eine Rolle spielen, wenn man isoliert oder allein lebt. Zubereitung und Verzehr eines solchen „sprechenden" Soul Foods erfüllt vermutlich eine ganze Reihe emotionaler Bedürfnisse.

3.4.3 Essstörungen und Gewichtsveränderungen

Kurt Laederach

Grundsätzlich kann bemerkt werden, dass die Ursache der Essstörungen schwierig zu eruieren ist. Man geht jedoch von einer Interaktion multipler Prädispositionen mit spezifischen auslösenden Bedingungen aus (Laessle & Lehrke, 2012). Prädisponierend wirken psychobiologische Faktoren, lerngeschichtliche Faktoren, Schwierigkeiten in der Steuerung des Selbstwertgefühls, Interaktionsmuster in der Familie und soziale Einflüsse (Quiles Marcos et al., 2013; Sutter et al., 2020). Als auslösende Bedingungen werden Ereignisse geltend gemacht, die eine Adaptation erfordern, denen die Patient*innen zu diesem Zeitpunkt nicht gewachsen sind (Evers et al., 2018; Munsch et al., 2008), beispielsweise Trennungs- und Verlustereignisse, neue Anforderungen, Angst vor Leistungsversagen. Schließlich bewirkt das veränderte Essverhalten eine Vielzahl biologischer und psychologischer Veränderungen, die ihrerseits zur Aufrechterhaltung des gestörten Essverhaltens beitragen, unabhängig davon, ob die ursprünglich an der Entstehung beteiligten Bedingungen noch vorhanden sind oder nicht.

Psychobiologische und lerntheoretische Faktoren beziehen sich auf die Wechselwirkung zwischen Ernährung, emotionalen Zuständen und Emotionsregulation und weisen auf verschiedene Funktionen des Essens hin, z. B. als Mittel der Ablenkung, Belohnung oder Entspannung oder dem Entgehen unangenehmer Situationen oder Gefühle (Loxton & Tipman, 2017; Sutton et al., 2022; Weydmann et al., 2022). Essanfälle können so dazu beitragen, emotional belastende Ereignisse kurzfristig zu kontrollieren. Langfristig werden dadurch aber die Gefühle der Hilflosigkeit, der Selbstentwertung und des Kontrollverlusts verstärkt, insbesondere wenn keine anderen Problemlösungsstrategien zur Verfügung stehen. Fasten oder Diäten können das Selbstwertgefühl zwar steigern, stehen jedoch einer adäquaten und nachhaltigen Problemlösung entgegen. Verschiedene Autoren betonen, dass restriktives Essverhalten und eingeschränkte Nahrungswahl zur Entstehung von Essanfällen beitragen (Wonderlich et al., 2003).

Experimentelle Studien haben gezeigt, dass Menschen mit gezügeltem Essstil unter Bedingungen, die Selbstkontrolle erschweren (z. B. Stress, emotionale Anspannung, Alkoholkonsum) dazu neigen, sich zu überessen. Weiter verursacht Nahrungsdeprivation aufgrund psychophysiologischer Mechanismen eine ausgeprägte gedankliche Beschäftigung mit Essen, die mit Konzentrationsmangel und reduziertem Interesse an anderen Bereichen einhergeht. Affektiv kommt es zu erhöhter Depressivität, Angst, Reizbarkeit und emotionaler Instabilität. Laessle und Schulz (2009) weisen darauf hin, dass ein von physiologischen Bedürfnissen abgekoppeltes Essverhalten außerdem zu einem „Verlernen" der normalen Hunger- und Sättigungsempfindungen führen kann. Dies verstärkt die große Unsicherheit, welche Menge und Art der Nahrungsaufnahme wann und wo angemessen ist. Essen wird zur Überforderung oder gar Bedrohung, was wiederum rigides Essverhalten begünstigt. So entsteht ein Teufelskreis mit sich abwechselnden Phasen des Fastens und Überessens.

Der relevanteste soziokulturelle Faktor ist die aktuell vorherrschende Schlankheitsobsession, die Frauen insgesamt, aber v. a. in der Phase der Entwicklung einer eigenen Identität, stark beeinflusst (Siervo et al., 2014). Hinzu kommt die wachsende Diskrepanz zwischen dem immer schlankeren oder gar untergewichtigen Schönheitsideal und dem stetig zunehmenden Durchschnittsgewicht. Dies führt zu stark verbreiteter Körperunzufriedenheit und einer Tendenz, sich nach einem illusionären Modell verändern zu wollen. Die hohe Bedeutung von Schlankheit zeigt sich auch in ausgeprägten Vorurteilen gegenüber adipösen Menschen. Es erstaunt daher nicht, dass zwischen gewichtsbezogener Stigmatisierung und Diätverhalten ein Zusammenhang besteht (Meland et al., 2007; Wilson et al., 2013).

Familiäre Modelle betonen Interaktionsstörungen im Familiensystem als prädisponierende Faktoren. So wurden Rigidität, Verstrickung in den Rollenzuordnungen und Konfliktvermeidung als pathogene Faktoren geltend gemacht. Als weitere Einflussfaktoren werden kognitive Dysfunktionen genannt. Viele Patient*innen mit Essstörungen zeigen auffällige kognitive Bewertungsprozesse wie irrationale Annahmen, Verzerrungen und Übergeneralisierungen. Beispielsweise übersteigerte Vorstellungen in Bezug auf die äußere Erscheinung oder dichotomes Denken in Bezug auf die Selbstkontrolle. Bei Übergewicht und Bulimie wird v.a. der Wechsel von übersteigerten Erfolgserwartungen bei Diäten zu resignativem Kontrollverlust betont. Bei Anorexie steht die Bedeutung der Selbstkontrollfähigkeit für die Aufrechterhaltung des eigenen Selbstwertgefühls im Vordergrund (Osadchiy et al., 2019). Die vielfältigen Wechselwirkungen und Verflechtungen zwischen Nahrungsaufnahme und Emotionen lassen erahnen, dass die Emotionsregulation bei Essstörungen eine Schlüsselrolle spielt. Insgesamt beinhaltet unser Konzept ein komplexes Modell mit dynamischen Komponenten, die in Form von Rückkoppelungsprozessen die ständige Anpassung der Verhaltenspräferenzen ermöglichen. Essstörungsspezifische Rückkoppelungsprozesse bestehen einerseits in der Verstärkung der Reaktion und Erhöhung der Auslösbarkeit oder Erregungsbereitschaft durch einen essspezifischen Stimulus im Sinne einer Fazilitierung und andererseits in einem Kontrollmechanismus, der über die Kognition die Zügelung des Essverhaltens erfordert. Deutlich dabei zeigte sich, dass das Essverhalten nicht einzig und allein von psychischen Prozessen reguliert wird, sondern Hunger und Sattsein klar von physiologischen Steuerungsmechanismen kontrolliert werden. Ein rein psychologisches Essverhaltensmodell erscheint deshalb inkomplett, würde es nicht um die psychophysiologischen und biochemischen Einflussfaktoren ergänzt werden.

3.4.4 Essverhaltensstörungen als Kontinuum

Kurt Laederach

Entgegen früheren Annahmen werden Essstörungen aufgrund des oben beschriebenen fließenden Überganges von verändertem über latent-gestörtem bis manifest-gestörtem Essverhalten als Kontinuum beschrieben. Die Polaritäten dieser Extreme werden psychiatrisch als entweder Anorexie oder Bulimie klassiert, wobei es auch innerhalb dieser deskriptiven Diagnosen Zustände unterschiedlicher Ausprägungen gibt. Eigenartigerweise wird jedoch die Adipositas nicht als psychiatrische Entität klassiert, sondern simpel als „Gewichtszunahme zufolge übermässiger Kalorienzufuhr". So zeigen Patientinnen mit Anorexie, dass sie sich subjektiv massiger fühlen, als sie wirklich sind und solche mit Adipositas, dass sie sich subjektiv als weniger schwer empfinden. Damit verbunden ist die Leugnung des wirklichen, realen Zustandes des Körpers. Dass diese Einteilung einer sorgfältigen und nosologisch-orientierten Überarbeitung bedarf, ist für jeden Fachmann/Fachfrau indiskutabel. Dies ist heute umso evidenter, als es dazu nicht nur hirnstrukturelle, sondern auch genetische Hinweise für die sog. Kontinuitätstheorie gibt (siehe nächste Seite). Wir haben diese Ansicht bereits Mitte der

1990er Jahre an verschiedenen Fachkongressen vertreten.

Kagan und Squires beschrieben 1984 erstmals die Idee der Kontinuumshypothese. Inzwischen wurde diese auch bei adipösen Frauen bestätigt (Michopoulos et al., 2012). Essstörungen wie Anorexie und Bulimie werden heute aus diesem Grunde nebst EDNOS und anderen Essverhaltensstörungen mit anderen Gewichtsausprägungen in diesem Kontinuum eingereiht. Gemeinsam ist allen beschriebenen Krankheitsbildern die zentrale Problematik des Essverhaltens (Ali et al., 2021; Lee & Dixon, 2017). Besonders deutlich wird dies im Zusammenhang mit Episoden unkontrollierbaren Heißhungers, eine Form von Essstörung, die im DSM-V neu als Binge Eating Störung klassiert wurde. Dabei beschreibt Binge Eating wiederholte Essanfälle, welche durch die Merkmale des totalen Kontrollverlustes, deutlich erhöhter Essgeschwindigkeit und dem Verzehr ungewöhnlich großer Nahrungsmengen in kurzer Zeit bis zu unangenehmen Völlegefühlen geprägt sind. Anfälle dieser Art sind in allen Essverhaltensstörungen sichtbar, weniger in Anorexie, besonders ausgeprägt hingegen bei Bulimie (Schneider, 2003) und teilweise auch bei adipösen Patient*innen (Isnard-Mugnier et al., 1993). Von Betroffenen werden sie als höchst traumatisch beschrieben und führen zu starken Schuldgefühlen und zur Selbstabwertung. Bei bariatrisch-operierten Patient*innen führen Binge Eating Störungen sogar zu schlechteren postoperativen Resultaten (de Zwaan et al., 2010). Interventionsstudien zeigen, dass Patient*innen mit Binge Eating Störungen einer besonderen medikamentösen Behandlung bedürfen, damit die Essanfälle unter Kontrolle gebracht werden können (Laederach-Hofmann et al., 1999).

Im Versuch die Kontinuums-Hypothese für die Patient*innen mit Normal- bis Übergewicht zu überprüfen, fanden Fitzgibbon et al. (2003) eine Bestätigung dieser kontinuierlichen Sichtweise bei Betroffenen mit den Störungsbildern Adipositas, Binge Eating Störung und Bulimie sowie zwei dazwischen liegenden Subgruppen „subklinischem Binge Eating“ und „subklinischer Bulimie“. In einer Untersuchung zu latenten Kriterien der Essverhaltensstörungen fanden Williamson und Autorenteam (2002) drei zentrale Merkmale: Binge Eating, Furcht vor Dicksein/kompensatorisches Verhalten und Trieb zum extremen Dünnsein, die ebenfalls für den fließenden Übergang der verschiedenen Ausprägungsformen aller Essstörungen sprechen.

Im klinischen Alltag zeigen Krankheitsverläufe vieler Patient*innen ausgeprägte restriktive, subklinisch anorektische Phasen während der Pubertät, die häufig von eher bulimischen und Binge Eating ähnlichen Phasen im jungen Erwachsenenalter gefolgt sind. Nicht selten liegen derartige Verläufe bei Adipositas-Betroffenen vor. Ebenso können nicht selten Krankheitsverläufe mit gradueller Verlagerung der Verhaltensstörungen von übermäßigem Essen bis zu restriktivem Essverhalten erhoben werden. Essattacken sowie ausgeprägte Restriktion laufen häufig im Versteckten ab. Für das Umfeld als einziges sichtbar ist die Veränderung des Körpergewichts und damit des Body Mass Index (BMI). Wir erachten jedoch die Dimension „zeitlicher Verlauf“ als einen wesentlichen in der Kontinuums-Hypothese zu ergänzenden Faktor, welcher in den bisherigen Theorien vernachlässigt wurde.

Pathologisches Essverhalten ist in der Schweiz ähnlich ausgeprägt wie in anderen westlichen Ländern. Typisch für eine Essstörung ist die obsessive Beschäftigung mit dem Thema Essen und dem eigenen Körper, wobei emotionale und soziale Kontakte immer seltener werden und der Körper im schlimmsten Fall nachhaltig geschädigt wird. Andererseits kann die ständige Kontrolle in einer adipogenen Umgebung durch permanent-unterdrückte (Ess-) Impulse dazu führen, dass sich eine Essstörung entwickelt. Die häufigste Form sind episodische Essanfälle, im Extremfall ein sogenanntes Bingeing (to binge: sich vollstopfen/anfallsartig essen). Binge Eating ist die häufigste Essstörung bei Erwachsenen und nimmt auch bei Jugendlichen seit Jahren deutlich zu.

3.4.5 Psychische Komorbidität bei Übergewichtigkeit

Unter den gehäuft bei Gewichtszunahme auftretenden psychischen Komorbiditäten (Onyike et al., 2003; Pudel & Ellrott, 2005) ist die Depression am wichtigsten. In neuen Studien wird eine direkte Interaktion zwischen Übergewicht und Depressivität postuliert (Anguita-Ruiz et al., 2022; Gariepy et al., 2010); in früheren Studien hingegen wurden Moderatorvariablen identifiziert. Zu diesen gehören:

- soziodemographische Daten (Bildung, Geschlecht, Alter) (Bolton et al., 2014)
- genetische Faktoren (Glukose-Intoleranz und Insulinresistenz)
- körperliche Inaktivität (Hamer et al., 2019)
- funktionelle und kognitive Beeinträchtigungen (Pearce et al., 2018)
- das wiederholte Erfahren verletzender Bemerkungen, fehlende positive Verstärkungen und Lob (Gonzalez et al., 2012)
- negative Affektivität (Gonzalez et al., 2012)
- Unzufriedenheit mit dem eigenen Körper (Arumuganathan et al., 2021).

Macht das Kind bereits früh derartige Erfahrungen, nimmt die Moderatorvariable noch an Bedeutung zu (Llabre et al., 2017). Eine diesbezügliche Problemanalyse vor Therapie-Beginn verhilft zum Langzeiterfolg.

3.4.6 Entwicklungsbedingte Faktoren bei Essverhaltensstörungen

Kurt Laederach

Ursächlich spielen bei den Essstörungen Autonomieentwicklung, auffallende familiäre Konstellationen (z. B. Überbetonung des Leistungsideals), Defizienzen der zentralen Hunger- und Sättigungswahrnehmung, Persönlichkeitsfaktoren sowie soziokulturelle Faktoren wie Körperideale und Gewalterfahrungen eine Rolle (Hemmingsson et al., 2014; Legendre et al., 2022; Ramirez & Milan, 2016). Der weitaus größte Anteil der Essgestörten weist eine im Vergleich zum Verbrauch (Grundumsatz und Anteil physischer Arbeit) veränderte (erhöhte oder erniedrigte) Kalorienbilanz auf, die sich als Hyperaktivität oder Inaktivität (sedentary life style) äußert. Wenige Komponenten sind genetisch, die meisten Determinanten milieubedingt fixiert. Insofern sind alle Essstörungen explizit medizinisch-psychiatrische Erkrankungen. Bei allen Essstörungen, eingeschlossen der Adipositas, kommen selten einige Endokrinopathien und (klinisch kaum wichtig) genetischbedingte Krankheiten dazu.

Die Tatsache, dass bei Patient*innen mit Essstörungen zwei typische Bewältigungsstrategien angewendet werden, führt zur Hypothese, dass die nosologisch erfassten Extreme wie Anorexie, Adipositas und ebenso die Bulimie höchstens quantitative, nicht aber qualitative Polaritäten einer jeweils vordergründigen Strategie bedeuten. Beim Essen kann entweder restriktiv (mit jeweils nachfolgenden „Essdurchbrüchen" oder exzessiv (mit der Folge der Gewichtszunahme) vorgegangen werden (Johnson & Wardle, 2005; Wang et al., 2020; Zakhour et al., 2021). Die zugrunde liegenden psychologischen Mechanismen sind jedoch dieselben: Selbstwertstörung, Kontrollbedürfnis, Handlungsoption bei sonst eingeschränkten psychischen Möglichkeiten und Selbsttäuschung sowie Strategien zur Verheimlichung.

Unter Nahrungsmittelabhängigkeit oder Esssucht werden folgende Elemente verstanden:

- Rasche Einnahme von großen Mengen an Nahrung in einer kurzen Zeit bis zu körperlichem Unwohlsein, oft bezeichnet als Craving, Bingeing, problem eating, nibbling etc.,
- zwanghaftes, teils unkontrolliertes Essen oder Binge Eating parallel zu emotionalem Gedrückt-sein verbunden mit Schuldgefühlen,

- Essen, obgleich kein Hunger spürbar ist sowie
- ständige Beschäftigung mit Essen oder Gedanken und Phantasien ans Essen, meist bereits im Jugendalter in Übergewicht und Adipositas mündend (Rogers, 2017; Rogers & Smit, 2000).

Außerdem wissen wir, dass folgende Nahrungsbestandteile eine Schlüsselrolle bei der Entstehung der Sucht oder Abhängigkeit spielen: Zucker und Fette, chemische Zusatzstoffe in der Nahrung (Aromen), bestimmte Beigaben wie high-fructose corn syrup (HFCS) sowie Exposition mit raffinierten Zuckerarten (Fructose, Glukose). Die Evidenz solcher süchtig-machender Nahrungsanteile ist im Tierversuch klar nachweisbar (Laederach-Hofmann, 2009).

Des Weiteren ist nachgewiesen, dass Kinder, welche schon früh auf Süssigkeiten getrimmt worden sind, im späteren Leben eine höhere Anfälligkeit für die Entwicklung von Alkohol- oder Tabakabhängigkeit aufweisen (Le Merrer & Stephens, 2006). Deshalb folgen wir der Kontinuitätshypothese, die mittlerweile wissenschaftlich auch international akzeptiert ist (Fitzgibbon et al., 2003; Franko & Omori, 1999; Kagan & Squires, 1984; Messerli-Bürgy et al., 2010).

Schlanksein ist heutzutage das erstrebenswerte Ziel und wird mit den Attributen dynamisch, begehrenswert, attraktiv und glücklich gleichgesetzt. So fanden israelische Autoren in der Zeit von 1990 bis 2003 eine deutliche durchschnittliche Gewichtsabnahme bei Models und Hinweise auf das Vorliegen von Essstörungen (Levin et al., 2010). Genau dieses Wunschbild oder die damit verbundene Unzufriedenheit mit der Figur scheint dazu zu führen, dass von vielen Frauen (zunehmend auch von Männern) teilweise drastische Maßnahmen ergriffen werden, um dem Schlankheitsideal ein Stück näher zu kommen. **Abbildung 3-1** zeigt mögliche Einflussfaktoren auf das Essverhalten. Neben den physiologischen Hungersignalen stellt diese Grafik die psychischen und motivationellen Ursachen für das Appetenzverhalten dar. Sie weisen eine gemeinsame Effektorstrecke auf, nämlich den psychophysiologischen Arousal, welcher mit erhöhter Unruhe und eingeengtem Denken zur Reakti-

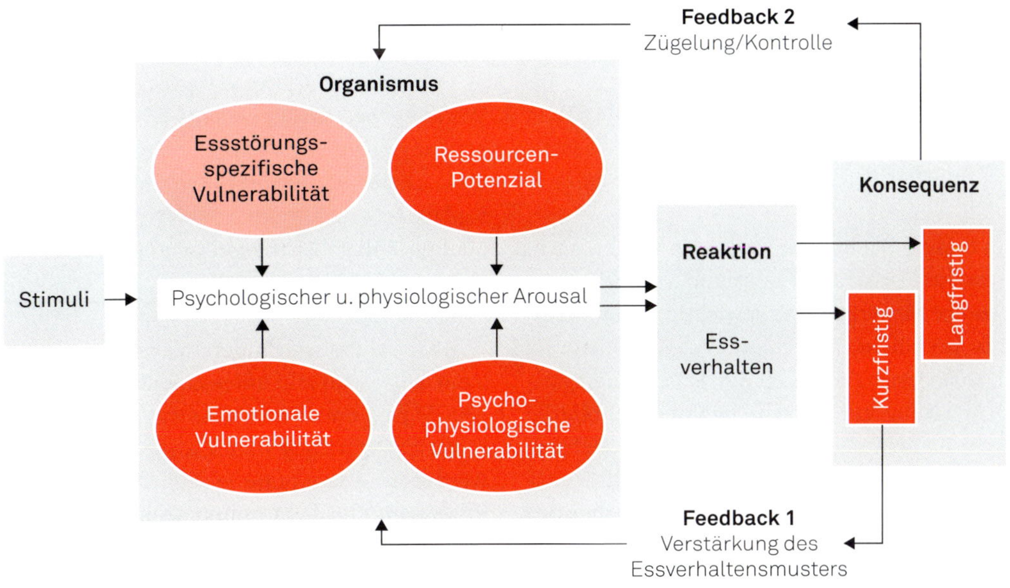

Abbildung 3-1: Mögliche Einflussfaktoren auf das Essverhalten (Messerli-Bürgy, 2006, 2015)

on, dem Essen führt. Als erstes wichtiges Feedback (eigentlich ein Feed-Forward) wird bei gut mundender Speise der Drang nach mehr verstärkt (sog. emotionales Feedback). Erst in zweiter Instanz folgt die kognitive Kontrolle des Essverhaltens, dargestellt im zweiten Feedback (sog. kognitives Feedback).

Das Durchführen von Diäten führt die „Hitliste" der Maßnahmen zur Erreichung des Schlankheitsideals an. Bereits in einer Untersuchung von 1989 fanden die Autoren (Westenhoefer et al., 1990), dass jede zweite Frau und jeder vierte Mann zum Zeitpunkt der Untersuchung bereits mindestens eine Diät hinter sich hatte. Heute zeigen Untersuchungen, dass das Diätverhalten bei Kindern und Jugendlichen zunimmt und schließlich direkt mit der Entwicklung von Übergewicht verbunden ist (Inelmen et al., 2008). Die Prävalenz von Essverhaltensstörungen und Gewichtsproblemen scheint sich progredient auf jüngere Personen auszubreiten. Der Druck der Peer-Gruppen, teils auch der Bezugspersonen (besonders bei bestimmten Sportarten) sowie der Medien ganz allgemein scheint das Diätverhalten von Kindern und Jugendlichen wesentlich zu beeinflussen.

3.5 Appetenzverhalten, Sättigungs- und Hungergefühl

Kurt Laederach und Ruth C. Ahrens

In diesem Kapitel gehen wir den Fragen nach, was uns Menschen ernährt und ob wirklich nur wenige Menschen übergewichtig wären, wenn nur bei einem Hungergefühl gegessen würde. Das nächste Thema ist der Unterschied zwischen Hunger und Appetit und welche Rolle die Lust auf Essen spielt. Weitere Themen sind psychophysiologische und somatische Einflussfaktoren auf das Essverhalten, die Grundlagen der metabolischen Physiologie, die hormonelle Steuerung, sowie genetische Grundlagen. Im Weiteren stellen wir den Zusammenhang zwischen Adipositas und dem Metabolom vor sowie klinische Erscheinungsbilder, die oft mit Adipositas vergesellschaftet werden. Therapiekonzepte runden das Kapitel ab.

3.5.1 Was nährt Menschen wirklich?

Ruth C. Ahrens

Essen als Objekt, Substantiv bzw. Sache hat sich ebenfalls verändert. Energiedichte und Fettgehalt haben zugenommen. Nährstoffe und Zusammensetzung von potenziell dickmachenden Lebensmitteln enthalten oft wenig essenzielle Bestandteile (Ballaststoffe, Vitamine, Mineralstoffe, Spurenelemente, essenziell ungesättigte Fettsäuren); stattdessen enthalten sie gesättigte Fettsäuren, Salz, Zucker und andere Kohlenhydrate im Übermaß.

Nahrungsmittel, Gerichte, Ernährung, Verpflegung, Kost, Mahlzeiten, Lebensmittel, Schmaus, Proviant, Speisen, Dinner, Imbisse sind auch *Gegenstände und damit Konsumgüter* geworden, die nicht nur fast überall zugänglich sind, sondern auch permanent medial beworben werden. Fast alle Gerichte kann man sich durch Lieferdienste beinahe rund um die Uhr bringen lassen – der Zugang ist so einfach.

Da Obst und Gemüse für sich selbst keine Werbung machen können, sehen wir in Werbesendungen *Suggestionen* für Gerichte, die wir als nächstes auf unseren Einkaufs- und Speiseplan setzen können. Meist mit kernigen „denglischen" Werbesprüchen garniert wie „unwrap a smile", „I'm lovin' it", „wir schicken Chicken" etc.

Aus welchen Gründen Menschen essen, kann individuell sehr unterschiedlich sein. Roth (2005) geht davon aus, dass nur wenige Menschen übergewichtig wären, wenn wir nur essen würden, wenn wir hungrig sind. Diese Behauptung wurde von der Autorin überprüft. In ihrem Fall stimmte die Behauptung tatsächlich – eine Gewichtsabnahme von 11 kg erfolgte innerhalb von drei Monaten. Der springende Punkt dabei ist, sich darauf einzulassen und die eigenen Gefühle im Alltag genau unter die Lupe zu nehmen und zwar in den Augenblicken, in denen man sie empfindet. Es erfordert Achtsamkeit und Konzentration, um körperlichen Hunger von einem emotionalen Bedürfnis zu unterscheiden. Nicht jedes emotionale Bedürfnis kann im empfundenen Augenblick erfüllt werden. Und eine Bedürfnisaufschiebung kann manchmal unerwartet kompliziert sein. Nur dann zu essen, wenn man hungrig ist, erfordert einen alternativen Umgang mit Hochstress. Man muss teilweise neue Alternativen erlernen und sie dann beibehalten. Hier sind Rückfälle in vertraute Verhaltensweisen eher die Regel als die Ausnahme. Zudem löst man sich dadurch auch aus einigen sozialen Bezügen und es entsteht für andere der Eindruck einer starken Selbstbezogenheit der Person, die in dieser Weise hauptsächlich auf eigene Bedürfnisse achtet. Man braucht die Bereitschaft und Fähigkeit, liebgewonnene Rituale aufzugeben, im Hier und Jetzt zu bleiben – und zwar mit allen Sinnen. Es ist möglich – aber auch sehr anstrengend. Sobald man die Innenperspektive aufgibt oder verliert, kann auch das Gefühl für „satt" wieder verloren gehen. Der Selbstversuch ermöglichte einige individuell interessante Erkenntnisse über „wahren Hunger" und ein „sich sättigen" durch Präsenz im Augenblick.

3.5.2 Appetenz

Kurt Laederach

Unter Appetenz wird in der Instinktlehre zweckgerichtetes Verhalten höherer Organismen verstanden, welches aktiv eine ganz bestimmte Reizsituation anstrebt, die ihrerseits einen angeborenen Mechanismus zur Bedürfnisbefriedigung in Gang setzt. Die subjektiv als unangenehm empfundene Reizsituation „Hunger" führt in der Appetenzphase zur Suche nach Nahrung. Bei Erfolg mündet diese in die Endhandlung, die Konsumation: Der biologische Sinn ist dann erfüllt, der Hunger gesättigt bzw. die Bedürfnisspannung herabgesetzt.

Sättigung entsteht durch ein komplexes Zusammenspiel zwischen dem Magen-Darm-Trakt und dem Zentralnervensystem. Diese grundlegenden Regulationsmechanismen werden sehr stark durch kognitive Faktoren, wie Wissen, Einstellungen und Vermutungen sowie durch sensorische Einflüsse (Aussehen, Geschmack, Geruch, Konsistenz) verändert. Eine rasche Nahrungseinnahme überspielt die Sättigungsregulation und begünstigt eine übermäßige Energieaufnahme. Hinzu kommt, dass die Empfindung des „vollen Bauchs" seit Lebensbeginn untrennbar mit dem Gefühl der mütterlichen Zuwendung und der Geborgenheit verbunden ist. Mangelt es später an diesem Geborgenheitsgefühl, so gelingt es, diese Spannung kurzfristig mit Essen abzubauen. Durch diese Mechanismen verliert das Essen seine ursprüngliche physiologische Funktion und wird mehr zu einer Bewältigungsstrategie negativer Gefühle (Klein et al., 2022). Den unwiderstehlichen Essgelüsten („food-craving") wird nachgegeben; unverhältnismäßige Mengen an Nahrungsmitteln („Binge Eating") werden aufgenommen, häufig nachts („night-eating") und in schwierigen Lebenslagen („problem eating"). Ein Sättigungsgefühl wird oft nicht mehr verspürt.

Einige Substanzen erhöhen, andere vermindern die Nahrungsaufnahme (FI), indem sie auf dorsomediale Nuklei (DMN) einwirken. Die zwei wichtigsten Neuropeptide der Appetitregulation sind das Neuropeptid Y als orexigener und das Proopiomelanocortin (POMC) als anorexigener Spieler innerhalb des Hypothalamus. Eine wichtige Zwischenfunktion übernimmt zusätzlich das Cocain-Amphetamine-Regulated-Transcript (CART), welches je nach Stoffwechselsituation entweder appetitfördernd oder hemmend einwirken kann.

Das Neuropeptid Y (NPY) ist eines der potentesten orexigenen Peptide im Gehirn. Es stimuliert die Nahrungsaufnahme mit vorwiegender Stimulation der Kohlenhydrateinnahme. Es verkürzt die Latenz des Akts der Nahrungsaufnahme, erhöht die Motivation zu Essen und verzögert das Auftreten des Sättigungsgefühls durch Stimulation der Essgeschwindigkeit. Diese Funktionen werden durch zwei Rezeptoren, die Y1 und Y5 Typen, ermöglicht. Der Hauptteil des NPY-Systems ist im Hypothalamus lokalisiert. Dazu gehören der Nucleus arcuatus (ARC) wo NPY synthetisiert wird und die paraventrikularen (PVN), dorsomedialen (DMN) und ventromedialen (VMN) Kerne und perifornikale Region, wo das NPY einwirkt. Diese Funktionen werden durch den Hirnstamm (mit den Kernen des autonomen Nervensystems) und das limbische System moduliert. Hier spielen die Regulation von Nahrungssuche/-aufnahme und Restriktion eine wichtige Rolle. Auch der Einfluss auf die gesuchte Nahrungszusammensetzung ist nachweisbar, z.B. mehr fettig oder kohlenhydratlastige Nahrung.

Beck (2006) beschreibt, wie die Nahrungsaufnahme und -auswahl durch spezifische Hirnareale und Neurotransmitter beeinflusst wird. Die Modulation findet im Stammhirn und in den limbischen Strukturen statt. Sie ist abhängig von der Energieverfügbarkeit, z.B. Hochregulierung bei Nahrungsentzug oder -einschränkung und Rückkehr zum Ausgangswert bei erneuter Nahrungsaufnahme. Der Leptin-Signalweg und die Glukoseerfassung, die direkt mit der Art der Ernährung zusammenhängen, sind die wichtigsten Faktoren, die an seiner Regulierung beteiligt sind. Das Fehlen der Leptin-Signalübertragung in Adipositasmodellen aufgrund einer Genmutation entweder auf Rezeptorebene, wie bei der Zucker-Ratte oder der db/db-Maus, oder auf Peptidebene, wie bei der ob/ob-Maus, geht mit einer erhöhten mRNA-Expression, einem erhöhten Peptidgehalt und/oder einer erhöhten Freisetzung im ARC oder PVN einher. Andere genetische Adipositasmodelle wie die Otsuka-Long-Evans-Tokushima-Fettratte, die Agouti-Maus oder die Tubby-Maus zeichnen sich durch eine verringerte NPY-Expression im ARC-Kern und durch eine signifikante Zunahme im DMN aus. Eine langfristige Exposition gegenüber fett- oder energiereichen, schmackhaften Diäten führt zur Entwicklung von Adipositas und ist mit einem Rückgang des NPY-Gehalts oder der NPY-Expression im Hypothalamus verbunden, was auf das Vorhandensein eines gegenregulierenden Mechanismus zur Verringerung der Energieaufnahme und zur Begrenzung der Adipositasentwicklung hindeutet. Andererseits ist ein überaktives NPY-System (erhöhte mRNA-Expression im ARC in Verbindung mit einer Hochregulierung der Rezeptoren) charakteristisch für Ratten- oder Nagerstämme, die für ernährungsbedingte Fettleibigkeit anfällig sind. Schließlich scheint NPY eine wichtige Rolle bei der Regulierung des Körpergewichts und der Nahrungsaufnahme zu spielen.

3.5.3 Unterschiede zwischen Hunger und Appetit

Kurt Laederach

Die Differenzierung zwischen Hunger, Lust auf Essen, Appetit oder gar körperlichen Symptomen wie Magengrimmen u.a. ist grundsätzlich nicht so evident, wie man vorweg vermuten könnte. Natürlich gibt es dazu wissenschaftliche Definitionen, welche sich allerdings eher für Studienzwecke als für die klinische Praxis verwenden lassen. So wird Hunger grundsätzlich als physiologische Erklärung definiert, indem dieser als Empfindung beschrieben wird, die auftritt, wenn ein bestimmtes Glycogenniveau in der Leber unterschritten wird. Das in der Regel unangenehme Gefühl selbst entsteht im Hypothalamus und wird durch Rezeptoren in Leber und Magen ausgelöst. Dagegen unterscheidet sich die psycho-physiologische Definition deutlich. Sie beschreibt Hunger als unangenehmes, teils schmerzhaftes Gefühl in der Magengegend bei längerer Zeit ohne Nahrungsaufnahme, welches oft lediglich temporär auftritt. Der Begriff Appetit wird in erster Linie als psychischer Zustand beschrieben, der sich durch lustvoll geprägtes Verlangen, etwas (oft

Bestimmtes) zu essen, auszeichnet. Appetit kann auch gleichzeitig auf andere lustvolle Empfindungen ausgerichtet sein. Schwerlich davon abzugrenzen ist die Lust (aufs Essen oder bestimmte Nahrungsmittel), welche als besonders intensive und angenehme Empfindung beschrieben wird, die sich entweder in geistiger (Ästhetik, Erfolgserlebnis) oder körperlicher (Orgasmus, Entspannung) Art äußert. Alle diese Eingrenzungen haben allerdings klinisch kaum eine hinreichende Bedeutung, um patient*innenspezifisch die Gründe für (übermäßiges) Essen zu verstehen. Es geht dabei wohl eher darum, dass sich der Therapeut darum bemühen sollte, die individuelle Ausprägung der Nahrungsvorlieben und motivationalen Elemente des Essaktes zu erfassen. Erst ein vertieftes Verständnis kann Hinweise auf mögliche therapeutische Interventionsstrategien geben.

3.5.4 Psychophysiologische und somatische Einflussfaktoren auf das Essverhalten

Kurt Laederach

Nicht nur psychologische, soziale und kulturelle Faktoren beeinflussen unser Essverhalten, sondern auch biologische Mechanismen. Adipogene Polypeptide, welche die Differenzierung von Fibroblasten zu Adipozyten anregen, spielen neben den hormonellen, medikamentösen und genetischen Faktoren eine wichtige Rolle. Über einen komplexen physiologischen Steuerungsmechanismus werden Empfindungen wie Hunger und Sättigung bestimmt (Langhans, 2001, 2003). Das Zusammenspiel dieser psychosozialen und biologischen Faktoren machen die Nahrungsaufnahme und das Essverhalten zu einem hoch komplexen und dynamischen Vorgang, der über verschiedene Rückkopplungsprozesse dazu führt, dass die tägliche Energieaufnahme äußerst variabel sein kann. Betrachtet man diese jedoch über längere Zeit, so ist die Energieaufnahme (energy intake) kumulativ gesehen mit dem so genannten Energieverbrauch (energy expenditure) in einer Balance (Edholm, 1977).

3.5.5 Neuropsychologische Einflüsse von Emotionen auf das Essverhalten

Kurt Laederach

Neuropsychologische Studien weisen darauf hin, dass Depressionen im Zusammenhang mit morbider Adipositas oder einer anamnestischen Adipositasproblematik häufiger auftreten (Carpiniello et al., 2009; Coryell et al., 2016; Tronieri et al., 2017). Auch scheint ein Zusammenhang zwischen Adipositas einerseits und erhöhter Ärgerbereitschaft bzw. Feindseligkeit (Laederach-Hofmann et al., 2002) andererseits zu bestehen. So wird „Binge Eating" vermehrt von negativen emotionalen Zuständen wie Ängstlichkeit, Depression und vermindertem Selbstwertgefühl begleitet. Letztere gelten als unabhängige psychologische kardiovaskuläre Risikofaktoren. Im Vergleich von Bewältigungsstrategien entwickeln Übergewichtige außerdem vermehrt emotionsfokussierte und wenig handlungsorientierte Strategien. Neurokognitive Defizite, wie beispielsweise verminderte Lernfähigkeit und Gedächtnisstörungen, konnten hingegen nur bei zusätzlichem Schlaf-Apnoe-Syndrom festgestellt werden (Ribeiro et al., 2021). Man fand eine verminderte sympathische und parasympathische Aktivität kombiniert mit einer reduzierten Barorezeptorsensitivität und einer verminderten Cortisolsekretion unter Stress (van Eyck et al., 2016). Außerdem ist die Tendenz zur Sucht und verminderter Autonomie bei den übergewichtigen Persönlichkeiten ausgeprägter als beiden Normalgewichtigen.

Als Fazit kann man anfügen, dass die Grenzen zwischen Vorlieben und Abhängigkeiten fließend sind und dabei inter-individuelle Unterschiede sehr wichtig sind. Alle Menschen sind Teil des „ungesunden Systems" der Nahrungsverfügbarkeit, welche teils konditioniert ist. So profitieren die Nahrungsmittelindustrie, teils auch die Medizin und letztlich die Politik von der genetischen und epigenetischen Konditionierung unseres Essverhaltens. Die Adipositas ist somit das Endergebnis der Wechselwirkung zwischen obesogener Umwelt und individueller Vulnerabilität.

Dieser Umstand hat zur neuen Disziplin der sog. evolutionären Medizin geführt (Collins, 2007). Collins beschreibt darin, dass unsere moderne Sichtweise von Krankheit und Gesundheitsfürsorge möglicherweise fehlerhaft ist. Der moderne Lebensstil und bestimmte Gesundheitsparadigmen (am Beispiel des Schlaganfalls) stehen möglicherweise im Widerspruch zu unserem paläolithischen Genom. Die Ernährungsgewohnheiten der verbliebenen Jäger- und Sammlergemeinschaften verdienen in dieser Hinsicht Aufmerksamkeit und Untersuchungen. Unser Stoffwechsel, unsere Physiologie und unser Genom sind daher auf das Überleben unter bestimmten Umweltparametern ausgerichtet. Mit dem Aufkommen der Landwirtschaft vor fast 11000 Jahren änderten sich diese Parameter. Die Lebensweise unserer Vorfahren wandelte sich von wandernden Jägern und Sammlern zu sesshaften Konsumenten, die mehr konsumierten, als sie zum Überleben brauchten. Es gilt also, so viel wie möglich über Ernährung, Bewegung und natürliche Medizin von den letzten Menschen zu lernen, die einen Lebensstil führen, der unserem natürlichen Zustand am nächsten kommt, wie beispielsweise derjenige der Jäger und Sammler des Regenwalds im Amazonasgebiet.

3.5.6 Grundlagen der metabolischen Physiologie

Kurt Laederach

Für die Homöostase von Anabolismus (Substanzaufbau) und Katabolismus (Substanzabbau) ist eine Regulation der Nahrungsaufnahme notwendig. Der Zellstoffwechsel steht kontinuierlich unter dem Einfluss hormoneller und zentralnervöser Regulation und ist so von der Funktion endokriner Drüsen bzw. des vegetativen Nervensystems abhängig. Die Hormone des Nebennierenmarks (Noradrenalin und Adrenalin) und der Schilddrüse (Thyroxin) beeinflussen Energieproduktion und Stoffwechselumsatz. Die nervalen „Zentren" für die Nahrungsregulation (Hunger) liegen gemeinsam mit den Zentren für die Temperaturregulation und für die Regulation des Salz- und Wasserhaushalts (Durst) im vorderen Bereich des Hypothalamus. Dieser Bereich ist auch maßgeblich an der trophotropen, parasympathischen Funktionseinstellung des Organismus beteiligt. Enge Verbindungen zu übergeordneten Strukturen, dem Limbischen System (u.a. Entstehungsort der Emotionen), vermittelt bewussten Antrieb (Lust) beim Essen und beeinflusst die Nahrungsaufnahme durch Geruch und Geschmack der Speisen (Qualität). Verbindungen zu nervalen Strukturen wie Pons und Medulla oblongata (Zentren für Nahrungsaufnahme, Verdauung, Kauen, Niesen, Husten sowie der Atmung- und Herz-Kreislaufregulation) schließen diesen komplexen Regulationsmechanismus.

Holt (1993) beschreibt, welche Sportarten wie viele Kalorien verbrennen. Es ist klar, dass für jemand, der regelmäßig Sport treibt, auch die Ernährung genau analysiert werden muss. So gibt es diesbezüglich Empfehlungen, dass zu einer ausgewogenen Ernährung, im Besonderen vor sportlichen Höchstleistungen, der Verteilschlüssel der Nahrungsbestandteile anders sein muss als für einen Nicht-Sportler. Holt empfiehlt für Sportler sich zu 60 Prozent aus Kohlenhydraten, zu 15 Prozent aus Eiweißen und zu 25 Prozent aus Fett zu ernähren. Selbstverständlich ist auch die ausreichende Zufuhr von Mineralstoffen und Flüssigkeit wichtig. Als Schätzung des Kalorienbedarfs dienen die **Tabellen 3-1** und **3-2**.

Bunney et al. (2017) beschreiben in ihrer Publikation wie sich der Energieverbrauch zusammensetzt: aus Aktivität des Grundumsatzes

Tabelle 3-1: Tägliche Bewegungsaktivitäten und Kalorienverbrauch (in kcal pro Stunde!) (Holt, 1993, S. 1757)

Sitzen, Fernsehen, PC-Arbeit	100
Stehen	140
Betten machen	135
Hausarbeit	150 bis 250
Spazieren	210
Blätter zusammen wischen	225
Rasenmähen (mit mot. od. elektr. Mäher)	250
Rasenmähen (Handmäher zum Stossen)	300–400
Gartenarbeit	300–450

Tabelle 3-2: Sportliche Aktivitäten (sog. exercise activity thermogenesis, EAT) (Holt, 1993, S. 1757)

Spazieren	120–150
Gehen (ebenwegs)	300
Rasches Gehen (ebenwegs)	360
Schnelles Gehen	420–480
Treppensteigen (herunter)	425
Treppensteigen (hinauf)	600–1080
Wandern (bergab)	240
Wandern (bergauf)	480–900
Fahrradfahren (10 km/h)	240
Fahrradfahren (15 km/h)	300
Fahrradfahren (20 km/h)	420
Fahrradfahren (30 km/h)	660
Badminton spielen	350
Tanzen	350
Kegeln, Bowlen	400
Schwimmen (gemütlich)	260–500
Schwimmen (rasch)	360–750
Tennis	360
Volley Ball (zum Vergnügen)	300
Geräteturnen	600
Softball	280–400
Golfen (mit Cart)	240
Golfen (mit Bag)	300
Joggen	600–750

Tabelle 3-2: Fortsetzung

Rennen	870–1020
Sprinten	1130–1285
Skaten (Rollerskaten oder Eislaufen)	420
Skaten (rasch)	700
Skifahren (Abfahrt)	500–600
Langlaufen	560–1020
Basketball	360–660
Rudern	840

(Wärmeproduktion und Erhalt der körperlichen Funktionen), der spontanen Aktivität, der sog. non-exercise activity thermogenesis (NEAT, dies ist die Bewegungsaktivität, die ausschließlich aus der unwillkürlichen Aktivität besteht) und natürlich auch noch (betragsmäßig zum geringeren Teil) aus der sportlichen Aktivität (sog. Exercise-Activity Thermogenesis). Das Neuropeptid Orexin (genauer Orexin A; Synonym Hypokretin 1) ist ein wichtiger Motor der NEAT. Die Orexin-Aktivität wiederum kann durch verschiedene Einflüsse verändert werden (Kotz & Levine, 2005; Novak et al., 2006). Eine Studie hat beispielsweise nachweisen können, dass Neuroleptika durch die Stimulation der Orexin-Neuronen im Hypothalamus die NEAT vermindert. Dies klingt widersprüchlich, ist jedoch sehr wahrscheinlich darauf zurückzuführen, dass Neuroleptika die Rezeptoraktivität des Orexins gleichzeitig vermindern (Butterick et al., 2013; Kiang et al., 2003). Auch ist bekannt, dass eine Diät mit einem hohen Anteil an Fettsäuren zur Verminderung der Orexin-Aktivität führt und damit die NEAT vermindern. Durch bestimmte Medikamente kann die Orexin-Aktivität jedoch auch gesteigert werden.

3.5.7 Hormone, Medikamente und Nahrungseinnahme sowie Geschmackspräferenz

Kurt Laederach

In letzter Zeit sind neuere Grundlagenforschungen durchgeführt worden, welche die Darm-Hirn Kommunikation in einem neuen Licht erscheinen lassen. Die daraus abgeleiteten Hypothesen im Zusammenhang mit der Wirkung von endogenen hormonähnlichen Eiweißen (z.B. GLP-1, Insulin, Ghrelin, Leptin) und Medikamenten (besonders von Inkretinen, bzw. GLP-1 Agonisten) auf Nahrungspräferenzen und Wechselwirkungen zwischen Intestinum und Gehirn ermöglichen bessere Einsichten in das Funktionieren von Diäten bei adipösen Patient*innen. Das Glucagon-like Peptid (GLP-1) ist ein physiologischer Regulator des Appetits und der Nahrungsaufnahme. Die als Medikamente zugelassenen sog. GLP-1-Agonisten führen zu einer Aufnahme der Analoga in bestimmten Hirnregionen, welche mit der Appetitregulierung assoziiert sind. Alle diese Agonisten führen zu einer spezifischen Aktivierung von GLP-1R und damit zu einem Anstieg der Sättigungssignale (POMC, Proopiomelanocortin) und einer Abnahme der Hungersignale (AgP, Agouti-related Protein). Diese Wirkungen führen dazu, dass damit das Körpergewicht reduziert werden kann (Millington, 2007). Eine neuere Publikation aus der Universität Genf (Coppin et al., 2023) konnte so den Zusammenhang zwischen Motivation bei normalgewichtigen und adipösen Patienten unter Zugabe von Liraglutide (einem GLP-1 Agonisten) zeigen. Die Gruppe fand heraus, dass zum einen die Hirnareale für Nahrungsvorlieben im Bereich des Hypothalamus und Hirnstamm liegen und sich bezüglich f-MRI Aktivität zwischen adipösen und normalgewichtigen Patient*innen unterscheiden, indem adipöse Patienten geringere Unterschiede in der Qualität „Vorliebe (liking)" zeigen, was schlussendlich zur einer geringeren Motivation Gewicht abzunehmen führt. Werden den adipösen Patienten jedoch GLP-1-Agonisten zugeführt, so kann dieser Unterschied der Vorlieben zu Normalgewichtigen nahezu vollständig aufgehoben werden. Interessant ist zudem, dass diese Funktionsänderungen sich in der autonomen Aktivität niederschlagen, indem die vagale (high-frequency) mit der Aktivität des Dopamins im Nucleus accumbens (dem Zentrum der Motivation) zusammenhängt. Diese ist bekanntlich bei adipösen Patient*innen vermindert (Laederach-Hofmann et al., 2000, 2002).

Bereits um die Jahrhundertwende haben sich andere Forscher der Frage angenommen, wie es dazu kommt, dass Übergewichtige es so schwierig haben, Gewicht zu verlieren (und dieses unten zu halten). Neben den oben erwähnten soziokulturellen spielen auch epigenetische Ursachen eine große Rolle. Wir selbst haben dies in zwei Studien nachweisen können (Bütikofer et al., 2021; Vergères et al., 2012), indem wir periphere Parameter (Serumanalysen) durchführten.

Nun gibt es seit kurzem Hinweise darauf, dass nicht nur eine periphere, sondern eine zentrale Insulinresistenz betreffend der Nahrungseinnahme und der Motivation zur Gewichtsreduktion eine große Rolle spielen. So fanden Kullmann und Autorenteam (2016) einen wichtigen Zusammenhang zwischen Insulinresistenz des Gehirns und der Lernfähigkeit, beispielsweise mit den Vorlieben in Bezug auf bestimmte Nahrungsmittel anders umzugehen. Die Vorliebe für die Kombination von Fetten und Kohlenhydrate, welche bei adipösen Patienten ausgeprägter zu sein scheint, könnte mit Unterschieden in der Zusammensetzung der Muttermilch zwischen adipösen und normgewichtigen Müttern und deren Einflüsse auf Nahrungsvorlieben der Säuglinge und dem späteren Risiko eine Adipositas zu entwickeln zusammenhängen (Isganaitis et al., 2019).

Die nachfolgende **Tabelle 3-3** zeigt auf, welche Hirnregionen für bestimmte psychophysiologische Parameter aktiviert werden. Wichtig dabei ist der Umstand, dass sämtliche Vorlieben, Motivationen und Handlungen letztlich in denjenigen Hirnregionen liegen, welche der willkürlichen Kontrolle nicht direkt zugänglich sind. Das frühere Paradigma, dass adipöse Patient*innen willensschwach seien, ist damit klar widerlegt!

Die Tatsache, dass diese Hirnregionen durch unterschiedliche Insulinsensitivitäten empfindlicher oder resistenter reagieren, kann die Unterschiede in Motivation und Erfolg der Gewichtsreduktion bei adipösen verglichen zu normalgewichtigen Personen erklären.

Zu beachten ist, dass die kortikalen Funktionen wie Motivation und Inhibition zum Neokortex, die übrigen Funktionen zum Paläokortex gehören, welch letzterer für die automatisierten Aktionen verantwortlich ist, welche durch willentliche Kontrolle nur wenig beeinflussbar sind. Für diese erfolgt die sog. Prägung wahrscheinlich bereits intrauterin und nach Geburt innerhalb der ersten drei bis fünf Lebensjahre (Liotto et al., 2009; Wu et al., 2013).

Tabelle 3-3: Anatomische Lokalisation wichtiger Hirnfunktionen und deren Abhängigkeit von der zentralen Insulinsensitivität (Eigendarstellung)

Psychophysiologische Funktion	Lokalisation	Einfluss auf die Funktion in Abhängigkeit der Insulinsensitivität
Motivation, kognitive Funktionen wie Kontrolle des Essens, Entscheidungsfunktion	Orbitofrontalerkortex Anteriorer cingulärer Kortex	Bei der durch Adipositas bedingten Insulinresistenz besonders betroffen
Inhibition, einschliesslich Hemmung des Essdrangs	Lateraler präfrontaler Kortex	Verminderung der Funktion durch zerebrale Insulinresistenz
Gedächtnis, Erinnerungsfunktionen	Hippokampus	Zumeist bei Adipositas beeinträchtigt
Belohnungszentrum, einschließlich durch Essen	Striatum	Bei der durch Adipositas bedingten Insulinresistenz besonders betroffen
Sensorische Wahrnehmung von Geruch, Geschmack und Aussehen	Kortikale Inselregion	Beeinträchtigt bei zentraler Insulinresistenz, oft verbunden mit peripherer Insulinresistenz bei Adipositas und Prä-Diabetes
Aufmerksamkeit, visuelle Aufmerksamkeit, Stimulation durch sog. „food-cues“	Gyrus Fusiformis	Verminderung der Funktion durch zerebrale Insulinresistenz wie diese häufig bei Adipositas vorkommt
Homöostase mit Kontrolle des Flüssigkeits- und Salzhaushalts sowie des Kalorienbedarfs	Hypothalamus	Oft auch „Nutrostat“ in Anlehnung an die Temperaturregulation (Thermostat) genannt.

3.5.8 Einfluss von Nahrungsbestandteilen auf spezifische Hirnfunktionen

Kurt Laederach

Eine derzeit hitzig geführte Diskussion betrifft die Supplementation von Nahrungsbestandteilen zur Veränderung von Stimmung, Emotion und Affektivität. Erwähnenswert sind dabei Studien, die in definierten Populationen nach Änderungen dieser Funktionen unter der kontrollierten Einnahme von PUFA (polyunsaturated fatty acids, z. B. Omega-3-Fettsäuren) gesucht haben (Buydens-Branchey & Branchey, 2008; Carrie et al., 2002; Sanchez-Villegas et al., 2007). Netto scheint ein Effekt vorhanden zu sein, möglicherweise ist er jedoch bei Normalpersonen so gering, dass er im Gegensatz zu psychisch Erkrankten (z. B. Patient*innen mit Schizophrenie) keine wesentlichen Effekte zu haben scheint (Rogers et al., 2008). Bei bestimmten Krankheiten wie Demenz oder bipolarer Störung oder bei unspezifischen Schlafstörungen scheint für Supplemente wie Tryptophan, DHA oder andere eine Verbesserung von Kognition und Emotionalität belegbar (Arteaga-Henríquez et al., 2020; Ciappolino et al., 2020; Mohajeri et al., 2015; Scholey et al., 2017). Andere Zugaben, z. B. Catechine oder Flavonoide zur Modulation bestimmter Körperfunktionen wie Immunsystem, Befindlichkeit oder emotionale Stabilität sind ebenfalls umstritten bzw. unklar (Firuzi et al., 2011).

3.5.9 Genetische Grundlagen für das Verständnis der Adipositas-Epidemie

Kurt Laederach

Die „thrifty gene hypothesis", im Detail beschrieben durch O'Dea (1995) meint, dass unsere Vorfahren teleologisch-gesehen hochgradig angepasste Jäger und Sammler waren. In der jüngeren Geschichte hat sich die Umwelt, in der wir leben drastisch verändert und die Menschen sind einer Umgebung ausgesetzt, für welche der Genotyp des Jägers und Sammlers nicht geeignet ist.

Mit der **Abbildung 3-2** zeigen Zimmet und Thomas (2003), dass der westliche Lebensstil durch wenig körperliche Arbeit und vermehrtem passivem Herumsitzen geprägt ist. Zusätzlich wurde einem sparsamen Genotyp der Konsum von Nahrungsmitteln mit hohem Kaloriengehalt aufgezwungen, was zu der derzeitigen weltweiten Epidemie von Fettleibigkeit, Typ-2-Diabetes und dem Metabolischen Syndrom geführt haben soll. Diese Epidemie hat zur Folge, dass Herz-Kreislauf-Erkrankungen zu einem globalen Gesundheitsproblem wurden, das sich insbesondere auch auf die Entwicklungsländer auswirkt. Es wäre deshalb eine globale Strategie erforderlich, die kultursensibel, integriert und multidisziplinär konfiguriert werden und individuelle ebenso wie gemeinschaftliche Maßnahmen umfassen müsste.

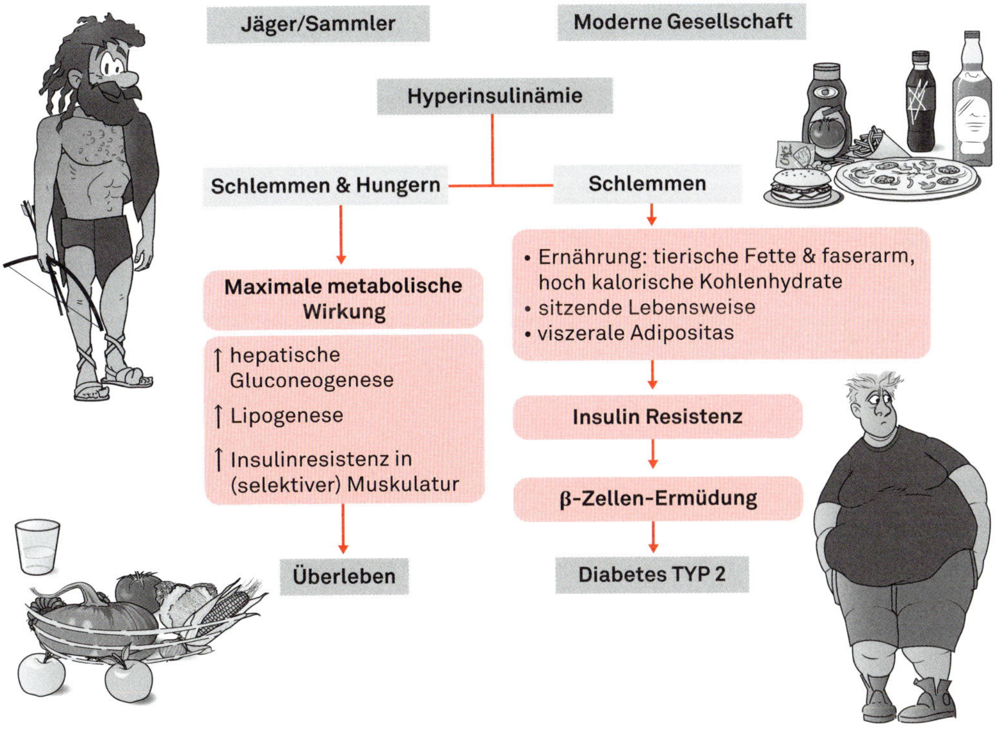

Abbildung 3-2: Menschen haben sich mit Genen entwickelt – Gene, die eine erhöhte Fettspeicherung bedingen, was in Zeiten des Hungers einen Überlebensvorteil darstellt, aber in einer modernen Umgebung zu Fettleibigkeit und Typ-2-Diabetes führt. Dieser Genotyp war für das Überleben notwendig, weil es im Laufe der Geschichte nie eine lange Periode ununterbrochenen Überfluss an Nahrung gab, während Hungersnöte regelmäßig und häufig waren (Quelle: Zimmet & Thomas, 2003, S. 117).

3.5.10 Hormonelle Steuerung

Kurt Laederach

Studien zu Hirnläsionen und Hirnstimulationen in den letzten Jahren konnten zeigen, dass der Hypothalamus unter anderem die Funktion eines zentralen Kontrollzentrums für das Essverhalten und das Körpergewicht haben muss (Berrios et al., 2021; Sayers et al., 2022). Die Verknüpfungen der Peripherie mit dem Gehirn als zentraler Koordinator und Transformator (Broberger, 2005) ist in der **Abbildung 3-3** schematisch dargestellt. Zur Aufrechterhaltung der beschriebenen Homöostase verwendet das Gehirn die Informationen aus dem metabolischen Zustand des Körpers. Dies erfolgt einerseits über hormonelle Signale, welche die Verfügbarkeit und den Bedarf von metabolischem „Brennstoff" erfassen. Seit Jahrzehnten untersuchen verschiedene Forschungsgruppen auf der Welt diese Mechanismen. In Tierexperimenten untersuchten unter anderem Gibbs et al. (1973) diesen physiologischen Mechanismus

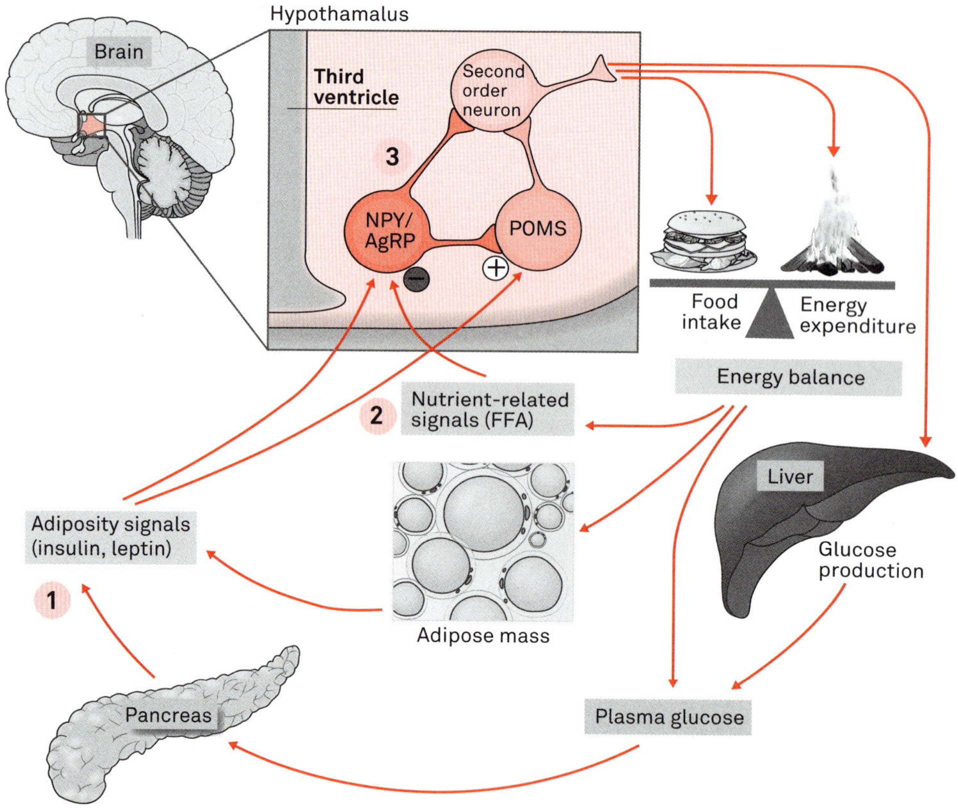

Abbildung 3-3: Neurozentrisches Modell, das die Stellen zeigt, an denen Defekte in der negativen Rückkopplungsregulierung des Energiehaushalts Energiebilanz und der Glukoseproduktion zu Gewichtszunahme und Insulinresistenz führen. Defekte in der Sekretion von Insulin oder Leptin (1), in der hypothalamischen Wahrnehmung von adipositas- oder nährstoffbezogenen Signalen (2) oder in dem neuronalen Ansprechen auf diese Signale (3) prädisponieren sowohl für eine positive Energiebilanz als auch für eine erhöhte Glukose-Produktion. Bleibt dies so, führt dies zu einer pathologischen Gewichtszunahme und Insulinresistenz (Quelle: Schwartz & Porte, 2005, S. 377).

des Sättigungsgefühles. Aufgrund ihrer Resultate vertraten sie die Theorie, dass während der Nahrungszufuhr Signale in Form von Peptiden generiert würden, welche im gastrointestinalen Trakt sezerniert und das Sättigungsgefühl generieren würden, sodass ein weiteres Füttern oder Essen verhindert werde. Diese Neuropeptide gelten auch heute noch als Informationsträger im System der Energie-Homöostase, indem die Signale an verschiedenen Rezeptoren unterschiedliche Effekte hervorrufen können. Während in den 80er und 90er Jahren vor allem Tierexperimente zum besseren Verständnis der Regulation von Hunger und Sättigung geführt haben, so wurden ab 2000 und besonders in den 2010er Jahren dank der neuen Möglichkeiten des genetischen „Fingerprintings" und der spezifischen Analyse der hirnaktiven Hormone des Essverhaltens beim Menschen entdeckt, die auch zukünftig in der Entwicklung von Medikamenten zur Regulation des Essverhaltens eine große Rolle spielen werden. Um einige wichtige Mechanismen zu erwähnen, wobei aus Platzgründen keine vollständige Übersicht möglich ist, seien nachfolgend etliche interessante Ansätze und Theorien kurz erläutert.

Die zwei neuronalen Systeme im Nucleus arcuatus (Arc) sind zum einen das Agouti-related Peptid (AgrP) und das Proopiomelanocortin (POMC). Während das POMC zur verminderten Nahrungsaufnahme und erhöhtem Energieverbrauch führt, hat das AgRP genau gegenteilige Effekte. Beide werden von zirkulierenden Hormonen reguliert (Barsh & Schwartz, 2002; Schwartz & Porte, 2005).

Es gibt zu den obigen pathophysiologischen Mechanismen noch weitere, deren Bedeutung und Gewichtung innerhalb der Regulationssysteme jedoch noch weiter erforscht werden müssen. Außerdem sind in jedem Fall auch höhere Hirnzentren in die Regulation von Hunger und Appetit eingebunden. Im derzeitigen Focus liegen auch epigenetische Veränderungen, welche direkt durch die Art der Nahrung induziert werden. Wir haben dazu selber Forschungsarbeiten verfasst, in welcher wir nachweisen konnten, wie unterschiedlich die angeschalteten Gene sich bei normalgewichtigen und adipösen Patient*innen darstellen, in Abhängigkeit der eingenommenen Kalorienzahl (Bütikofer et al., 2021; Vergères et al., 2012)

Broberger (2005) beschrieb erstmals ausführlich, wie man sich die hormonelle Regulation der Nahrungsaufnahme vorstellen kann. Die Integration in höheren Hirnregionen bestimmt die zentrale Reaktion auf Veränderungen im peripheren Stoffwechselzustand. Die schematische Darstellung in **Abbildung 3-4** zeigt die Verbindungen zwischen den Hirnregionen, die für die Koordinierung des somato-motorischen (d. h. Nahrungsaufnahme), autonomen und endokrinen Nahrungsaufnahmeverhaltens verantwortlich sind (die beiden letzteren regulieren den Energieverbrauch). Zusammen machen diese das motivierte Nahrungsaufnahmeverhalten aus, mit dem das Nervensystem Ernährungsherausforderungen bewältigt. Die antagonistischen orexigenen NPY- und anorexigenen POMC-Neuronen im Arc projizieren auf parallelen Pfaden zu zahlreichen subkortikalen Kernen des Gehirns, darunter der Kern der Stria-Terminals (BST), das mediale präoptische Areal (MPO), der paraventrikuläre Nukleus des Thalamus (PVT), sowie mehrere hypothalamische Kerne, wie z. B. den dorsomedialen Nukleus (DMH), die Amygdala (Amgdl), das serotoninhaltige System in den Raphe-Kernen, der periaquäduktalen grauen Zone (PAG) und dem parabrachialen Kern (PBN). Eine Projektion zu Neuronen, die Melanokortikotropes Hormon (MCH) oder Hypocretin (Hcrt) exprimieren, im lateralen hypothalamischen Areal (LHA) bietet einen indirekten Weg zur Großhirnrinde für Stoffwechselsignale, die über den Arc weitergeleitet werden. Der Kortex wiederum projiziert wiederum stark auf das LHA und andere Regionen, die die Nahrungsaufnahme regulieren. Darüber hinaus erhält der LHA auch einen hemmenden Input von der Schale des Nucleus accumbens (AcbSh), der wiederum durch prominente erregende Eingänge aus dem präfrontalen Kortex (PFCx) moduliert wird.

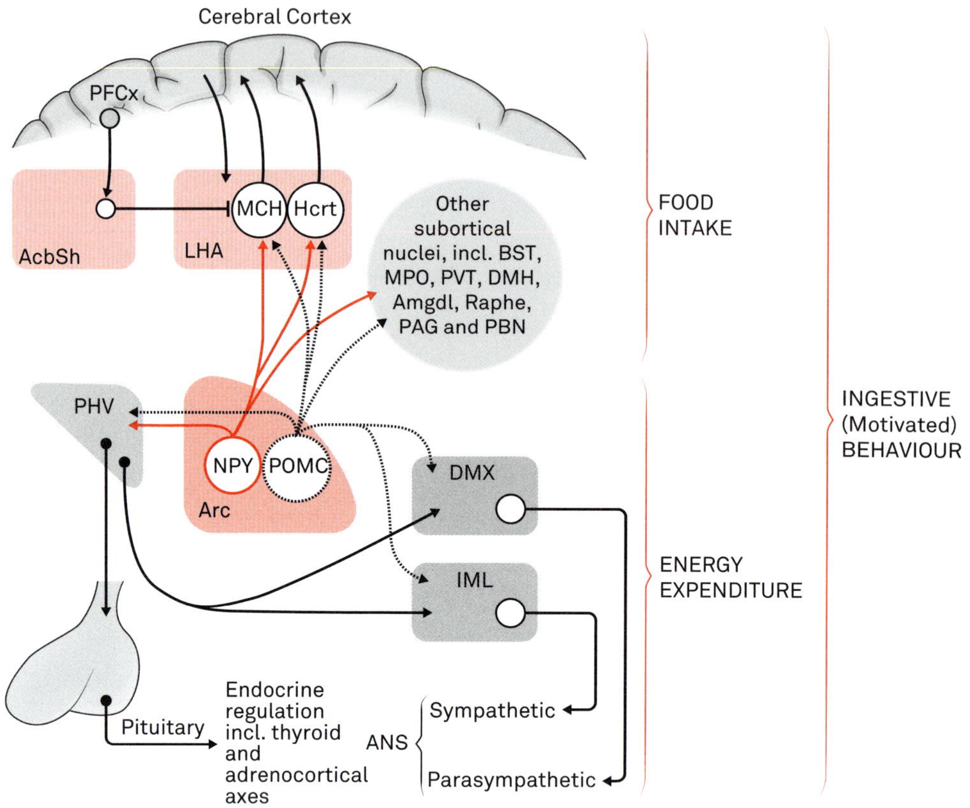

Abbildung 3-4: Schematische Darstellung der Verbindungen zwischen den Gehirnregionen, die für die Koordinierung des somato-motorischen (d. h. Nahrungsaufnahme), autonomen und endokrinen Nahrungsaufnahmeverhaltens verantwortlich sind (die beiden letzteren regulieren den Energieverbrauch). Sie machen zusammen das motivationale Verhalten der Nahrungsaufnahme aus.
Abkürzungen zu Abb 3-4: AcbSh = Nucleus accumbens, Arc = Nucleus arcuatus, LHA = lateraler Hypothalamus, PFCx = präfrontaler Cortex, DMX = dorsolateraler motorischer Vaguskern, IML = intermediolateraler Sympathikuskern, MPO = Area praeoptika medialis, BST = Striae nuclei terminalis, PAG = periaquaeduktales Grau, PBN = parabrachialer Kern, MCH = Melanokortikotropes Hormon, Hcrt = Hypocretin (Orexine) (Quelle: Broberger, 2005, S. 309)

Somit ist der LHA in der Lage, sowohl homöostatische als auch belohnungsbezogene Signale in die Steuerung der Nahrungsaufnahme zu integrieren. Der Energieverbrauch wird über Ausgänge vom Arc zu neuroendokrinen Neuronen im paraventrikulären Hypothalamuskern (PVH) moduliert, die die Freisetzung von z. B. Thyreotropin-Releasing-Hormon (TRH) und adrenocorticotropem Hormon aus der Hypophyse steuern. Der Energieverbrauch wird auch durch Projektionen von POMC-Neuronen im Arc und absteigende Bahnen vom PVH zu autonomen präganglionären Neuronen z. B. im dorsalen motorischen Vaguskern (DMX; Parasympathikus) und in der intermediolateralen Zellsäule des Rückenmarks (IML; Sympathikus) reguliert. Es ist zu beachten, dass aufsteigende Projektionen aus dem Hirnstamm, die parallel wichtige Stoffwechselinputs zum Gehirn liefern, nicht in die Abbildung aufgenommen wurden.

3.5.10.1 Insulin und Leptin

Schwartz und Autorenteam (2000) erachteten in ihrer Überblicksarbeit das Modell der Neuropeptide Y und Proopiomelanocortin aufgrund des damaligen Forschungsstandes für die Erklärung der Kontrollfähigkeit der Energieaufnahme während den individuellen Mahlzeiten als insuffizient und deshalb nicht mehr haltbar. Die Beziehung der beiden Neuropeptide des Nucleus arcuatus sei, so wisse man heute, durch einen weiteren Gegenregulationsmechanismus determiniert. Diese Gegenregulation finde über die Hormone Leptin und Insulin (siehe Abbildung 3-3, S. 98, Neuropeptide in der Kontrolle der Energiehomöostase) statt, indem bei einem metabolischen Überfluss die Sekretion des Neuropeptid Y gebremst und die des Proopiomelanocortins dadurch erhöht werde (Broberger, 2005).

3.5.10.2 Insulin

Das Hormon Insulin wird im Pankreas produziert und gilt als zentraler Regulator für den Glukosehaushalt. Insulin dringt über den Kreislauf (Baura et al., 1993) via Blut-Hirnschranke ins Gehirn ein und führt dort zu einer Verringerung der Nahrungsaufnahme (Woods et al., 1979). Intracerebroventrikuläre Regulierung von Insulin reduziert die Energieaufnahme (Begg & Woods, 2012; Woods & D'Alessio, 2008) über so genannte Insulinrezeptoren am Nucleus arcuatus. Man spricht deshalb von einem zentralen Insulinsystem – im Gegensatz zum peripheren.

Die Rolle des Insulins ist jedoch noch komplizierter, da Hypoglykämie selbst aus erhöhten Insulin-Serumspiegeln resultiert und dadurch eine Nahrungsaufnahme stimuliert werden kann (Obici et al., 2002). Allerdings verursacht ein konstanter Blutzuckerspiegel (Glucose) eine Hypophagie bei gleichzeitig steigenden peripheren Insulinspiegeln (Woods et al., 1984). Zudem moduliert Insulin den peripheren Energiemetabolismus über die zentrale Inhibition der Umwandlung von Glukose in Fett (sog. Lipogenese), welche in der Leber stattfindet.

Insulin gilt daher heute als wichtiger Neuromodulator, der nicht nur im Energiehaushalt, sondern auch in den mit dem Essverhalten zusammenhängenden Kognitionen eine zentrale Rolle spielt (Gerozissis, 2003). Seit den neunziger Jahren wird der Einfluss von Insulin auf die kognitiven Funktionen wie Gedächtnis und Lernen untersucht (Guo et al., 2017; Mucellini et al., 2022; Spinelli et al., 2019). So fanden Demenzforscher beispielsweise eine deutliche Verringerung der Insulinrezeptoren bei Alzheimerpatienten. Medikamente, die zur Verringerung der Insulinresistenz und zur Erhöhung der Zahl von Insulinrezeptoren führen, wie beispielsweise GLP-1 Agonisten, steigern beim Menschen das assoziative Lernpotential (Mansur et al., 2017). Eine zentrale Rolle für Gedächtnis und Lernen spielt dabei die Hirnstruktur Hippocampus. Sie beinhaltet eine Vielzahl von Insulinrezeptoren und schüttet in depolarisiertem Zustand hohe Mengen an Insulin aus (Zhao et al., 2004; Zhou et al., 2019). Grundsätzlich sind Lernen und sich an bestimmte Essverhaltens-spezifische Informationen Erinnern seit jeher für das Überleben des Individuums von äußerster Wichtigkeit. Der Hippocampus ist in diese Erkennung oder Verwertung von Hunger- und Sättigungssignalen und den spezifischen Erinnerungen aus den oben beschriebenen Assoziationen involviert (Mucellini et al., 2017; Parsons et al., 2022). Außerdem gibt es relevante Unterschiede in der Regulation des Wachstumshormon-Spiegels (growth-hormone, GH) zwischen adipösen und normalgewichtigen Männern, indem bei ersteren durch einen erniedrigten GH-Spiegel eine zentrale Insulinresistenz vorliegt, welche dazu führt, dass die hepatische Lipolyse vermindert wird (Høgild et al., 2019). Somit haben gerade Jugendliche in der pubertären Wachstumsphase mit bereits vorbestehendem Übergewicht eine große Wahrscheinlichkeit mit einer erheblichen Gewichtszunahme, verbunden mit einer niedriger als zu erwartenden Körpergröße, einem erheblichen Gewichtsanstieg und bereits Zeichen metabolischer Veränderungen ins Erwachsenenalter überzuwechseln.

3.5.10.3 Leptin

Neben Insulin ist ein zweites, weniger bekanntes Hormon, das Leptin, zentral an der Regulation des Essverhaltens beteiligt. Leptin wurde erstmals 1994 in Tierversuchen mit autosomal rezessiven Genmutationen (sog. ob/ob Mice) bei Mäusen entdeckt und untersucht (Zhang et al., 1994). Diese Genmutationen führten zu einer Veränderung des Essverhaltens im Sinne einer Hyperphagie und damit zu einer Adipositas. Untersuchungen zu hohen Leptinspiegeln führte bei Tieren zu vermehrter Nahrungszufuhr, tiefere Leptinwerte hingegen zu einer Verminderung. Im Menschen konnten diese Befunde jedoch nicht eindeutig bestätigt werden. Die Varianz der Leptinspiegel bei den einzelnen Individuen ist bei gleichem Körpergewicht erheblich unterschiedlich. Leptin wird von Fettzellen (Adipozyten) exprimiert und sezerniert und spielt ebenso wie Insulin eine zentrale Rolle in der Kontrolle der Energie-Homöostase. Die Leptinrezeptoren sind zu einem großen Teil im paraventrikulären Hypothalamuskern und lateralen Hypothalamus lokalisiert, der die physiologischen Anpassungen während der Änderung des Energiebestandes reguliert. Dabei hat Leptin auf verschiedene neuroendokrine Systeme Einfluss, unter anderem auch auf die Hypothalamus-Hypophysen-Nebennieren-Achse, die für die Stressregulation relevant ist (Papargyri et al., 2018). Die umgekehrte Beeinflussung des Leptin- und Adiponektin-Spiegels durch die Stressachse ist ebenso klar belegt (Benedict et al., 2009).

Generell weiß man heute, dass beide Hormone (Insulin und Leptin) an der Aktivierung des Essverhaltens beteiligt sind. Beide Hormone zirkulieren im Blut mit einer Konzentration, die proportional zum Körperfettgehalt ist. Sie dringen ebenso proportional zum Plasmaspiegel ins zentrale Nervensystem ein (Baura et al., 1993; Schwartz et al., 1996). Dabei richten sich Leptin wie auch Insulin nach den zentralen Effektor- Regelmechanismen im Hypothalamus. In Studien mit Essstörungen konnte der Einfluss von Leptin bestätigt werden. So fanden Frederich et al. (2002) generell verminderte Leptinspiegel bei Bulimiker*innen. D'Amore et al. (2001) fanden spezifisch vor der Heißhungerattacke bei Bulimiker*innen und Patient*innen mit der Diagnose Binge Eating erhöhte Leptinspiegel. Dies bestätigt den Einfluss von Leptin auf die Appetitssteigerung und das zentralnervös-bedingte Auslösen des Craving-Verhaltens. Auch in Studien zu Alkoholexzessen konnte dieser Zusammenhang belegt werden. In einer Arbeit mit Patient*innen, die an saisonalen affektiven Störungen leiden fanden Cizza et al. (2005) zudem einen Zusammenhang von winterlichen Depressionen mit vermehrtem Appetit, vermehrtem Kalorienkonsum und vermehrtem Kohlenhydrat-Craving und parallel fehlender Anpassung des Plasmaleptinspiegels.

Aufgrund des heutigen Forschungsstandes ist anzunehmen, dass die hormonelle und neuroendokrine Regulation der Nahrungsaufnahme allerdings weit komplizierter ist. Neben Insulin und Leptin sowie den Peptiden NPY (Neuropeptid-Y) und POMC (Proopiomelanocortin) sind weitere Peptide identifiziert worden, welche die Energie-Homöostase mitregulieren. So gelten Orexine, wie auch das Peptid AGRP (Agouti-related peptide) oder das Ghrelin, welches vorwiegend im Fundus des Magens produziert und als eigentliches Hungerhormon definiert wird, als wesentliche Einflussfaktoren.

3.5.10.4 Neuropeptid Y (NPY) und Proopiomelanocortin (POMC)

Die beiden Neuropeptide spielen eine zentrale Rolle in der Regulation von Hunger und Sättigung. Lokalisiert sind die entsprechenden Rezeptoren im Nucleus arcuatus im mediobasalen

Teil des Hypothalamus. Die Arbeitsgruppe um Broberger (2005) entdeckte aufgrund von Befunden aus Tierexperimenten und klinischen Beobachtungen von Patienten, in welchen speziell die Läsion dieses Kerns zu Hyperphagie und Übergewicht geführt haben, diese Rezeptoren als das Kontrollorgan der Energie-Homöostase. In seiner Übersichtsarbeit beschreibt er, dass an dieser Stelle des Gehirns eine Permeabilität der Bluthirnschranke für den Austausch der Hormone bestehen würde: Hier würden vom Arcuatuskern, als einem metabolischen Sensor, alle endokrinen Informationen zu Energieverbrauch und -bedarf integriert. Dabei sind grundsätzlich zwei chemische Neuronensets zuständig, welche die Energieaufnahme und den Energieverbrauch regulieren: das Neuropeptid Y (NPY) und das Neuropeptid Proopiomelanocortin (POMC).

Tabelle 3-4: Auswahl der wichtigsten Hormone und Neuropeptide in der Gewichtsregulation (Eigendarstellung in Anlehnung an Schwartz et al., 2000).

Molekül	Regulation durch Adipositas-Signale
Orexigen (d.h. zu positiver Energiebilanz führend)	
• Neuropeptid Y (NPY)*	↓
• Agouti-related Peptide (AgRP)*	↓
• Melanocortin-stimulierendes Hormon (MCH)	↓
• Hypocretin 1 und 2/ Orexin A und B	↓
• Ghrelin	↓
• Galanin	?
• Noradrenalin	?
• Endocannabinoide (am CB-2 Rezeptor)	↓
Anorexigen (d.h. vermindert Energieaufnahme und/oder erhöht Energieumsatz)	
• Alpha-Melanocyten-stimulierendes Hormon (α-MSH)*	↑
• Corticotropin-releasing Hormone (CRH)*	↑
• Thyreotropin-releasing Hormone (TRH)*	↑
• Cocaine-Amphetamine-regulated Transcript (CART)*	↑
• Interleukin-1-beta (IL-1β)*	↑
• Urocortin*	?
• Glucagon-like Peptide 1	?
• Oxytocin	?
• Neurotensin	?
• Serotonin	?
• Adiponektin	↑

Hinweis zu Tab. 3-4: Orexigene Wirkungen beziehen sich auf Moleküle, die eine erhöhte Energieaufnahme fördern; anorexigene Wirkungen bedeuten das Gegenteil. Ein Sternchen kennzeichnet nachgewiesene, koordinierte Wirkungen auf die Nahrungsaufnahme und den Energieverbrauch, die eine Veränderung der Energiespeicher fördern; Pfeile kennzeichnen die Richtung der Wirkung, die von einem oder beiden Adipositas-Signalen, Leptin und Insulin, ausgeht. Die Fragezeichen bedeuten, dass Studien über die Einflussfaktoren entweder noch nicht vorliegen oder aber widersprüchlich sind.

Eine erhöhte Aktivierung oder Sekretion von Neuropeptiden Y führt dabei zu einer vermehrten Energieaufnahme und vermindertem Energieverbrauch. Wogegen ein erhöhter Spiegel an Proopiomelanocortin, welches in das Melanocortin-Peptid α-MSH umgewandelt wird, genau zum gegenteiligen Effekt führt. Die α-MSH beeinflussen in einem synaptischen Komplex des Hypothalamus wiederum die Melanocortin-Rezeptoren MC4-R, welche für die Aufrechterhaltung der Energie-Homöostase zuständig sind (Williams et al., 2001).

Einen Überblick über die in der Gewichtsregulation involvierten wichtigen Hormone und hormonähnlichen Substanzen zeigt die **Tabelle 3-4**.

3.5.10.5 Adipokine

Adipokine sind eine Gruppe endokrin-aktiver Proteine aus dem Fettgewebe. Leptin wurde als erstes sog. Adipokin im Jahre 1994 entdeckt. Seither wurden über hundert Adipokine beschrieben, wobei hier der Platz zu knapp ist, alle diese mit deren Funktion zu beschreiben. Wichtige Substanzen sind allerdings Adiponektin, TNF-alpha, Interleukin-6 und der Plasminogen activator inhibitor-1. Adipokine besitzen entzündungsfördernde oder -hemmende Eigenschaften und verbinden den Stoffwechsel mit dem Immunsystem und dem Gerinnungssystem. Bei Hunger nehmen entzündungshemmende Adipokine zu und entzündungsfördernde ab, bei Gewichtszunahme ist dies umgekehrt. Entzündungsfördernde Adipokine sind an der Entstehung von Diabetes mellitus Typ II, Arteriosklerose und Bluthochdruck beteiligt. Erhöhte Adiponektin-Serum-Spiegel weisen eine atherogene Wirkung durch Expression von Adhäsionsmolekülen auf. Mittels vermehrter Adhäsion von Monocyten an Endothelzellen, erhöhter Aufnahme von oxidiertem LDL-Cholesterin, vermehrter Bildung sog. Schaumzellen (=Makrophagen mit Fettliposomen) sowie Anregung der Proliferation und Migration glatter Muskelzellen wirken sie atherogen. Gleichzeitig weisen sie eine diabetogene Wirkung durch Propagation der Insulinresistenz, verminderte hepatische Fettsäureoxydation und Erhöhung der hepatischen Glukoneogenese auf.

Parrettini et al. (2020) beschreiben das Fettgewebe als ein komplexes Organ mit metabolischen und endokrinen Funktionen. Des Weiteren erfüllt dieses eine wichtige Funktion in der Thermogenese und Energiespeicherung. Zusammen mit den umgebenden Zellen wie Makrophagen und Endothelzellen produziert es eine große Menge an Molekülen und beeinflusst damit den Metabolismus. Adipokine kontrollieren die Insulinsensitivität, Lipidakkumulation in der Leber, regulieren pro- und anti-entzündliche Aktivität und schließlich auch die gonadale Funktion. Dennoch sind immer noch verschiedene Einflüsse unbekannt (Siegel-Axel & Häring, 2016).

Adiponektin ist ein spezifisches Protein des Fettgewebes, welches zu verschiedenen physiologischen Konsequenzen führt, v. a. zur Erhöhung der kardiovaskulären Morbität und Mortaliät zufolge der Erhöhung der systemischen Entzündungsaktivität – klinisch messbar mittels Bestimmung des sog. high-sensitivity C-reactive protein (hs-CRP) – welch letzteres in der Leber als Akutphasenprotein gebildet wird. Dabei hat man eine negative Korrelation zwischen BMI, Insulinresistenz und Adiponektin-Spiegeln entdeckt. Wird Adiponektin intravenös verabreicht, so führt dies zur Abnahme des viszeralen Fettgewebes, zu erhöhten freien Fettsäuren und Insulinresistenz. Gewichtsverminderung führt ebenfalls zur Erhöhung der Adiponektin-Spiegel. Wird dieses bei Mäusen intraabdominal verabreicht, so sinkt der Serumglukosespiegel und die Aktivität des sympathischen Nervensystems nimmt zu (Duntas et al., 2004). Die nachfolgende **Tabelle 3-5** zeigt die wichtigsten Adipokine und deren Wirkungen.

An einem Mausmodell und Befunden aus der Humanmedizin konnten Wueest und Team (2016) nachweisen, dass das Glykoprotein 130 der gemeinsame Signalübermittler aller Inter-

Tabelle 3-5: Zusammenstellung der wichtigsten inflammatorischen Proteine des Fettgewebes und deren systemische Wirkungen (Eigendarstellung)

Inflammatorische Proteine	Wirkungen	
Erhöhung von **Adiponektin**	Wirkt Anti-Atherogen und Anti-Diabetisch durch:	
führt zur* Verminderung des viszeralen Fettgewebes	• Abnahme der Schaumzellen • Erhöhung der Insulinsensitivität	• Vermindertes Gefäßremodeling • Abnahme der hepatischen Glukoseproduktion
Erhöhung von **Interleukin-6 (IL-6)**	Wirkt Pro-Atherogen und Pro-Diabetisch durch:	
führt zur Erhöhung des viszeralen Fettgewebes	• Erhöhung der intravaskulären Entzündungsaktivität (messbar durch hs-CRP)	• Erhöhung der Insulinresistenz
Erhöhung von **Tumornekrosefaktor-alpha (TNF-α)**	Wirkt Pro-Atherogen und Pro-Diabetisch	
führt zur Erhöhung des viszeralen Fettgewebes	Verminderte Insulinsensitivität der Adipozyten	
Erhöhung von **Plasminogen-Aktivator-Inhibitor (PAI-1)**	Wirkt Pro Atherogen	
führt zur Erhöhung des viszeralen Fettgewebes	• Erhöht thrombo-embolisches Risiko	

Hinweis zu Tabelle 3-5: * Führt zur, heißt immer auch: ist das Ergebnis der ...

leukin-6 (IL-6) -Zytokine ist. Die Glykoprotein 130 vermittelte Lipolyse des Fettgewebes fördert die Lebersteatose und Insulinresistenz. Bei fettleibigen Mäusen verringerte die Deletion von Glykoprotein 130 die basale Lipolyse und verbesserte die Fähigkeit von Insulin, die Lipolyse von mesenterialen, aber nicht von subkutanen Adipozyten zu unterdrücken. Dementsprechend war der Gehalt an freien Fettsäuren in der portalen, nicht aber in der systemischen Zirkulation von fettleibigen Knockout-Mäusen reduziert. Bemerkenswert ist, dass Adipozyten-spezifische Glykoprotein 130 Knockout-Mäuse vor einer, durch eine fettreiche Diät verursachten, hepatischen Steatose und Insulinresistenz geschützt waren. Beim Menschen korrelierte die viszerale, nicht aber die subkutane IL-6-mRNA-Expression positiv mit der Lipidakkumulation in der Leber. Die Ergebnisse zeigen, dass die IL-6-Zytokin-induzierte Lipolyse möglicherweise auf das mesenteriale Fettgewebe beschränkt ist und dass diese zur hepatischen Insulinresistenz und Steatose beiträgt. Daher könnte die Blockierung der IL-6-Zytokin-Signalübertragung in (mesenterialen) Adipozyten ein neuer Ansatz sein, um den schädlichen Fett-Leber-Crosstalk bei Fettleibigkeit abzuschwächen. In einer großen internationalen Studie untersuchten Santoro und Autorenteam (Santoro et al., 2019) bei älteren Frauen und Männern mittels Ganzkörper-Dual-Röntgen-Absorptiometrie die Merkmale der Körperzusammensetzung. Eine günstigere Körperzusammensetzung mit mehr Muskulatur und weniger Fettgewebe war mit einem besseren Entzündungsprofil verbunden. Der Skelettmuskel-Massenindex zeigte einen klaren Zusammenhang mit dem Entzündungsprofil bei altersbedingter Abnahme der Muskelmasse.

Eine andere Arbeit zeigte, dass sich mit zunehmendem Körpergewicht im Alter die Knochendichte vermindert – was auf Grund der Belastung durch das Gewicht eher überraschend war – die Muskelmasse abnimmt und im Blut erhöhte Adipokin-Spiegel gefunden werden. Dies führt umgehend zu vermehrten Stürzen und Frakturen (Aguirre et al., 2014) und so zu höheren Hospitalisationsraten.

Auch bei Jugendlichen gibt es bereits Hinweise darauf, dass high-molecular Adiponektin eine wichtige prognostische Rolle spielt. So weisen Mädchen wie Knaben, von normalem zu einem übergewichtigen und schließlich zu einem adipösen Körperbau, steigende high-molecular-weight Adiponektin-Spiegel auf. Dabei gibt es eine positive Korrelation zwischen Leptin und Entzündungsmarkern und der Insulinresistenz. Wenn allerdings BMI, Lipide und das Alter berücksichtig werden, so hebt sich der Zusammenhang bei Knaben auf, nicht aber bei Mädchen. Somit erweist sich Leptin als geschlechtsunabhängiger Diskriminierungsmarker für den Adipositasgrad und als nützlicher, geschlechtsassoziierter Prädiktor für die systemische Insulinresistenz (Murdolo et al., 2011).

Marques-Vidal und Autorenteam (2010) beschreiben in einer Schweizer-Studie mit über 5000 Männern und Frauen eine besondere Situation, nämlich diese, dass es sogenannte normgewichtige Adipöse gebe (normal weight obese; NWO). Diese zeichnen sich dadurch aus, dass sie lediglich an einer Ansammlung von Fettgewebe am Bauch (sog. viszerales Fettdepot) bei normalem BMI leiden. Sie weisen dennoch mit Blutdruckerhöhung, Fettstoffwechselstörung, Insulinresistenz und systemischer Entzündung sämtliche Risikofaktoren auf, die sonst nur bei erhöhtem BMI gefunden werden. Auch das gegenteilige Phänomen ist bekannt, nämlich, dass es Personen mit erhöhtem BMI gibt, welche jedoch keine metabolischen Auffälligkeiten aufweisen. Diese werden als sog. gesunde Adipöse (metabolic healthy obese; MHO) bezeichnet (Daniels, 2006). Mittlerweile ist klar, dass diese Konstellation lediglich für eine gewisse Zeit des Vorhandenseins von erhöhten Fettdepots zu finden ist. Ob dies mit dem Metabolom zusammenhängt, wird derzeit intensiv erforscht (Cirulli et al., 2019).

3.5.10.6 Sirtuine: Neue Klasse von Anti-Adipösen Substanzen?

Aufgrund ihrer Fähigkeit, zahlreiche Enzyme und Proteine zu modifizieren, sind Sirtuine in den letzten Jahren immer stärker in den Fokus der Grundlagenforschung gerückt. Zahlreiche Zielproteine, die bei verschiedenen Krankheiten eine wichtige Rolle spielen, werden durch Sirtuine gesteuert. So ist deren Bedeutung neben den Krankheiten Adipositas und Diabetes mellitus Typ 2 auch bei Alzheimer-Krankheit, Parkinson-Krankheit und bestimmten Krebskrankheiten mittlerweile bekannt. Ihr Einfluss auf die Zellalterung könnte zudem ein vertieftes Verständnis der Zellalterung beim Menschen liefern. Man unterscheidet beim Menschen sieben Sirtuin-Klassen (aus Platzgründen werden diese hier nur summarisch dargestellt), welche unterschiedliche biologische Funktionen erfüllen: Zellprotektion und Zellalterung (SIRT 1, 3 und 6), Regulation des Blutzuckerspiegels (SIRT 1, 4, 5), Regulation der Immunantwort (SIRT 1), Tumorsuppression (SIRT 2), Radikalfänger, antioxidativ (SIRT 1, 2, 7), Thermogenese und Mitochondrienaktivität (SIRT 3, 4) und Kardio- und Neuroprotektion (SIRT 1, 2, 7). Viele dieser Funktionen werden jedoch je nach Bedarf von verschiedenen Sirtuinen, teilweise parallel oder in zeitlicher Abfolge, beeinflusst, so beispielsweise die Apoptose (programmierter Zelltod), das Axonwachstum und die Thermogenese.

Die Erhöhung der Zahl und Aktivität von Mitochondrien in der Leber könnte via Sirtuine (SIRT 3,4,5) oder durch Verminderung der Sauerstoffradikale (RPS) erfolgen. Resveratrol (ein Polyphenol, besonders aus Schalen von Trauben) und Fasten erhöhen die Aktivität von SIRT 1, einem autoregulatorischen Enzym, welches die eNOS-Aktivität erhöht (Lee et al., 2019). Im Mausmodell lässt sich nachweisen, dass eine Zugabe von Sirtuin-1 während einer fettreichen Nahrungseinnahme (sog. High-Fat-Diet) über 20 Wochen in der Leber die Fettakkumulation vermindert, histologisch durch kleinere Fetttropfen in den Leberzellen belegt, was auf eine Erhöhung der Mitochondrienzahl zurückgeführt werden kann (Gilgenkrantz & Perret, 2012). Diese erhöhen die Stoffwechselaktivität und damit die Fettverbrennung. Kontrollmäuse, die kein Sirtuin erhielten, wiesen dagegen eine Leberverfettung auf (Zhou et al., 2018).

Interaktion der Sirtuine mit dem Metabolom

In ihrer Studie beschreiben Chen und Mitautor*innen (2019), dass Sirtuin 3 (SIRT 3) vor der Ausbildung einer nicht-alkoholischen Fettlebererkrankung (NAFLD) schützt, indem es die hepatische mitochondriale Dysfunktion verbessert. Ein Ungleichgewicht der Darm-Mikrobiota trägt offenbar zur Pathogenese der NAFLD bei, doch der zugrundeliegende Mechanismus ist noch unklar, der SIRT 3 mit der Darmmikrobiota bei der Progression der NAFLD verbindet. Diese Untersuchung zeigte klar, dass das Fehlen von SIRT 3 das Fortschreiten der NAFLD in Korrelation mit einer gestörten intestinalen Permeabilität durch eine Dysbiose der Darmmikrobiota fördert. Neuere Studien belegen, dass hohe Konzentrationen an Sirtuinen auch klinisch und nicht nur studienmäßig relevante metabolische Effekte ausüben können und sogar als therapeutische Massnahmen ins Auge gefasst werden müssen. Das Beispiel von Chae und Autorenteam (2023) mit Wachholderbeeren ist nur eines von vielen.

3.5.10.7 Das PPAR-System (Peroxisome Proliferator activated Receptor)

Peroxisom-Proliferator-aktivierte Rezeptoren (kurz: PPARs) sind intrazellulare, im Zellkern lokalisierte Rezeptoren, die über einen Liganden aktiviert werden und als Transkriptionsfaktoren die Expression einer Vielzahl von Genen regulieren. Mittlerweile unterscheiden wir mindestens drei verschiedene PPAR-Systeme, bezeichnet durch die griechischen Buchstaben alpha (α), gamma (γ) und delta (δ), deren Rezeptoren unterschiedliche Wirkungen aufweisen (Porcuna et al., 2021).

PPARα wird v. a. in Leber, Niere, Darm und Herzen exprimiert. Die Aktivierung von PPARα hat in erster Linie Effekte auf die Blutfettwerte, indem die Aufnahme freier Fettsäuren gesteigert wird, was zur Verminderung zirkulierender Triglyceride, einer Erhöhung der Lipolyse und HDL-Fraktion sowie Verminderung der LDL-Fraktion beiträgt. Des Weiteren sind auch entzündungshemmende Wirkungen bekannt.

PPARβ (auch bezeichnet als PPARδ) ist in nahezu allen Geweben des menschlichen Organismus nachweisbar. Der β/δ-Rezeptor reguliert in erster Linie die Expression von Genen, welche ebenfalls auf den Fettstoffwechsel wirken. Darüber hinaus besitzt PPARβ/δ zentrale Funktionen in der Zellproliferation. In Versuchen an adipösen Tieren bewirkte die Aktivierung von PPARβ/δ Reduktion des Körpergewichts und ist deshalb auch für den menschlichen Organismus wichtig (Riserus et al., 2008).

PPARγ wird ebenfalls praktisch in jeder Körperzelle exprimiert. Die Aktivierung von PPARγ bewirkt eine Verbesserung des Glukosestoffwechsels, der Insulinsensitivität, der Aufnahme freier Fettsäuren und übt eine antiinflammatorische Wirkung aus. Auch konnte durch die Aktivierung eine Senkung des Arterioskleroserisikos nachgewiesen werden (Liu & Wang, 2023). Bestimmte Pflanzenstoffe (sog. Amorfrutine) binden und aktivieren PPARγ (Wnuk et al., 2021).

3.5.10.8 Die Endo-Cannabinoide

Von einem neuen und umgehend wieder zurückgezogenen Hemmstoff des endogenen Cannabinoid-Rezeptors Typ 1 (CB1) profitierten adipöse Menschen zusätzlich zu einer Diät. Nach den Ein-Jahres-Daten der Rimonabant in Obesity (RIO-Europe) -Studie nahmen die Patient*innen damit in Vergleich zu Placebo signifikant ab, indem sie im Schnitt 8.6 kg, mit Placebo lediglich 3.6 kg Gewicht verloren. Leider zeigte das Nebenwirkungsprofil einen im Vergleich zum Placebo-Ast signifikanten Anstieg der Suizidrate bei den Behandelten, sodass Rimonabant, kaum eingeführt, umgehend wieder vom Markt genommen werden musste.

3.5.10.9 Die Inkretine

Entdeckt wurde diese Klasse von hormonähnlichen Substanzen in den 1980er Jahren an einer Echsenart aus dem Gebiet von Arizona. Diese Echsen zeichnen sich dadurch aus, dass sie über mehrere Monate der Trockenheit ohne Nahrung überleben können. Damit sie kein Hungergefühl entwickeln und dadurch ihren Bewegungsdrang nach Nahrungssuche unterdrücken können, sezernieren ihre Speicheldrüsen das sog. GLP (Glucagon-like Peptide). Dieses Eiweiß bindet im Darm die DPP-4 Rezeptoren und führt zur Verzögerung der Glukoseaufnahme. Man nimmt an, dass das GLP-1 zusammen mit dem, in den 1960er Jahren gefundenen, Hormon GIP (Glukoseabhängiges insulinotropes Peptid) den sog. Inkretin-Effekt bedingt, welcher die Beobachtung begründet, dass intravenös-verabreichte Glukose zu einer geringeren Erhöhung der Insulinsekretion führt, als wenn diese oral verabreicht wird.

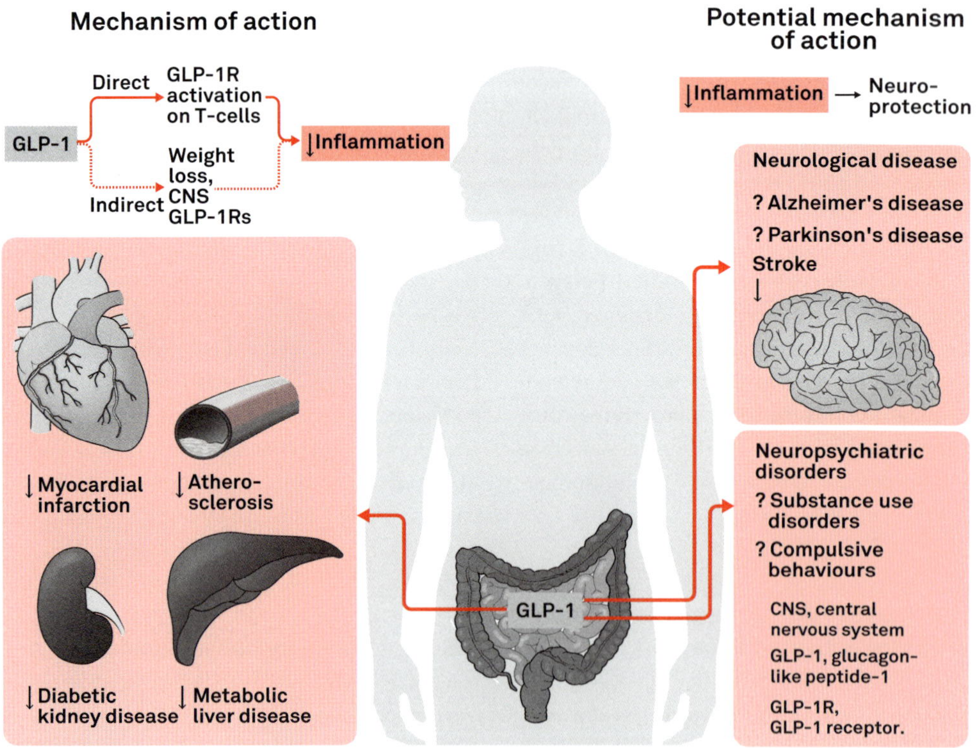

Abbildung 3-5: Die verschiedenen Wirkungen des GLP-1 (Quelle: Drucker, 2024, S. 259)

Die Inkretin-Mimetika (Substanzen, die die Inkretin-Wirkung verstärken) sind eine große Hoffnung für die medikamentöse Verbesserung der Beta-Zell-Funktion, Verminderung der Insulinresistenz und auch Gewichtsabnahme. Die damals in den Echsen gefundene Substanz Sitagliptin wird mittlerweile durch eine große Anzahl ähnlich-wirkender synthetisierter Substanzen ersetzt, welche bereits therapeutisch verwendet werden. Die verschiedenen Wirkungen des GLP-1 sind in der **Abbildung 3-5** ersichtlich.

3.5.11 Psychologische Einflussfaktoren

Ruth C. Ahrens und Kurt Laederach

Wie wir bei den zahlreichen möglichen Ursachen für eine Gewichtszunahme bereits gesehen haben, ist die Entstehung der Erkrankung multifaktoriell und zu großen Teilen eine auch durch soziale, psychische und biografische Erlebnisse geprägte Erkrankung. In diesem Abschnitt werden Aspekte der sozial-umweltbedingten, verhaltensbedingten und psychischen Genese erörtert.

Warum kann ein (altmodisches) „Vintage"-Leben durchaus gesünder sein? Weil nicht nur die höhere Energiedichte in modernen Lebensmitteln zur Über-Ernährung beiträgt. Der Lebens*stil* in den westlichen Industrienationen hat sich in den letzten 50 Jahren drastisch gewandelt. Wir können fast alle Ziele in unserem physischen Umfeld bequem mit dem Auto erreichen. Darum laufen wir kaum noch zum Bäcker, Fleischer oder Krämer im Ort, sondern fahren gleich einen Supermarkt an. Wir verbrauchen kaum Kalorien in der Lebens- und Haushaltsführung, denn wir müssen kein Holz hacken, um bei Kälte heizen zu können; Wäsche brauchen wir dank Wäschetrocknern nicht mehr im Garten, Keller oder Speicher auf an die Leine hängen; statt Treppen können wir vielerorts Fahrstühle nutzen und die meisten unserer Arbeitsplätze umfassen mehrstündige sitzende Tätigkeit an Bildschirmen. Diese Faktoren tragen wohl dazu bei, dass sich die Erkrankung Adipositas verbreitet. Ein Vintage-Leben kostete mehr Energie-Aufwand, mehr Bewegung und damit mehr Kalorien. Gleichzeitig war die aufgenommene Menge an Nahrung geringer: kleinere Portionen mit weniger Fett, Zucker und anderen Kohlenhydraten – und damit war das Risiko, von Überernährung zum Übergewicht zu kommen, deutlich geringer. Das Problem ist: Wir leben heute, nicht vor 50 Jahren.

Bewegungsmangel ist in den Industrieländern ein großes Problem für die öffentliche Gesundheit und weltweit der viertwichtigste Risikofaktor für die Sterblichkeit. Eine wesentliche Rolle spielen auch Modifikatoren der RMR (resting metabolic rate) (Schwartz et al., 1987). Hierzu wurden Untersuchungen an verschieden Personengruppen mit unterschiedlicher körperlicher Aktivität durchgeführt (Heneberg, 2014). Seine Untersuchung des Gesamtenergieverbrauchs der sitzenden Bevölkerung verglichen mit Hadza-Jägern und -Sammlern, die für ihren traditionellen Lebensstil als Sammler in der Savanne und im Wald bekannt sind, konnte belegen, dass die Ähnlichkeit der Stoffwechselraten beim Gehen und im Ruhezustand nicht vergleichbar ist. Die meisten Studien ließen nämlich die Auswirkungen des unterschiedlichen Gesamtenergieverbrauchs, der auf die fettfreie Körpermasse von Personen unterschiedlicher Größe und Gewicht normiert wurde, völlig außer Acht. Die obige Behauptung beruhte auf der Vermischung der Auswirkungen von Geweben mit niedrigem Stoffwechsel (Knochen) und Geweben mit hohem Stoffwechsel (Muskel, Leber, Gehirn usw.). So ist der Gesamtenergieverbrauch bei den sesshaften Menschen im Westen und den Hadza-Jägern und -Sammlern nicht vergleichbar. Während der Gesamtenergieverbrauch, der für die grundlegenden menschlichen Aktivitäten aufgezeichnet wurde, über ein breites Spektrum von Kulturen und Lebensstilen hinweg ähnlich ist, wenn er an das Gewicht angepasst wird, unterscheiden sich die nicht angepassten Werte. Die Zunahme der Körpermasse und insbesondere die Fettleibigkeit dienen also als kompensatorischer Mechanismus zur Erhöhung des Gesamtenergieverbrauchs, der sich aus der Kombination von geringer körperlicher Aktivität und hoher langfristiger Gesamtenergieaufnahme ergibt. Wenn also zwei Personen unter isoenergetischen Bedingungen ihren Energiebedarf mit unterschiedlichem Substratbeitrag decken, kann dies z. B. darauf zurückzuführen sein, dass sie zur Deckung des Energiebedarfs auf einen unterschiedlichen Beitrag der Fettsäureoxidation angewiesen sind. Er forderte deshalb, dass Unterschiede in der Substrataufteilung bei der Bewertung des Energieverbrauchs in verschiedenen menschlichen Populationen berücksichtigt werden müssen.

3.5.12 Adaptation des psychologischen Essverhaltensmodells

Kurt Laederach

Als Ausgangsbedingungen gelten die Faktoren emotionale Vulnerabilität, Ressourcenpotential und essverhaltensspezifische Vulnerabilität. Ausgehend von den bisherigen Studienergebnissen zu Essverhaltensstörungen (Gardizy et al., 2024; House et al., 2022; Roberto et al., 2016) und den psychophysiologischen Variablen werden diese unter dem Begriff der psychophysiologischen Vulnerabilität vereinigt. Die Vulnerabilitäten in Kombination mit dem Ressourcenpotenzial bestimmen demzufolge das Essverhaltensmuster. Je nachdem, wie es dem Individuum gelingt, mit Hilfe der vorhandenen Ressourcen bzw. der Resilienzfaktoren die Vulnerabilitäten zu regulieren, kann der Ess-Impuls kontrolliert werden.

Adipöse weisen bei funktionellen MRIs im somatosensorischen Kortex im Bereich Zunge, Lippen und Mund verglichen mit Normgewichtigen erhöhte Aktivitäten auf. Diese Studie mit zehn adipösen Probanden mit BMI > 40 kg/m^2 und 25 normgewichtigen Probanden mit BMI <25 kg/m^2 konnte mittels FDG (Fluroro-Deoxy-Glukose) klare Unterschiede feststellen. Fazit: Adipöse weisen im Vergleich zu Normgewichtigen höhere Aktivitäten in somatosensorischen Bereichen des Mundes, der Zunge und der Lippen auf.

Nach nächtlichem Fasten führten (Christensen et al., 2022) 26 Personen mit unterschiedlichem BMI eine Aufgabe zur Lebensmittelauswahl durch, während sie mit funktioneller Magnetresonanz-Tomographie untersucht wurden. Sie konnten nachweisen, dass während der Lebensmittelauswahl, Personen mit einem höheren BMI eine geringere Aktivierung im dorsolateralen präfrontalen Kortex und eine geringere im ventromedialen präfrontalen Kortex nach dem Verzehr eines präferierten Nahrungsmittels aufwiesen. Während des Konsums war der Erhalt eines bevorzugten Getränks mit einer stärkeren Reaktion der in der Kognition wichtigen Hirnregionen, wie des ventromedialen präfrontalen Kortex, und einer Abschwächung des cingulären Kortex verbunden. So zeigten sie, dass die individuelle Vorliebe für ein Lebensmittel die Gehirnaktivität moduliert, die mit der Wahl und dem Verzehr dieses Lebensmittels verbunden ist. Fazit: Die Beziehung zwischen der Lebensmittelpräferenz und der zugrundeliegenden Hirnaktivität ist bei Adipositas verändert, wobei die kognitionsbezogenen Regionen weniger aktiv sind, wenn ihnen eine hoch geschätzte Option präsentiert wird, während die belohnungsbezogenen Regionen beim Verzehr weniger stark reagieren. Andere Forschungszugänge konnten zeigen, dass adipöse Patient*innen mit Essanfällen (Craving) unterschiedliche Hirnregionen beim Essen aktivieren, als solche ohne Craving (de Ridder et al., 2016). Dieselbe Forschergruppe konnte nachweisen, dass adipöse Patient*innen mit Essanfällen dieselben Hirnregionen aktivieren wie beispielsweise Alkoholsüchtige.

3.6 Adipositas und Metabolom

Kurt Laederach

Eine Übersicht zum Einfluss der Nahrungseinnahme auf das Metabolom gibt eine kürzlich publiziert Vielautoren-Review (Ulaszewska et al., 2019). Darin werden die unterschiedlichen Einflüsse verschiedener Nahrungsbestandteile auf die gastro-intestinale „Gesundheit“ dargestellt und es wird versucht, vorsichtig zu differenzieren, welche Ernährungsformen der Gesundheit zuträglich sind und welche weniger.

Die Idee der Änderung des Metaboloms durch beispielsweise sog. Stuhltransplantation ist beim Menschen bereits klinisch versucht worden (de Groot et al., 2020). Da neben genetischen Vorgaben auch die Zusammensetzung der Nahrung bei der Ausbildung des Metaboloms eine zentrale Rolle spielen, sind jedoch die Langzeiteffekte solcher Interventionen bisher nicht nachgewiesen worden. Immerhin sind bei Stuhltransplantationen kurzzeitige Änderungen mit signifikanten metabolischen Verbesserungen verbunden, z. B. der Insulinsensitivität, Entzündungsaktivität und Verbesserung der Blutfettwerte und des epigenetischen Fußabdrucks (Dos Santos et al., 2022; Dos Santos et al., 2015; Kopf-Bolanz et al., 2012; Vergères et al., 2012; Deidda & Biazzo, 2021). Nicht zu vernachlässigen ist auch der Zusammenhang des Metaboloms mit der Hirnaktivität, dem sog. Gut-Brain-Effekt. Die Forschung ist diesbezüglich noch im Anfangsstadium, doch weisen einige Arbeiten bereits auf eine erhebliche Bedeutung dieser Veränderungen hin. So haben beispielsweise Zhang et al. (2023) nachweisen können, dass bestimmte mit Neurotizismus verbundene neuropsychologische und metabolomische Muster im Darm identifiziert werden können, die mit Esssucht in Verbindung stehen. So war in der genannten Arbeit Neurotizismus signifikant mit Esssucht verbunden und Neurotizismus-bezogene Merkmale sagten Esssucht mit hoher Wahrscheinlichkeit voraus. Neurotizismus steuert offenbar neuropsychologische und mikrobielle Signaturen im Darm, die mit Dopaminsynthese und Entzündung, Angst und Esssucht in Zusammenhang stehen. Solche transdiagnostischen Modelle sind für die Identifizierung von Mechanismen, die der Esssucht bei Adipositas zugrunde liegen, von entscheidender Bedeutung, da sie zur Entwicklung mehrstufiger Interventionen zur Verbesserung der Symptome beitragen können.

3.6.1 Veränderungen im Laufe der Lebensspanne

Nachfolgend werden Veränderungen in der Menopause und der wichtigsten Hormone im Alter thematisiert.

3.6.1.1 Veränderungen in der Menopause

Die in der Menopause auftretende Reduktion von Östradiol, Progesteron und Testosteron scheint nachweisbare Einflüsse auf die Nahrungsaufnahme und auf die körperliche Aktivität zu haben und damit das Risiko zu einer Gewichtszunahme zu erhöhen. Ältere Frauen weisen einen durchschnittlich höheren BMI als gleichaltrige Männer auf und eine geringere Waist-hip ratio. Dazu wird die Nahrungseinnahme bei Frauen im Alter weniger stark reduziert als bei Männern. Zudem ist die metabolische Aktivität immerhin um durchschnittlich 13 % geringer als bei jungen Frauen. Einige Autor*innen spekulieren, dass die verminderte Metabolismusrate bei postmenopausalen Frauen durch die fehlende Lutealphase (die zu einem erhöhten Energieverbrauch führt) zustande kommt (Heymsfield et al., 1994). Ebenso könnte diese aufgrund verminderter Muskelmasse, verursacht durch die verminderte körperliche Aktivität, bedingt sein. In den meisten Studien zeigte sich ein relativ geringer Gewichtsanstieg von 1–2 kg während der Menopause. Trotzdem weisen einige Frauen deutlich stärkere Gewichtszunahmen auf. Hierzu spielen sicherlich noch verhaltensmäßige und sozial-bedingte Faktoren eine Rolle, von welchen wir derzeit noch wenig wissen. Im Weiteren nehmen Frauen im Alter auch mehr Vitamin- oder Spurenelementsupplemente zu sich. Gleichwohl werden bei Frauen nach der Menopause höhere Cholesterinwerte berichtet als bei gleichaltrigen Männern. Ebenso ist die Prävalenz des Typ 2 Diabetes bei diesen Frauen höher als bei Männern (Morley, 1993). Dass dabei das Östrogen bzw. der Östrogenrezeptorenstatus eine zentrale Rolle spielt, belegen Arbeiten aus Epidemiologie (Zaydun et al., 2005) ebenso wie Interventionsstudien (Ko et al., 2005; Pearce et al., 1998). Allerdings scheinen diese Zusammenhänge auch genetisch unterschiedlich ausgeprägt zu sein: So gibt es Hinweise, dass der Effekt der Menopause bei Mittel- und Südamerikanerinnen (sog. Hispanics) weniger stark zu sein scheint (Blumel et al., 2001).

Zusätzlich erwähnenswert ist der Zusammenhang zwischen der Prävalenz des Mammakarzinoms und der Ernährungsweise, indem Frauen dafür gefährdeter erscheinen, die weniger Früchte und Gemüse essen.

Postmenopausale Frauen zeigten in Untersuchungen tendenziell tiefere Serum-Adiponektin Werte im Vergleich zu prämenopausalen. Eine Behandlung mit Östrogen änderte diese Serumspiegel in einer dreimonatigen Behandlung nicht (Sumino et al., 2004). Negative Korrelationen fanden Milewicz und Autorenteam (2005) zwischen Adiponektin und Leptin sowie der Insulinresistenz. Zudem zeigte sich eine positive Korrelation zwischen Leptin und TNF-alpha; tiefe Adiponektin-Spiegel beschreiben die Autoren in ihrer Arbeit als potenziellen Risikomarker für die Entwicklung eines menopausalen metabolischen Syndroms. Gleichzeitig fanden Isidori und Autor*innen (2000) in ihren Forschungsarbeiten unabhängig von der Gewichtssituation und der altersentsprechenden endokrinologischen Veränderung eine graduelle Abnahme von Serum-Leptin mit höherem Alter, welche sich ausgeprägter bei Frauen als bei Männern darstellte. Andererseits fanden dies Martinez-Carpio und Autorenteam (2003) nur bei postmenopausalen Frauen. Einen Zusammenhang von Gewichtszunahme und Leptinkonzentration stellten sie hingegen nur bei bereits postmenopausalen Probandinnen fest.

3.6.1.2 Veränderungen der wichtigsten Hormone im Alter

Die Höhe der Triglycerid-Konzentration im Abdomen (besonders in der Pfortader und im Omentum) hängt vom Gleichgewicht zwischen Insulin und den Kortikosteroiden ab, die beide lipotrophe Aktivitäten aufweisen und den Sexual- und Wachstumshormonen, die lipolytisch wirken. Mit zunehmendem Alter verschieben sich diese Gleichgewichte, besonders durch die Verminderung der lipolytischen Aktivität der Sexualhormone, welche altersbedingt abnehmen. Dies führt zur Akkumulation von Fettgewebe omental und retroperitonieal (also viszeral). Die durch die Fettspeicherung erfolgte Größenzunahme der intra-abdominalen Adipocyten erfolgt bei Männern eher graduell und verändert sich bei Frauen, bedingt durch die Menopause, oft abrupt (Bondanelli et al., 2001).

Martinez-Carpio und Mitautor*innen (2003) untersuchten Serumkonzentrationen von Leptin bei postmenopausalen alternden Frauen und fanden einen Zusammenhang von Gewichtszunahme und Leptinkonzentration nur bei postmenopausalen Probandinnen. Dazu ändert sich das kardiovaskuläre Risikoprofil, in Abhängigkeit der Hormonspiegel (Magkos et al., 2010), was dazu führt, dass postmenopausale Frauen mit einer durchschnittlichen Verzögerung von 12–14 Jahren dasselbe kardiovaskuläre Risiko aufweisen wie Männer (Singh et al., 2021).

Ghrelin spielt eine Rolle in der Kontrolle der Energiehomöostase und in der Hormonsekretion, welche die Nahrungsaufnahme stimuliert. Lebensmittelkonsum und Gewichtsabnahme regulieren die Ghrelinkonzentration beim Menschen. Der Einfluss der Körperzusammensetzung (body composition) von Alter und dem Status der Menopause wurde bisher nur in wenigen Studien von Purnell und Autorenteam (2003) sowie Amini und Autorenteam (2012) untersucht. Ihre Resultate zeigten einen engen negativen Zusammenhang zwischen Ghrelin und Insulin, Insulinresistenz und dem High Density Lipoprotein Cholesterin (HDL-C). Ein Unterschied zwischen Frauen und Männern konnte die Studie jedoch nicht feststellen, sodass der Schluss naheliegt, dass weder der Status der Menopause noch das Alter einen Einfluss auf die Ghrelinspiegel und Ghrelin-Rezeptoraktivität ausüben. Demgegenüber scheint der Nahrungsstatus eine wichtige Rolle in der Regulation des Plasma GH-binding Proteins (GHBP) zu spielen. Die Untersuchungen von perimenopausalen Frauen von Bondanelli et al. (2001) konnten nachweisen, dass bei postmenopausalen Frauen die GHBP-Level deutlich tiefer waren im Vergleich zu prämenopausalen Frauen. Der Plasmaspiegel des GHBP weist eine direkte Korrelation zum Gesamt-Körperfett auf, und zwar lediglich bei prämenopausalen, jedoch nicht bei postmenopausalen Frauen.

3.6.2 Steuerung durch das autonome Nervensystem

Die Verbindung Hypothalamus-Hypophyse-Nebennieren-Achse, die oben kurz erwähnt wurde und in einem engen Zusammenhang mit der Stressregulation steht, lässt eine weitere Verknüpfung der physiologischen Einflussfaktoren und dem Essverhalten erahnen (Chen et al., 2020; Page, 2019; Shah et al., 2022). Das autonome Nervensystem bildet diese Verbindung, es unterliegt dem Konzept der Homöostase genauso wie dies bereits bezüglich des Energiehaushaltes im Zusammenhang mit der Nahrungsaufnahme beschrieben wurde. Das autonome Nervensystem beinhaltet zwei Anteile: den Sympathikus und den Parasympathikus. Beide sind darauf ausgerichtet, einen möglichst stabilen Zustand und damit optimale Bedingungen für den Organismus zu schaffen. Der Sympathikus widerspiegelt grundsätzlich das Arousal oder die Steigerung der Aktivität des Gesamtorganismus, wie dies unter erschwerten Bedingungen wie Stress oder Veränderung erforderlich ist. Der Parasympathikus ist der Antagonist dazu und beinhaltet hauptsächlich die „Bremswirkung“ oder Arousalsenkung. Im Hirnstamm findet die eigentliche Regulation des autonomen Nervensystems statt. Während die hypothalamischen Strukturen Informationen aus dem metabolischen Zustand erfassen, integrieren diese die Kerne im Hirnstamm und reagieren dementsprechend auf Rückmeldungen aus dem Verdauungstrakt. Verbunden sind diese Kerne mit dem Magendarmtrakt über den zehnten Hirnnerv, dem Vagusnerv, welcher zu mehr als 2/3 afferente und zu weniger als 1/3 efferente Fasern beinhaltet. Der größte Teil des nervalen viszerosensorischen Inputs (Berthoud & Neuhuber, 2000) gelangt über den Vagusnerv zum Hirnstamm. Die Regulation findet im rostralen Teil des Hirnstammes statt, hauptsächlich im Nucleus tractus solitarii und der Area postrema.

3.6.2.1 Autonomes Nervensystem, freie Fettsäuren und Insulinresistenz

Die bei adipösen Patient*innen im Rahmen der Vorstufe zur Entwicklung einer Diabetes mellitus Typ 2 oft gefundene Hyperglykämie führt zur Schädigung peripherer Nerven und zur Erhöhung der Netto-Sympathikotonie durch Schädigung des Parasympathikus. Die Sympathikotonie führt wiederum zur Beeinträchtigung des Glukosetransports in die Muskelzellen und via negativem Feedback zur Erhöhung des Blutzuckers (sog. Insulinresistenz). Die durch die Sympathikotonie ausgelöste Katecholaminerhöhung führt außerdem zur Erhöhung zirkulierender freier Fettsäuren, die ihrerseits die Insulinresistenz verstärken und schließlich zum Diabetes führen können (Nestel et al., 2017). Plasmasphingolipide, einschließlich Ceramide und

Ganglioside, werden durch Auswirkungen auf die Insulinsignalisierung und den Glukosestoffwechsel mit der Insulinresistenz in Verbindung gebracht. Studien von Nestel und Kolleg*innen an Probanden mit metabolischem Syndrom zeigten enge Beziehungen zwischen der Insulinresistenz und der Aktivität des sympathischen Nervensystems, einschließlich arteriellem Noradrenalin. So fanden die Autoren mehrere zirkulierende komplexe Lipide, die signifikant mit arterieller Noradrenalinkonzentration und dem Spiegel an nicht veresterten Fettsäuren (sog. freie Fettsäuren) sowie geringfügig mit der Herzfrequenz assoziiert waren. Dies ist der erste Nachweis, dass arterielles Noradrenalin und freie Fettsäuren mit zirkulierenden komplexen Lipiden assoziiert sind, was auf eine Rolle dieser Lipide beim metabolischen Syndrom hindeutet. So wies die Gruppe um Benthem und Team (Benthem et al., 2000) an Hunden nach, dass die Insulinsekretion bei Nahrungsaufnahme durch Adrenalin an beta-2-Rezeptoren vermittelt wird und gleichzeitig auch eine muskarinische Stimulation vorliegt, welche als Ausdruck einer parasympathischen Stimulation bei gleichzeitiger Verminderung der sympathischen Aktivierung erfolgt. Dies scheint für alle Säugetiere, einschließlich des Menschen, ähnlich zu sein (Lechin & van der Dijs, 2006; Taborsky & Mundinger, 2012).

Die Grundlagenforschung aus der Gruppe um Hara (2013) führt uns die Komplexität der Physiologie der freien Fettsäuren und des autonomen Nervensystems vor Augen: Der Rezeptor für freie Fettsäuren (FFAR) ist ein G-Protein-gekoppelter Rezeptor (GPCR), der durch freie Fettsäuren aktiviert wird, die nicht nur als essenzielle Nahrungsbestandteile, sondern auch als Signalmoleküle bei zahlreichen physiologischen Prozessen eine wichtige Rolle spielen. In den letzten zehn Jahren wurden mehrere FFARs identifiziert und als kritische Komponenten in verschiedenen physiologischen Prozessen charakterisiert. FFARs werden nach der Kettenlänge der FFA-Liganden kategorisiert, die jedes FFAR aktivieren: FFAR2 und FFAR3 werden durch kurzkettige FFAs aktiviert, GPR84 durch mittelkettige FFAs, während FFAR1 und GPR120 durch mittel- oder langkettige FFAs aktiviert werden. FFARs scheinen als physiologische Sensoren für aus der Nahrung stammende FFAs und Verdauungsprodukte im Gastrointestinaltrakt zu fungieren. Darüber hinaus wird davon ausgegangen, dass sie an der Regulierung des Energiestoffwechsels beteiligt sind, der durch die Ausschüttung von Insulin und Inkretin-Hormonen sowie durch die Regulierung des sympathischen Nervensystems, der Geschmackspräferenzen und den mit der Insulinresistenz verbundenen Entzündungsreaktionen vermittelt wird. Die jüngsten Fortschritte im Hinblick auf das Verständnis der physiologischen Rolle von FFARs bei der Regulierung des Energiestoffwechsels weisen auf ihr Potenzial als therapeutische Ziele hin. Allerdings haben die unterschiedlichen Rezeptorarten von freien Fettsäuren in verschiedenen Spezies bisher deren therapeutischen Einsatz limitiert. Immerhin gibt es Bestrebungen, human-rekombinierte spezifische FFARs zukünftig beim metabolischen Syndrom einzusetzen (Al Mahri et al., 2022; Zhang & Macielag, 2020). Diese könnten beispielsweise die systemische Entzündung, die hormonellen Veränderungen durch das metabolische Syndrom und die oft damit verbundene Blutdruckerhöhung positiv beeinflussen (Black, 2006). Im klinischen Alltag deuten erhöhte Serumspiegel von freien Fettsäuren oft auf eine erhöhte Sympathikotonie hin, wie sie z. B. als Folge von Adipositas-assoziierten Schlafstörungen (nächtliche obstruktive Hypo- oder Apnoen) auftritt. Nachweislich hatten in einer großen Kohorte mit über 10 000 Teilnehmenden, Individuen mit erhöhten freien Fettsäuren im Nüchternblut, unabhängig von BMI, ein erhöhtes Risiko zur Entwicklung eines Diabetes mellitus Typ 2 verbunden mit einem größeren kardiovaskulären Risikoquotienten (Pankow et al., 2004).

3.6.2.2 Autonome Funktionen bei Essstörungen

In einer Untersuchung an verschiedenen Patient*innengruppen mit unterschiedlichen Formen von Essstörungen haben wir nachweisen können, dass sich entsprechende autonome Funktionen deutlich unterscheiden (Messerli-Bürgy et al., 2010). Dazu verglichen wir die Aktivitäten von Sympathikus (low-frequency power) und Parasympathikus (high-frequency power) bei Patient*innen mit Bulimie (BN) mit adipösen Patient*innen mit Binge Eating disorder (BED) und ohne Bingeing (NBED) in Ruhe (rest), während (stress) und nach einem mentalen Stresstest (recovery). Patient*innen mit Bulimie weisen grundsätzlich höhere Aktivitäten auf als adipöse. Sie reagieren jedoch weniger deutlich auf mentalen Stress, erholen sich allerdings besser davon als adipöse. Adipöse Patient*innen reagieren deutlicher auf mentalen Stress, ob sie nun an Essanfällen leiden oder nicht, weisen jedoch eine schlechtere Erholungsfähigkeit auf (*$p = 0.05$, **$p = 0.01$).

Dies hängt sehr wahrscheinlich mit dem Anteil an viszeralem Fettgewebe zusammen, wie andere (Kreier et al., 2006) an Ratten zeigen konnten. Die Organe Leber, Bauchspeicheldrüse und intraabdominales Fett teilen sich einen Satz vagaler motorischer Neuronen, aber intraabdominales und subkutanes Fett haben unterschiedliche Arten von Neuronen, nachgewiesen durch Laser-Scanning-Mikroskopie (Kreier et al., 2006). Diese Experimente zeigen, dass das Gehirn das intraabdominale Kompartiment mit denselben autonomen Neuronen kontrolliert, wobei im Gegensatz dazu das subkutane Kompartiment von einer anderen Gruppe von Neuronen versorgt wird. Damit hängt sehr wahrscheinlich die unterschiedliche Stoffwechselaktivität des intraabdominalen verglichen zum (hypotrophen) peripheren Fettgewebe zusammen (siehe nachfolgend).

Diese Differenzierung setzt sich bis zu den präautonomen Neuronen im Hypothalamus fort, einschließlich der biologischen Uhr. Darüber hinaus gibt es eine neuronale Rückkopplung aus dem Fettgewebe, die dem Hirnstamm rückmeldet. Die Autor*innen vermuten, dass diese Kompartiment-spezifische Organisation eine neuroanatomische Perspektive für die regionale Fehlfunktion von Organen bei Typ-2-Diabetes bietet. Dabei gehen eine erhöhte Insulinsekretion und ein gestörter Glukosestoffwechsel der Leber mit einer erhöhten Stoffwechselaktivität des viszeralen Fettgewebes einher, wobei das subkutane Fettgewebe davon ausgenommen ist.

Die peripheren Zellkörper des Sympathikus liegen in den Nodi des Grenzstranges vor und versorgen diverse innere Organe. Die Regulation des autonomen Nervensystems bei Patient*innen mit Essverhaltensstörungen ist noch wenig untersucht. Erste Studien weisen jedoch darauf hin, dass bei anorektischen (Casu et al., 2002; Cuomo et al., 2011) und bei bulimischen Patient*innen (Pirke, 1996) eine autonome Dysregulation zu erwarten ist. Ähnliches haben wir in den autonomen Testungen bei Übergewichtigen und Adipösen (Laederach-Hofmann et al., 2000) gefunden. Besonders ausgeprägt scheint die Dysregulation bei Patient*innen mit Adipositas mit Insulinresistenz zu sein (Frontoni et al., 2005; Matsumoto et al., 2001, 2003). Diese Regulationsstörungen lassen sich durchaus durch strikte Energierestriktionen bereits in kurzer Zeit vermindern (Laederach-Hofmann et al., 2002). Hierbei sind aber die Effekte auf die Befindlichkeit besonders zu berücksichtigen. Unsere Ergebnisse der autonomen Funktionsuntersuchungen bei Essstörungen (Diem et al., 2003; Laederach-Hofmann et al., 2000, 2002) sprechen für eine Integration dieser Mechanismen in einem Modell zu Essverhaltensstörungen, wenn der Anspruch erhoben wird, eine möglichst umfassende Integration der verschiedenen Einflussfaktoren auf das Essverhalten in einem Erklärungsmodell darzustellen.

3.6.2.3 Das viszerale Fettgewebe als endokrines Organ

Es ist keineswegs so, dass das Fettgewebe lediglich ein Speicherorgan für den Energiehaushalt darstellt. Wichtig zu wissen ist nämlich, dass es Unterschiede in der metabolischen Aktivität des Fettgewebes, abhängig von seiner Lokalisation, gibt. Das subkutane Fett ist noch eher als reiner Speicher anzusehen, wobei es hier auch Unterschiede in der metabolischen Aktivität gibt, je nach Exposition an der Umgebung, ob warm oder kalt und wie viel Anteil an Mitochondrien das Gewebe aufweist (Unterschied gelbes zu braunem Fettgewebe).

Das viszerale Fettgewebe allerdings ist stoffwechselmäßig äußerst aktiv und bestimmt letztlich die metabolischen Langzeitfolgen der Adipositas. Ein Eindruck über die unterschiedlichen Einflüsse gibt die **Abbildung 3-6**.

3.6.3 Klinische Erscheinungsbilder, welche oft mit Übergewicht oder Adipositas vergesellschaftet sind

Es gibt klinische Erscheinungsbilder, die mit Adipositas zusammenhängen. Beschrieben wird nachfolgend das Polyzystische Ovar-Syndrom.

3.6.3.1 Das Polyzystische Ovar-Syndrom (PCOS)

Gemäß neueren Untersuchungen kommt das polyzystische Ovar-Syndrom (PCOS) bei bis zu 20 % der Frauen im reproduktiven Alter vor. Zumeist beginnen die ersten Manifestationen bereits in der Pubertät (Siddiqui et al., 2022). Die Diagnose wird allgemein nach den Rotterdam-Kriterien gestellt, wobei zwei der nachfolgenden Kriterien erfüllt sein müssen: a) Hyperandrogenismus, b) Oligo- oder Anovulation und c) Polyzystische Ovarien (via Ultraschalldiagnostik). Das andauernde hormonale Ungleichgewicht führt zu multiplen, kleinen, antralen Follikeln und einem unregelmäßigen Menstruationszyklus, was zu Unfruchtbarkeit führt. Ebenso gehö-

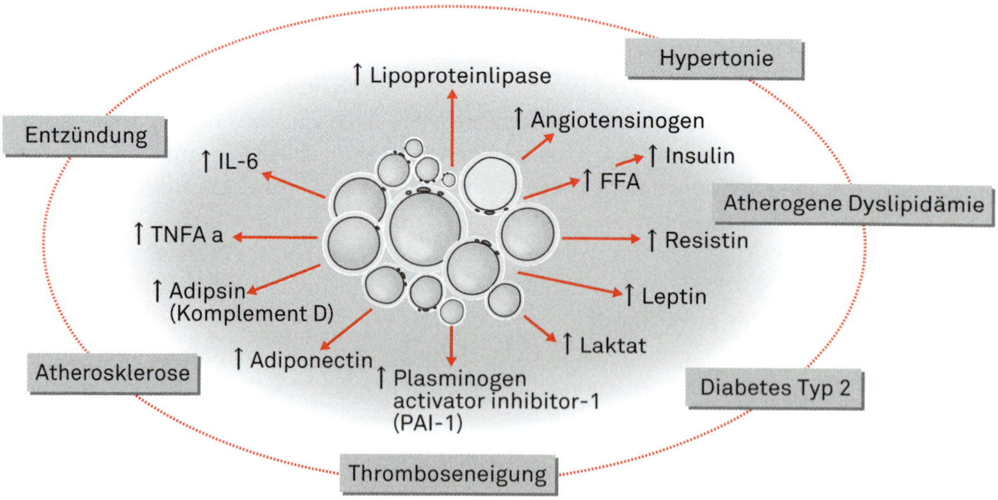

Abbildung 3-6: Kardiometabolische, inflammatorische und hormonale Effekte des viszeralen Fettgewebes in Anlehnung an Rosin (2007, S. 5). (Übersetzung und veränderte Darstellung durch den Autor)

ren zum PCOS eine Insulinresistenz, kardiovaskuläre Probleme, abdominale Fettansammlung, psychiatrisch-psychologische Symptome sowie erhöhtes Risiko einen malignen Tumor zu entwickeln. Die entsprechende Pathophysiologie ist gut nachvollziehbar: Der Hyperandrogenismus verursacht die Insulinresistenz und Hyperglykämie welche zu erhöhten freien Radikalen führt, was den oxydativen Stress bedingt, der zu viszeraler Fettakkumulation führt. Das Ergebnis ist eine erhöhte systemische Entzündungsaktivität, die wiederum die Entwicklung der Insulinresistenz fördert und zudem zu vermehrten Abbauprodukten der Glykolyse (AGEs) entweder endogen oder via Nahrungsaufnahme führt, was das PCOS wiederum verstärkt. Unklar ist, ob bereits pränatale Besonderheiten wie Exposition der Mutter mit erhöhten Anti-Müller-Hormon-Spiegeln (AMH), Androgenen, Toxinen (z. B. Bisphenol-A, aus Plastikrückständen oder Duschgels) oder Xenohormonen (Antibabypille, Lösemittel, Pestizide, Phytoöstrogene) später bei der Frucht zu PCOS führen können. Sicher jedoch sind zum einen genetische Prädispositionen und zum anderen Umweltfaktoren als primäre Promotoren anzusehen, wobei zu letzteren körperliche Inaktivität und ungesunde Ernährung gehören. Therapeutisch ist in den meisten Fällen eine Behandlung mit Metformin zielführend. Momentan wird eine Studie mit Kisspeptin (ein Eiweiß, das zur Auslösung der Pubertät beiträgt, neben dem Gonadotropin-Releasing-Faktor) durchgeführt, welches, wie auch die Gabe von Antiandrogenen, in einzelnen Fällen zur Auslösung einer Ovulation führte. Wichtig zu wissen ist auch der negative Einfluss von Neuroleptika und Antiepileptika auf die Ovulation. Ebenfalls Forschungsgegenstand ist das BMP (Bone Morphogenetic Protein) bei der Entwicklung der Follikel in den Ovarien (sog. Folliculogenesis) und die Expression des BMP in den Oocyten und Granulosazellen (Bai et al., 2021).

3.6.4 Bekannte genetische Defekte mit obesogener Klinik

Während bei Mäusen teils monogenetische Defekte zu klaren klinischen Syndromen führen, wie beispielsweise der ob/ob Gendefekt zu Adipositas, der db/db Gendefekt zu Diabetes mellitus, so ist dies beim Menschen zum einen sehr selten und zum anderen oft nicht mono- sondern polygenetisch bedingt.

Wie zuvor bereits unter „thrifty gene“ dargelegt, spielt die grundsätzliche genetische Prädisposition bei jedem Menschen eine entscheidende Rolle. Diese ist dadurch gekennzeichnet, dass phylogenetisch gesehen, bei Mangel an Nahrung, nur diejenigen Individuen überlebten, welche genügend Energie für die Hungerszeiten speichern konnten. Dies führte zur Auslese, welche noch heute weiterexistiert, obwohl ein Mangel an Nahrungsangeboten kaum mehr vorliegt, ausgenommen in den Hungergebieten der Welt. Das heißt also, dass wir Menschen mit dem Speichern von Energie gesegnet sind, was sich in der Überflussgesellschaft nun (leider) als Nachteil herausstellt, indem wir, statt Energie zu verbrauchen, lediglich genetisch dazu eingerichtet sind, die überflüssigen Kalorien zu speichern, was sich so in der Adipositas-Epidemie niederschlägt.

Neben den genetischen, spielen jedoch auch – und letztlich wohl wichtiger – die sog. epigenetischen Prädispositionen eine nicht unwesentliche Rolle in der ontogenetischen, individuellen Entwicklung des Übergewichts. Unsere Untersuchungen haben belegen können, dass durch die Gewichtszunahme ganz andere Gene aktiviert worden sind, als wenn sich das Gewicht stabil auf einem normalen (BMI 20–26 kg/m^2) Niveau befindet (Bütikofer et al., 2021).

Allerdings beginnen die Besonderheiten der epigenetischen Risikoveränderung schon weit früher. So ist bekannt, dass Früh-/Mangelgeburten oft in der Adoleszenz eine Tendenz zur Entwicklung von Übergewicht zeigen, welche offensichtlich in der Tatsache begründet ist, dass nach der Geburt eine ganze Reihe von Genen angeschaltet werden, um durch vermehrtes Speichern das Überleben zu sichern (Matta et al., 2016).

Doch eine Veranlagung zum Übergewicht scheint sich bereits kurz nach der Konzeption genetisch oder epigenetisch zu etablieren. Dabei ist belegt, dass Mütter mit Diabetes mellitus oder erheblichem Übergewicht schwerere Babys zur Welt bringen als normalgewichtige Schwangere (Joyce et al., 2021). Umgekehrt gebären untergewichtige Frauen oder solche mit Alkoholabhängigkeit oder Raucher*innen (Horak et al., 2012) leichtere Babys. Sogar das Mortalitätsrisiko von Neugeborenen kann anhand der Gewichtsparameter der Mutter (nicht jedoch des Vaters) vorausgesagt werden (Pavela et al., 2023).

Zusammenfassend kann daher vereinfacht gesagt werden, dass das intrauterine Milieu zum einen und die frühe Kindheit zum anderen epigenetische Veränderungen bewirken, welche das Risiko zur Entwicklung von Adipositas – aber auch Untergewichtigkeit – mitbestimmen. Einige der klar genetisch-determinierten Adipositas-Syndrome werden nachfolgend kurz beschrieben.

3.6.4.1 Der FTO (fat-mass and obesity associated gene)-Gen Defekt

Der kürzlich in der Presse zitierte FTO-Protein-Gendefekt des Menschen ist keine monogenetische Störung, sondern beinhaltet eine ganze Reihe von Genen, die schließlich zur Gewichtszunahme führen können (Mehrdad et al., 2022; Mo et al., 2017).

Sogenannte SNPs (ausgesprochen: snips) stehen für Einzelnukleotid-Polymorphismen, die im ersten Intron des Fettmasse- und Adipositas-assoziierten (FTO) Gens gehäuft auftreten. Sie sind in genomweiten Assoziationsstudien mit Adipositas-Merkmalen assoziiert. Das Minor-Allel erhöht den BMI um 0,39 kg/m^2 (oder 1.130 g Körpergewicht) und das Risiko für Fettleibigkeit um das 1,20-fache. Diese Assoziation wurde in allen Altersgruppen (Trevisano et al., 2022) und Populationen unterschiedlicher Abstammung bestätigt; der größte Effekt ist im jungen Erwachsenenalter zu beobachten. Die Auswirkung von FTO-SNPs auf Adipositas-Merkmale in Populationen afrikanischer und asiatischer Abstammung ist ähnlich oder etwas geringer als in Populationen europäischer Abstammung. Allerdings ist das BMI-erhöhende Allel in Populationen mit nicht-europäischer Abstammung wesentlich weniger häufig verbreitet. FTO-SNPs haben keinen Einfluss auf das Ausmaß der körperlichen Aktivität; bei körperlich aktiven Personen ist die Wirkung von FTO auf die Anfälligkeit für Fettleibigkeit jedoch um etwa 30 % abgeschwächt. Epidemiologische und funktionelle Studien deuten darauf hin, dass FTO ein erhöhtes Risiko für Fettleibigkeit mit sich bringt, indem es die Nahrungsaufnahme und -präferenz auf subtile Weise verändert. Darüber hinaus deuten neue Daten darauf hin, dass FTO eine Rolle bei der Wahrnehmung von Nährstoffen, der Regulierung der mRNA-Translation und dem allgemeinen Wachstum spielt (Loos & Yeo, 2014). Es ist allerdings zu bemerken, dass noch andere Gene in der Entwicklung der Adipositas mitbeteiligt sind. So gibt es Gene, welche die Vorlieben zu bestimmten Nahrungsmitteln steuern (Tan & Mitra, 2020) oder besonders bei Männern zu vermehrtem Gewichtsanstieg führen (Doaei et al., 2019). Nicht außer Acht gelassen werden darf jedoch, dass auch sog. epigenetische Veränderungen, das heißt durch Umwelteinflüsse exprimierte, schlummernde Gen in der Adipositas-Entwicklung wichtig sind. Es würde aber in diesem Rahmen zu weit führen, hier alle derzeit bekannten bzw. untersuchten Einflüsse abschließend anzuführen.

3.6.4.2 Laurence-Moon-Bardet-Biedl Syndrom

Unter der veralteten Bezeichnung Laurence-Moon-Bardet-Biedl-Syndrom werden zwei seltene Erbkrankheiten zusammengefasst, die einen ähnlichen Phänotyp aufweisen und deren genaue Abgrenzung voneinander nicht eindeutig ist: das Laurence-Moon-Syndrom (LMS) und das Bardet-Biedl-Syndrom (BBS). Beide Erkrankungen sind durch das gleichzeitige Vorliegen retinaler Dystrophien, Adipositas und Hypogonadismus charakterisiert. Während beim Bardet-Biedl-Syndrom zudem i. d. R. eine Polydaktylie auftritt, ist beim Laurence-Moon-Syndrom eine spastische Paraplegie nachweisbar. Generell herrscht jedoch eine große phänotypische Variation, was die Abgrenzung der beiden Entitäten schwierig macht.

3.6.4.3 Prader-Willi-Syndrom

Beim Prader-Willi-Syndrom, kurz PWS, handelt es sich um eine relativ seltene, genetisch bedingte Behinderung mit körperlichen und geistigen Symptomen. Verantwortlich dafür ist ein defektes Gen auf Chromosom 15, Genlocus 15q11 (Schinzel et al., 1992). Es ist nach den Ärzten A. Prader und H. Willi benannt, die die Symptome 1956 wissenschaftlich beschrieben. Das PWS ist in etwa gleich häufig bei männlichem und weiblichem Geschlecht. Es tritt mit einer Häufigkeit von ca. 1 : 10.000 auf.

Als Ursachen kommen u. a. in Frage: Deletion des paternalen Gens: ca. 75 % der Fälle; maternale Disomie: ca. 20 % der Fälle; Mutation im Imprinting-Center: ca. 2 % der Fälle. Das Angelman-Syndrom beruht ebenfalls auf der Deletion von 15q11, ist jedoch überwiegend maternalen Ursprungs.

Das PWS manifestiert sich durch: angeborene Muskelhypotonie (bei fast allen Neugeborenen, „floppy infant“), geistige Retardierung und mäßige geistige Behinderung, Fressattacken mit folgender Adipositas (ab dem 2. bis 3. Lebensjahr), Hypogonadismus, dreieckige Mundpartie, „mandelförmige“ Augen, häufig Schielen (Strabismus) und/oder Kurzsichtigkeit, Kleinwuchs, kleine Hände und Füße, reduzierte Schmerzempfindlichkeit und Diabetes mellitus.

Besteht der Verdacht auf ein Prader-Willi-Syndrom, sollte zunächst ein Methylierungstest des Chromosomenbereichs 15q11–13 durchgeführt werden. Erhält man einen normalen Methylierungstest, so ist ein PWS ausgeschlossen. Liegt ein Methylierungsmuster mit ausschließlich maternaler Prägung vor, wird anschliessend durch Chromosomenanalyse, FISH- oder andere molekulargenetische Analysen untersucht, ob eine Deletion, eine uniparentale Disomie oder eine Störung im Imprintingzentrum der Auslöser des PWS ist. Eine kausale Therapie des Prader-Willi-Syndroms ist nicht möglich.

3.6.5 Mit Adipositas vergesellschaftete somatische Krankheiten

Häufig führen Schilddrüsenerkrankungen (z. B. Hashimoto-Thyreoiditis) zu einer Unterfunktion derselben, was sich klinisch in einem Mangel an Schilddrüsenhormonen äußert. Dazu können Gewichtszunahme, Schwellungen der Beine und der Finger sowie Herzrhythmusstörungen gehören. Es ist deshalb wichtig, wenngleich klinisch oft nicht evident, die Funktion der Schilddrüse in jedem Fall abzuklären.

Zudem gibt es Krankheiten, z. B. eine Autoimmunkrankheit (Rheumatoide Arthritis, Dermatomyositis, Arteriitis temporalis), aber auch ein schweres Asthma bronchiale, die oft mit Cortison-Derivaten therapiert werden (Prednison, Hydrocortison etc.). Die sog. Steroidhormone führen bei längerer Einnahme zu einer Gewichtszunahme, die in erster Linie durch die Störung des Hunger- und Sättigungszentrums bedingt ist. Hinzu kommt bei längerer Therapie oft auch ein Verlust an Knochenmasse, der die Frakturneigung erhöht.

3.7 Literatur

Aguirre, L., Napoli, N., Waters, D., Qualls, C., Villareal, D.T. & Armamento-Villareal, R. (2014). Increasing adiposity is associated with higher adipokine levels and lower bone mineral density in obese older adults. *Journal of Clinical Endocrinology and Metabolism, 99*(9), 3290–3297. https://doi.org/10.1210/jc.2013-3200

Alhashemi, M., Mayo, W., Alshaghel, M.M., Brimo Alsaman, M.Z. & Haj Kassem, L. (2022). Prevalence of obesity and its association with fast-food consumption and physical activity: A cross-sectional study and review of medical students' obesity rate. *Annals of Medicine & Surgery, 79*, 104007. https://doi.org/10.1016/j.amsu.2022.104007

Ali, S.I., Dixon, L., Boudreau, C., Davis, C., Gamberg, S., Bartel, S.J., Matheson, K., Farrell, N.R. & Keshen, A. (2021). Understanding the effects of reductionist biological views of eating disorder etiology on patient attitudes and behavior. *International Journal of Eating Disorders, 54*(4), 488–491. https://doi.org/10.1002/eat.23464

Al Mahri, S., Malik, S.S., Al Ibrahim, M., Haji, E., Dairi, G. & Mohammad, S. (2022). Free Fatty Acid Receptors (FFARs) in Adipose: Physiological Role and Therapeutic Outlook. *Cells, 11*(4), 750. https://doi.org/10.3390/cells11040750

Amianto, F., Ottone, L., Abbate Daga, G. & Fassino, S. (2015). Binge-eating disorder diagnosis and treatment: a recap in front of DSM-5. *BioMedCentral Psychiatry, 15*, 70.

Amini, P., Wadden, D., Cahill, F., Randell, E., Vasdev, S., Chen, X., Gulliver, W., Zhang, W., Zhang, H., Yi, Y. & Sun, G. (2012). Serum acylated ghrelin is negatively correlated with the insulin resistance in the CODING study. *Public Library of Science One, 7*(9), e45657.

Anguita-Ruiz, A., Zarza-Rebollo, J.A., Pérez-Gutiérrez, A.M., Molina, E., Gutiérrez, B., Bellón, J.Á., Moreno-Peral, P., Conejo-Cerón, S., Aiarzagüena, J.M., Ballesta-Rodríguez, M.I., Fernández, A., Fernández-Alonso, C., Martín-Pérez, C., Montón-Franco, C., Rodríguez-Bayón, A., Torres-Martos, Á., López-Isac, E., Cervilla, J. & Rivera, M. (2022). Body mass index interacts with a genetic-risk score for depression increasing the risk of the disease in high-susceptibility individuals. *Translational Psychiatry, 12*(1), 30. https://doi.org/10.1038/s41398-022-01783-7

Ardelt-Gattinger, E., Ring-Dimitriou, S. & Weghuber, D. (2015). *Der gesunde Adipöse: Das Kontinuum zwischen gesunder und kranker Adipositas – Aspekte der Gesundheitsförderung, Prävention, Diagnostik und Therapie*. Huber.

Arteaga-Henríquez, G., Rosales-Ortiz, S.K., Arias-Vásquez, A., Bitter, I., Ginsberg, Y., Ibañez-Jimenez, P., Kilencz, T., Lavebratt, C., Matura, S., Reif, A., Rethelyi, J., Richarte, V., Rommelse, N., Siegl, A. & Ramos-Quiroga, J.A. (2020). Treating impulsivity with probiotics in adults (PROBIA): study protocol of a multicenter, double-blind, randomized, placebo-controlled trial. *Trials, 21*(1), 161. https://doi.org/10.1186/s13063-019-4040-x

Arumuganathan, S., Sagar, R., Mehta, M. & T, S.I. (2021). Psychiatric Co-morbidities and Body Shape Dissatisfaction in Adolescents with Obesity – A School Based Case Controlled Study. *Indian Journal of Pediatrics, 88*(3), 235–239. https://doi.org/10.1007/s12098-020-03367-z

Aschenbrenner, K., Aschenbrenner, F., Kirchmann, H. & Strauß, B. (2004). Störungen des Essverhaltens bei Gymnasiasten und Studenten. *Psychotherapie, Psychosomatik, Medizinische Psychologie, 54*(6), T1–T13.

Ashwell, H. (2012). *Nourishing: Recipes and Reflections on Recovery*. Ruddocks Publishing Ltd.

Bai, L., Wang, W., Xiang, Y., Wang, S., Wan, S. & Zhu, Y. (2021). Aberrant elevation of GDF8 impairs granulosa cell glucose metabolism via upregulating SERPINE1 expression in patients with PCOS. Molecular Therapy. *Nucleic Acids, 23*, 294–309. https://doi.org/10.1016/j.omtn.2020.11.005

Barsh, G.S. & Schwartz, M.W. (2002). Genetic approaches to studying energy balance: perception and integration. *Nature Reviews Genetics, 3*(8), 589–600. https://doi.org/10.1038/nrg862

Baura, G.D., Foster, D.M., Porte, D., Jr., Kahn, S.E., Bergman, R.N., Cobelli, C. & Schwartz, M.W. (1993). Saturable transport of insulin from plasma into the central nervous system of dogs in vivo. A mechanism for regulated insulin delivery to the brain. *Journal of Clinical Investigation, 92*(4), 1824–1830. https://doi.org/10.1172/JCI116773

Beck, B. (2006). Neuropeptide Y in normal eating and in genetic and dietary-induced obesity. *Philosphical Transactions of the Royal Society of London: Series B, Biological Sciences, 361*(1471), 1159–1185. https://doi.org/10.1098/rstb.2006.1855

Begg, D.P. & Woods, S.C. (2012). The central insulin system and energy balance. In H.-G. Joost (Ed.),

Appetite Control (Handbook of Experimental Pharmacology, Vol. 209, pp. 111–129). Springer.

Belcher, B.R., Maher, J.P., Lopez, N.V., Margolin, G., Leventhal, A.M., Ra, C.K., O'Connor, S., Gruenewald, T.L., Huh, J. & Dunton, G.F. (2019). Dual Versus Single Parental Households and Differences in Maternal Mental Health and Child's Overweight/Obesity. *Maternal and Child Health Journal, 23*(4), 547–556. https://doi.org/10.1007/s10995-018-2671-2

Benedict, C., Kern, W., Schmid, S.M., Schultes, B., Born, J. & Hallschmid, M. (2009). Early morning rise in hypothalamic-pituitary-adrenal activity: a role for maintaining the brain's energy balance. *Psychoneuroendocrinology, 34*(3), 455–462. https://doi.org/10.1016/j.psyneuen.2008.10.010

Benthem, L., Mundinger, T.O. & Taborsky, G.J., Jr. (2000). Meal-induced insulin secretion in dogs is mediated by both branches of the autonomic nervous system. American Journal of Physiology. *Endocrinology and Metabolism, 278*(4), E603–E610.

Berrios, J., Li, C., Madara, J.C., Garfield, A.S., Steger, J.S., Krashes, M.J. & Lowell, B.B. (2021). Food cue regulation of AGRP hunger neurons guides learning. *Nature, 595*(7869), 695–700. https://doi.org/10.1038/s41586-021-03729-3

Berthoud, H.-R. & Neuhuber, W.L. (2000). Functional and chemical anatomy of the afferent vagal system. *Autonomic Neuroscience: Basic & Clinical, 85*(1–3), 1–17. https://doi.org/10.1016/S1566-0702(00)00215-0

Bischoff, S. (2018). *Adipositas*. De Gruyter.

Black, P.H. (2006). The inflammatory consequences of psychologic stress: relationship to insulin resistance, obesity, atherosclerosis and diabetes mellitus, type II. *Medical Hypotheses, 67*(4), 879–891. https://doi.org/10.1016/j.mehy.2006.04.008

Blanc, O. (1984). The working population in Switzerland from 1960 to 1980. *Review of Social Economy, 42*(1), 46–58.

Blumel, J.E., Castelo-Branco, C., Rocangliolo, M.E., Bifa, L., Tacla, X. & Mamani, L. (2001). Changes in body mass index around menopause: a population study of Chilean woman. *Menopause, 8*(4), 239–244. https://doi.org/10.1097/00042192-200107000-00004

Bolton, K., Kremer, P., Rossthorn, N., Moodie, M., Gibbs, L., Waters, E., Swinburn, B. & de Silva, A. (2014). The effect of gender and age on the association between weight status and health-related quality of life in Australian adolescents. *BioMedCentral Public Health, 14*, 898.

Bondanelli, M., Margutti, A., Ambrosio, M.R., Plaino, L., Cobellis, L., Petraglia, F. & degli Uberti, E.C. (2001). Blood growth hormone-binding protein levels in premenopausal and postmenopausal women: roles of body weight and estrogen levels. *Journal of Clincal Endocrinology Metabolism, 86*(5), 1973–1980. https://doi.org/10.1210/jcem.86.5.7485

Broberger, C. (2005). Brain regulation of food intake and appetite: molecules and networks. *Journal of Internal Medicine, 258*(4), 301–327. https://doi.org/10.1111/j.1365-2796.2005.01553.x

Bunney, P.E., Zink, A.N., Holm, A.A., Billington, C.J. & Kotz, C.M. (2017). Orexin activation counteracts decreases in nonexercise activity thermogenesis (NEAT) caused by high-fat diet. *Physiology and Behavior, 176*, 139–148. https://doi.org/10.1016/j.physbeh.2017.03.040

Bütikofer, U., Burnand, D., Portmann, R., Blaser, C., Schwander, F., Kopf-Bolanz, K.A., Laederach, K., Badertscher, R., Walther, B. & Vergères, G. (2021). Serum Metabolites Responding in a Dose-Dependent Manner to the Intake of a High-Fat Meal in Normal Weight Healthy Men Are Associated with Obesity. *Metabolites, 11*(6), 392. https://doi.org/10.3390/metabo11060392

Butterick, T.A., Billington, C.J., Kotz, C.M. & Nixon, J.P. (2013). Orexin: pathways to obesity resistance?. *Reviews in Endocrine and Metabolic Disorders, 14*(4), 357–364. https://doi.org/10.1007/s11154-013-9259-3

Buydens-Branchey, L. & Branchey, M. (2008). Long-chain n-3 polyunsaturated fatty acids decrease feelings of anger in substance abusers. *Psychiatry Research, 157*(1–3), 95–104. https://doi.org/10.1016/j.psychres.2007.01.004

Carpiniello, B., Pinna, F., Pillai, G., Nonnoi, V., Pisano, E., Corrias, S., Orru, M.G., Orru, W., Velluzzi, F. & Loviselli, A. (2009). Obesity and psychopathology. A study of psychiatric comorbidity among patients attending a specialist obesity unit. *Epidemiologica e Psichiatria Sociale, 18*(2), 119–127. https://doi.org/10.1017/S1121189X00001007

Carrie, I., Smirnova, M., Clement, M., De, J.D., Frances, H. & Bourre, J.M. (2002). Docosahexaenoic acid-rich phospholipid supplementation: effect on behavior, learning ability, and retinal function in control and n-3 polyunsaturated fatty acid deficient old mice. *Nutritional Neuroscience, 5*(1), 43–52. https://doi.org/10.1080/10284150290007074

Casu, M., Patrone, V., Gianelli, M.V., Marchegiani, A., Ragni, G., Murialdo, G. & Polleri, A. (2002). Spectral analysis of R-R interval variability by short-term recording in anorexia nervosa. *Eating and Weight Disorders, 7*(3), 239–243. https://doi.org/10.1007/BF03327462

Chae, H.S., Dale, O., Mir, T.M., Ashfaq, M.K., Avula, B., Walker, L.A., Khan, I.A. & Khan, S.I. (2023). Juniper Berries Regulate Diabetes and Obesity Markers Through Modulating PPARalpha, PPAR-gamma, and LXR: In Vitro and In Vivo Effects. *Journal of Medicinal Food, 26*(5), 307–318. https://doi.org/10.1089/jmf.2022.0146

Chen, J., Cheng, M., Wang, L., Zhang, L., Xu, D., Cao, P., Wang, F., Herzog, H., Song, S. & Zhan, C. (2020). A Vagal-NTS Neural Pathway that Stimulates Feeding. *Current Biology, 30*(20), 3986–3998. https://doi.org/10.1016/j.cub.2020.07.084

Chen, M., Hui, S., Lang, H., Zhou, M., Zhang, Y., Kang, C., Zeng, X., Zhang, Q., Yi, L. & Mi, M. (2019). SIRT3 Deficiency Promotes High-Fat Diet-Induced Nonalcoholic Fatty Liver Disease in Correlation with Impaired Intestinal Permeability through Gut Microbial Dysbiosis. *Molecular Nutrition & Food Research, 63*(4), e1800612. https://doi.org/10.1002/mnfr.201800612

Christensen, E.L., Harding, I.H., Voigt, K., Chong, T.T. & Verdejo-Garcia, A. (2022). Neural underpinnings of food choice and consumption in obesity. *International Journal of Obesity, 46*(1), 194–201. https://doi.org/10.1038/s41366-021-00974-4

Chu, A.H.Y. & Moy, F.M. (2013). Associations of occupational, transportation, household and leisure-time physical activity patterns with metabolic risk factors among middle-aged adults in a middle-income country. *Preventive Medicine, 57,* 14–17. https://doi.org/10.1016/j.ypmed.2012.12.011

Ciappolino, V., DelVecchio, G., Prunas, C., Andreella, A., Finos, L., Caletti, E., Siri, F., Mazzocchi, A., Botturi, A., Turolo, S., Agostoni, C. & Brambilla, P. (2020). The Effect of DHA Supplementation on Cognition in Patients with Bipolar Disorder: An Exploratory Randomized Control Trial. *Nutrients, 12*(3), 708. https://doi.org/10.3390/nu12030708

Cirulli, E.T., Guo, L., Leon Swisher, C., Shah, N., Huang, L., Napier, L.A., Kirkness, E.F., Spector, T.D., Caskey, C.T., Thorens, B., Venter, J.C. & Telenti, A. (2019). Profound Perturbation of the Metabolome in Obesity Is Associated with Health Risk. *Cell Metabolism, 29*(2), 488–500. https://doi.org/10.1016/j.cmet.2018.09.022

Cizza, G., Romagni, P., Lotsikas, A., Lam, G., Rosenthal, N.E. & Chrousos, G.P. (2005). Plasma leptin in men and women with seasonal affective disorder and in healthy matched controls. *Hormone and Metabolic Research, 37*(1), 45–48. https://doi.org/10.1055/s-2005-861033

Collins, C. (2007). Said another way: stroke, evolution, and the rainforests: an ancient approach to modern health care. *Nursing Forum, 42*(1), 39–44. https://doi.org/10.1111/j.1744-6198.2007.00064.x

Coppin, G., Muñoz Tord, D., Pool, E.R., Locatelli, L., Achaibou, A., Erdemli, A., León Pérez, L., Wuensch, L., Cereghetti, D., Golay, A., Sander, D. & Pataky, Z. (2023). A randomized controlled trial investigating the effect of liraglutide on self-reported liking and neural responses to food stimuli in participants with obesity. *International Journal of Obesity, 47*(12), 1224–1231. https://doi.org/10.1038/s41366-023-01370-w

Coryell, W.H., Butcher, B.D., Burns, T.L., Dindo, L.N., Schlechte, J.A. & Calarge, C.A. (2016). Fat distribution and major depressive disorder in late adolescence. *Journal of Clinical Psychiatry, 77*(1), 84–89. https://doi.org/10.4088/JCP.14m09169

Cuomo, R., D'Alessandro, A., Andreozzi, P., Vozzella, L. & Sarnelli, G. (2011). Gastrointestinal regulation of food intake: do gut motility, enteric nerves and entero-hormones play together?. *Minerva Endocrinology, 36*(4), 281–293.

D'Amore, A., Massignan, C., Montera, P., Moles, A., de Lorenzo, A. & Scucchi, S. (2001). Relationship between dietary restraint, binge eating, and leptin in obese women. *International Journal of Obesity, 25*(3), 373–377. https://doi.org/10.1038/sj.ijo.0801565

Daniels, S.R. (2006). The consequences of childhood overweight and obesity. *Future Child, 16*(1), 47–67. https://doi.org/10.1353/foc.2006.0004

De Groot, P., Scheithauer, T., Bakker, G.J., Prodan, A., Levin, E., Khan, M.T., Herrema, H., Ackermans, M., Serlie, M.J.M., de Brauw, M., Levels, J.H.M., Sales, A., Gerdes, V.E., Stahlman, M., Schimmel, A.W.M., Dallinga-Thie, G., Bergman, J.J., Holleman, F., Hoekstra, J.B.L.,... Nieuwdorp, M. (2020). Donor metabolic characteristics drive effects of faecal microbiota transplantation on recipient insulin sensitivity, energy expenditure and intestinal transit time. *Gut, 69*(3), 502–512. https://doi.org/10.1136/gutjnl-2019-318320

De Ridder, D., Manning, P., Leong, S.L., Ross, S., Sutherland, W., Horwath, C. & Vanneste, S. (2016). The brain, obesity and addiction: an EEG neuroimaging study. *Scientific Reports, 6*, 34122. https://doi.org/10.1038/srep34122

De Zwaan, M., Hilbert, A., Swan-Kremeier, L., Simonich, H., Lancaster, K., Howell, L. M., Monson, T., Crosby, R. D. & Mitchell, J. E. (2010). Comprehensive interview assessment of eating behavior 18–35 months after gastric bypass surgery for morbid obesity. *Surgery for Obesitiy and Related Diseases, 6*(1), 79–85. https://doi.org/10.1016/j.soard.2009.08.011

Deidda, G. & Biazzo, M. (2021). Gut and Brain: Investigating Physiological and Pathological Interactions Between Microbiota and Brain to Gain New Therapeutic Avenues for Brain Diseases. *Frontiers in Neuroscience, 15*, 753915. https://doi.org/10.3389/fnins.2021.753915

Diem, P., Laederach-Hofmann, K., Navarro, X., Mueller, B., Kennedy, W. R. & Robertson, R. P. (2003). Diagnosis of diabetic autonomic neuropathy: a multivariate approach. *European Journal of Clinical Investigation, 33*(8), 693–697. https://doi.org/10.1046/j.1365-2362.2003.01195.x

Doaei, S., Kalantari, N., Izadi, P., Salonurmi, T., Jarrahi, A. M., Rafieifar, S., Azizi Tabesh, G., Rahimzadeh, G., Gholamalizadeh, M. & Goodarzi, M. O. (2019). Interactions between macro-nutrients' intake, FTO and IRX3 gene expression, and FTO genotype in obese and overweight male adolescents. *Adipocyte, 8*(1), 386–391. https://doi.org/10.1080/21623945.2019.1693745

Dos Santos, D. M. C., Rejeski, K., Winkelmann, M., Liu, L., Trinkner, P., Gunther, S., Bucklein, V. L., Blumenberg, V., Schmidt, C., Kunz, W. G., Von Bergwelt-Baildon, M., Theurich, S. & Subklewe, M. (2022). Increased visceral fat distribution and body composition impact cytokine release syndrome onset and severity after CD19 chimeric antigen receptor T-cell therapy in advanced B-cell malignancies. *Haematologica, 107*(9), 2096–2107. https://doi.org/10.3324/haematol.2021.280189

Dos Santos, F. K., Prista, A., Gomes, T. N., Santos, D., Damasceno, A., Madeira, A., Katzmarzyk, P. T. & Maia, J. A. (2015). Body mass index, cardiorespiratory fitness and cardiometabolic risk factors in youth from Portugal and Mozambique. *International Journal of Obesity, 39*(10), 1467–1474. https://doi.org/10.1038/ijo.2015.110

Drewnowski, A. & Specter, S. E. (2004). Poverty and obesity: the role of energy density and energy costs. *American Journal of Clinical Nutrition, 79*(1), 6–16. https://doi.org/10.1093/ajcn/79.1.6

Drucker, D. J. (2024). The benefits of GLP-1 drugs beyond obesity. *Science, 385*(6706), 258–260. https://doi.org/10.1126/science.adn4128

Duerksen, S. C., Elder, J. P., Arredondo, E. M., Ayala, G. X., Slymen, D. J., Campbell, N. R. & Baquero, B. (2007). Family restaurant choices are associated with child and adult overweight status in Mexican-American families. *Journal of the American Dietetic Association, 107*(5), 849–853. https://doi.org/10.1016/j.jada.2007.02.012

Duntas, L. H., Popovic, V. & Panotopoulos, G. (2004). Adiponectin: novelties in metabolism and hormonal regulation. *Nutritional Neuroscience, 7*(4), 195–200. https://doi.org/10.1080/10284150400009998

Durand, C. P., Andalib, M., Dunton, G. F., Wolch, J. & Pentz, M. A. (2011). A systematic review of built environment factors related to physical activity and obesity risk: implications for smart growth urban planning. *Obesity Reviews, 12*(5), e173–e182. https://doi.org/10.1111/j.1467-789X.2010.00826.x

Edholm, O. G. (1977). Energy balance in man studies carried out by the Division of Human Physiology, National Institute for Medical Research. *Journal of Human Nutrition, 31*(6), 413–431.

Europäisches Institut für Stillen und Laktation. (2022). *Begleitung von Eltern, die ihr Kind mit der Flasche füttern.* Verfügbar unter https://www.stillen-institut.com/de/begleitung-von-eltern-die-ihr-kind-mit-der-flasche-fuettern.html

Evers, C., Dingemans, A., Junghans, A. F. & Boevé, A. (2018). Feeling bad or feeling good, does emotion affect your consumption of food? A meta-analysis of the experimental evidence. *Neuroscience & Biobehavioral Reviews, 92*, 195–208. https://doi.org/10.1016/j.neubiorev.2018.05.028

Firuzi, O., Miri, R., Tavakkoli, M. & Saso, L. (2011). Antioxidant therapy: current status and future prospects. *Current Medicinal Chemistry, 18*(25), 3871–3888. https://doi.org/10.2174/092986711803414368

Fitzgibbon, M. L., Sanchez-Johnsen, L. A. & Martinovich, Z. (2003). A test of the continuity perspective across bulimic and binge eating pathology. *International Journal of Eating Disorders, 34*(1), 83–97. https://doi.org/10.1002/eat.10160

Franko, D. L. & Omori, M. (1999). Subclinical eating disorders in adolescent women: a test of the continuity hypothesis and its psychological correlates. *Journal of Adolescence, 22*(3), 389–396. https://doi.org/10.1006/jado.1999.0230

Frederich, R., Hu, S., Raymond, N. & Pomeroy, C. (2002). Leptin in anorexia nervosa and bulimia nervosa: importance of assay technique and method of interpretation. *Journal of Laboratory and*

Clinical Medicine, 139(2), 72–79. https://doi.org/10.1067/mlc.2002.121014

Frontoni, S., Bracaglia, D. & Gigli, F. (2005). Relationship between autonomic dysfunction, insulin resistance and hypertension, in diabetes. *Nutrition, Metabolism & Cardiovascular Diseases, 15*(6), 441–449. https://doi.org/10.1016/j.numecd.2005.06.010

Gardizy, A., Lindenfeldar, G., Paul, A. & Chao, A.M. (2024). Binge-Spectrum Eating Disorders, Mood, and Food Insecurity in Young Adults With Obesity. *Journal of the American Psychiatric Nurses Association, 30*(3), 603–612. https://doi.org/10.1177/10783903221147930

Gariepy, G., Wang, J., Lesage, A.D. & Schmitz, N. (2010). The longitudinal association from obesity to depression: results from the 12-year National Population Health Survey. *Obesity, 18*(5), 1033–1038. https://doi.org/10.1038/oby.2009.333

Gerozissis, K. (2003). Brain insulin: regulation, mechanisms of action and functions. *Cellular and Molecular Neurobiology, 23*(1), 1–25. https://doi.org/10.1023/A:1022598900246

Gibbs, J., Young, R.C. & Smith, G.P. (1973). Cholecystokinin elicits satiety in rats with open gastric fistulas. *Nature, 245*(5424), 323–325. https://doi.org/10.1038/245323a0

Gilgenkrantz, H. & Perret, C. (2012). Le silence parlant de la sirtuine 1 dans la stéatose et le cancer du foie [Sirtuin 1, hepatic steatosis and liver cancer]. *Médecine/Sciences, 28*(3), 269–271. https://doi.org/10.1051/medsci/2012283014

Gonzalez, A., Boyle, M.H., Georgiades, K., Duncan, L., Atkinson, L.R. & MacMillan, H.L. (2012). Childhood and family influences on body mass index in early adulthood: findings from the Ontario Child Health Study. *BioMedCentral Public Health, 12*, 755.

Guo, Z., Chen, Y., Mao, Y.-F., Zheng, T., Jiang, Y., Yan, Y., Yin, X. & Zhang, B. (2017). Long-term treatment with intranasal insulin ameliorates cognitive impairment, tau hyperphosphorylation, and microglial activation in a streptozotocin-induced Alzheimer's rat model. *Scientific Reports, 7*, 45971. https://doi.org/10.1038/srep45971

Hales, C.M., Fryar, C.D., Carroll, M.D., Freedman, D.S., Aoki, Y. & Ogden, C.L. (2018). Differences in Obesity Prevalence by Demographic Characteristics and Urbanization Level Among Adults in the United States, 2013–2016. *Journal of the American Medical Association, 319*(23), 2419–2429.

Hamer, M., O'Donovan, G. & Stamatakis, E. (2019). Lifestyle risk factors, obesity and infectious disease mortality in the general population: Linkage study of 97,844 adults from England and Scotland. *Preventive Medicine, 123*, 65–70. https://doi.org/10.1016/j.ypmed.2019.03.002

Hara, T., Kimura, I., Inoue, D., Ichimura, A. & Hirasawa, A. (2013). Free fatty acid receptors and their role in regulation of energy metabolism. In B. Nilius, S.G. Amara, R. Lill, S. Offermanns, T. Gudermann, O.H. Petersen & R. Jahn(Eds.), *Reviews of Physiology, Biochemistry and Pharmacology* (Vol. 164, pp. 77–116). Springer.

Harpaz-Rotem, I., Leslie, D.L., Martin, A. & Rosenheck, R.A. (2005). Changes in child and adolescent inpatient psychiatric admission diagnoses between 1995 and 2000. *Social Psychiatry and Psychiatric Epidemiology, 40*(8), 642–647. https://doi.org/10.1007/s00127-005-0923-0

Hemmingsson, E., Johansson, K. & Reynisdottir, S. (2014). Effects of childhood abuse on adult obesity: a systematic review and meta-analysis. *Obesity Reviews, 15*(11), 882–893. https://doi.org/10.1111/obr.12216

Heneberg, P. (2014). Energy expenditure of hunter-gatherers: when statistics turns to be unreliable. *Endocrine, Metabolic & Immune Disorders – Drug Targets, 14*(2), 152–158. https://doi.org/10.2174/1871530314666140515102340

Heymsfield, S.B., Gallagher, D., Poehlman, E.T., Wolper, C., Nonas, K., Nelson, D. & Wang, Z.M. (1994). Menopausal changes in body composition and energy expenditure. *Experimental Gerontology, 29*(3–4), 377–389. https://doi.org/10.1016/0531-5565(94)90018-3

Høgild, M.L., Bak, A.M., Pedersen, S.B., Rungby, J., Frystyk, J., Møller, N., Jessen, N. & Jørgensen, J.O.L. (2019). Growth hormone signaling and action in obese versus lean human subjects. *American Journal of Physiology, Endocrinology and Metabolism, 316*(2), E333–E344. https://doi.org/10.1152/ajpendo.00431.2018

Holt, W. (1993). Nutrition and athletes. *American Family Physician, 47*(8), 1757–1764.

Horak, F., Jr., Fazekas, T., Zacharasiewicz, A., Eber, E., Kiss, H., Lichtenschopf, A., Neuberger, M., Schmitzberger, R., Simma, B., Wilhelm-Mitteräcker, A. & Riedler, J. (2012). Das Fetale Tabaksyndrom – Ein Statement der Österreichischen Gesellschaften für Allgemein- und Familienmedizin (ÖGAM), Gynäkologie und Geburtshilfe (ÖGGG), Hygiene, Mikrobiologie und Präventivmedizin

(ÖGHMP), Kinder- und Jugendheilkunde (ÖGKJ) sowie Pneumologie (ÖGP). *Wiener Klinische Wochenschrift, 124*(5–6), 129–145. https://doi.org/10.1007/s00508-011-0106-9

House, E.T., Lister, N.B., Seidler, A.L., Li, H., Ong, W.Y., McMaster, C.M., Paxton, S.J. & Jebeile, H. (2022). Identifying eating disorders in adolescents and adults with overweight or obesity: A systematic review of screening questionnaires. *International Journal of Eating Disorders, 55*(9), 1171–1193. https://doi.org/10.1002/eat.23769

Hu, F.B., Li, T.Y., Colditz, G.A., Willett, W.C. & Manson, J.E. (2003). Television watching and other sedentary behaviors in relation to risk of obesity and type 2 diabetes mellitus in women. *Journal of the American Medical Association, 289*(14), 1785–1791. https://doi.org/10.1001/jama.289.14.1785

Inelmen, E.M., Toffanello, E.D., Enzi, G., Sergi, G., Coin, A., Busetto, L. & Manzato, E. (2008). Differences in dietary patterns between older and younger obese and overweight outpatients. *Journal of Nutrition, Health and Aging, 12*(1), 3–8. https://doi.org/10.1007/BF02982157

Isganaitis, E., Venditti, S., Matthews, T.J., Lerin, C., Demerath, E.W. & Fields, D.A. (2019). Maternal obesity and the human milk metabolome: associations with infant body composition and postnatal weight gain. *American Journal of Clinical Nutrition, 110*(1), 111–120. https://doi.org/10.1093/ajcn/nqy334

Isidori, A.M., Strollo, F., More, M., Caprio, M., Aversa, A., Moretti, C., Frajese, G., Riondino, G. & Fabbri, A. (2000). Leptin and aging: correlation with endocrine changes in male and female healthy adult populations of different body weights. *The Journal of Clinical Endocrinology & Metabolism, 85*(5), 1954–1962. https://doi.org/10.1210/jcem.85.5.6572

Isnard-Mugnier, P., Vila, G., Nollet-Clemencon, C., Vera, L., Rault, G. & Mouren-Simeoni, M.C. (1993). Etude controlee des conduites alimentaires et des manifestations emotionnelles dans une population d'adolescentes obeses [A controlled study of food behavior and emotional manifestation in a population of obese female adolescents]. *Archives Francaises de Pediatrie, 50*(6), 479–484.

Johnson, F. & Wardle, J. (2005). Dietary restraint, body dissatisfaction, and psychological distress: a prospective analysis. *Journal of Abnormal Psychology, 114*(1), 119–125. https://doi.org/10.1037/0021-843X.114.1.119

Joyce, B.T., Liu, H., Wang, L., Wang, J., Zheng, Y., Nannini, D., Drong, A., Shiau, S., Li, W., Leng, J., Shen, Y., Gao, R., Baccarelli, A., Hu, G. & Hou, L. (2021). Novel epigenetic link between gestational diabetes mellitus and macrosomia. *Epigenomics, 13*(15), 1221–1230. https://doi.org/10.2217/epi-2021-0096

Kagan, D.M. & Squires, R.L. (1984). Eating disorders among adolescents: patterns and prevalence. *Adolescence, 19*(73), 15–29.

Kankaanpaa, E., Suhonen, A. & Valtonen, H. (2008). Promoting prevention with economic arguments – the case of Finnish occupational health services. *BioMedCentral Public Health, 8*, 130.

Kiang, M., Daskalakis, Z.J., Christensen, B.K., Remington, G. & Kapur, S. (2003). Actigraphic measurement of the effects of single-dose haloperidol and olanzapine on spontaneous motor activity in normal subjects. *Journal of Psychiatry & Neuroscience, 28*(4), 293–299.

Klein, K.M., Fitzgerald, E.H., Forney, K.J., Kennedy, G.A. & Keel, P.K. (2022). Evaluating the role of negative affect and negative interpretation biases in emotional eating behavior. *International Journal of Eating Disorders, 55*(7), 914–922. https://doi.org/10.1002/eat.23751

Kmietowicz, Z. (2015). Coca-Cola funded group set up to promote „energy balance" is disbanded. *British Medical Journal, 351*, h6590.

Ko, H.S., Kim, C.J. & Ryu, W.S. (2005). Overweight and effect of hormone replacement therapy on lipid profiles in postmenopausal women. *Korean Journal of Internal Medicine, 20*(1), 33–39. https://doi.org/10.3904/kjim.2005.20.1.33

Kopf-Bolanz, K.A., Schwander, F., Gijs, M., Vergères, G., Portmann, R. & Egger, L. (2012). Validation of an in vitro digestive system for studying macronutrient decomposition in humans. *Journal of Nutrition, 142*(2), 245–250. https://doi.org/10.3945/jn.111.148635

Kotz, C.M. & Levine, J.A. (2005). Role of nonexercise activity thermogenesis (NEAT) in obesity. *Minnesota Medicine, 88*(9), 54–57.

Kreier, F., Kap, Y.S., Mettenleiter, T.C., van Heijningen, C., van der Vliet, J., Kalsbeek, A., Sauerwein, H.P., Fliers, E., Romijn, J.A. & Buijs, R.M. (2006). Tracing from fat tissue, liver, and pancreas: a neuroanatomical framework for the role of the brain in type 2 diabetes. *Endocrinology, 147*(3), 1140–1147. https://doi.org/10.1210/en.2005-0667

Kullmann, S., Heni, M., Hallschmid, M., Fritsche, A., Preissl, H. & Haring, H.U. (2016). Brain Insulin

Resistance at the Crossroads of Metabolic and Cognitive Disorders in Humans. *Physiological Reviews, 96*(4), 1169–1209. https://doi.org/10.1152/physrev.00032.2015

Krause-Utz, A., Frost, R., Winter, D. & Elzinga, B.M. (2017). Dissociation and Alterations in Brain Function and Structure: Implications for Borderline Personality Disorder. *Current Psychiatry Reports 19, 6* (2017).

Laederach-Hofmann, K. (2009). Psychologische Auswirkungen von Kohlenhydraten auf Stimmung, Gedächtnis, Appetit und Sättigung. In EEK (Eidgenössische Ernährungskommission) (Hrsg.), *Kohlenhydrate in der Ernährung. Stellungnahme und Empfehlungen der Eidgenössischen Ernährungskommission (EEK) 2009* (S. 118–130). Bundesamt für Gesundheit. Verfügbar unter https://www.blv.admin.ch/dam/blv/de/dokumente/das-blv/organisation/kommissionen/eek/kohlenhydrate-in-der-ernaehrung/expertenbericht-kohlenhydrate-ernaehrung.pdf.download.pdf/Kohlenhydrate_de.pdf

Laederach-Hofmann, K., Graf, C., Horber, F., Lippuner, K., Lederer, S., Michel, R. & Schneider, M. (1999). Imipramine and diet counseling with psychological support in the treatment of obese binge eaters: a randomized, placebo-controlled double-blind study. *International Journal of Eating Disorders, 26*(3), 231–244. https://doi.org/10.1002/(SICI)1098-108X(199911)26:3<231::AID-EAT1>3.0.CO;2-6

Laederach-Hofmann, K., Kupferschmid, S. & Mussgay, L. (2002). Links between body mass index, total body fat, cholesterol, high-density lipoprotein, and insulin sensitivity in patients with obesity related to depression, anger, and anxiety. *International Journal of Eating Disorders, 32*(1), 58–71. https://doi.org/10.1002/eat.10063

Laederach-Hofmann, K., Mussgay, L. & Ruddel, H. (2000). Autonomic cardiovascular regulation in obesity. *Journal of Endocrinology, 164*(1), 59–66. Available from https://joe.bioscientifica.com/view/journals/joe/164/1/59.xml

Laessle, R.G. & Lehrke, S. (2012). Differences in laboratory eating behaviour between overweight boys and girls before treatment. *Eating and Weight Disorders, 17*(2), e137–e139. https://doi.org/10.1007/BF03325338

Laessle, R.G. & Schulz, S. (2009). Stress-induced laboratory eating behavior in obese women with binge eating disorder. *International Journal of Eating Disorders, 42*(6), 505–510. https://doi.org/10.1002/eat.20648

Langhans, W. (2001). Carbohydrate and fat-based appetite control mechanisms. In J.D. Fernstrom, R. Uauy & P. Arroyo (Eds.), *Nutrition and Brain* (Nestlé Nutrition Workshop Series Clinical & Performance Program, Vol. 5, pp. 73–91). Karger AG.

Langhans, W. (2003). Role of the liver in the control of glucose-lipid utilization and body weight. *Current Opinion in Clinical Nutrition and Metabolic Care, 6*(4), 449–455. https://doi.org/10.1097/01.mco.0000078993.96795.16

Lechin, F. & van der Dijs, B. (2006). Central nervous system circuitry involved in the hyperinsulinism syndrome. *Neuroendocrinology, 84*(4), 222–234. https://doi.org/10.1159/000098005

Lee, H.J., Kang, M.-G., Cha, H.Y., Kim, Y.M., Lim, Y. & Yang, S.J. (2019). Effects of Piceatannol and Resveratrol on Sirtuins and Hepatic Inflammation in High-Fat Diet-Fed Mice. *Journal of Medicinal Food, 22*(8), 833–840. https://doi.org/10.1089/jmf.2018.4261

Lee, P.C. & Dixon, J.B. (2017). Food for Thought: Reward Mechanisms and Hedonic Overeating in Obesity. *Current Obesity Reports, 6*(4), 353–361. https://doi.org/10.1007/s13679-017-0280-9

Legendre, M., Sabourin, S. & Bégin, C. (2022). Childhood sexual abuse and food addiction severity in a clinical sample of individuals with overweight or obesity. *Eating and Weight Disorders, 27*(8), 3737–3742. https://doi.org/10.1007/s40519-022-01441-3

Le Merrer, J. & Stephens, D.N. (2006). Food-induced behavioral sensitization, its cross-sensitization to cocaine and morphine, pharmacological blockade, and effect on food intake. *Journal of Neuroscience, 26*(27), 7163–7171. https://doi.org/10.1523/JNEUROSCI.5345-05.2006

Levin, A., Morad, Y., Grotto, I., Ravid, M. & Bar-Dayan, Y. (2010). Weight disorders and associated morbidity among young adults in Israel 1990–2003. *Pediatrics International, 52*(3), 347–352. https://doi.org/10.1111/j.1442-200X.2009.02972.x

Liotto, N., Miozzo, M., Gianni, M.L., Taroni, F., Morlacchi, L., Piemontese, P., Roggero, P. & Mosca, F. (2009). Early nutrition: the role of genetics and epigenetics. *La Pediatrica e Chirurgica: Medical and Surgical Pediatrics, 31*(2), 65–71.

Liu, J. & Wang, L.N. (2023). Peroxisome proliferator-activated receptor gamma agonists for preventing recurrent stroke and other vascular events in people with stroke or transient ischaemic attack. *Cochrane Database Systematic Reviews, 1*(1), CD010693.

Llabre, M. M., Schneiderman, N., Gallo, L. C., Arguelles, W., Daviglus, M. L., Gonzalez, F., II., Isasi, C. R., Perreira, K. M. & Penedo, F. J. (2017). Childhood Trauma and Adult Risk Factors and Disease in Hispanics/Latinos in the US: Results From the Hispanic Community Health Study/Study of Latinos (HCHS/SOL) Sociocultural Ancillary Study. *Psychosomatic Medicine, 79*(2), 172–180. https://doi.org/10.1097/PSY.0000000000000394

Loos, R. J. F. & Yeo, G. S. H. (2014). The bigger picture of FTO: the first GWAS-identified obesity gene. *Nature Reviews Endocrinology, 10*(1), 51–61. https://doi.org/10.1038/nrendo.2013.227

Loxton, N. J. & Tipman, R. J. (2017). Reward sensitivity and food addiction in women. *Appetite, 115*, 28–35. https://doi.org/10.1016/j.appet.2016.10.022

Magkos, F., Fabbrini, E., Mohammed, B. S., Patterson, B. W., Klein, S. & Mittendorfer, B. (2010). Estrogen deficiency after menopause does not result in male very-low-density lipoprotein metabolism phenotype. *The Journal of Clinical Endocrinology & Metabolism, 95*(7), 3377–3384. https://doi.org/10.1210/jc.2010-0341

Mansur, R. B., Ahmed, J., Cha, D. S., Woldeyohannes, H. O., Subramaniapillai, M., Lovshin, J., Lee, J. G., Lee, J.-H., Brietzke, E., Reininghaus, E. Z., Sim, K., Vinberg, M., Rasgon, N., Hajek, T. & McIntyre, R. S. (2017). Liraglutide promotes improvements in objective measures of cognitive dysfunction in individuals with mood disorders: A pilot, open-label study. *Journal of Affective Disorders, 207*, 114–120. https://doi.org/10.1016/j.jad.2016.09.056

Marques-Vidal, P., Pecoud, A., Hayoz, D., Paccaud, F., Mooser, V., Waeber, G. & Vollenweider, P. (2010). Normal weight obesity: relationship with lipids, glycaemic status, liver enzymes and inflammation. *Nutrition, Metabolism & Cardiovascular Diseases, 20*(9), 669–675. https://doi.org/10.1016/j.numecd.2009.06.001

Martinez-Carpio, P. A., Fiol, C., Hurtado, I., Arias, C., Ruiz, E., Orozco, P. & Corominas, A. (2003). Relation between leptin and body fat distribution in menopausal status. *Journal of Physiology and Biochemistry, 59*(4), 301–307. https://doi.org/10.1007/BF03179888

Matsumoto, T., Miyatsuji, A., Miyawaki, T., Yanagimoto, Y. & Moritani, T. (2003). Potential association between endogenous leptin and sympatho-vagal activities in young obese Japanese women. *American Journal of Human Biology, 15*(1), 8–15. https://doi.org/10.1002/ajhb.10111

Matsumoto, T., Miyawaki, C., Ue, H., Kanda, T., Yoshitake, Y. & Moritani, T. (2001). Comparison of thermogenic sympathetic response to food intake between obese and non-obese young women. *Obesity Research, 9*(2), 78–85. https://doi.org/10.1038/oby.2001.10

Matta, J., Carette, C., Levy Marchal, C., Bertrand, J., Pétéra, M., Zins, M., Pujos-Guillot, E., Comte, B. & Czernichow, S. (2016). Weight for gestational age and metabolically healthy obesity in adults from the Haguenau cohort. *British Medical Journal Open, 6*(8), e011367.

Mehata, S., Shrestha, N., Ghimire, S., Atkins, E., Karki, D. K. & Mishra, S. R. (2021). Association of altitude and urbanization with hypertension and obesity: analysis of the Nepal Demographic and Health Survey 2016. *International Health, 13*(2), 151–160. https://doi.org/10.1093/inthealth/ihaa034

Mehrdad, M., Eftekhari, M. H., Jafari, F., Nikbakht, H.-A. & Gholamalizadeh, M. (2022). Associations between FTO rs9939609 polymorphism, serum vitamin D, mental health, and eating behaviors in overweight adults. *Nutritional Neuroscience, 25*(9), 1889–1897. https://doi.org/10.1080/1028415X.2021.1913316

Meland, E., Haugland, S. & Breidablik, H. J. (2007). Body image and perceived health in adolescence. *Health Education Research, 22*(3), 342–350. https://doi.org/10.1093/her/cyl085

Messerli-Bürgy, N., Engesser, C., Lemmenmeier, E., Steptoe, A. & Laederach-Hofmann, K. (2010). Cardiovascular stress reactivity and recovery in bulimia nervosa and binge eating disorder. *International Journal of Psychophysiology, 78*(2), 163–168. https://doi.org/10.1016/j.ijpsycho.2010.07.005

Messerli-Bürgy, N. (2006). *Das Essverhalten, Überprüfung eines neuropsychophysiologischen Modells anhand einer Patientenpopulation mit Essverhaltensstörungen und Gewichtsveränderungen.* [Dissertation zur Erlangung der Doktorwürde]. Universität Bern. Verfügbar unter https://www.unibe.ch/universitaet/dienstleistungen/universitaetsbibliothek/teilbibliotheken/human_und_sozialwissenschaftliche_faecher/bibliothek_vonroll_bvr/index_ger.html

Messerli-Bürgy, N. (2015). *Das Essverhalten, Überprüfung eines neuropsychophysiologischen Modells anhand einer Patientenpopulation mit Essverhaltens-*

störungen und Gewichtsveränderungen. Südwestdeutscher Verlag für Hochschulschriften AG.

Michopoulos, V., Toufexis, D. & Wilson, M.E. (2012). Social stress interacts with diet history to promote emotional feeding in females. *Psychoneuroendocrinology, 37*(9), 1479–1490. https://doi.org/10.1016/j.psyneuen.2012.02.002

Milewicz, A., Zatonska, K., Demissie, M., Jedrzejuk, D., Dunajska, K., Ilow, R. & Lwow, F. (2005). Serum adiponectin concentration and cardiovascular risk factors in climacteric women. *Gynecological Endocrinology, 20*(2), 68–73. https://doi.org/10.1080/09513590400020989

Millington, G.W.M. (2007). The role of proopiomelanocortin (POMC) neurones in feeding behaviour. *Nutrition and Metabolism, 4*, 18. Available from https://nutritionandmetabolism.biomedcentral.com/articles/10.1186/1743-7075-4-18

Mitchison, D. & Mond, J. (2015). Epidemiology of eating disorders, eating disordered behaviour, and body image disturbance in males: a narrative review. *Journal of Eating Disorders, 3*, 20. https://doi.org/10.1186/s40337-015-0058-y

Mo, C., Yang, M., Han, X., Li, J., Gao, G., Tai, H., Huang, N. & Xiao, H. (2017). Fat mass and obesity-associated protein attenuates lipid accumulation in macrophage foam cells and alleviates atherosclerosis in apolipoprotein E-deficient mice. *Journal of Hypertension, 35*(4), 810–821. https://doi.org/10.1097/HJH.0000000000001255

Mohajeri, M.H., Wittwer, J., Vargas, K., Hogan, E., Holmes, A., Rogers, P.J., Goralczyk, R. & Gibson, E.L. (2015). Chronic treatment with a tryptophan-rich protein hydrolysate improves emotional processing, mental energy levels and reaction time in middle-aged women. *British Journal of Nutrition, 113*(2), 350–365. https://doi.org/10.1017/S0007114514003754

Morley, J.E. (1993). Nutrition and the older female: a review. *Journal of the American College of Nutrition, 12*(4), 337–343. https://doi.org/10.1080/07315724.1993.10718319

Mucellini, A.B., Fonseca, N.K.O.D., Manfro, G.G. & Silveira, P.P. (2017). Hippocampal insulin resistance and altered food decision-making as players on obesity risk. *Neuroscience & Biobehavioral Reviews, 77*, 165–176. https://doi.org/10.1016/j.neubiorev.2017.03.011

Mucellini, A.B., Miguel, P.M., Dalle Molle, R., Rodrigues, D.M., Machado, T.D., Reis, R.S., Toazza, R., Salum, G.A., Bortoluzzi, A., Franco, A.R., Buchweitz, A., Barth, B., Agranonik, M., Nassim, M., Meaney, M.J., Manfro, G.G. & Silveira, P.P. (2022). Diminished insulin sensitivity is associated with altered brain activation to food cues and with risk for obesity – Implications for individuals born small for gestational age. *Appetite, 169*, 105799. https://doi.org/10.1016/j.appet.2021.105799

Munsch, S., Michael, T., Biedert, E., Meyer, A.H. & Margraf, J. (2008). Negative mood induction and unbalanced nutrition style as possible triggers of binges in binge eating disorder (BED). *Eating and Weight Disorders, 13*(1), 22–29. https://doi.org/10.1007/BF03327781

Murdolo, G., Nowotny, B., Celi, F., Donati, M., Bini, V., Papi, F., Gornitzka, G., Castellani, S., Roden, M., Falorni, A., Herder, C. & Falorni, A. (2011). Inflammatory adipokines, high molecular weight adiponectin, and insulin resistance: a population-based survey in prepubertal schoolchildren. *Public Library of Science One, 6*(2), e17264.

Nestel, P.J., Khan, A.A., Straznicky, N.E., Mellett, N.A., Jayawardana, K., Mundra, P.A., Lambert, G.W. & Meikle, P.J. (2017). Markers of sympathetic nervous system activity associate with complex plasma lipids in metabolic syndrome subjects. *Atherosclerosis, 256*, 21–28. https://doi.org/10.1016/j.atherosclerosis.2016.11.032

Novak, C.M., Kotz, C.M. & Levine, J.A. (2006). Central orexin sensitivity, physical activity, and obesity in diet-induced obese and diet-resistant rats. *American Journal of Physiology, Endocrinology and Metabolism, 290*(2), E396–E403. https://doi.org/10.1152/ajpendo.00293.2005

Obici, S., Zhang, B.B., Karkanias, G. & Rossetti, L. (2002). Hypothalamic insulin signaling is required for inhibition of glucose production. *Nature Medicin, 8*(12), 1376–1382. https://doi.org/10.1038/nm1202-798

O'Dea, K. (1995). Overview of the thrifty genotype hypothesis. *Asia Pacific Journal of Clinical Nutrition, 4*(4), 339–340.

Onyike, C.U., Crum, R.M., Lee, H.B., Lyketsos, C.G. & Eaton, W.W. (2003). Is obesity associated with major depression? Results from the Third National Health and Nutrition Examination Survey. *American Journal of Epidemiology, 158*(12), 1139–1147. https://doi.org/10.1093/aje/kwg275

Osadchiy, V., Mayer, E.A., Bhatt, R., Labus, J.S., Gao, L., Kilpatrick, L.A., Liu, C., Tillisch, K., Naliboff, B., Chang, L. & Gupta, A. (2019). History of early life adversity is associated with increased food addiction and sex-specific alterations in reward network connectivity in obesity. *Obesity Science and Practice, 5*(5), 416–436. https://doi.org/10.1002/osp4.362

Page, A.J. (2019). NO regulation of gut-brain signalling in obesity. *Journal of Physiology, 597*(6), 1425–1426. https://doi.org/10.1113/JP277490

Pankow, J.S., Duncan, B.B., Schmidt, M.I., Ballantyne, C.M., Couper, D.J., Hoogeveen, R.C. & Golden, S.H. (2004). Fasting plasma free fatty acids and risk of type 2 diabetes: the atherosclerosis risk in communities study. *Diabetes Care, 27*(1), 77–82. https://doi.org/10.2337/diacare.27.1.77

Papargyri, P., Zapanti, E., Salakos, N., Papargyris, L., Bargiota, A. & Mastorakos, G. (2018). Links between HPA axis and adipokines: clinical implications in paradigms of stress-related disorders. *Expert Review of Endocrinology & Metabolism, 13*(6), 317–332. https://doi.org/10.1080/17446651.2018.1543585

Parrettini, S., Cavallo, M., Gaggia, F., Calafiore, R. & Luca, G. (2020). Adipokines: A Rainbow of Proteins with Metabolic and Endocrine Functions. *Protein & Peptide Letters, 27*(12), 1204–1230. https://doi.org/10.2174/0929866527666200505214555

Parsons, N., Steward, T., Clohesy, R., Almgren, H. & Duehlmeyer, L. (2022). A systematic review of resting-state functional connectivity in obesity: Refining current neurobiological frameworks and methodological considerations moving forward. *Reviews in Endocrine and Metabolic Disorders, 23*(4), 861–879. https://doi.org/10.1007/s11154-021-09665-x

Patel, O., Shahulhameed, S., Shivashankar, R., Tayyab, M., Rahman, A., Prabhakaran, D., Tandon, N. & Jaacks, L.M. (2017). Association between full service and fast food restaurant density, dietary intake and overweight/obesity among adults in Delhi, India. *BioMedCentral Public Health, 18*(1), 36.

Pavela, G., Yi, N., Mestre, L., Xun, P. & Allison, D.B. (2023). Birth weight moderates the association between obesity and mortality rate. *Annals of Epidemiology, 82*, 26–32. https://doi.org/10.1016/j.annepidem.2023.03.010

Pearce, A.L., Leonhardt, C.A. & Vaidya, C.J. (2018). Executive and Reward-Related Function in Pediatric Obesity: A Meta-Analysis. *Child Obesity, 14*(5), 265–279. https://doi.org/10.1089/chi.2017.0351

Pearce, K.F., Reboussin, D.M., Mayer-Davis, E., Ephross, S. & Burke, G.L. (1998). Postmenopausal hormone replacement and obesity. *Primary Care Update for Obstetrician/Gynecologist, 5*(4), 165. https://doi.org/10.1016/S1068-607X(98)00063-8

Peters, A., Pellerin, L., Dallman, M.F., Oltmanns, K.M., Schweiger, U., Born, J. & Fehm, H.L. (2007). Causes of obesity: looking beyond the hypothalamus. *Progress in Neurobiology, 81*(2), 61–88. https://doi.org/10.1016/j.pneurobio.2006.12.004

Pirgon, O. & Aslan, N. (2015). The Role of Urbanization in Childhood Obesity. *Journal of Clinical Research in Pediatric Endocrinology, 7*(3), 163–167. https://doi.org/10.4274/jcrpe.1984

Pirke, K.M. (1996). Central and peripheral noradrenalin regulation in eating disorders. *Psychiatry Research, 62*(1), 43–49. https://doi.org/10.1016/0165-1781(96)02982-4

Porcuna, J., Mínguez-Martínez, J. & Ricote, M. (2021). The PPAR and PPAR Epigenetic Landscape in Cancer and Immune and Metabolic Disorders. *International Journal of Molecular Sciences, 22*(19), 10573. https://doi.org/10.3390/ijms221910573

Poti, J.M. & Popkin, B.M. (2011). *Trends in energy intake among US children by eating location and food source*, 1977–2006. *Journal of the American Dietetic Association, 111*(8), 1156–1164.

Pudel, V. & Ellrott, T. (2005). Adipositas – ein gesellschaftspolitisches Problem?. *Chirurg, 76*(7), 639–646. https://doi.org/10.1007/s00104-005-1033-y

Purnell, J.Q., Weigle, D.S., Breen, P. & Cummings, D.E. (2003). Ghrelin levels correlate with insulin levels, insulin resistance, and high-density lipoprotein cholesterol, but not with gender, menopausal status, or cortisol levels in humans. *The Journal of Clinical Endocrinology & Metabolism, 88*(12), 5747–5752. https://doi.org/10.1210/jc.2003-030513

Quiles Marcos, Y., Quiles Sebastián, M.J., Pamies Aubalat, L., Botella Ausina, J. & Treasure, J. (2013). Peer and family influence in eating disorders: a meta-analysis. *European Psychiatry, 28*(4), 199–206. https://doi.org/10.1016/j.eurpsy.2012.03.005

Ramirez, J.C. & Milan, S. (2016). Childhood Sexual Abuse Moderates the Relationship Between Obesity and Mental Health in Low-Income Women. *Child Maltreatment, 21*(1), 85–89. https://doi.org/10.1177/1077559515611246

Reich, G. & Cierpka, M. (2001). *Psychotherapie der Essstörungen. Krankheitsmodelle und Therapiepraxis – störungsspezifisch und schulenübergreifend.* Thieme.

Ribeiro, O. R., do Carmo, I., Paiva, T. & Figueira, M. L. (2021). Body mass index and neuropsychological and emotional variables: joint contribution for the screening of sleep apnoea syndrome in obese. *Sleep Science, 14*(1), 19–26.

Riserus, U., Sprecher, D., Johnson, T., Olson, E., Hirschberg, S., Liu, A., Fang, Z., Hegde, P., Richards, D., Sarov-Blat, L., Strum, J. C., Basu, S., Cheeseman, J., Fielding, B. A., Humphreys, S. M., Danoff, T., Moore, N. R., Murgatroyd, P., O'Rahilly, S.,... Karpe, F. (2008). Activation of peroxisome proliferator-activated receptor (PPAR)delta promotes reversal of multiple metabolic abnormalities, reduces oxidative stress, and increases fatty acid oxidation in moderately obese men. *Diabetes, 57*(2), 332–339. https://doi.org/10.2337/db07-1318

Robert Koch Institut & Bundeszentrale für gesundheitliche Aufklärung (Hrsg.). (2008). *Erkennen – Bewerten – Handeln: Zur Gesundheit von Kindern und Jugendlichen in Deutschland.*

Robert Koch Institut. (2020). *Stillen.* Verfügbar unter https://www.rki.de/DE/Content/GesundAZ/S/Stillen/Stillen_node.html

Roberto, C. A., Galbraith, K., Lydecker, J. A., Ivezaj, V., Barnes, R. D., White, M. A. & Grilo, C. M. (2016). Preferred descriptions for loss of control while eating and weight among patients with binge eating disorder. *Psychiatry Research, 246*, 548–553. https://doi.org/10.1016/j.psychres.2016.09.045

Rogers, P. J. (2017). Food and drug addictions: Similarities and differences. *Pharmacology, Biochemistry and Behavior, 153*, 182–190. https://doi.org/10.1016/j.pbb.2017.01.001

Rogers, P. J., Appleton, K. M., Kessler, D., Peters, T. J., Gunnell, D., Hayward, R. C., Heatherley, S. V., Christian, L. M., McNaughton, S. A. & Ness, A. R. (2008). No effect of n-3 long-chain polyunsaturated fatty acid (EPA and DHA) supplementation on depressed mood and cognitive function: a randomised controlled trial. *British Journal of Nutrition, 99*(2), 421–431. https://doi.org/10.1017/S0007114507801097

Rogers, P. J. & Smit, H. J. (2000). Food craving and food „addiction": a critical review of the evidence from a biopsychosocial perspective. *Pharmacology, Biochemistry and Behavior, 66*(1), 3–14.

Rosin, B. (2007). The progression of cardiovascular risk to cardiovascular disease. *Reviews in Cardiovascular Medicine, 8*(Suppl. 4), S3–S8.

Roth, G. S. (2005). Caloric restriction and caloric restriction mimetics: current status and promise for the future. *Journal of the American Geriatrics Society, 53*(Suppl. 9), S280–S283.

Sanchez-Villegas, A., Henríquez, P., Figueiras, A., Ortuño, F., Lahortiga, F. & Martínez-Gonzáles, M. (2007). Long chain omega-3 fatty acids intake, fish consumption and mental disorders in the SUN cohort study. *European Journal of Nutrition, 46*(6), 337–346. https://doi.org/10.1007/s00394-007-0671-x

Santoro, A., Guidarelli, G., Ostan, R., Giampieri, E., Fabbri, C., Bertarelli, C., Nicoletti, C., Kadi, F., de Groot, L., Feskens, E., Berendsen, A., Brzozowska, A., Januszko, O., Kozlowska, K., Fairweather-Tait, S., Jennings, A., Meunier, N., Caumon, E., Napoli, A.,... Bazzocchi, A. (2019). Gender-specific association of body composition with inflammatory and adipose-related markers in healthy elderly Europeans from the NU-AGE study. *European Radiololgy, 29*(9), 4968–4979. https://doi.org/10.1007/s00330-018-5973-2

Sayers, S., Le, N., Hernandez, J., Mata-Pacheco, V. & Wagner, E. J. (2022). The vital role of arcuate nociceptin/orphanin FQ neurones in mounting an oestradiol-dependent adaptive response to negative energy balance via inhibition of nearby proopiomelanocortin neurones. *Journal of Physiology, 600*(22), 4939–4961. https://doi.org/10.1113/JP283378

Schinzel, A., Robinson, W. P., Bottani, A., Yagang, X. & Prader, A. (1992). Prader-Willi or Angelman syndrome in familial 15q11----q13 deletion of maternal origin?. *Human Genetics, 88*(3), 361–362. https://doi.org/10.1007/BF00197279

Schneider, M. (2003). Bulimia nervosa and binge-eating disorder in adolescents. *Adolescent Medicine, 14*(1), 119–131.

Scholey, A., Benson, S., Gibbs, A., Perry, N., Sarris, J. & Murray, G. (2017). Exploring the Effect of Lactium™ and Zizyphus Complex on Sleep Quality: A Double-Blind, Randomized Placebo-Controlled Trial. *Nutrients, 9*(2), 154. https://doi.org/10.3390/nu9020154

Schwartz, M. W., Peskind, E., Raskind, M., Boyko, E. J. & Porte, D., Jr. (1996). Cerebrospinal fluid leptin levels: relationship to plasma levels and to adiposity in humans. *Nature Medicine, 2*(5), 589–593. https://doi.org/10.1038/nm0596-589

Schwartz, M. W. & Porte, D., Jr. (2005). Diabetes, obesity, and the brain. *Science, 307*(5708), 375–379. https://doi.org/10.1126/science.1104344

Schwartz, M. W., Woods, S. C., Porte, D., Jr., Seeley, R. J. & Baskin, D. G. (2000). Central nervous system control of food intake. *Nature, 404*(6778), 661–671. https://doi.org/10.1038/35007534

Schwartz, R.S., Jaeger, L.F., Silberstein, S. & Veith, R.C. (1987). Sympathetic nervous system activity and the thermic effect of feeding in man. *International Journal of Obesity, 11*(2), 141–149.

Shah, T., Dunning, J.L. & Contet, C. (2022). At the heart of the interoception network: Influence of the parasubthalamic nucleus on autonomic functions and motivated behaviors. *Neuropharmacology, 204*, 108906. https://doi.org/10.1016/j.neuropharm.2021.108906

Shah, T., Purohit, G., Nair, S.P., Patel, B., Rawal, Y. & Shah, R.M. (2014). Assessment of obesity, overweight and its association with the fast food consumption in medical students. *Journal of Clinical and Diagnostic Research, 8*(5), CC05–CC07.

Siddiqui, S., Mateen, S., Ahmad, R. & Moin, S. (2022). A brief insight into the etiology, genetics, and immunology of polycystic ovarian syndrome (PCOS). *Journal of Assisted Reproduction and Genetics, 39*(11), 2439–2473. https://doi.org/10.1007/s10815-022-02625-7

Siegel-Axel, D.I. & Häring, H.U. (2016). Perivascular adipose tissue: An unique fat compartment relevant for the cardiometabolic syndrome. *Reviews in Endocrine and Metabolic Disorders, 17*(1), 51–60. https://doi.org/10.1007/s11154-016-9346-3

Siervo, M., Montagnese, C., Muscariello, E., Evans, E., Stephan, B.C.M., Nasti, G., Papa, A., Iannetti, E. & Colantuoni, A. (2014). Weight loss expectations and body dissatisfaction in young women attempting to lose weight. *Journal of Human Nutrition and Dietetics, 27*(Suppl. 2), 84–89. https://doi.org/10.1111/jhn.12078

Singh, P., Covassin, N., Marlatt, K., Gadde, K.M. & Heymsfield, S.B. (2021). Obesity, Body Composition, and Sex Hormones: Implications for Cardiovascular Risk. *Comprehensive Physiology, 12*(1), 2949–2993. https://doi.org/10.1002/cphy.c210014

Spinelli, M., Fusco, S. & Grassi, C. (2019). Brain Insulin Resistance and Hippocampal Plasticity: Mechanisms and Biomarkers of Cognitive Decline. *Frontiers in Neuroscience, 13*, 788. https://doi.org/10.3389/fnins.2019.00788

Spurlock, M. (2004). *Super Size Me*. The Con.

Sumino, H., Takahashi, T., Itoh, T., Kusaka, K., Yamakawa, J., Ichikawa, S., Kurabayashi, M. & Kanda, T. (2004). Plasma adiponectin levels in post-menopausal women receiving hormone replacement therapy. *Journal of International Medical Research, 32*(6), 639–645. https://doi.org/10.1177/147323000403200609

Sutter, C., Kim, J.H. & Bost, K.K. (2020). Connections between Friendship Quality, Peer Competence, and Obesity in Early Childhood through Adolescence. *Child Obesity, 16*(6), 393–402. https://doi.org/10.1089/chi.2019.0287

Sutton, C.A., L'Insalata, A.M. & Fazzino, T.L. (2022). Reward sensitivity, eating behavior, and obesity-related outcomes: A systematic review. *Physiology and Behavior, 252*, 113843. https://doi.org/10.1016/j.physbeh.2022.113843

Taborsky, G.J., Jr. & Mundinger, T.O. (2012). Minireview: The role of the autonomic nervous system in mediating the glucagon response to hypoglycemia. *Endocrinology, 153*(3), 1055–1062. https://doi.org/10.1210/en.2011-2040

Taillie, L.S., Rivera, J.A., Popkin, B.M. & Batis, C. (2017). Do high vs. low purchasers respond differently to a nonessential energy-dense food tax? Two-year evaluation of Mexico's 8 % nonessential food tax. *Preventive Medicine, 105*(Supplement), S37–S42. https://doi.org/10.1016/j.ypmed.2017.07.009

Tan, P.Y. & Mitra, S.R. (2020). The Combined Effect of Polygenic Risk from FTO and ADRB2 Gene Variants, Odds of Obesity, and Post-Hipcref Diet Differences. *Lifestyle Genomics, 13*(2), 84–98. https://doi.org/10.1159/000505662

Tate, E.B., Unger, J.B., Chou, C.P., Spruijt-Metz, D., Pentz, M.A. & Riggs, N.R. (2015). Children's executive function and high-calorie, low-nutrient food intake: mediating effects of child-perceived adult fast food intake. *Health Education & Behavior, 42*(2), 163–170. https://doi.org/10.1177/1090198114547811

Trevisano, R.G., Gregnani, M.F., de Azevedo, B.C. & de Almeida, S.S. (2022). The Effect of Association between Fat Mass and Obesity-associated Gene Polymorphism (rs9939609) on the Body Composition of Older People: A Systematic Review. *Current Aging Science, 15*(3), 229–241. https://doi.org/10.2174/1874609815666220331090135

Tronieri, J.S., Wurst, C.M., Pearl, R.L. & Allison, K.C. (2017). Sex Differences in Obesity and Mental Health. *Current Psychiatry Reports, 19*(6), 29. https://doi.org/10.1007/s11920-017-0784-8

Ulaszewska, M.M., Weinert, C.H., Trimigno, A., Portmann, R., Andres Lacueva, C., Badertscher, R., Brennan, L., Brunius, C., Bub, A., Capozzi, F., Cialiè Rosso, M., Cordero, C.E., Daniel, H., Durand, S., Egert, B., Ferrario, P.G., Feskens, E.J.M.,

Franceschi, P., Garcia-Aloy, M.,... Vergères, G. (2019). Nutrimetabolomics: An Integrative Action for Metabolomic Analyses in Human Nutritional Studies. *Molecular Nutrition & Food Research, 63*(1), 1800384. https://doi.org/10.1002/mnfr.201800384

Van Eyck, A., van Hoorenbeeck, K., de Winter, B.Y., van Gaal, L., de Backer, W. & Verhulst, S.L. (2016). Sleep disordered breathing and autonomic function in overweight and obese children and adolescents. *European Respiratory Society Open Research, 2*(4), 00038-2016.

Van Holland, B.J., Reneman, M.F., Soer, R., Brouwer, S. & de Boer, M.R. (2018). Effectiveness and Cost-benefit Evaluation of a Comprehensive Workers' Health Surveillance Program for Sustainable Employability of Meat Processing Workers. *Journal of Occupational Rehabilitation, 28*(1), 107–120. https://doi.org/10.1007/s10926-017-9699-9

Van Hulst, A., Barnett, T.A., Gauvin, L., Daniel, M., Kestens, Y., Bird, M., Gray-Donald, K. & Lambert, M. (2012). Associations between children's diets and features of their residential and school neighbourhood food environments. *Canadian Journal of Public Health, 103*(Suppl. 3), S48–S54. https://doi.org/10.1007/BF03403835

Vergères, G., Bogicevic, B., Buri, C., Carrara, S., Chollet, M., Corbino-Giunta, L., Egger, L., Gille, D., Kopf-Bolanz, K., Laederach, K., Portmann, R., Ramadan, Q., Ramsden, J., Schwander, F., Silacci, P., Walther, B. & Gijs, M. (2012). The NutriChip project - translating technology into nutritional knowledge. *British Journal of Nutrition, 108*(5), 762–768. https://doi.org/10.1017/S0007114512002693

Vigna, L., Belluigi, V. & Riboldi, L. (2011). Intervention for prevention and therapy of overweight-obesity in an engineering company. *Giornale Italiano di Medicina del Lavoro ed Ergonomia, 33*(Suppl. 2), 61–64.

Wang, S.B., Mancuso, C.J., Jo, J., Keshishian, A.C., Becker, K.R., Plessow, F., Izquierdo, A.M., Slattery, M., Franko, D.L., Misra, M., Lawson, E.A., Thomas, J.J. & Eddy, K.T. (2020). Restrictive eating, but not binge eating or purging, predicts suicidal ideation in adolescents and young adults with low-weight eating disorders. *International Journal of Eating Disorders, 53*(3), 472–477. https://doi.org/10.1002/eat.23210

Westenhoefer, J., Pudel, V. & Maus, N. (1990). Some restrictions on dietary restraint. *Appetite, 14*(2), 137-141. https://doi.org/10.1016/0195-6663(90)90014-Y

Weydmann, G., Souzedo, F.B., Tavares, P., Corrêa, L., Heidrich, H., Holland, H. & Bizarro, L. (2022). Parsing the link between reinforcement sensitivity theory and eating behavior: A systematic review. *Neuroscience & Biobehavioral Reviews, 134*, 104525. https://doi.org/10.1016/j.neubiorev.2022.104525

Williams, G., Bing, C., Cai, X.J., Harrold, J.A., King, P.J. & Liu, X.H. (2001). The hypothalamus and the control of energy homeostasis: different circuits, different purposes. *Physiology and Behavior, 74*(4–5), 683–701. https://doi.org/10.1016/S0031-9384(01)00612-6

Williamson, D.A., Womble, L.G., Smeets, M.A., Netemeyer, R.G., Thaw, J.M., Kutlesic, V. & Gleaves, D.H. (2002). Latent structure of eating disorder symptoms: a factor analytic and taxometric investigation. *American Journal of Psychiatry, 159*(3), 412–418. https://doi.org/10.1176/appi.ajp.159.3.412

Wilson, R.E., Latner, J.D. & Hayashi, K. (2013). More than just body weight: the role of body image in psychological and physical functioning. *Body Image, 10*(4), 644–647. https://doi.org/10.1016/j.bodyim.2013.04.007

Wnuk, A., Przepiórska, K., Pietrzak, B.A. & Kajta, M. (2021). Post-Treatment with Amorfrutin B Evokes PPARγ-Mediated Neuroprotection against Hypoxia and Ischemia. *Biomedicines, 9*(8), 854. https://doi.org/10.3390/biomedicines9080854

Wonderlich, S.A., de Zwaan, M., Mitchell, J.E., Peterson, C. & Crow, S. (2003). Psychological and dietary treatments of binge eating disorder: conceptual implications. *International Journal of Eating Disorders*, (Suppl. 34), S58–S73.

Woods, S.C. & D'Alessio, D.A. (2008). Central control of body weight and appetite. *Journal of Clinical Endocrinology and Metabolism, 93*(11, Suppl. 1), S37–S50. https://doi.org/10.1210/jc.2008-1630

Woods, S.C., Lotter, E.C., McKay, L.D. & Porte, D., Jr. (1979). Chronic intracerebroventricular infusion of insulin reduces food intake and body weight of baboons. *Nature, 282*(5738), 503–505. https://doi.org/10.1038/282503a0

Woods, S.C., Stein, L.J., McKay, L.D. & Porte, D., Jr. (1984). Suppression of food intake by intravenous nutrients and insulin in the baboon. *American Journal of Physiology, 247*(2), R393–R401.

Wu, T., Deng, S., Li, W.G., Yu, Y., Li, F. & Mao, M. (2013). Maternal obesity caused by overnutrition exposure leads to reversal learning deficits and striatal disturbance in rats. *Public Library of Science, 8*(11), e78876.

Wueest, S., Item, F., Lucchini, F. C., Challa, T. D., Müller, W., Blüher, M. & Konrad, D. (2016). Mesenteric Fat Lipolysis Mediates Obesity-Associated Hepatic Steatosis and Insulin Resistance. *Diabetes, 65*(1), 140–148. https://doi.org/10.2337/db15-0941

Zakhour, M., Haddad, C., Sacre, H., Tarabay, C., Zeidan, R. K., Akel, M., Hallit, R., Kheir, N., Obeid, S., Salameh, P. & Hallit, S. (2021). Differences in the Associations between Body Dissatisfaction and Eating Outcomes by Gender? A Lebanese Population Study. *Revue d'Épidémiologie et de Santé Publique, 69*(3), 134–144.

Zaydun, G., Tomiyama, H., Hashimoto, H., Arai, T., Koji, Y., Yambe, M., Motobe, K., Hori, S. & Yamashina, A. (2005). Menopause is an independent factor augmenting the age-related increase in arterial stiffness in the early postmenopausal phase. *Atherosclerosis, 184*(1), 137–142. https://doi.org/10.1016/j.atherosclerosis.2005.03.043

Zhang, X., Bhatt, R. R., Todorov, S. & Gupta, A. (2023). Brain-gut microbiome profile of neuroticism predicts food addiction in obesity: A transdiagnostic approach. *Progress in Neuro-Psychopharmacology and Biological Psychiatry, 125*, 110768. https://doi.org/10.1016/j.pnpbp.2023.110768

Zhang, X. & Macielag, M. J. (2020). GPR120 agonists for the treatment of diabetes: a patent review (2014 present). *Expert Opinion on Therapeutic Patents, 30*(10), 729–742.

Zhang, Y., Proenca, R., Maffei, M., Barone, M., Leopold, L. & Friedman, J. M. (1994). Positional cloning of the mouse obese gene and its human homologue. *Nature, 372*(6505), 425–432. https://doi.org/10.1038/372425a0

Zhao, W. Q., Chen, H., Quon, M. J. & Alkon, D. L. (2004). Insulin and the insulin receptor in experimental models of learning and memory. *European Journal of Pharmacology, 490*(1–3), 71–81. https://doi.org/10.1016/j.ejphar.2004.02.045

Zhou, M., Chen, S., Peng, P., Gu, Z., Yu, J., Zhao, G. & Deng, Y. (2019). Dulaglutide ameliorates STZ induced AD-like impairment of learning and memory ability by modulating hyperphosphorylation of tau and NFs through GSK3beta. *Biochemical and Biophysical Research Communications, 511*(1), 154–160. https://doi.org/10.1016/j.bbrc.2019.01.103

Zhou, R., Yi, L., Ye, X., Zeng, X., Liu, K., Qin, Y., Zhang, Q. & Mi, M. (2018). Resveratrol Ameliorates Lipid Droplet Accumulation in Liver Through a SIRT1/ATF6-Dependent Mechanism. *Cellular Physiology and Biochemistry, 51*(5), 2397–2420. https://doi.org/10.1159/000495898

Zimmermann, M. B., Gübeli, C., Püntener, C. & Molinari, L. (2004). Overweight and obesity in 6–12 year old children in Switzerland. *Swiss Medical Weekly, 134*(35–36), 523–528.

Zimmet, P. & Thomas, C. R. (2003). Genotype, obesity and cardiovascular disease--has technical and social advancement outstripped evolution?. *Journal of Internal Medicine, 254*(2), 114–125. https://doi.org/10.1046/j.1365-2796.2003.01170.x

Zwaagstra Salvado, E., van Elten, H. J. & van Raaij, E. M. (2021). The Linkages Between Reimbursement and Prevention: A Mixed-Methods Approach. *Frontiers in Public Health, 9*, 750122. https://doi.org/10.3389/fpubh.2021.750122

Zwick, J. (Regie). (2002). *My Big Fat Greek Wedding* [Film]. Gold Circle Films.

Weiterführende Literatur

Allison, D. B., Mentore, J. L., Heo, M., Chandler, L. P., Cappelleri, J. C., Infante, M. C. & Weiden, P. J. (1999). Antipsychotic-induced weight gain: a comprehensive research synthesis. *American Journal of Psychiatry, 156*(11), 1686–1696. https://doi.org/10.1176/ajp.156.11.1686

Connolly, L., Coveleskie, K., Kilpatrick, L. A., Labus, J. S., Ebrat, B., Stains, J., Jiang, Z., Tillisch, K., Raybould, H. E. & Mayer, E. A. (2013). Differences in brain responses between lean and obese women to a sweetened drink. *Journal of Neurogastroentology and Motility, 25*(7), 579–e460. https://doi.org/10.1111/nmo.12125

Dietze-Schroeder, D., Sell, H., Uhlig, M., Koenen, M. & Eckel, J. (2005). Autocrine action of adiponectin on human fat cells prevents the release of insulin resistance-inducing factors. *Diabetes, 54*(7), 2003–2011. https://doi.org/10.2337/diabetes.54.7.2003

Europäisches Institut für Stillen und Laktation. (2022). *Aktualisierte EISL-Stellungnahme (2022) zur Zufütterung von Energiesupplementen oder künstlicher Säuglingsnahrung in der Klinik*. Verfügbar unter https://www.stillen-institut.com/media/eisl-empfehlungen/Stellungnahme-Energiesupplemente-aktualisiert2022.pdf

Geliebter, A., Ladell, T., Logan, M., Schweider, T., Sharafi, M. & Hirsch, J. (2006). Responsivity to food stimuli in obese and lean binge eaters using functional MRI. *Appetite, 46*(1), 31–35. https://doi.org/10.1016/j.appet.2005.09.002

Laederach, K. (2013). Was ist Adipositas?. *Therapeutische Umschau, 70*(2), 61–72. https://doi.org/10.1024/0040-5930/a000366

Laederach-Hofmann, K. (1995). Psychosomatische Medizin, psychosoziale Medizin. *Therapeutische Umschau, 52*(2), 95–96.

Lyon, C. J., Law, R. E. & Hsueh, W. A. (2003). Minireview: adiposity, inflammation, and atherogenesis. *Endocrinology, 144*(6), 2195–2200. https://doi.org/10.1210/en.2003-0285

Marette, A. (2002). Mediators of cytokine-induced insulin resistance in obesity and other inflammatory settings. *Current Opinion in Clinical Nutrition and Metabolic Care, 5*(4), 377–383. https://doi.org/10.1097/00075197-200207000-00005

Tataranni, P. A. & DelParigi, A. (2003). Functional neuroimaging: a new generation of human brain studies in obesity research. *Obesity Reviews, 4*(4), 229–238. https://doi.org/10.1046/j.1467-789X.2003.00111.x

Trayhurn, P. & Wood, I. S. (2004). Adipokines: inflammation and the pleiotropic role of white adipose tissue. *British Journal of Nutrition, 92*(3), 347–355. https://doi.org/10.1079/BJN20041213

4 Therapiekonzept

Ruth C. Ahrens

Dieses Kapitel beginnt mit der Frage, ob ein grundlegender Mangel an dem Gefühl „sicher" zu sein zur Entstehung der Adipositas beiträgt. Es folgt ein Therapiekonzept des Universitätsspitals „Inselspital Bern" und Behandlungskonzepte, die neue Wege gehen. Vorgestellt werden zudem eine adjuvante medikamentöse Therapie sowie Medikamente, die gewichtssenkendes Potenzial haben. Abschließend werden Medikamente aufgeführt, die zur Gewichtabnahme oder -zunahme führen können.

4.1 Das Problem als Lösung – Essen als Schutz und Sicherheit?

Van der Kolk (2016, 2023) zeigt in seinen umfassenden Werken über Trauma-Spuren in Gehirn, Geist und Körper, dass krankhafte Fettleibigkeit eine Spätfolge schädlicher Kindheitserlebnisse sein kann. Er verweist auf Felitti und Autorenteam (1998), die eine sehr groß angelegte Studie mit 9508 Probanden über den Einfluss traumatischer Erlebnisse im häuslichen Umfeld beim Heranwachsen durchführten. Die Autor*innen untersuchten die Einflüsse häuslicher, psychischer, physischer und/oder sexueller Gewalt (Misshandlungen, psychische Erkrankungen, Substanzabhängigkeit und Kriminalität) auf die psychische und körperliche Gesundheit bei Erwachsenen und konnten diese mit der Mortalität durch die häufigsten Todesursachen in Beziehung setzen. Bei den körperlichen Erkrankungen war auffällig, dass die traumatischen Erlebnisse einen langanhaltenden Hochstress hervorbrachten, der die Entwicklung von Erkrankungen wie Krebs, chronisch obstruktive Lungenerkrankungen und Durchblutungsstörungen im Herzen begünstigte, aber auch Adipositas Grad II und III (BMI > 35) verursachte. Bei den psychischen Störungen wurden Depressionen, Suizide, Alkoholismus und Drogenkonsum als häufige Folgen des Hochstresses gefunden.

Sowohl van der Kolk (2016) als auch Felitti und Team (1998) kommen zu dem Schluss, dass ein grundlegender Mangel an dem Gefühl „sicher" zu sein, wesentlich zur Entstehung der Adipositas beiträgt. „Felitti hat darauf hingewiesen, dass wir heute möglicherweise Dinge behandeln, die Patienten vor fünfzig Jahren erlebt haben" (van der Kolk, 2016, S. 177). Je isolierter und ungeschützter sich ein Mensch fühlt, umso höher ist das Risiko, eine der Folgeerkrankungen, z. B. Fettleibigkeit zu entwickeln. Diese wird aufgrund der weiteren gesundheitlichen Folgen als eigenständiges Gesundheitsproblem aufgefasst und (oft erfolglos) behandelt. Doch im Zusammenhang mit den schädigenden Kindheitserlebnissen kann Adipositas für viele betroffene Menschen in Wahrheit eine willkommene Lösung gewesen sein. Essen hat im Zusammenhang mit den traumatischen Situationen Trost und Beruhigung geboten. Was heute dysfunktional erscheint, hatte für belastende Lebensereignisse durchaus eine sinnvolle Funktion. Van der Kolk (2016) schildert zahlreiche Beispiele dafür: Eine vergewaltigte Frau erklärte: „Übergewicht zu haben bedeutet, dass ich nicht beachtet werde, und genau das ist wichtig für mich" (S. 179). Auch Männern kann ein stark erhöhtes Gewicht als Schutz dienen.

Felitti erinnert sich an zwei Mitarbeiter eines staatlichen Gefängnisses, die an seinem Programm für Fettleibige teilgenommen hatten. Sie hatten das Gewicht, das sie zunächst verloren hatten, prompt wieder zugelegt, weil sie sich wesentlich sicherer fühlten, wenn sie die schwersten Kerle im Zellenblock waren. Ein anderer Patient hatte Fettleibigkeit entwickelt, nachdem sich seine Eltern hatten scheiden lassen und er zu seinem gewalttätigen und alkoholsüchtigen Großvater gezogen war. Er erklärte: „Es war nicht so, dass ich aß, weil ich hungrig war. Zu essen war für mich einfach eine Situation, in der ich mich sicher fühlte. Seit meiner Zeit in der Vorschule bin ich immer wieder verprügelt worden. Als ich dicker war, passierte das nicht mehr" (van der Kolk, 2016, S. 179).

Durch die Gewichtszunahme ist es also möglich, sich in bestimmten Situationen sicherer zu fühlen. Und nicht nur das – Untersuchungen haben gezeigt, dass übergewichtige Menschen offensichtlich weniger stressempfindlich sind (Peters, 2013). In einem Teilprojekt der Selfish-Brain-Forschung (Universität Lübeck) mit normalgewichtigen jungen Erwachsenen, die Stress ausgesetzt wurden und deren Cortisol-Werte daraufhin drastisch in die Höhe gingen, zeigte sich, dass bei den Proband*innen, die nach dem Experiment ausgiebig essen durften, sich die Cortisol-Werte schnell wieder normalisierten. Sie fühlten sich danach wieder munter und gestärkt. Bei der Kontrollgruppe, die nur schmale Kost nach dem Stress zu sich nehmen durfte, zeigte sich, dass diese Probanden sich auch zwei Stunden später noch erschöpft und müde fühlten. Essen kann also helfen Stress zu regulieren. Versuche wie diese zeigen, dass die Gehirne von Menschen mit höherem Körpergewicht weniger stressempfindlich reagieren. Dies weist ebenfalls darauf hin, dass das Problem (Hochgewicht) sich *sogar langfristig* teilweise als Lösung erweisen kann – weil man mit den Widrigkeiten des Lebens auf lange Sicht ebenfalls besser zurechtkommt. Auch Peters (2013, 2018) zeigt auf, dass es v. a. Traumatisierungen und chronischer psychosozialer Stress sind, welche die Haupt-Einflussfaktoren für Gewichtszunahme darstellen. Er weist darauf hin, dass die neurobiologische Anpassung an Stress bei vielen akuten Erkrankungen (Nierenversagen, Herzinfarkte, Lungen- und Leberversagen, Blutvergiftungen, Diabetes mellitus Typ 2) dafür verantwortlich sein könnte, dass dicke Patient*innen ein niedrigeres Sterberisiko haben als Normalgewichtige (Peters, 2013). Langanhaltender psychosozialer Stress kann aus dauerhaften Belastungen entstehen, z. B. ein chronisch krankes Familienmitglied, ein sehr fordernder, verantwortungsvoller Beruf, zwischenmenschliche Konflikte im Umfeld usw.

„Menschen werden dick, weil sie arm sind oder sich vor Armut fürchten, weil sie Angst um ihre Jobs haben oder weil ihnen das Familienleben, die Kindererziehung mit endlosen Kämpfen über den Kopf wächst. Weil sie einsam und isoliert leben oder weil sie sich von ihren Kollegen gemobbt fühlen; weil Partnerschaften zerbrechen, Mütter mit Kindern allein zurückbleiben und weil niemand da ist, ... der auffängt" (Peters, 2013, S. 11).

Diese Form der Vulnerabilität kann verstanden werden als das Gegenteil von Resilienz. Der Begriff Resilienz umfasst eine Reihe von Faktoren und Ressourcen, auf die zur Überwindung von herausfordernden Lebenssituationen wie Krisen, Konflikte und stressige Erfahrungen zurückgegriffen werden kann. Diese Faktoren können Eigenschaften und Kompetenzen der Person selbst sein, aber auch Umweltfaktoren spielen eine Rolle, z. B. ein funktionierendes soziales Netzwerk und Zugang zu Hilfsmöglichkeiten.

Van der Kolk (2016) macht darauf aufmerksam, dass es leicht geschehen kann, nur die Adipositas für das Problem zu halten, das beseitigt werden muss und glaubt, dies kann dazu beitragen, dass die entsprechende Behandlung mit hoher Wahrscheinlichkeit fehlschlagen wird. Die immensen Rückfallquoten nach bariatrischen Operationen geben ihm Recht. Hier wäre es falsch, die Schuld dafür allein bei den Patient*innen zu suchen. Wahrscheinlicher ist es, dass durch die alleinige bariatrische OP-Behandlung nicht nur mögliche emotionale Ursachen der Adipositas nicht hinreichend in den Blick genommen werden, sondern dass dadurch auch weitere gesundheitliche Probleme auftauchen können.

Natürlich kann man nun argumentieren, dass es ja fast zu einfach ist, die Gründe für Überessen und Gewichtszunahme auf Stress, Kindheitserlebnisse und Emotionen zurückzuführen. Unser Rat dazu ist: Befassen Sie sich aufmerksam, zugewandt und respektvoll mit den Biografien der wirklich hochgewichtigen Patient*innen (BMI < 50) und suchen Sie Ausnahmen. Sie werden vermutlich keine finden.

Wenn es darum geht, eine Prävention der Adipositas zu ermöglichen, spielt die Verbesserung des individuellen Umgangs mit Stress eine große Rolle und damit einhergehend auch Möglichkeiten zu erlernen, die eigenen Emotionen zu regulieren. Um mit Ängsten und dem tiefgreifenden Gefühl der Unsicherheit zurecht zu kommen, sind Vertrauen und Sicherheit gefragt. Diese bilden sich durch verlässliche und unterstützende Beziehungen – z. B. auch verlässliche und unterstützende Beziehungen mit den Pflegefachpersonen und Angehörigen weiterer helfender Berufe.

4.2 Gewichtsreduktion und -stabilisierung durch integratives Gewichtsmanagement

Kurt Laederach

Das Konzept unseres integrativen Zugangs zu Patient*innen mit Gewichtsproblemen lässt sich vereinfacht als Säulenmodell darstellen, wie in der **Abbildung 4-1**. Wichtig dabei ist die gleichwertige Bedeutung der einzelnen Therapieformen in der erfolgreichen Behandlung der Patient*innen. So genügen weder medizinische noch psychologische oder körperliche Therapieansätze für sich allein; vielmehr ist das Ineinandergreifen dieser Ansätze für den Therapieerfolg entscheidend.

Evidenzen der therapeutischen Interventionen bei Übergewicht und Adipositas (nach Cochrane Collaboration):

Evidenz A: Reduktionsdiäten, fettmodifizierte Diäten, integrative Therapie, Kombination von Aktivität und Diät, Lebensstiländerungen (Reduktionsdiäten und Lebensstil), Rauchstopp.

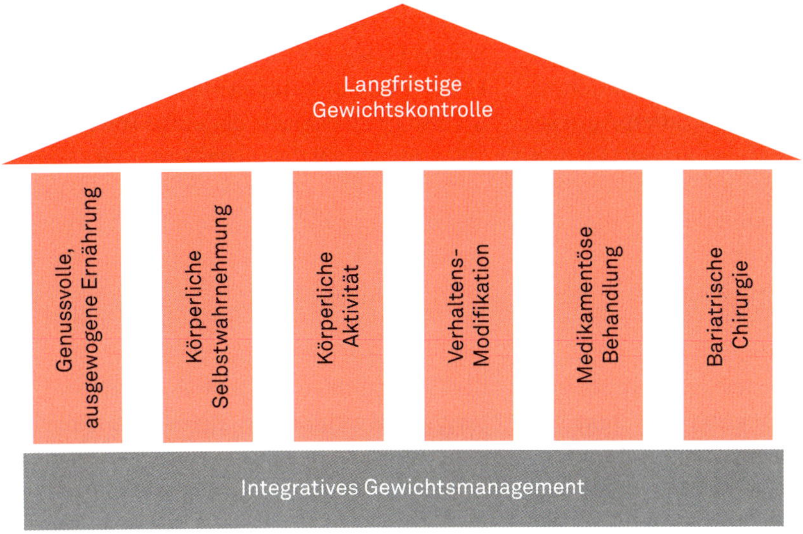

Abbildung 4-1: Komponenten für ein integratives Gewichtsmanagement, vereinfacht dargestellt (Eigendarstellung)

Evidenz B: Verhaltenstherapie, körperliche Aktivität, Pharmakotherapie (ein Jahr mit kombinierter Therapie), Bariatrische Chirurgie.

Evidenz D: bariatrische Chirurgie bei älteren Patient*innen.

4.2.1 Wunsch und Wirklichkeit

Zu Beginn jeder Therapie stellt sich stets die Grundsatzfrage, ob denn eine solche überhaupt indiziert ist. Das Zitieren epidemiologischer Erkenntnisse oder erpresserische Forderungen (beispielsweise: „Wenn Sie nicht 10 kg abnehmen, dann operieren wir Ihr Knie nicht", oder ähnliches) sind weder für den Hausarzt/die Hausärztin noch für den Patienten/die Patientin hilfreiche Strategien. Ebenso sinnlos ist es, Patient*innen mit einfachen Ratschlägen zum Abnehmen zu bringen. Viele übergewichtige Patient*innen haben jahrelange Erfahrungen mit Reduktionsdiäten und sind durchaus in der Lage ihr Gewicht zu reduzieren. Die Klinik zeigt, dass dies zumeist nur kurzfristige Erfolge sind. Solche Manöver sind also auf lange Sicht weder sinnvoll noch nachhaltig. Vielmehr sollte nach Möglichkeiten einer nachhaltigen Gewichtsreduktion gesucht und diese mit den Patient*innen erarbeitet werden.

Wenngleich bei den meisten Patient*innen die Gewichtszunahme in kurzer Zeit realisiert werden kann, so ist es aus physiologischen wie psychologischen Gründen sehr viel schwieriger, das Gewicht dauerhaft zu reduzieren. Auch ändert sich der Metabolismus aus ontogenetischen Gründen nach der Gewichtsreduktion, indem der Grundumsatz reduziert, die Nahrungsutilisation verbessert und das spontane Bewegungsverhalten (sog. non-exercise activity thermogenesis [NEAT]) vermindert wird (Clark et al., 2019; Mukherjee et al., 2020). Andererseits spielen psychologische Mechanismen eine zentrale Rolle bei der Gewichtserhaltung. Dazu zählen Gewohnheiten, Vorlieben (Zucker oder Salz) und gelerntes Essverhalten. Deshalb sind die Wünsche von Betroffenen, in kurzer Zeit viel Gewicht zu verlieren, oft unrealistisch und für den Langzeiterfolg kontraproduktiv. Es gibt nämlich nichts, was so stabil ist wie dasjenige was man immer gemacht hat. Sich davon zu distanzieren oder gar umzulernen ist eine Anstrengung und außerdem ein langwieriges Projekt, das Geduld, Durchhaltevermögen und eine große Motivation erfordert.

Außerdem gibt es psychotherapeutische und verhaltensmodifizierende Therapien, die motivierten Patient*innen helfen, sich mit der neuen Situation der veränderten Körperlichkeit auseinanderzusetzen.

Wir haben am Inselspital über mehr als zwei Jahrzehnte ein kombiniertes Programm für adipöse Patient*innen durchgeführt, welches wir auch mit jährlichen Fortbildungen an Hausärzt*innen und interessierte Therapeut*innen weitergegeben haben. Zur Illustration diene anbei ein kurzer Überblick, ohne auf alle Details einzugehen. Ziel war es (und sollte es in jedem Falle sein!) den betroffenen Patient*innen ein wissenschaftlich-basiertes, umfassendes Therapieprogramm mit Einbezug aller wichtigen Elemente zu offerieren, wie diese zu Beginn des Kapitels in der **Abbildung 4-1** dargestellt worden sind.

4.2.2 Neue Therapiekonzepte

Bereits Ende der 80er Jahren haben sich in den USA verhaltenstherapeutische Konzepte etabliert, so beispielsweise dasjenige von Brownell und Ludwig (2011), welches später im Rahmen eines Surveys publiziert worden ist. Aufgrund dieser ermutigenden Ergebnisse haben wir am Universitätsspital Inselspital Bern ein eigenes Therapiekonzept entwickelt, welches – wie in der **Abbildung 4-1** zu Beginn des Kapitels gezeigt – nicht nur verhaltenstherapeutische, sondern zusätzlich umfassende Betreuung der Patient*innen beinhaltete. Einen Überblick gibt das Themenheft Adipositas der Therapeutischen Umschau (Laederach, 2013). Nachfolgend die wichtigsten Inhalte in Kurzform.

Leistungen:

- Einzeltherapien (internistisch, psychosomatisch, ernährungs- und physiotherapeutisch)
- Psychoedukative Gruppentherapie
- Spezialisierte Ernährungsberatung
- Bewegungstherapie und Körperwahrnehmung
- Aqua-Fit
- Abklärung für bariatrische Eingriffe (Adipositas-Chirurgie)
- begleitete Angehörigengruppen.

Kinder und Jugendliche
Für Kinder und Jugendliche gibt es spezifische Therapieangebote. Diese beinhalten zum einen den Einbezug der Eltern oder Bezugspersonen und auch die Beratung von Lehrkräften in der Schule oder Lehre. Dabei müssen auch spezialisierte Kinder- und Jugendärzte in ein Therapiekonzept eingebunden werden. So gibt es beispielsweise in Bern das Angebot des Präventionsprojekts PEP (www.pepinfo.ch), welches extraklinische Beratungsgespräche, Unterstützung für Lehrkräfte und andere Fachpersonen anbietet.

4.2.3 Indikationen

Die Notwendigkeit für eine Adipositasbehandlung besteht bei Patien*innen mit einem BMI > 30 kg/m^2, oder > 28 kg/m^2 mit kardiovaskulären Risikofaktoren wie eine arterielle Hypertonie, ein Diabetes mellitus oder eine Hyperlipoproteinämie.

Das therapeutische Angebot umfasst Einzelbehandlungen in spezialärztlichen Konsultationen, Ernährungsberatung, körperliche Aktivität und Psychotherapie. In besonderen Fällen werden die medikamentöse Adipositasbehandlung sowie die Indikation zur bariatrischen Chirurgie eng mit den Zuweisern besprochen. Die zuweisenden Hausärzt*innen können auch einzelne Programmteile übernehmen und dabei als Grundversorger für die Patient*innen fungieren.

Dazu besteht das Angebot aus einer 12 Wochen dauernden Gruppentherapie (ADIFIT), die physiotherapeutisches Training, Psychotherapiegruppen (verhaltenstherapeutisch ausgerichtet) sowie Körperwahrnehmungsschulung (Achtsamkeitstraining) und intensivierte Ernährungsberatung umfasst. Anschließend wird die Nachbehandlung durch Hausärzt*innen, Chirurg*innen und plastische Chirurg*innen, wo nötig, geleistet. Für die Patient*innen besteht im Weiteren die Möglichkeit, sich in Selbsthilfegruppen zu organisieren.

4.2.4 Behandlungsziele

Erstes Ziel bleibt in jedem Falle die Normalisierung des Essverhaltens für Patient*innen mit Adipositas, die langfristige Gewichtsreduktion. Die Gewichtsreduktion kann mit verschiedenen Maßnahmen erreicht werden: durch vermehrte körperliche Aktivität, durch Modifikation des Essverhaltens und der Nahrungszusammensetzung, durch Medikamente oder durch chirurgische Maßnahmen wie sog. bariatrische Chirurgie (Essbremsen wie Sleeve Gastrectomy [Schlauchmagen], hyporesorptive Eingriffe wie gastrointestinale Bypass-Operationen und andere Maßnahmen). Adipositas ist ein chronischer Krankheitszustand, der (meist) lebenslang behandelt und kontrolliert werden muss. Zudem leiden mehr als 4/5 aller Patient*innen mit Übergewicht an Essstörungen, auch wenn diese teilweise nicht einer klar definierten psychiatrischen Kategorie entsprechen. Der Anteil der psychiatrischen Essverhaltensstörungen nimmt mit zunehmendem Gewicht kontinuierlich zu und beträgt bei Patient*innen mit morbider Adipositas mindestens 40 %! Ein integratives, psychosomatisches Konzept bestimmt deshalb die Behandlung von adipösen Patient*innen mit folgenden Besonderheiten: psychologische oder psychiatrische Probleme im Vordergrund, psychosomatische Betreuung nötig (somatische und psychologische Probleme interagieren), motivationspsychologische Interventionen, Förderung der Introspektion etc., Abklärungen für bariatrische Eingriffe, besonders ressourcenorientierte, mittelzeitige Abklärungen und Betreuungen zur Abschätzung von eventuellen Bewältigungsstrategien vor und in der Folge chirurgischer Maßnahmen, Abklärung für plastisch-korrektive Eingriffe (Fettschürzen, Gewebeentnahmen bei normalgewichtigen Essgestörten), Langzeitbetreuung von Patient*innen mit Gewichts- und Essproblemen bei therapeutisch anspruchsvollen und komplexen Situationen.

4.2.4.1 Allgemeine Ziele für die Patient*innen

Das Hauptziel besteht in einer gezielten und langfristigen Gewichtsabnahme durch Veränderung des Lebensstils, welche die Umstellung von Ernährungsgewohnheiten und Steigerung der körperlichen Aktivität beinhaltet sowie das Angehen von emotionalen Problemen. Hinzu kommen u. U. spezifische Maßnahmen, wie die Optimierung der medikamentösen Möglichkeiten und die bariatrische oder sogar rekonstruktive Chirurgie.

4.2.4.2 Abklärungsziele

Es gilt bei allen Patient*innen mit Gewichtsproblemen festzuhalten, was und wie viel sie effektiv essen (Essprotokolle!) sowie die das Essen begleitenden sozialen Umstände zu erkunden. Da Essverhaltensstörungen häufig Ausdruck einer Suchtveranlagung sind, müssen die Angaben relativiert und in den individuellen Kontext gestellt werden. Ebenso wichtig sind das sorgfältige Erfragen und die quantitative Abschätzung der körperlichen Aktivität. Eine Laborkontrolle und eine Festlegung der wichtigsten somatischen und psychischen Einflussgrößen ergänzen eine vollständige Abklärung.

4.2.4.3 Anamnese

- Aktuelle Beschwerden (Leistungsintoleranz, Schwitzen, Gelenkprobleme)
- Essstörungen: Naschzwang (Kohlehydrate und Fett), besondere Speisen, Salz und Fett, Fressanfälle (Bingeing), nächtliches Kühlschrankleeren, Essen bei psychischen Problemen, Essen und Erbrechen, Erbrechen allein, andere Süchte (z. B. Alkoholkonsum, Nikotin)
- Gewichtsverlauf seit Kindheit
- körperliche Aktivität
- Abmagerungsversuche (Anzahl, Methoden, Diäten, Medikamente, Gewichtsschwankungen), Gründe für Misserfolg bisher
- Begleiterkrankungen: Diabetes mellitus, Hypertonie, KHK, Arthrose, psychische, psychosoziale und psychosomatische Probleme, Hormonstörungen, Dyslipidämie, Gicht, Gallensteinleiden
- ausführliche persönliche Anamnese, Krebskrankheiten, kardiovaskuläre Krankheiten
- familiäre Belastung mit Brust- oder Unterleibskrebs, Gallensteinleiden, kardiovaskuläre Krankheiten
- Vorstellungen des Patienten/der Patientin über: Zielgewicht, Zeitplan, Motivation, Ästhetik, Körperbild.

4.2.4.4 Status

- Allgemeine internmedizinische Untersuchung
- Körpergewicht und -größe, BMI, Blutdruck und Puls liegend/stehend
- Fettverteilungstyp: android, gynoid, cushingoid
- Taillenumfang (Waist)
- Abdominale Narben? Organomegalien?

Labor

- Routine-Blutentnahme: Blutbild (inkl. differenziertes weißes Blutbild und Thrombocyten, evtl. Retikulozyten), Na, K, Cl, Mg,

Präalbumin, Ferritin, Kreatinin, Harnstoff, Harnsäure, ALAT, ASAT, Alkalische Phosphatase, Amylase, Glucose nüchtern, totales Cholesterin, LDL-Cholesterin, Insulin, HbA1C, TSH, Urinstatus
- Nach spezifischer Indikation: f-T3, f-T4, venöse pH-Bestimmung, Lipidstatus (inkl. LpA), Dexamethason-Hemmtest, f-Testosteron, FSH, LH, Leptin, Östradiol und andere androgene Steroide (Methylprogesteron, Androstendion, Hydroxyprogesteron)
- Zusatzuntersuchungen (nur nach strenger Indikation): Ganzkörperdensitometrie zur Bestimmung von Fettmasse und Fettverteilung, Indirekte Kalorimetrie, TRH-TSH-Test, Testung der Dysfunktion des autonomen Nervensystems (ANS-Test).

4.2.5 Adjuvante medikamentöse Therapie

Nach derzeitigem Konsens ist die Gabe von Medikamenten lediglich als adjuvante Maßnahme bei Patient*innen mit Adipositas (BMI > 30 kg/m²) bzw. adipositasbedingten Gesundheitsproblemen (bereits ab BMI > 28 kg/m²) zu betrachten. Bei Patient*innen, bei denen trotz Versuchen zur Umstellung der Ernährungsgewohnheiten und zur Steigerung der körperlichen Aktivität keine ausreichende Gewichtsreduktion erzielt werden kann, sollte eine medikamentöse Adipositas-Behandlung in Erwägung gezogen werden. Auch hier sind Motivation und Möglichkeiten zur Langzeitbetreuung entscheidende Voraussetzungen dazu.

Zur medikamentösen Gewichtskontrolle stehen verschiedene zentral und peripher wirkende Anorektika zur Verfügung, wobei deren Einsatz aufgrund der Nebenwirkungen nicht immer einfach zu entscheiden ist.

Vor einigen Jahren ist mit Orlistat ein Präparat zur Adipositas-Behandlung eingeführt worden, welches bei deutlich geringerem Abhängigkeitspotential den Gewichtsverlust und die Langzeitstabilisierung des Körpergewichts begünstigt. Erfahrungen zum klinischen Einsatz von Orlistat liegen heute bereits für eine Anwendungsdauer von mehreren Jahren vor, sodass eine längere Anwendung vertretbar ist. Der adipöse Patient, der trotz intensiver Behandlung und Ernährungsumstellung den Fettanteil seiner Nahrung nicht zu reduzieren vermag, kann vom Einsatz von Orlistat profitieren. Gemäß Resultaten verschiedener placebokontrollierter Studien führt Orlistat, das durch die selektive Inhibition der gastrointestinalen Lipasen die Absorption von Fett aus der Nahrung vermindert, zusammen mit einer fettreduzierten Ernährung innerhalb eines Jahres zu einer Gewichtsreduktion von durchschnittlich 10 % des Ausgangsgewichts. In klinischen Studien ermöglichte Orlistat im Vergleich zu Placebo eine zusätzliche Gewichtssenkung von im Mittel drei bis vier kg. Bei adipösen Typ 2 Diabetiker*innen unter oraler Antidiabetikatherapie wurde eine zusätzliche Gewichtssenkung um 1,9 kg, bei insulinbehandelten Diabetiker*innen eine solche von 2,6 kg beobachtet. Bei Personen mit gestörter Glukosetoleranz reduzierte Orlistat die Konversion zum Typ 2 Diabetes (3,0 % vs. 7,6 %). Häufige Nebenwirkungen von Orlistat sind weiche Stühle, gesteigerter Stuhldrang, Meteorismus und Steatorrhö. Neben der signifikanten Gewichtsabnahme wurden unter der Therapie mit Orlistat eine deutliche Abnahme der Serumtriglyceridwerte, der Gesamtcholesterinkonzentrationen und der VLDL-Cholesterinspiegel sowie ein Anstieg der HDL-Cholesterinwerte und eine Verbesserung der Glukosetoleranz und der Insulinresistenz festgestellt. Gelingt trotz qualitativ guten konservativen Therapiemaßnahmen eine signifikante Reduktion der täglichen Nahrungsaufnahme nicht oder liegt eine Essstörung im engeren oder im weiteren Sinn vor, so könnte ein zusätzlicher gewichtsreduzierender Effekt durch den Einsatz einer zentral-wirksamen Substanz wie beispielsweise Fluoxetin erwartet werden. Fluoxetin verstärkt durch die selektive Hemmung der Serotonin-Wiederaufnahme (sog. SSRI) das Sättigungsgefühl und steigert die Thermogenese. Auch diese Pharmakotherapie bewirkt nach den Resultaten zahlreicher klinischer Studien in Verbindung mit einer kalorienreduzierten Diät innerhalb eines Behandlungszeitraums von sechs Monaten ebenfalls eine Gewichtsreduktion von ungefähr 10 % des Ausgangsgewichts.

4.2.5.1 Medikamente mit gewichtsenkendem Potenzial

Endogenes GLP-1 wird durch das in der Leber gebildete Hormon DPP-4 (Dipeptidylpeptidase) binnen Minuten deaktiviert (als sog. Inkretine werden GLP-1 und GIP bezeichnet, die als körpereigene Hormone im Darm gebildet werden und den Blutzucker regulieren). Hemmer des DPP-4 oder GLP-1-Agonisten werden aktuell bereits therapeutisch verwendet. Beispiele: Exenatide, Liraglutide, Semaglutide (GLP-1-Mimetika).

Orale Inkretin-Stimulatoren, sog. DPP-4-Hemmer, sind beispielsweise Vildagliptin und Sitagliptin. Sie wirken direkt im Darm und erhöhen dabei die Konzentration der aktiven Inkretine, inklusive GLP-1 und GIP. Beide Hormone stimulieren die Insulinsynthese in der Bauchspeicheldrüse und tragen zur besseren Verwertung der Glucose in der Zelle bei, sind also sog. anti-diabetische Substanzen.

Neu ist nun erstmals ein Kombinationspräparat auf dem Markt: Es heißt Tirzepatid und ist ein dualer GIP-Agonist und GLP-1-Rezeptor Agonist. Damit ist Tirzepatid ein hochwirksames Molekül gegen erhöhte Nahrungsaufnahme, indem es (wenigstens zu Beginn der Behandlung) die Magenentleerung verzögert. Gleichzeitig erhöht es die Glukoseempfindlichkeit der Beta-Zellen in der Bauchspeicheldrüse und verbessert so die Insulinsensitivität.

4.2.5.2 Medikamente, die zur Gewichtszunahme oder -abnahme führen können

Die nachfolgende **Tabelle 4-1** zeigt die Wirkungen auf das Gewicht verschiedener, häufig verwendeter Medikamente. Zudem gibt es darunter solche, welche spezifisch für die Förderung der Gewichtsabnahme verwendet werden können. Die spezifische Indikation sollte jedoch von einem in der medikamentösen Adipositas-Therapie routinierten Arzt gestellt und überwacht werden.

Als Illustration für die unterschiedlichen Wirkungen auf die spontane Bewegungsaktivität von Neuroleptika haben Kiang und Mitarbeitende (Kiang et al., 2003) mittels Aufzeichnung der körperlichen Aktivität (sog. Aktinografie oder Akzelerometrie) bei 30 gesunden Probanden nachweisen können, dass es bereits bei geringen Dosen deutliche Unterschiede in der motorischen Aktivität gibt. So wurden zum Vergleich die beiden Neuroleptika Olanzapin (in einer Dosis von 10 mg) und Haloperidol (in einer Dosis von 2 mg) beigezogen und danach für 24 Stunden die körperliche Aktivität registriert. Zu erkennen war, dass Olanzapin die Aktivität deutlicher unterdrückte als Haloperidol, was einem medikamentenspezifischen Ergebnis entspricht. Dieser bereits oben erwähnte sog. NEAT-Effekt entspricht schätzungsweise einer Abnahme des Energieverbrauchs von um 8 % des Grundumsatzes, was je nachdem bis zu 120 kcal täglich ausmachen kann (Levine, 2004). Grundsätzlich weisen alle psychoaktiven Medikamente, welche keine stimulierende zentrale Aktivität aufweisen, denselben Effekt auf die NEAT auf. Das gilt aber auch für andere, die Bewegungsaktivität vermindernde, Substanzen wie beispielsweise Betablocker.

Tabelle 4-1: Auswahl von Medikamenten mit Effekten auf das Körpergewicht (Eigendarstellung)

Klasse	Medikament	Name®	Wirkmechanismus	Durchschnittsdosis	Gewichtssteigernd	Gewichtssenkend
Neuroleptika	Haloperidol	Haldol	Butyropheron	1–50 mg/d	nein	nein
	Olanzapin	Zyprexa	Dopaminagonist	2.5–20 mg/d	ja	nein
	Quetiapin	Seroquel	Dopaminagonist	25–300 mg/d	in höherer Dosis	nein
	Aripiprazol	Abilify	Dopaminagonist	5–30 mg/d	gering	gering
	Clozapin	Leponex	Tricyklikum	12.5–300 mg/d	ja, deutlich	nein
Antidepressiva	Imipramin	Tofranil	Tricyklikum	25–50 mg/d	nein	ja
	Fluoxetin	Fluctine	SSRI	20–100 mg/d	nein	ja
	Reboxetin	Edronax	NRI	4–10 mg/d	in tiefer Dosis	in höherer Dosis
	Duloxetin	Cymbalta	SNRI	30–90 mg/d	in tiefer Dosis	in höherer Dosis
	Venlafaxin	Efexor	SNRI	37.5–450 mg/d	in tiefer Dosis	in höherer Dosis
	Vortioxetin	Brintellix	SRI	2–10 mg/d	nein	eventuell
	Amitriptylin	Saroten	Tricyclikum	10–100 mg/d	ja	nein
	Mirtazapin	Remeron	SNRI	15–60 mg/d	in tiefer Dosis	in höherer Dosis
Antiepileptika	Pregabalin	Lyrica	GABA-Analogon	150–600 mg/d	ja	in tiefer Dosis
	Lamotrigin	Lamictal	Phenyltriazin	25–400 mg/d	eventuell	nein
	Gabapentin	Neurontin	GABA-Analogon	300–2400 mg/d	ja	nein
	Levetirazetam	Keppra	Pyrrolidon-Derivat	250–1000 mg/d	eventuell	nein
	Topiramat	Topamax	GABA-Analogon	200–800 mg/d	nein	ja
Betablocker	Atenolol	Tenormin	Selektiver B1-Blocker	50–100 mg/d	nein	nein
	Bisoprolol	Concor	Selektiver B1-Blocker	1.5–10 mg/d	nein	eventuell
	Propranolol	Inderal	Nicht-selektiver B-B	80–320 mg/d	ja	nein
	Metoprolol	Lopresor	B1 & B2-Blocker	100–200 mg/d	eventuell	nein
	Nebivolol	Nebilet	Selektiver B1-Blocker	5–25 mg/d	nein	nein

Tabelle 4-1: Fortsetzung

Klasse	Medikament	Name®	Wirkmechanismus	Durchschnittsdosis	Gewichtssteigernd	Gewichtssenkend
Mood Stabilizers	Valporat	Orfiril	GABA-Analogon	300–1500 mg/d	ja	nein
	Lithium	Quilonorm	unbekannt	660–1320 mg/d	ja	nein
	Carbamazepin	Tegretol	Membranstabilisator	100–600 mg/d	in tiefer Dosis	in höherer Dosis
Kortikosteroide	Prednison/-olon	Spiricort	Steroideffekte	5–50 mg/d	ja	nein
	Deflazacortin	Calcort	Steroideffekte	6–50 mg/d	etwas weniger	nein
Benzodiazepine	Diazepam	Valium	Tranquillizer	5–20 mg/d	ja	nein
	Doxylamin	Sanalepsi	H-1 Blocker	25–150 mg/d	eventuell	nein
Amphetamine	Methylphenidat	Ritalin	ZNS-Stimulans	5–60 mg/d	nein	ja
	Lisdexamphetamin	Elvanse	ZNS-Stimulans	20–140 mg/d	nein	ja
Antidiabetika	Metformin	Glucophage	Biguanid	500–3000 mg/d	nein	ja
	Insulin	verschiedene	Hormon	6–50 IE/d	ja	nein
	Glibenclamid	Glibenom	Sulfonamid	2.5–10 mg/d	nein	eventuell
	Acarbose	Glucobay	α-Glucosidase-Hemmer	50–300 mg/d	nein	ja
	Orlistat	Xenical	Lipase-Hemmer	120–360 mg/d	nein	ja

4.2.5.3 Substanzen ohne relevante Wirkung auf das Gewicht

Substanzen wie Diuretika, Wachstumshormone und Thyroxin kommen wegen ungesicherter Wirkung oder gefährlicher Nebenwirkungen für das Erreichen einer Gewichtsabnahme nicht infrage, obgleich diese Substanzen, wie auch Amphetaminderivate früher ungehemmt eingesetzt wurden. Für Metformin und Acarbose konnte bisher lediglich ein schwacher gewichtssenkender Effekt von durchschnittlich 1–2 kg in sechs Monaten gezeigt werden.

Therapieversuche mit β_3-adrenergen Rezeptoragonisten und Analoga des Pankreashormon Amylin brachten bezüglich Energieverbrauch, Gewicht und Körperzusammensetzung bei adipösen Patient*innen keinen Erfolg.

Bei adipösen Patient*innen, welche in der Regel hohe Leptinspiegel aufweisen, wurden durch subkutane Verabreichung von Leptin bzw. pegyliertem rekombinantem Leptin keine Effekte auf das Körpergewicht beobachtet. Der Einsatz solcher Medikamente muss jedoch Spezialist*innen vorbehalten bleiben, weil es dazu eine klare Indikationsstellung und Risikoaufklärung braucht.

4.3 Semaglutid – der Abnehmtrend mit Folgen

Ruth C. Ahrens und Kurt Laederach

Semaglutid ist ein synthetisches Peptid aus der Inkretin-Klasse, ein Analogon zu humanem Glucagon-like-Peptide-1 (GLP-1). Es wird zur Behandlung von Typ-2 Diabetes und zur Gewichtsreduktion bei Adipositas verwendet (Novo Nordisk Pharma, 2024). Semaglutid wird subkutan (unter die Haut) injiziert. Hergestellt wird die Substanz von Novo-Nordisk GmbH, welche auch Liraglutid produziert (Victoza, bzw. Saxenda). Semaglutid wird unter den Namen Wegovy®, Rybelsus® und Ozempic® vertrieben. Die Medikamente müssen ärztlich verordnet werden und unterliegen (in der Schweiz) definierten Limitationen. So können lediglich Spezialisten diese verschreiben. Bedingung für die Kostenübernahme durch die Krankenkassen ist u.a. ein Beleg für eine Reduktionsdiät und Bewegungsaktivität.

Wie oben bereits erwähnt wirken Inkretine appetithemmend, indem die Nahrung länger im Magen verbleibt und so der Hunger vermindert wird, was zur Senkung der Kalorienaufnahme führt. Häufige Nebenwirkungen sind neben Übelkeit, Erbrechen und Durchfall auch psychische Störungen wie Depression und Ängstlichkeit (Tzoulis & Baldeweg, 2024). Zu den schwerwiegenden, aber seltenen Nebenwirkungen gehört beispielsweise die Pankreatitis. Wie bei jeder Gewichtsreduktion können bei all diesen Medikamenten auch Gallensteine entstehen, welche unter Umständen chirurgisch entfernt werden müssen.

Allerdings ist anzumerken, dass all diese Medikamente lediglich Beihilfen zur Gewichtsreduktion sind und es ist nicht verwunderlich, dass oftmals dabei auch die überhöhten Erwartungen der Betroffenen enttäuscht werden. Es gibt – das muss hier in aller Deutlichkeit gesagt werden – keine Wunder auf der Erde und schon gar nicht in der Medizin!

Dem Medienhype zufolge werden Wygovy, Ozempic und Rybelsus laienhaft als „Abnehmspritzen" bezeichnet. Medienberichte unterstellen US-Prominenten sogar, dass deren schneller Gewichtsverlust auf Semaglutid zurückzuführen sei (Wagner, 2024). Wegen der signifikanten schlaffen, eingefallenen Gesichtshaut wird dieser Effekt als „Ozempic Face" bezeichnet. Dennoch können solche Medienberichte über „den Trend zum schnellen Abnehmen" (Wagner, 2024) dazu beitragen, dass übergewichtige Menschen große Hoffnungen in das Medikament setzen und versuchen, es sich zu beschaffen. Ohne Diabetes-Erkrankung werden die Kosten für Semaglutid und Liraglutid in Deutschland nicht von den Krankenkassen übernommen. Dies kann dazu beigetragen haben, dass es zu Lieferengpässen kam (BfArM, 2023) und in der Folge auch zu Arzneimittelfälschungen, die illegal verkauft wurden (BfArM, 2024).

4.4 Literatur

BfArM (Bundesministerium für Arzneimittel und Medizinprodukte). (2023). *Ozempic® (Semaglutid) und Victoza® (Liraglutid): Lieferengpässe*. Verfügbar unter https://www.bfarm.de/SharedDocs/Arzneimittelzulassung/Lieferengpaesse/DE/2023/info_semaglutid_20231211.pdf?__blob=publicationFile

BfArM (Bundesministerium für Arzneimittel und Medizinprodukte). (2024). *Fälschung des Arzneimittels Ozempic®: aktuelle Informationen*. Verfügbar unter https://www.bfarm.de/DE/Arzneimittel/Arzneimittelinformationen/Rapid-Alert-System/Arzneimittelfaelschungen/Ozempic/_node.html

Brownell, K.D. & Ludwig, D.S. (2011). The Supplemental Nutrition Assistance Program, soda, and USDA policy: who benefits?. *Journal of the American Medical Association, 306*(12), 1370–1371. https://doi.org/10.1001/jama.2011.1382

Clark, K.S., Coleman, C., Shelton, R., Heemstra, L.A. & Novak, C.M. (2019). Caffeine enhances activity thermogenesis and energy expenditure in rats. *Clinical and Experimental Pharmacology and Physiology, 46*(5), 475–482. https://doi.org/10.1111/1440-1681.13065

Felitti, V., Anda, R., Nordenberg, D., Williamson, D., Spitz, A., Edwards, V., Koss, M. & Marks, J. (1998).

Household Dysfunction to Many of the Leading Causes of Death in Adults. The Adverse Childhood Experiences (ACE) Study. *American Journal of Preventive Medicine, 14*(4), 245–258. https://doi.org/10.1016/S0749-3797(98)00017-8

Kiang, M., Daskalakis, Z.J., Christensen, B.K., Remington, G. & Kapur, S. (2003). Actigraphic measurement of the effects of single-dose haloperidol and olanzapine on spontaneous motor activity in normal subjects. *Journal of Psychiatry & Neuroscience, 28*(4), 293–299.

Laederach, K. (2013). Was ist Adipositas? *Therapeutische Umschau, 70*(2), 61–72.

Levine, J. (2004). Nonexercise activity thermogenesis (NEAT): environment and biology. *American Journal of Physiology-Endocrinology and Metabolism, 286*(5), 675–685. https://doi.org/10.1152/ajpendo.00562.2003

Mukherjee, S.D., Koch, L.G., Britton, S.L. & Novak, C.M. (2020). Aerobic capacity modulates adaptive thermogenesis: Contribution of non-resting energy expenditure. *Physiology & Behavior, 225*, 113048. https://doi.org/10.1016/j.physbeh.2020.113048

Novo Nordisk Pharma. (2024). *Gebrauchsinformation: Information für Patienten. Ozempic® 0,25 mg. Injektionslösung im Fertigpen.* Verfügbar unter https://www.novonordiskpro.de/content/dam/Germany/AFFILIATE/www-novonordiskpro-de/de_de/diabetes/gi/GI_Ozempic_0-25-mg.pdf

Peters, A. (2013). *Mythos Übergewicht. Warum dicke Menschen länger leben.* Bertelsmann.

Peters, A. (2018). *Unsicherheit. Das Gefühl unserer Zeit.* Bertelsmann.

Tzoulis, P., & Baldeweg, S.E. (2024). Semaglutide for weight loss: unanswered questions. *Frontiers in Endocrinology, 15*, 1382814. https://doi.org/10.3389/fendo.2024.1382814

Van der Kolk, B. (2016). *Verkörperter Schrecken. Traumaspuren in Gehirn, Geist und Körper und wie man sie heilen kann.* G.P. Probst.

Van der Kolk, B. (2023). *Das Trauma in Dir: Wie der Körper den Schrecken festhält und wie wir heilen können.* Ullstein.

Wagner, R. (2024, 19. Januar). Folgen der Fett-weg-Spritze. Ozempic Face: Dieser kontroverse Abnehm-Trend der Stars lässt das Gesicht älter wirken. *Seven. One Entertainment Group: Joyn.* Verfügbar unter https://www.prosieben.de/themen/beauty-fashion/news/ozempic-face-dieser-kontroverse-abnehm-trend-der-stars-laesst-das-gesicht-aelter-wirken-345730

Weiterführende Literatur

Knudsen, L.B. & Lau, J. (2019). The Discovery and Development of Liraglutide and Semaglutide. *Frontiers in Endocrinology, 10*, 155. https://doi.org/10.3389/fendo.2019.00155

5 Ursachen und Folgen von Gewichtsstigmatisierung

Ruth C. Ahrens und Sabine G. Fischer

Hochgewicht lässt sich nicht verbergen. Die weit verbreitete Idealisierung von Schlankheit führt dazu, dass hochgewichtigte Menschen im Alltag offene und subtile Diskriminierungen und Stigmatisierungen, gehässige Bemerkungen und Anfeindungen erleben. In diesem Kapitel werden die Ursachen und Folgen von Gewichtsstigmatisierung thematisiert. Prävention von Stigmatisierung konzentriert sich auf Gesundheit und Wohlbefinden bei jedem Gewicht – doch einige Kampagnen zur Prävention nutzen ähnliche Stilmittel wie die Stigmatisierungen. Lesende sind eingeladen, die eigene Einstellung zu Gewichtsdiskriminierung zu hinterfragen. Ein Interview mit einer Betroffenen ermöglicht, eine individuelle Perspektive kennenzulernen und das Thema zu vertiefen. Hochgewichtige Menschen entscheiden sich als letzten Ausweg aus den physischen und psychischen Belastungen nicht selten für bariatrische Operation. Doch neben den Operationsrisiken kann statistisch gesehen ein Suizidrisiko lange nach der Operation auftreten, wie einige Untersuchungen belegt haben. Dieses Thema greifen wir am Ende dieses Kapitels kurz auf.

5.1 Diskriminierung und Stigmatisierung

Hochgewichtige Menschen gehören im öffentlichen Leben mittlerweile zum vertrauten Bild. Dies heißt leider nicht, dass Erkrankte im gleichen Maß Akzeptanz und Respekt erleben wie andere Menschen. Viele Erkrankte werden mit herabwürdigenden Kommentaren und verbalen Konfrontationen durch andere Menschen gekränkt und verletzt. Sie werden diskriminiert und stigmatisiert, weil sie nicht den Normerwartungen entsprechen. *Discriminare* (lateinisch) bedeutet „abgrenzen, unterscheiden" und was sie unterscheidet, ist das *Stigma* (griechisch = Wundmal) des Körpergewichts. Das Gewicht wird verallgemeinernd auf die Gesamtpersönlichkeit übertragen. Ein hohes Gewicht als Stigma wird mit Trägheit, Faulheit, Schwäche, Verletzlichkeit und Abhängigkeit gleichgesetzt und damit ein Fokus auf ein vermeintliches Selbstversagen gelegt, welches die betroffenen Menschen herabwürdigt. Dadurch entsteht ein Fremdbild – die Betrachtung Erkrankter – als unfähig, sich selbst durch „Disziplin" zu regulieren oder andere Bewältigungsformen anstatt Essen zu nutzen. Stereotypisierung und Vorurteile sind gesellschaftlich leider immer noch weit verbreitet. Dieser Blickwinkel mag – wie alle Vorurteile – kleine Krümel der Realität abbilden. Diese kleinen Teile lassen jedoch keine verlässlichen Rückschlüsse auf die Gesamtpersönlichkeit eines Menschen zu. Adipositas ist eine Erkrankung. Sie kann durch viele Faktoren ausgelöst und aufrechterhalten werden. Eine derart komplexe Erkrankung einzig auf ein individuelles Versagen zurückzuführen ist ungefähr so intelligent wie die Uhr anzuhalten, um Zeit zu sparen.

Durch Stigmatisierungen werden biologische, psychologische und soziale Faktoren weitgehend außer Acht gelassen, obwohl sie maßgeblichere Einflüsse darstellen können als z. B. Charakter oder Haltung eines Menschen. Wenn Stigmatisierungen in Kliniken, Spitälern, Arztpraxen, physiotherapeutischen Praxen oder z. B. in Sportstudios stattfinden, kann dies einen weiteren negativen Einfluss ausüben und sogar zum Rückzug aus einer eigentlich notwendigen Behandlung führen.

Ein Beispiel dazu ist das Wiege-Prozedere einer psychosomatischen Reha-Klinik in Deutschland. Patient*innen, die über 200 kg wiegen, können nicht mit den vorhandenen Klinikwaagen gewogen werden. Die Anschaffung einer leistungsfähigeren Waage wird nicht in Erwägung gezogen. Die Klinik bestellt(e) zur Gewichtskontrolle bei hochgewichtigen Patient*innen ein Taxi zum Bahnhof – oft ohne vorher anzukündigen, dass es sich um einen hochgewichtigen Fahrgast handelt. Dort werden Patient*innen dann auf der Gepäckwaage der Deutschen Bahn gewogen (!). Welche Gefühle dies in den Erkrankten auslöst(e), wurde interessanterweise nicht mit ihnen besprochen. Wenn sich ein/e Patient*in aufgrund eingeschränkter Mobilität nur sehr mühevoll zum Klinikeingang begeben hat, wurde dort schnell deutlich, dass nicht jedes Taxi-Fahrzeug die patientenindividuellen Körpermaße sorgsam transportieren kann. Wenn ein solch erfolgloser Versuch dann noch vor den Augen der Mitpatient*innen stattfindet, die sich vor dem Eingang zum Rauchen versammelt haben, und der hochgewichtige Mensch nach dem gescheiterten Versuch schwerfällig ins Klinikgebäude zurückkehrt, kann man davon ausgehen, dass dieser Vorfall zum Gesprächsthema wird. So z. B. im Speisesaal, in dem alle rund 200 Patient*innen ihre Mahlzeiten gemeinsam einnehmen und die hochgewichtige Person ihre Mahlzeit zusammenstellt. Aus Scham und Angst kamen diese Patient*innen dann mehrfach gar nicht mehr zu Essenszeiten in den Speisesaal, sondern bestellten sich per externem Lieferdienst Gerichte auf das Zimmer. Dass sie beim Essen fehlten, fiel merkwürdigerweise kaum jemanden auf. Allerdings entging der Pizzabote, der durch die Klinik marschierte und die Pizza in ein Zimmer lieferte, der fachlichen Aufmerksamkeit jedoch nicht. An einem Ort, von dem man erwarten könnte, dass Mitarbeitende über Wissen zur Erkrankung und Einfühlungsvermögen für die Belange der erkrankten Patient*innen verfügen, ist eine solche Stigmatisierungserfahrung noch einmal deutlich schwerer zu verkraften als an einem Ort, an dem Laien aus Unerfahrenheit und reiner Lösungsorientierung die Gefühle und Bedürfnisse von Patient*innen ignorieren. Wenn Patient*innen sich derart emotional gequält aus einer Behandlung zurückziehen, liegt klar auf der Hand, dass Würde *kein abstrakter Begriff* ist. Den unglücklichen Patient*innen wurde bei Abbruch der Behandlung mangelnde Motivation und Vernachlässigung der Mitwirkungspflicht im abschließenden Arztbericht bescheinigt. Stigmatisierung ist ebenso wie Diskriminierung keine wirksame Strategie in einer erfolgreichen Adipositas-Behandlung.

Es wirkt paradox, dass in Kulturen, in denen Nahrung zwar vorhanden ist, aber kein (westliches) Überangebot besteht, Fettleibigkeit eher positiv bewertet wird (als Zeichen von Erfolg, Wohlstand, Fruchtbarkeit etc.). Auf der anderen Seite wird in den Industrienationen mit massivem Überangebot an Essen Schlankheit z. B. als vorbildhaft, erfolgreich und selbstkontrolliert eingeschätzt. Damit trägt die soziokulturelle Idealisierung von Schlankheit zur Entstehung von Essstörungen bei. Essstörungen treten in an westlicher Ernährungs- und Lebensweise orientierten Kulturen vermehrt auf. In Ländern Zentralafrikas, Kasachstan, Indien, China usw. tritt Adipositas noch etwas seltener auf (World Obesity Federation, 2024).

5.2 Prävention von Gewichtsstigmatisierung

Von den vielen Initiativen, die sich mit den Möglichkeiten beschäftigen, Gewichtsstigmatisierung zu begegnen, werden hier nur einige erwähnt. Interessierte Leser*innen werden sich gern selbst ein Bild über die Vielzahl von Interessenverbänden verschaffen.

Bei den meisten Bündnissen geht es nicht nur um Lebensführung, Umgang mit Essen, smarte Gesprächsführung und clevere Erwiderungen auf stigmatisierende Kommentare oder Rückmeldungen. Vielmehr setzten sich die Gesellschaften und Einzelpersonen dafür ein, dass es weder nötig noch sinnvoll ist, einem Idealbild eines Körpers nachzueifern. Tatsächlich ist es für beide Seiten gesünder, wenn man andere und sich so akzeptiert, wie sie sind und wie man selbst ist. Die Gewichtsstigmatisierung kann die Unzufriedenheit mit dem eigenen Körper verstärken und als Risikofaktor zur Entwicklung von Essstörungen beitragen. Es ist darum wichtig, präventiv zu arbeiten, um gehässige, diskriminierende, beschämende und verletzende Äußerungen gar nicht erst zu entwickeln.

Der persönliche Umgang mit solchen verbalen Angriffen kann sehr unterschiedlich ausfallen; als zentral werden dabei Akzeptanz und ein stabiles Selbstwertgefühl betrachtet, die es zu fördern gilt. Versöhnlich und akzeptierend mit sich selbst umzugehen, wird als Basis betrachtet, um einer Selbststigmatisierung entgegenzuwirken.

Die US-amerikanische Gesellschaft „National Eating Disorders Association" beispielsweise setzt sich für „Size Diversity & Health at Every Size" ein, im Deutschen etwa (Kleider-) „Größen-Diversität & Gesundheit bei jeder Größe". Es wird betont, dass Wohlbefinden und gesunde Gewohnheiten wichtiger sind als die Zahl auf der Waage (Graves, o. D.). Darum werden neben vielen Informationen auch Tipps, z. B. positive Affirmationen und weiterführende Literatur ebenso wie Verlinkungen auf der Internetseite (www.nationaleatingdisorders.org) angeboten.

Affirmationen sind z. B. Aussagen wie diese:

- „Heute werde ich üben, meinen Körper freundlich zu betrachten und ihn wohlwollend mit Liebe und Respekt zu behandeln."
- „Heute möchte ich mir Lebensmittel auswählen, die ich mag und die mir gut tun."

5.3 Gegen-Initiativen

Hochgewichtige Menschen werden mit gewichtsdiskriminierenden Äußerungen konfrontiert, damit sie sich reflektieren, hinterfragen und ggf. ihr Verhalten ändern. Viele der Betroffenen sind so oft angegriffen und verbal attackiert worden, dass es nicht verwunderlich ist, wenn einige Gegen-Initiativen nun die gleichen Strategien nutzen wie diejenigen, die sie angegriffen haben. Teilweise wird Initiativen bzw. Initiatoren („Body Positivity", „Body Pride", „Fat Acceptance", „Normalize Obesity", „Lose Hate not Weight") unterstellt, dass sie kritische und diskriminierende Menschen mit dem Titel „fatphobic" („Fettphobiker") mundtot machen möchten (Urbanek, 2020). Jemanden Fettphobiker zu nennen, kann durchaus als gleiche Strategie verstanden werden wie einige der Bezeichnungen, mit denen Hochgewichtige tituliert werden („Sie sind extrem fett!"), die gezielt beschämen sollen (bodyshaming). Ebenso wird hinterfragt (Urbanek, 2020), ob damit „fett sein" nicht beschönigt werde, während die langfristigen gesundheitlichen Risiken unterbewertet bzw. in die Hand der Person selbst gelegt werden, indem behauptet wird, es sei ihre eigene Entscheidung, mit hohem Gewicht zu leben. Dieser Denkansatz ähnelt bedauerlich zwei Denkweisen, welche Ursachen für „bodyshaming" sind: dem Hochgewicht eine *monokausale Ursache* zuzuschreiben, deren *Änderung dem eigenen Willen unterliegt*. Nachstehend ein kontroverses Beispiel zur Verdeutlichung.

Ein Vortrag der Aktivistin Virgie Tovar (TEDx Talks, 2017) heißt „Lose Hate not Weight" (zu sehen bei youtube.com). Der Vortrag beschäftigt sich mit der Gewichtsdiskriminierung in der amerikanischen Gesellschaft. Die Vortragende tritt dafür ein, dass hochgewichtige Menschen mit mehr Respekt behandelt werden sollen. Interessant ist ihr rhetorischer Einstieg in den Vortrag. Sie lässt eine nahezu normalgewichtige Frau ihren Vortrag eröffnen, die sich als Virgie Tovar vorstellt. Nach einigen einleitenden Bemerkungen stellt sie die Frage: „Würden Sie mich für eine qualifizierte Expertin zu dem Thema halten, wenn ich 250 Pfund wiegen würde?“ Danach verlässt sie die Bühne. Erst dann tritt die gewichtige „wahre“ Frau Tovar auf und beginnt ihren Vortrag erneut. Sie bedient sich dieser rhetorischen Spielart, um auf den sog. „implicit bias“ (implizite Voreingenommenheit) hinzuweisen, den sie für sehr verbreitet hält. Sie zählt u. a. noch weitere Beispiele für den „implicit bias“ auf. Erreichen möchte sie, dass Menschen *sich selbst* im Kontakt mit Hochgewichtigen reflektieren, hinterfragen und ggf. ihr *eigenes* Verhalten ändern. Damit verfolgt sie das gleiche Ziel wie die Menschen, die die gewichtdiskriminierenden Äußerungen tätigen.

Tovars Ansatz ist interessant; ob das Ziel mit dieser Strategie erreicht wurde oder wird, bleibt offen. Wenn man sich die Kommentare *unter* dem Beitrag durchliest, stellt man fest, dass es neben dankbaren, bestätigenden und lobenden Kommentaren auch kritische Stimmen gibt. So teilt z. B. eine Person ihre gedankliche Reflektion: „I am a recovering alcoholic and this woman's mindset is almost parallel to what mine was. Of course you are free to do what you want, but it is selfish to demand respect for hedonism and self-destruction.“ („Ich bin eine genesende Alkoholikerin und die Denkweise dieser Frau ist fast parallel zu meiner eigenen damals. Natürlich steht es Ihnen frei zu tun, was Sie wollen, aber es ist egoistisch, Respekt für Hedonismus und Selbstzerstörung zu verlangen.“) Eine Schlussfolgerung daraus kann sein, dass Akzeptanz, Respekt und gutes Benehmen vermutlich nicht mit einem Angriff der Kritiker erreicht wird und damit, ihnen gleichfalls abwertende Etiketten zuzuweisen. Denn aus Reaktionen der vorher in gleicher Weise angegriffenen Hochgewichtigen lässt sich ableiten, dass dadurch Widerstand und Konflikte erzeugt werden. Beides sind Aspekte, die eine friedliche, respektvolle Art im Umgang miteinander erschweren. Hier sind beide Seiten gefordert, ihr eigenes Vorgehen zu hinterfragen. Uns allen stellt sich die Frage, wie ein „Aufeinanderzugehen“ gelingen kann, ohne, dass weitere Konflikte, sondern freundliches Miteinander und sogar Kooperation, entstehen können?

In Deutschland möchte die Gesellschaft gegen Gewichtsdiskriminierung erreichen, dass das Thema ernst genommen wird. Sie möchten auf die Problematik hinweisen und über Alternativen zu stigmatisierender Sprache und diskriminierenden Praktiken aufklären. Sie bieten Präventionsarbeit gegen Gewichtsdiskriminierung an. In der Schweiz setzt sich der Verein „Body Respect“ für gewichtsinklusive Gesundheitsförderung und Selbstfürsorge ein, basierend auf den Richtlinien von „Health At Every Size“.

5.4 Die eigene Einstellung überprüfen

Und Sie, liebe Leser*innen, welche Einstellung haben Sie zu oder über hochgewichtige Menschen? Haben Sie gewichtsdiskriminierende Tendenzen oder eher nicht? Die Deutsche Adipositasgesellschaft (DAG, 2018, S. 2) hat in ihrem Medienleitfaden einen 5-Fragen-Test für Interessierte, den wir hier zitieren möchten:

„1. Haben Sie jemals einer Person mit Adipositas beim Essen zugesehen und gedacht: ‚Muss er/sie jetzt noch essen? Er/Sie ist unkontrolliert oder willensschwach.‘?

Es gibt keinen Zusammenhang zwischen Körpergewicht und persönlichen Merkmalen, wie Charaktereigenschaften, Intelligenz, Fähig- und Fertigkeiten.

2. Wenn Sie eine Person mit Übergewicht sehen, denken Sie dann: ‚Eine Schande, er/sie müsste dringend abnehmen.‘?

Ästhetische Urteile sind subjektiv. Nicht jeder, den wir als übergewichtig einschätzen, will abnehmen – auch, wenn Adipositas das Risiko für viele Folgekrankheiten erhöht. Nur ein Übergewicht, das die Gesundheit beeinträchtigt, ist medizinisch behandlungsbedürftig. Der Zustand, den wir sehen, kann bereits das Ergebnis eines erfolgreichen Ge-

wichtsmanagements sein, z. B. Gewichtsstabilisierung nach einer Gewichtsabnahme. Eine Gewichtsabnahme ist selbst bei Menschen mit Adipositas nicht immer die Behandlungsmethode der ersten Wahl, um gesundheitliche Verbesserungen einzuleiten. Übrigens gibt es auch schlanke Personen, die Krankheiten haben, die häufig der Adipositas zugeschrieben werden.

3. Denken Sie, dass Menschen mit Adipositas ihren Gesundheitszustand verbessen könnten, wenn sie nur ‚endlich Verantwortung' für sich übernehmen würden?

Jedes Übergewicht hat seine eigene Geschichte. Es gibt hunderte von Faktoren, die Übergewicht verursachen können. Niemand hat darüber eine vollständige Kontrolle. Die Entwicklung von Übergewicht kann eine Überlebensstrategie in einer schwierigen Lebensphase sein. Bedenken Sie, dass der Mensch mit Übergewicht vor Ihnen vermutlich eine Vielzahl von temporär erfolgreichen Versuchen unternommen hat, um abzunehmen.

4. Wenn Sie einen Witz über einen Menschen mit Übergewicht hören, der vielleicht sogar noch von einem Betroffenen erzählt wird: Lachen Sie mit – oder machen Sie deutlich, dass das respektlos oder unangemessen war?

Viele Menschen würden über den gleichen Witz nicht lachen, wenn Rasse oder Geschlecht thematisiert würden. Bedenken Sie, dass hinter diesem ‚Humor' eines Betroffenen ein selbstabwertendes Verhalten stecken kann, das Sie durch Mitlachen unterstützen.

5. Sie haben in Ihrem Freundes-, Bekannten- und näheren Kollegenkreis keine Menschen mit starkem Übergewicht?

Möglicherweise ist dies der Grund dafür, dass Sie Menschen mit starkem Übergewicht meiden. Die Vorstellung, dass jeder von uns jederzeit Gewicht zulegen und so selbst in diesen Zustand geraten oder gar zum Opfer von Diskriminierung werden kann, kann einen Spannungszustand erzeugen, der den Umgang mit Betroffenen erschwert. Eine daraus resultierende Distanzierung kann den Umgang mit Betroffenen behindern. Eine empathische Haltung macht es leichter, Betroffene ganzheitlich zu betrachten, statt sich nur auf ihr Gewicht zu konzentrieren."

In Neurobiologie, Suchtbehandlung, Trauma-Forschung und Psychotherapie-Forschung gibt es enorm viele Hinweise darauf, dass tiefgreifende und traumatische Lebensereignisse eine erhöhte Vulnerabilität (psycho-physische Verletzlichkeit) nach sich ziehen. Damit einhergehend kann sich ein starkes Gefühl der zwischenmenschlichen Unsicherheit entwickeln, welches als ein grundständiges Lebensgefühl permanent für eine extreme emotionale „Dünnhäutigkeit" sorgt.

Zahlreiche Vertreter*innen der Neurowissenschaften, spezialisierte Ärzt*innen sowie Therapeut*innen vertreten die Hypothese, dass nahezu alle psychischen Störungen und viele *somatische Erkrankungen* neben Faktoren wie erhöhte Vulnerabilität, geringe Resilienz und wenigen Ressourcen, letztendlich auf traumatische Erfahrungen zurückzuführen sind. Bekannte Vertreter sind Najavits (2018, 2019), Steele und Kollegen (Boon et al., 2013; Steele et al., 2017), Levine (2016) und van der Kolk (2016, 2023). Im deutschsprachigen Raum sind Joachim Bauer, Luise Reddemann und Michaela Huber bekannte Namen. Pflegerisch ist die Trauma-These von Rüdiger Bauer (2018) genauer ausgearbeitet worden, was dazu führte, dass v.a. der Bereich der zwischenmenschlichen (begründbaren) Interventionen von Pflegefachpersonen eine solide Basis erhielt. Seine erweiterte Hypothese zur Entstehung von Symptomen (Bauer, 2018) formuliert den Ursprung gestressten seelischen Erlebens als „Reaktion auf Angst und die Folgen von Angst im Nervensystem" (Bauer, 2018, S. 136) und damit im Gehirn. Es geht pflegerisch v.a. darum, die Angst *bewältigenden Systeme* zu *fördern* und damit die Lebensqualität Erkrankter zu verbessern.

5.5 Schutz und Geborgenheit – ein Interview

Das Thema Gewichtsdiskriminierung ist im Alltag von Erkrankten stets lebendig. Pflegefachpersonen sind Expert*innen für den Erhalt und die Förderung der Alltagsbewältigung erkrankter Menschen. Darum ist es wichtig, das Thema aus verschiedenen Perspektiven in den Blick zu nehmen.

Das folgende Interview mit Sabine G. Fischer – Expertin aus Erfahrung – wurde von Ruth C. Ahrens geführt, um Innenperspektiven auf die Ursachen und Folgen von Gewichtsstigmatisierungen zu gewinnen. Frau Fischer ist seit ihrem fünften Lebensjahr hochgewichtig. Sie hat insgesamt über 500 kg in fünf Jahrzehnten ab- und wieder zugenommen. Seit Anfang der 80er Jahre ist sie im Gesundheits- und Sozialwesen tätig, wo sie zu dem Themengebiet „Hochgewicht" u. a. Fortbildungen, Seminare, Coachings und Vorträge zum „Umgang von helfenden Berufen mit Menschen mit hohem Körpergewicht" durchführt. Frau Fischer ist Vorstandsmitglied der Gesellschaft gegen Gewichtsdiskriminierung und arbeitet in eigener Praxis mit hochgewichtigen Klient*innen. Ein Aspekt ihrer Arbeit ist, den betroffenen Menschen eine selbstschützende Sprache zu vermitteln.

Das Interview

Ahrens: Was ist an Gewichtsstigmatisierungen anders als bei anderen Stigmatisierungen?

Fischer: Die Schuld am hohen Körpergewicht wird der betroffenen Person selbst zugeschrieben. Das ist anders als bei Stigmatisierungen wegen der Hautfarbe, der Herkunft oder des Alters.

Ahrens: Ist das bei Rauchern, Alkoholikern oder Drogenkranken nicht genauso?

Fischer*:* Ja, nur sind diese als Erkrankungen weitgehend anerkannt und biografische Zusammenhänge ermöglichen Mitgefühl und empathisches Verstehen. Bei hochgewichtigen Menschen ist dies selten der Fall. Wenn man z. B. im Berufsleben schaut, ist es oft so: Hat man einen Alkoholiker in der Belegschaft, dann wird diese Person mit Samthandschuhen behandelt. Wohlüberlegt und sehr vorsichtig kümmern sich Vorgesetzte, betriebliches Gesundheitsmanagement und Betriebsarzt. Auch die Wiedereingliederung nach einer Krankheitspause widerfährt einem als hochgewichtige Person nicht in der gleichen Weise – durch den Tenor: „Du bist selbst schuld." Auch ein Raucher ist als Nikotinabhängiger anders anerkannt. In der Gesellschaft ist es noch nicht durchgesickert, dass Adipositas eine Erkrankung ist.

Ahrens*:* Was sind die Ursachen der Gewichtsdiskriminierung?

Fischer: Es geht um das Anderssein. Das Zunehmen oder die Gefahr der Gewichtszunahme ist gekoppelt an Aversion und Vermeidungsverhalten. Das wird z. B. im Paar-Coaching deutlich. Es spielt keine Rolle, ob es ein hetero- oder homosexuelles Paar ist – nehmen wir an, beide sind schlank. Wenn man beide fragt, was passieren würde, wenn der Körper des Partners dick würde, erlebt man oft, dass beide schlanken Partner dies für ein absolutes „no go" halten. Eine Gewichtszunahme würde in der Partnerschaft Instabilität erzeugen. Das ist übrigens nach bariatrischen Operationen und einem großen Gewichtsverlust auch der Fall.

Viele Paare geben sich gewichtsbezogene Rückmeldungen oder Kommentare im Alltag wie: „Du hast aber zugenommen!" Das hat etwas mit Aversion zu tun und erzeugt oft ein kontrollierendes Verhalten beim Partner und kann bis zur Ablehnung körperlicher Nähe gehen. Die Ablehnung und das Fehlen körperlicher Nähe können dann wiederum verursachen, dass die dadurch ausgelösten Gefühle mit Essen kompensiert werden.

Latent kann eine solche Beziehungsdynamik zur Kontrolle des eigenen Essverhaltens führen, um eine solche Ablehnung zu vermeiden. Letztlich geht es um Anerkennung und Resonanz von außen. Aber es geht nicht nur um die Ablehnung.

Ein weiterer Faktor, der zur Diskriminierung beiträgt, ist der Trend zur kollektiven Selbst-Optimierung. Wir haben für alles eine App und/oder eine Uhr und wir versuchen uns zu optimieren. Wer nicht mitmacht, gehört nicht dazu. Er macht nicht „das Beste"/„Perfekteste" aus sich. Die Konfrontation mit einem hochgewichtigen Körper wird zum Sinnbild für „nicht perfekt" sein. Ein hochgewichtiger Körper scheint Fett gewordener/s Makel, Scheitern und Versagen zu sein. Hochgewichtige bekommen oft gesagt: „Hören Sie mal, meine Schwester hat sich operieren lassen, wäre das nichts für Sie?" Und das kann an jeder Ecke passieren, im Lidl, an der Tankstelle, vor der Kirche usw. Es ist eben nicht nur die medizinische Fachangestellte beim Arzt.

Eine weitere Ursache liegt darin, dass seit vielen Jahre durch die Medizin die Botschaft verbreitet wird, dass durch eine Gewichtszunahme die Lebensqualität schlechter wird. Dadurch wird die *gesamte Lebensqualität* hochgewichtiger Menschen gewissermaßen mit einem *Fragezeichen* versehen. Dabei hängt Lebensqualität von vielen Faktoren ab, z. B. vom Alter, von der Lebensfreude, den unterstützenden Beziehungen, Lebensereignissen, intrinsischer Motivation für Bewegung, gesellschaftlicher Teilhabe und vielem mehr.

In medialen Darstellungen (in Filmen, in Werbung) finden wir häufig das Phänomen, dass Attribute wie Schönheit, Intelligenz und Klugheit mit Beweglichkeit und schlanken Körpern assoziiert werden. Hochgewichtigkeit wird einerseits mit Gemütlichkeit, Gutmütigkeit und Entspanntheit verbunden – andererseits mit Faulheit, Bequemlichkeit und kognitiver Eingeschränktheit. Die Unterstellung lautet: Diese Menschen tun nichts ...

In Deutschland sehen wir geschlechterspezifische Unterschiede, z. B. im Beruf. Der dicke Mann wird anders wahrgenommen als die dicke Frau. Erfolg wird eher einem dicken Mann als einer dicken Frau zugeschrieben. Vielleicht ändert sich hier gerade etwas. Die jüngeren Menschen, die heute zwischen 25 und 30 Jahre alt sind (Generationen X, Y, Z), gehen damit anders um als frühere Generationen. Sie gehen damit öfter in die Konfrontation; sie betonen ihre Hochgewichtigkeit und ihre Körperformen z. B. durch Kleidung und mediale Darstellung.

Ahrens*:* Wie gehst Du persönlich mit Gewichtsdiskriminierung um?

Fischer: Über diese Ereignisse könnte ich mittlerweile einen Brockhaus schreiben. In meiner Diplomprüfung fragte mich die Professorin zwischendrin, ob ich schon mal daran gedacht hätte, abzunehmen. Ich war so perplex, dass ich gar nichts sagen konnte. Heute würde ich mit der Situation ganz anders umgehen können, jetzt könnte ich sagen: „Ich habe hier ein Thema gezogen, lassen Sie uns bitte dabeibleiben. Mein Körpergewicht hat nichts mit der Prüfung zu tun und ich bitte Sie, bei der Prüfung zu bleiben." Aber man muss dazu eine Metaebene entwickeln, man muss immer beobachten, was gerade passiert und mutig sein, dies anzusprechen. Heute kann ich so etwas sofort ansprechen.

Das wurde erst weniger, als ich ein gewisses Alter erreicht hatte. Wenn heute jemand zu mir sagt: „Sie fette Sau!", dann kann ich ungefähr so reagieren: „Hören Sie mal, was müssen wir klären? Laufe ich auf vier Hufen? Habe ich ein Ringelschwänzchen? Haben Sie sich über mich geärgert? Wollen Sie mich beleidigen? Was ist los?"

Dann kommt so eine Antwort wie: „Ja, ich kann das eben nicht mehr sehen, dass so viele fette Leute herumlaufen ..."

„Wer entscheidet denn, wohin Sie gucken? Das bin ja nicht ich. Was ist denn Ihre Absicht, wenn Sie mir so etwas sagen? Wollen Sie mich beleidigen?"

„Ne, ne, beleidigen nicht. Aber vielleicht ist das ja der Motivator, mal abzunehmen."

„Habe ich Sie richtig verstanden, dass Sie denken, wenn Sie mich so angreifen und beleidigen, dass mich das zur Gewichtsabnahme motiviert?"

„Ja!"

Dann kläre ich über diesen grundlegenden Irrtum auf. Solche Haltungen erlebe nicht nur ich so, sondern über ähnliche Erfahrungen wird mir von Klient*innen berichtet, die u. a. in den Chat-Räumen der Bodyshaming-Foren ähnliche Erfahrungen machen. Beleidiger glauben, mit drastischen Konfrontationen zur Gewichtsreduktion zu motivieren.

Wenn sich wirklich ein Gespräch ergibt, frage ich manchmal weiter nach, z. B.: „Wissen Sie, Sie schaffen genau das Gegenteil. Stellen Sie sich mal vor, Sie sind vier Stunden in einer Klausur oder Prüfung – Sie qualmen vor Stress und dann kommt jemand mit einer Gurke und ein anderer mit einer Packung Süßigkeiten vorbei. Was glauben Sie eigentlich, was Sie mit dem Angebot einer Gurke machen? Genau, der kann doch froh sein, wenn Sie ihm die nicht über den Kopf hauen, oder?"

Für einen hochgewichtigen Menschen kann es aber existenziell wichtig sein, sich mit Kohlenhydraten zu beruhigen. Nicht alle dicken Menschen essen nur Fastfood, doch häufig essen sie (zu) viele Kohlenhydrate.

Ahrens: Hat sich Dein Erleben der eigenen Hochgewichtigkeit verändert?

Fischer: Ja. Mein Hochgewicht habe ich früher mit 30 oder 40 Jahren anders gespürt – es hat mich nicht so belastet wie jetzt mit fast 60. Körperlich hat sich vieles verändert – jetzt spüre ich die Folgen des Gewichtes. Wenn ich nicht so lange Volleyball gespielt hätte, in der Tanzgarde getanzt und drei Mal in der Woche 60 Bahnen auf Zeit geschwommen hätte, wäre mein Erleben jetzt vielleicht auch ein anderes. Jetzt fühle ich mich eingeschränkt. Früher war das nicht so; ich habe ja mit 160, 180 Kilo genauso Sport gemacht wie andere. Ich weiß nicht, wie viele Hochgewichtige das so machen. Aber es gab für mich eine Zeit, da war das hohe Gewicht nicht so spürbar, was mein Umfeld nicht nachvollziehen konnte.

Ahrens: Ist Dein Selbstbild anders gewesen, weil Du Sport gemacht hast?

Fischer: Ja, ich habe mich wohl weniger hochgewichtig gefühlt, als ich tatsächlich war. Ich habe gerne und viel getanzt, mir war es egal, wenn ich allein auf der Tanzfläche anfing und von 21 Uhr bis 3 Uhr morgens Freude hatte. In mir war schon immer ein großer Kampfgeist. Ich wollte den Kritikern zeigen, dass ein großer Körper eben nicht Bequemlichkeit, Faulheit und Desinteresse bedeutet. Was mir zu schaffen gemacht hat, war der zig Mal gehörte Kommentar: „Du bist ja super nett und hast ein wunderschönes Gesicht. ABER ..." Dieses „Aber" – diesen Makel, dieses Ausschlusskriterium – zu haben, war belastend, so wie die Kommentare „selbst schuld".

Ahrens: Ist das Hochgewicht schwer zu tragen?

Fischer: Klar. Wenn ich 1000 Meter laufe im Vergleich mit einem Gesunden, werde ich vermutlich deutlich länger brauchen als ein Gesunder. Aber wenn der normalgewichtige Gesunde für die 100 Meter rechts und links je 25 kg tragen müsste, würde er möglicherweise sogar länger brauchen als ich. Mein Körper ist das hohe Gewicht gewöhnt. Mittlerweile ist die Belastung sehr hoch. Die Arthrosen in Sprunggelenken, Knie und Hüfte sind natürlich da. Interessanterweise ist es so, dass meine Wahrnehmung sich verändert hat. Wenn ich abgenommen hatte, habe ich das nicht gemerkt, außer dass die Kleidung weiter wurde oder ich besser aus dem Auto steigen konnte. Wenn ich wieder zunahm, merkte ich es auch nur daran. Um es besser zu begreifen, habe ich mir irgendwann Gewichte gekauft. Und damit habe ich ein Gefühl für mein Gewicht bekommen.

Ahrens: Was ist bei Gewichtsdiskriminierung so problematisch?

Fischer: Die permanente Reduzierung auf das hohe Körpergewicht. Ich glaube, gerade jüngere Menschen kann das sehr entmutigen. Man ist so viel mehr als nur das hohe Gewicht. Man muss es ja für sich selbst erst lernen zu differenzieren: Mein Wert als Mensch hat nichts mit der Zahl auf der Waage zu tun – ergo bezieht sich die Stigmatisierung auch nicht auf mich als ganze Person. Früher war das meine Überzeugung – ich fühlte mich komplett abgelehnt, was ich auch oft wurde, doch eben nicht immer.

Ahrens: Die Vorschläge zur bariatrischen Operation hast Du als Beispiel für Stigmatisierung angeführt. Welche Folgen kann das haben?

Fischer: Ich habe ja selbst viele Betroffene vor und nach bariatrischen Operationen in meiner Praxis als niedergelassene systemische Familien- und Sozialtherapeutin begleitet. Aus heutiger Sicht kann ich sagen, dass die Gesamtsituation der Menschen, die zu mir kamen, einem prä-suizidalen Zustand der Einengung ähnelte. Sie wurden in den Adipositas-Zentren aufgeklärt über mögliche Komplikationen, Folgeerscheinungen, Nebenwirkungen und Risiken. Doch sie waren innerlich an einem Punkt, an dem sie bereit waren, alles in Kauf zu nehmen, selbst den Tod. Hauptsache das Hochgewicht ist endlich vorbei. Das waren pure Verzweiflung und Not, gepaart mit einer seltsamen Mischung aus Hoffnung und Resignation. Die derzeitige Studienlage zeigt, dass die meisten Operierten nach fünf Jahren wieder massiv zunehmen. Das ist u.a. ein Grund, warum ich mich nicht habe operieren lassen. Auch die Risiken unter und nach der OP sind nicht zu unterschätzen. Zum Beispiel ist die Suizidrate nach bariatrischen OPs im Vergleich zur gesunden Allgemeinbevölkerung sehr hoch.

Eine meiner Klientinnen hatte nach der OP in einem Jahr 98 kg abgenommen und erfüllte dadurch die Kriterien zur Teilnahme an dem Nachsorgeprogramm nicht mehr. Sie kam wieder zu mir in Behandlung und sagte, sie habe immer gedacht, ihr hohes Gewicht sei ihr Problem gewesen. Nun merke sie aber, dass sie an Angst- und Panikattacken litt. Die OPs können die dahinter liegenden Probleme nicht lösen.

Ahrens: Ist das eventuell auch mitbedingt durch die Gewichtsstigmatisierung – etwas ändern zu wollen, es aber nicht zu können und dann nach (auch operativer) Hilfe zu suchen?

Fischer: Ja, das denke ich. Auch weil manche der Gutachten, die zu den Bewilligungen der Operationen führen, mehr Sorgfalt und Tiefe zeigen dürften. Gerade wenn Psychotherapien und andere Behandlungen vorher stattfanden, sollte doch umfänglicher untersucht werden, ob und woran diese gescheitert sind.

Einer meiner Klienten hatte sogar mehrere OPs. Er hatte erst ein Magenband, dann einen Schlauchmagen und stand nun an für eine Roux-Y-Magenbypass-OP. Er war 46 Jahre alt, lebte noch bei seiner Mutter und war noch nie von einer Frau außer seiner Mutter berührt worden. Sie wahrte seine Grenzen nicht, kam unangekündigt ins Bad zu ihm usw. Ihm hatte ich zunächst eine Körpertherapeutin empfohlen, die auch Massagen durchführt. Er spürte, dass sein hohes Körpergewicht mit Angst vor Nähe zu tun hatte und der Schmerz, den er dadurch verspürte, vermochte ihn zu überfordern. Er hat sich ein drittes Mal operieren lassen und verstarb bei der OP. Das zeigt die mögliche Not bei Betroffenen, wirklich alles in Kauf zu nehmen, was eine Veränderung der Zahl auf der Waage versprechen kann.

Aus eigener Erfahrung kann ich sagen, dass ein grundlegendes Gefühl von Sicherheit eine gelingende Gewichtsabnahme (mit oder ohne bariatrische OP) oftmals nach sich zieht. Reale Sicherheitsgefühle erleichtern die Gewichtsreduktion. Wenn ich nicht in Sicherheit bin oder mich nicht sicher fühle, entstehen Stress und Angst und damit geht eine Gesichtszunahme einher. Diesen Zusammenhang kennen viele Patient*innen.

Achim Peters von der Universität Lübeck hat sich umfassend mit dem Gefühl der Unsicherheit beschäftigt (Peters, 2018). Angst ist Stress, Unsicherheit ist Stress. Peters und ich sind uns auf einem Kongress begegnet. Er hat unter anderem darauf hingewiesen, dass z.B. in der Corona-Krise Kinder gemerkt haben, dass die Eltern Angst haben. Ein Kind, das die Angst der Eltern spürt, bekommt auch Angst. Das ist Stress. Und Essen beruhigt. Das Kind beruhigt sich selbst durch Kohlenhydrate und versucht nicht noch zusätzlich den Eltern zu zeigen, dass es nun auch Angst hat. Ich kannte es aus Erfahrung und Peters hat es unter Laborbedingungen erforscht. Das war ein sehr erhellendes, meine Erfahrung bestätigendes Gespräch. Hier ist der Ansatz, Kinder müssen sich mehr bewegen, nur bedingt hilfreich. Ein ängstliches Kind zieht sich eher zurück. Der Vergleich mit anderen Kindern motiviert nicht nur, sondern demotiviert v.a. deshalb, weil Mobbing zu wenig beachtet und verhindert wird.

Sich wirklich sicher zu fühlen ist für mich und viele hochgewichtigte Menschen die Ausnahme. Mein großer Wunsch wäre z. B. so etwas wie einen eigenen „Bodyguard“ zu haben. Das Gefühl, beschützt und geborgen zu sein – das wäre für mich das Wichtigste im Leben. Immer wenn ich mich sicher gefühlt habe, habe ich auch wie von selbst abgenommen.

In Deutschland hat sich Friedrich Schorb (Soziologie an der Universität Bremen) mit sozialen Aspekten von Hochgewichtigkeit und Gewichtsdiskriminierung beschäftigt. Stephanie von Liebenstein hat 2005 die Gesellschaft gegen Gewichtsdiskriminierung in Deutschland gegründet. Sie war nach einem USA-Aufenthalt für die soziologischen Folgen der Gewichtsdiskriminierung sensibilisiert. In den USA ist das Leben z. B. sehr schwer für Frauen, die schwarz und übergewichtig sind. Dort fand ein Projekt statt, in dem man schwarzen, übergewichtigen Frauen eine Grundsicherung gab – sie mussten keine Angst mehr haben. Sie waren wenigstens finanziell abgesichert. Diese Frauen haben alle abgenommen!

Die Folgen der Gewichtsstigmatisierung sind die gleichen, wie die Ursachen der Erkrankung: Angst, Unsicherheit, Hochstress- im Grunde eine Disbalance. Gewichtsstigmatisierung ist ein aufrechterhaltender Faktor des Gewichts. Es ist Folter! Und es könnte im schlimmsten Szenario auch zur Suizidalität beitragen.

Gleichzeitig ist die Selbst-Stigmatisierung ein toxischer Faktor. Sich selbst aus den Augen der anderen, der Beleidiger*innen, der Täter*innen zu sehen. Natürlich kann ich meine berufliche Rolle wie eine Schutzhülle verwenden – früher als Krankenschwester, heute als Referentin und Coach. Da greift mich kaum jemand an wegen dem Gewicht. Die Internalisierung der gewichtsfeindlichen Äußerungen und Haltung ist der Grund, warum man bei *sich selbst nicht mehr sicher* ist. Und es ist ein Grund dafür, dass man beginnt, heimlich zu essen, wenn man allein ist. Sobald jemand von außen das Gewicht anspricht, springt auch die innere Kritikerin an. Das Verletzende, was von außen kommt (Schuldzuweisung, Vorwürfe usw.) geht in Resonanz zu dem, was in mir vorgeht. Und diese Resonanz tut weh! Das ist wie ein Täter-Introjekt. Es führt zu Hassgefühlen. Jemanden, den man hasst und ablehnt, dem tut man nichts Gutes. Darum ist es so schwer mit der Selbstfürsorge. Dann ist es egal, ob das Essen überhaupt schmeckt oder ob man satt ist.

Etwas dagegen zu setzen und Selbstfürsorge zu etablieren, hat mit einem Konstrukt zu tun, dass man sich selbst erarbeiten kann, z. B. in dem man Akupressur-Punkte durch Klopfen und „Kurbeln“ aktiviert, während man sich klarmacht: „Ich bin ein liebenswerter und wertvoller Mensch und ich bin hochgewichtig.“ Das ist der wichtige Gegensatz zu: „Ich bin erst liebenswert und wertvoll, wenn ich normalgewichtig bin.“ Das erklärt das Wechselbad zwischen dem Abnehmen, Zunehmen, Abnehmen, Scheitern usw. Es liegt an einer instabilen, defizitären Selbstfürsorge. Und der Bestrafung des Täter-Introjektes. Dennoch ist das Essen eine Überlebens-Strategie geworden. Beim Essen fühlt man sich lebendig. Nicht-Essen oder wenig essen, heißt, man „löst sich auf“, man verliert sich – also spürt sich nicht (lange und intensiv) genug. Natürlich ist es eine komplexe, ambivalente Wahrnehmungsverzerrung. Die kommt nur während des Essens zum Stillstand.

Ahrens: Werden die Aspekte erlebter Gewichtsdiskriminierung in den Therapien, auch Psychotherapien genügend thematisiert?

Fischer: Im Kontext der bariatrischen Operationen: jein. Natürlich orientiert sich jede Form der Therapie meist an den S3-Leitlinien. Selbstverständlich werden da auch Programme wie z. B. Achtsamkeit thematisiert. Nur: Wer sich selbst nichts wert ist, hat es sehr schwer, achtsam mit sich selbst umzugehen. Da steckt die Tücke im System. Bei einem Adipositas-Zentrum könnte man ja vermuten, da arbeiten Menschen, die sich mit Hingabe und Fachkompetenz um adipöse Menschen kümmern. Wer erst im Kontext einer bariatrischen OP „etwas wert ist“, also Fürsorge, Gespräche usw. erfährt, der ist auch schnell bereit, diesen invasiven Eingriff durchführen zu lassen. Leider begegnet man auch in Adipositas-Zentren Menschen, die bewusst oder unbewusst stigmatisieren – obwohl man es an diesem Ort am wenigsten erwarten würde. Ein sehr tragisches Beispiel einer Klientin, die mit ihren Eltern bei mir in Beratung war, geht mir dazu durch den Kopf. Die sehr junge Frau Anfang 20 wurde operiert und statt 70 % des Magenvolumens wurden bei ihr 80 % entfernt. Der Operateur kommentierte dies den Eltern gegenüber so: „Wir wollten bei Ihrer Tochter auf ‚Nummer Sicher' gehen." Unglücklicherweise kam es zu Komplikationen, sie hatte postoperative Schmerzen geäußert. Leider wurde nicht schnell genug und adäquat reagiert und sie verstarb auf der Intensivstation. Weil jemand meinte, auf „Nummer Sicher" gehen zu müssen. Je mehr entfernt wird, umso größer sind die postoperativen Risiken! Mich macht so etwas sehr nachdenklich. Ein Arzt, der intraoperativ ohne medizinisch notwendigen Grund evidenzbasierte, operative Vorgehensweisen der Leitlinien ignoriert, könnte vielleicht – meiner Ansicht nach – unbewusst durch das Thema Gewichtsstigmatisierung motiviert sein.

Im Rahmen der Adipositas-Psychotherapie fühlen sich die meisten Therapeut*innen dem verhaltenstherapeutischen Ansatz verpflichtet, der auf Verhaltensänderung und Gewichtsreduktion fokussiert. Eine spezielle Therapie, die den Aspekt der Diskriminierung mit aufgreift, ist dann eher im Rahmen einer Traumatherapie zu sehen.

Während des Interviews wurde von der Interviewerin parallel eine Stichwortsuche bei Google durchgeführt mit den Suchworten „Psychotherapie Adipositas". Die ersten zehn Quellen wiesen alle keine trauma-therapeutischen Verfahren auf, sondern fokussierten auf Verhaltensänderung und Gewichtsreduktion.

Die Ursachen sind eben nicht nur ein geringes Selbstwertgefühl, sondern es liegen andere Ursachen vor. Alle Klient*innen, die ich kenne, deren BMI zwischen 50 und 70 liegt, haben ohne Ausnahme ein belastendes Beziehungsthema mit der Mutter und zusätzlich eine gewaltvolle und/oder sexualisierte Traumaerfahrung mit körperlicher Schädigung. Es gibt keine einzige Ausnahme! Die Studienlage ist in Deutschland bisher unzureichend.

Dazu tragen auch Erfahrungen bei, die sich zusammenfassen lassen unter „es ist nie genug". Menschen, die sich im Leben immer wieder massiv angestrengt haben, aber denen doch vermittelt wurde: Du genügst nicht. Du hast keine Existenzberechtigung. So etwas wie Dich sollte es gar nicht geben. Die Verinnerlichung dieser verachtenden Haltung führt u. U. dazu, dass hochgewichtige Menschen eher über ihr Scheitern bezüglich ihres Gewichts sprechen als darüber, wie das Bedingungsgefüge innerhalb ihrer sozialen Beziehungen für die enorme Gewichtszunahme war oder ist.

Ahrens: Wo fängt Gewichtsdiskriminierung an?

Fischer: Schon in der Krabbelgruppe gibt es so etwas wie einen Konformitätsdruck. Da wird schon geschaut, welches Kind die rundesten Wangen hat. Dann in der Grundschule. Hier werden z. B. im Sportunterricht Äpfel mit Möhren verglichen und das gibt eine erste Grundlage für die massiven Wahrnehmungen der Ungleichheit. Wenn es hier von Anfang an z. B. wie beim Judo wäre, wäre es besser. Da werden die Kinder in Altersklassen eingeteilt, z. B. alle Fünfjährigen zusammen und dann wird gewogen. Nicht um das Gewicht festzustellen, sondern um einen Partner zu finden, der in der gleichen Gewichtsklasse ist. Wenn diese Kinder dann zusammen üben, ist von Anfang an klargestellt, dass hier gleiches Gewicht mit gleichem Gewicht übt. Das ist fair und schafft gleiche Voraussetzungen. Und da sieht man wirklich, wer die bessere Technik und nicht die dünnere Figur hat. In der Schule wird es leider anders gemacht. Hier wird „am dünnsten, leichtesten, schnellsten" gemessen. Der Schnellste bekommt die gute Note. Dabei sollte das hochgewichtige Kind, das bis zum Schluss durchhält und dabei sogar noch viel mehr Gewicht trägt, auch eine gute Note bekommen.

Ahrens: Wo sollte eine Prävention von Gewichtsdiskriminierung beginnen?

Fischer: Bei einem Eltern-Führerschein. Wichtig wäre, dass körperliche Veränderungen gerade auch von Eltern nur beschrieben werden, aber nicht bewertet. Das sollte gezielt gefördert werden, weil Eltern hier die wichtigsten Bezugspersonen sind. Man muss seinem Kind nicht sagen: „Dein Bauch ist fett." Eine neutralere, sachlich-beschreibende Formulierung reicht vollkommen aus, z.B.: „Der Bauchumfang ist größer geworden." Eltern haben einen erheblichen Einfluss auf das Selbstbild ihres Kindes. Menschen (Kinder) vergessen oft ihr Leben lang nicht, was die Eltern über den Körper gesagt haben. Hier ist Verantwortung gefragt, gelebte Empathie und Respekt.

Ahrens: Danke für das aufschlussreiche Gespräch!

5.6 Suizidalität nach bariatrischen Operationen

Abschließend soll in diesem Kapitel noch das Thema der Suizidalität im Zusammenhang mit bariatrischen Operationen erläutert werden. Vor dem Hintergrund, dass Gewichtsstigmatisierung ein wichtiger Faktor bei der Entscheidung für eine bariatrische Operation sein kann, möchten wir auf dieses noch wenig wahrgenommene Phänomen aufmerksam machen.

Dass Suizide bei Menschen nach bariatrischen Operationen im Vergleich zur Allgemeinbevölkerung und im Vergleich zu hochgewichtigen Menschen ohne bariatrische Operation um das bis zu Vierfache ansteigen, wurde mehrfach untersucht und in der Literatur beschrieben.

2010 fanden Tindle und Autorenteam in einer Gesamtzahl von 16 683 Operationen insgesamt 31 Suizide. Da der Untersuchungszeitraum von Januar 1995 bis Dezember 2004 dauerte, konnten sie feststellen, dass 30 % der Suizide in den ersten beiden Jahren nach der OP stattfanden – insgesamt fanden 70 % innerhalb der ersten drei Jahre statt. Die Daten verglichen die Forschenden mit den Suizidraten der Jahre 1996 bis 2006 der Allgemeinbevölkerung im gleichen Gebiet (Pennsylvania). Der Datenvergleich zeigte eine signifikant erhöhte Suizidrate unter den Operierten. Die Gesamtsuizidrate unter bariatrisch Operierten in Pennsylvania über einen Zeitraum von zehn Jahren betrug 6,6 von 10 000. Davon waren 13,7 Männer von 10 000 betroffen und 5,2 von 10.000 Frauen. In der Allgemeinbevölkerung lag die Suizidrate bei 2,4 von 10 000 Männern und 0,7 von 10 000 Frauen.

Die Forschergruppe (Tindle et al., 2010) empfahl daher, umfassendere und längerfristige Kontrolle- und Nachsorgeverfahren zu entwickeln, um Risikofaktoren zu identifizieren, welche die Suizidalität nach bariatrischen Operationen begleiten.

In dieser Studie finden sich noch zwei weitere interessante Aspekte. Eine Statistik zeigt die Jahr für Jahr angestiegene Anzahl von Operationen. 32 Operationen wurden im Jahr 1995 und 3818 Operationen wurden 2004 durchgeführt. Das ist eine Steigerung von 11 931,25 %!! Dies könnte nicht nur darauf hindeuten, dass Adipositas-Erkrankungen häufiger werden, sondern auch, dass erlebte Gewichtsdiskriminierungen und -stigmatisierungen vermehrt zu Entscheidungen für bariatrische Operationen führen können.

Der andere Aspekt findet sich in der Diskussion der Ergebnisse. Die Autoren halten es für wahrscheinlich, dass die statistische Auswertung möglicherweise falsche Daten geliefert habe. Da sie *alle Todesursachen* der Operierten untersuchten, glauben sie, dass die Suizidrate unterschätzt sein kann, weil bei einer ganzen Reihe von Todesfällen als Todesursache „Überdosis" auf den Totenscheinen angegeben war. Sie halten es für möglich, dass Medikamenten- und/oder Drogen-Überdosierungen auch absichtlich erfolgt sein könnten. Absichtlich oder nicht – es besteht aus Sicht von Tindle und Autorenteam (2010) Anlass zur Sorge.

2013 untersuchten Mitchell und Autorenteam (Mitchell et al., 2013) bereits die Häufigkeit erfolgreicher Suizide bei Patient*innen nach einer Roux-Y-Magenbypass-OP. Nach 5,7 Jahren hatte sich einer von 100 Patient*innen suizidiert.

Das Deutsche Ärzteblatt (2015) verwies in seiner Online-Ausgabe auf eine kanadische Untersuchung von Bhatti und Autorenteam (2016), in die 8815 Patient*innen eingeschlossen waren. „Bhatti errechnet eine Häufigkeit von 2,33 pro 1000 Personenjahre vor der Operation und von 3,63 pro 1000 Personenjahre nach der Operation. Die Suizidalität, die vor der Operation bereits über dem Durchschnitt lag, hatte sich nach der Operation noch einmal um 54 Prozent erhöht (Rate Ratio 1,54; 95-Prozent-Konfidenzintervall 1,03–2,30). Mehr als sieben hatten eine Überdosis von Medikamenten eingenommen, die anderen hatten sich erhängt oder eine körperliche Verletzung zugefügt. Fast alle Patient*innen hatten laut Bhatti eine mentale Erkrankung in der Vorgeschichte“ (Deutsches Ärzteblatt, 2015, o. S.).

Suizidrisiko und Selbstschädigungsrisiken wurden in einer Meta-Analyse von Castaneda und Autorenteam (2019) untersucht. Die Meta-Analyse schloss 32 Studien mit insgesamt 148 643 Patient*innen ein. 76,9 % der Patienten waren weiblich. Der Roux-Y-Magenbypass-OP war die am häufigsten durchgeführte Operation (58,9 %). Hier wurde mit einem „odds ratio“ (s. Kasten) von 3.8 ein sehr deutlicher Zusammenhang von Operationen und später auftretender Suizidalität hergestellt.

Odds Ratio

Odds Ratio ist eine statische Messzahl. Sie beschreibt, wie stark ein vermuteter Risikofaktor mit einem bestimmten anderen Aspekt (hier: der bariatrischen OP) zusammenhängt. Man vergleicht dabei Personen mit einem potenziellen Risikofaktor (OP) mit Personen, die diesen Risikofaktor *nicht* aufweisen. In der o. g. Studie waren dies sowohl adipöse Patienten ohne, bzw. vor einer bariatrischen OP wie auch gesunde Kontrollgruppen. Die Odds Ratio drückt aus, um wie viel größer die Chance in der Gruppe mit Risikofaktor (OP) ist, zu erkranken, bzw. einen Suizidversuch oder erfolgreichen Suizid zu begehen – verglichen mit der Chance in der Gruppe ohne Risikofaktor. Ein Odds Ratio, der über der Zahl 1 liegt, zeigt einen statistischen Zusammenhang auf.

Die erhöhten Risiken von selbstverletzendem/-schädigendem Verhalten wurden auch von Dahlberg und Mitautoren nachgewiesen (2023). Die durchschnittliche Nachbeobachtungszeit betrug 6,1 Jahre. Risikofaktoren waren jüngeres Alter, niedrigerer BMI, kardiovaskuläre und chronisch obstruktive Lungenerkrankungen, alle Aspekte psychiatrischer Komorbiditäten (mit Ausnahme neuropsychiatrischer Störungen), niedrigerer sozioökonomischer Status, Roux-en-Y-Magenbypass, geringere gesundheitsbezogene Lebensqualität, geringerer postoperativer Gewichtsverlust und Nichtteilnahme an postoperativen Nachuntersuchungen. Die Selbstgefährdung ist nach bariatrischen Eingriffen deutlich höher als in der Allgemeinbevölkerung. Eine qualitative Nachsorge kann für Patient*innen mit erhöhtem Risiko besonders wichtig sein. Die Erkenntnisse sprechen dafür, vor Operationen gezielt die Risikofaktoren zu erfassen und die Nachsorge-Zeiträume bei Risikogruppen deutlich zu verlängern.

Bhatti und Autorenteam (2016) stellten fest, dass das Risiko zwei Jahre nach der OP ansteigt und empfehlen eine psychiatrische Weiterbehandlung nach zwei Jahren. Sie kamen ebenso wie Castaneda und Autorenteam (2019) zu dem Schluss, dass neben Depression auch weitere psychische Probleme vor einer Operation vorliegen können. Unklar ist jedoch, ob die psychiatrische Untersuchung vor einer OP (ein einmaliger Termin bei einem Facharzt) ausreichend ist, um ein potenzielles Risiko durch psychische Symptome oder Vorerkrankungen vor einer möglichen Operation auszuschließen. Fraglich bleibt auch, warum nicht operierte Patient*innen (auch mit psychischen Vorerkrankungen) ein geringeres Suizidrisiko haben.

Es gibt weitere Untersuchungen zu dem Thema, die zu ganz ähnlichen Ergebnissen und Schlüssen kommen, aber hier nicht weiter erfasst und diskutiert werden. Aus wissenschaftlicher Sicht ist es jedoch so, dass viele Hinweise in die gleiche Richtung deuten: Ein Anstieg des Suizidrisikos nach einer bariatrischen OP, speziell nach einer Roux-Y-Magenbypass-OP. Dieser Aspekt muss daher mit Patient*innen vor einer Entscheidung für oder gegen eine Operation sorgfältig besprochen und abgewogen werden. Letztendlich entscheidet jeder Mensch für sich selbst, ob und welchen Risiken er sich bewusst aussetzen möchte.

Angehörige helfender Gesundheits-Fachberufe haben eine ethische und rechtliche Verpflichtung, alle bekannten Risiken offenzulegen, damit ein Mensch eine informierte Entscheidung treffen kann.

Dabei darf im Fall der Erkrankung Adipositas nicht vergessen werden, unter welch starker seelischer Belastung ein an Adipositas erkrankter Mensch leiden kann. Aus Verzweiflung und Not kann jemand unter Umständen bereit sein, sehr hohe Risiken in Kauf zu nehmen.

Darum ist eine umfassende Aufklärung notwendig und fair:

- über andere, nicht so schnell wirkende, aber risikoärmere Möglichkeiten der Gewichtsreduktion,
- über Möglichkeiten, die seelische Gesundheit zu stabilisieren und zu verbessern,
- über Möglichkeiten, zu einem verbesserten Selbstwertgefühl und verbesserter Selbstwirksamkeit zu gelangen.

5.7 Literatur

Bauer, R. (2018). *Beziehungspflege. Kongruente Beziehungsarbeit für Pflege-, Sozial- und Gesundheitsberufe. Eine Geschichte kongruenter Beziehungen zwischen Menschen.* Hogrefe.

Bhatti, J.A., Nathens, A.B., Thiruchelvam, D., Grantcharov, T., Goldstein, B.I. & Redelmeier, D.A. (2016). Self-harm Emergencies After Bariatric Surgery. A Population-Based Cohort Study. *Journal of the American Medical Association Surgery, 151*(3), 226–232.

Boon, S., Steele, K. & van der Hart, O. (2013). *Traumabedingte Dissoziation bewältigen: Ein Skills-Training für Klienten und ihre Therapeuten.* Junfermann.

Castaneda, D., Popov, V., Wander, P. & Thompson, C. (2019). Risk of Suicide and Self-harm Is Increased After Bariatric Surgery—a Systematic Review and Meta-analysis. *Obesity Surgery, 29*(1), 322–333. https://doi.org/10.1007/s11695-018-3493-4

DAG (Deutsche Adipositasgesellschaft). (2018). *Medienleitfaden Adipositas. Empfehlungen zum Umgang mit Adipositas und Menschen mit Übergewicht in den Medien. Für Journalisten und Medienschaffende.* Verfügbar unter https://adipositas-gesellschaft.de/wp-content/uploads/2020/08/A5_DAG-MLF2018_NS_RZ_08102018.pdf

Dahlberg, K., Jaensson, M., Cao, Y., Näslund, E. & Stenberg, E. (2023). Incidence of self-harm after bariatric surgery: A nationwide registry-based matched cohort study. *Clinical Obesity, 13*(3), e12576. https://doi.org/10.1111/cob.12576

Deutsches Ärzteblatt. (2015). *Adipositas-Operationen erhöhen Suizidrisiko.* Verfügbar unter https://www.aerzteblatt.de/nachrichten/64422/Adipositas-Operationen-erhoehen-Suizidrisiko

Graves, L. (o.D.). *Size Diversity and Eating Disorders.* NEDA. Available from https://www.nationaleatingdisorders.org/size-diversity-and-eating-disorders/

Levine, P. (2016). *Trauma und Gedächtnis: Die Spuren unserer Erinnerung in Körper und Gehirn – Wie wir traumatische Erfahrungen verstehen und verarbeiten.* Kösel.

Mitchell, J.E., Crosby, R., de Zwaan, M., Engel, S., Roerig, J., Steffen, K., Gordon, K.H., Karr, T., Lavender, J. & Wonderlich, S. (2013). Possible Risk Factors for Increased Suicide Following Bariatric Surgery. *Obesity Journal, 21*(4), 665–672. https://doi.org/10.1002/oby.20066

Najavits, L. (2018). *Trauma, Sucht und die Suche nach Sicherheit: Neue Strategien der Selbsthilfe bei Belastungsstörungen und begleitendem Substanzmissbrauch*. G.P. Probst.

Najavits, L. (2019). *Posttraumatische Belastungsstörung und Substanzmissbrauch: Das Therapieprogramm „Sicherheit finden“*. Hogrefe. https://doi.org/10.1026/03020-000

Peters, A. (2018). *Unsicherheit. Das Gefühl unserer Zeit. Und was uns gegen Stress und gezielte Verunsicherung hilft*. Bertelsmann.

Steele, K., Boon, S. & van der Hart, O. (2017). *Die Behandlung traumabasierter Dissoziation: Eine praxisorientierte, integrative Vorgehensweise*. G.P. Probst.

TEDx Talks. (2017). *Lose hate not weight. Virgie Tovar. TEDxSoMa* [Video]. YouTube. Available from https://www.youtube.com/watch?v=hZnsamRfxtY

Tindle, A., Omalu, B., Courcoulas, A., Marcus, M., Hammers, J. & Kuller, L. (2010). Risk of Suicide after Long-term Follow-up from Bariatric Surgery. *The American Journal of Medicine, 123*(11), 1036–1042. https://doi.org/10.1016/j.amjmed.2010.06.016

Urbanek, K.N. (2020, 28. Mai). Fat Acceptance Fails – Wenn eine vermeintlich positive Bewegung toxic wird. Warda. Verfügbar unter https://warda.at/magazin/lifestyle/fat-acceptance-fails-wenn-eine-vermeintlich-positive-bewegung-toxic-wird/

Van der Kolk, B. (2016). *Verkörperter Schrecken. Traumaspuren in Gehirn, Geist und Körper und wie man sie heilen kann*. Probst.

Van der Kolk, B. (2023). *Das Trauma in Dir: Wie der Körper den Schrecken festhält und wie wir heilen können*. Ullstein.

World Obesity Federation (2024). *World Obesity Atlas 2024*. Verfügbar unter https://www.worldobesity.org/news/world-obesity-atlas-2024

6 Matejas Weg

Simone Rohr

In diesem Kapitel geht es um Mateja. Sie ist eine fiktive, junge Frau, die hier stellvertretend Perspektiven, Fragen, Ängste, Gefühle, Herausforderungen aus realen Lebensgeschichten von Menschen mit Adipositas thematisiert.

Unabhängig von den Zielen, die ein Mensch mit Adipositas sich setzt und den Wegen, die zur Erreichung dieser Ziele gewählt werden, soll dieser Bericht als Unterstützung dienen, die damit verbundenen Gefühle und die innere Auseinandersetzung besser zu verstehen. Es gibt keine Wertung zu der Entscheidung, ob ein adipöser Mensch sich für eine konservative oder operative Therapie entscheidet. Zudem sollen Sichtweisen aufgezeigt werden, damit Angehörige und alle an der Beratung und Betreuung beteiligten Fachpersonen adipöse Patient*innen achtsam, würdevoll, fachkompetent und ohne Stigmatisierung begleiten können.

Erlebnisse, Gefühle, Beratung und Entscheidung

„Hey, du siehst ja aus wie ein Walfisch." Ich schaue mich um, spricht mich jemand direkt an? Es ist Mittagszeit, ich bin in der Stadt und esse zwischen zwei beruflichen Terminen ein Sandwich. Tatsächlich scheine ich gemeint zu sein. Eine Gruppe Jugendlicher steht neben mir und ein wohl knapp 12-jähriger Junge grinst mich an und meint dann weiter: „Bei deinem Gewicht würde ich nichts mehr essen." Ich erstarre innerlich. Es fühlt sich an, als wenn mir jemand mit einem Messer direkt ins Herz sticht. Ich gehe weiter, sage nichts. Nur nichts anmerken lassen und nicht umdrehen. Gleichzeitig fließen Tränen über mein Gesicht.

An meinem Arbeitsplatz verschwinde ich zur Toilette und lasse meinen Tränen freien Lauf.

Ich weiß, dass ich dick bin. Im Alter von 30 Jahren, bei einer Größe von 170 cm und einem Gewicht von 142 Kilogramm ist dies nicht schönzureden. Ich kann den Body Mass Index (BMI) berechnen, auch dieser gibt bei 49 eine eindeutige Zuschreibung der Adipositas an. Aber wem gibt es das Recht, mich so abzuwerten und zu demütigen?

Gedanken schweifen zurück zu meiner Kindheit. In meinem Erinnerungen erscheinen Bilder von Kinderfotos. Oftmals habe ich als Kleinkind einen Keks in der Hand. Oder ein Glas Sirup steht auf dem Tisch. Ich frage mich, ob wohl bereits damals die Grundlage für mein Dick sein gelegt wurde. Bin ich selbst schuld an diesem Umstand?

Bis dahin habe ich mein Leben gut gemeistert. Ich habe einen guten Schulabschluss, eine Ausbildung erfolgreich absolviert und bin gesund. Aber: In meinem Leben gibt es Punkte, welche mir Sorgen machen, bei denen ich mich unwohl fühle und seit kurzem bemerke ich immer wieder aufkommende Scham, wenn es um das Thema Gewicht geht.

Bei auswärtigen Terminen oder bei Besuchen in Restaurants zeigt sich dies, indem ich stets darauf achte, wie die Sitzgelegenheiten aussehen. Stühlen mit Seitengriffen weiche ich aus, beim Aufstehen stecken zu bleiben löst Angstgefühle aus und deshalb meide ich diese konsequent. Beim Einkaufen bin ich es schon gewohnt, dass fremde Menschen den Inhalt meines Einkaufkorbes begutachten. Ich interpretiere deren Blicke dazu als vorwurfsvoll und abwertend, was meinen Selbstwert zunehmend mindert.

Es ist der Zeitpunkt gekommen, bei dem es kein Ausweichen mehr gibt. Ich habe eine rege Fantasie und male mir bildhaft aus, mich in wenigen Jahren kaum mehr bewegen zu können und wohl auch frühzeitig an Komplikationen der Adipositas zu sterben. Dokumentationen im Fernsehen zu Menschen mit morbider (krankhafter) Adipositas verstärken diese inneren Bilder. Dies ist der Zeitpunkt, konkrete Schritte anzugehen, wie ich (natürlich in möglichst kurzer Zeit) viel Gewicht verlieren kann.

Als erstes weihe ich Familie und Freunde in meine Ziele ein. Überraschenderweise fühle ich mich von ihnen so gar nicht verstanden. Es fallen Aussagen wie: „Wir mögen dich, so wie du bist", „Du musst einfach etwas weniger essen und mehr Sport machen, dann gelingt dies von allein." Nun, damit hatte ich nicht gerechnet. Können mich Menschen ohne Adipositas denn überhaupt verstehen?

Also folgt der nächste, für mich einfachste Weg: Recherche im Internet! Da kann ich mich durch alle möglichen Themen der Gewichtsreduktion suchen und finde v. a. Mittel und Möglichkeiten, welche zu rascher Gewichtsabnahme führen. Aber ich merke auch sehr schnell, dass mich auf vielen angepriesenen Foren die Inhalte und einige Aussagen abschrecken. Radikal, angstmachend, dramatisiert und übertrieben zeigen sich Komplikationen von Operationen oder Medikamenten. Die Diäten scheinen einseitig und lösen keine Freude am Essen aus und führen zu flauen Gefühlen in der Magengegend. Ich möchte Gewicht verlieren, aber dabei gesund bleiben und meinen Körper nicht verstümmeln.

Zufälligerweise habe ich in der folgenden Woche einen Termin bei meinem Hausarzt. Mit ihm habe ich bisher nie über mein Gewicht gesprochen. Es kostet mich überaus viel Mut, ihn anzusprechen und mich beraten zu lassen. Unendlich dankbar, dass er mich nicht verurteilt, halten wir erste Schritte fest. Konservativ. Das heißt, mit Ernährungsberatung und Physiotherapie. Mit den ärztlichen Verordnungen werden die Kosten für die Therapien von der Krankenkasse übernommen. Hoch motiviert gehe ich aus der Praxis. Ich bin überzeugt, nun rasch und einfach mein Ziel zu erreichen.

Der erste Weg führt mich in die Kleiderabteilung eines Sportgeschäftes. Für die Physiotherapie möchte ich mir ein schickes Trainingsoutfit besorgen. Eine Verkäuferin kommt auf mich zu und begrüßt mich mit folgenden Worten: „Bei uns finden Sie in Ihrer Größe nichts." Ich bin sprachlos. Damit habe ich nicht gerechnet. Meine Motivation für das Training löst sich innert Sekunden in Luft auf. Ich verlasse das Geschäft und bin einfach überfordert.

Im Internet werde ich dann fündig. Aber chic ist dies alles nicht. Ich entscheide mich für eine schwarze Trainingshose und ein schwarzes T-Shirt. Laut der online Stilberatung soll mich dies schlank aussehen lassen. Die Realität liegt dann doch etwas neben dieser Sichtweise. Ich fühle mich schwabbelig und bin erstmal froh, in einem geschützten Rahmen bei der Physiotherapie mein Trainingsprogramm absolvieren zu können. Das Training tut mir gut und gleichzeitig merke ich, dass ich kaum Kraft, geschweige denn Ausdauer habe. Ich schnaufe bei den Übungen wie eine Dampfmaschine. Es ist mir äußerst unangenehm und ich schäme mich für meinen Zustand.

Der zweite Schritt führt mich zur Praxis der Ernährungsberatung. Ein emotionaler und schwieriger Weg für mich. Schon lange habe ich auf keiner Waage mehr gestanden. Die Ernährungsberaterin ist äußerst achtsam. Sie schlägt mir vor, die Augen zu schließen, wenn die Anzeige erscheint. In diesem Moment bin ich dankbar für dieses Angebot, auch wenn ich weiß, dass ich dem nicht immer ausweichen kann. Es folgen diverse Tipps zur Essensauswahl, dem Kochen, Einkaufen und die Beratung zur Essensumstellung, um Gewicht zu reduzieren. Das meiste ist mir bekannt und absolut nachvollziehbar. Aber wie soll ich dies in meinem vollgepackten Alltag umsetzen? Ich koche gerne, nur nicht abends nach einem anstrengenden Arbeitstag. Ich zweifle an der Umsetzung, will es aber versuchen.

Was in den nächsten Wochen, beziehungsweise zwei Jahren folgt, ist für mich die Realität des Lebens. Ich habe regelmäßig Termine bei der Physiotherapie und bei der Ernährungsberatung. Mal sinkt das Gewicht um ein paar Kilogramm, dann steigt es wieder an – meist mehr als zuvor abgenommen. Frust macht sich breit und ich schäme mich, mein Ziel nicht zu erreichen. Ich werte es als Zeichen von Schwäche und mangelnder Selbstbeherrschung und ich erkenne immer mehr meine eigenen Grenzen für das Ziel, das Wunschgewicht zu erreichen.

Nach zwei Jahren bin ich an einem Punkt, an dem ich mir Gedanken zu einer Magenoperation mache. Aber die Angst vor den Folgen und Komplikationen, welche mir im Internet aufgezeigt werden, lassen diesen Schritt in meinem Kopf nicht zu. Ich quäle mich mit weiteren Diäten und bin gedanklich irgendwann so weit, aufzugeben, es so sein zu lassen, wie ich bin. Die Diätjahre waren zu kräftezehrend und haben mich umfassend jeden Tag gefordert. Ich war nicht mehr bereit, diesem Thema so viel Raum zu geben. Überraschenderweise werde ich dadurch ruhiger und lasse das Thema für ein paar Monate ruhen.

Eines Morgens erwache ich und weiß, dass nun der richtige Zeitpunkt für eine Magenoperation gekommen ist. Niemand hat mir dazu geraten, ich habe keine Recherchen mehr gemacht. Es gibt keinen erkennbaren Grund, weshalb dieser Entscheid plötzlich da ist. Einzig mein Kopf und mein Herz sagen mir zu, es ist nun gut so. Diese Sicherheit habe ich zuvor nie verspürt, auch wenn ich gut beraten und mir Unterstützung zugesagt wurde. Ich war innerlich nicht bereit. Jetzt ist der Zeitpunkt richtig, es ist wichtig für mich zu wissen, dass es meine eigene Entscheidung ist und mir diese niemand abnehmen kann. Eine wichtige Erkenntnis, welche mich begleiten wird.

Ich kann die nun folgenden Operationsvorbereitungen gelassen angehen. Es folgen Termine beim Hausarzt, der Ernährungsberatung, die psychologische Abklärung, beim Chirurgen, der Anästhesie, sowie eine Magenspiegelung. Alle beteiligten Entscheidungsträger geben ihr „Ja“ zur Operation und ich bekomme den Termin in einer Klinik mit spezialisiertem Adipositaszentrum.

Am Operationstag läuft alles ruhig und geplant. Ich bin innerlich ruhig und schlafe in der Narkose mit dem Gedanken ein, mit einem neuen Leben zu erwachen. Die Operation verläuft komplikationslos und ich erwache gegen Abend im Krankenzimmer. Sehr müde, aber überglücklich, diesen ersten, wichtigen Schritt geschafft zu haben. Am Abend bekomme ich noch nichts zu essen und zu trinken. Eine Infusion versorgt mich mit Nährstoffen und Flüssigkeit, ich habe weder Durst – noch ein Hungergefühl. Mit den verordneten Schmerzmedikamenten verspüre ich auch kaum Schmerzen, einzig beim Aufstehen zieht es etwas im Bauchraum. Ich werde während der Nacht regelmäßig überwacht und schlafe dazwischen gut. Am ersten Morgen nach der Operation darf ich etwas Tee trinken. Hier macht sich zum ersten Mal etwas Angst breit. Wird dies gehen? Kann ich Flüssigkeit beschwerdefrei schlucken? Ich bin äußerst vorsichtig und nippe vorsichtig an der Tasse. Kein Problem! Die ersten Schlucke sind beschwerdefrei und dies gibt mir Sicherheit, Vertrauen und Zuversicht. Am Folgetag darf ich erstmals etwas essen. Kartoffelbrei mit Soße steht auf dem Menu. Auch hier habe ich Angst. Wie reagiert mein Magen darauf? Die angerichtete, kleine Portion (zwei bis drei Esslöffel) scheinen auf den ersten Blick problemlos möglich zu sein. Aber ich schaffe zwei Kaffeelöffel und bin satt. Keine Beschwerden, einfach ein angenehmes Gefühl. 30 Minuten nach dem Essen trinke ich noch etwas Tee, mehr ist nicht möglich.

Mein neuer Magen scheint zu funktionieren. Ich freue mich daran! Gleichzeitig merke ich, wie wichtig nun meine Einstellung, meine Gedanken und meine Gefühle sind, um den weiteren Prozess zu unterstützen. Bedeutsam für mich ist dies nun fast rund um die Uhr. Mein Magen wurde zwar operiert und hilft nun radi-

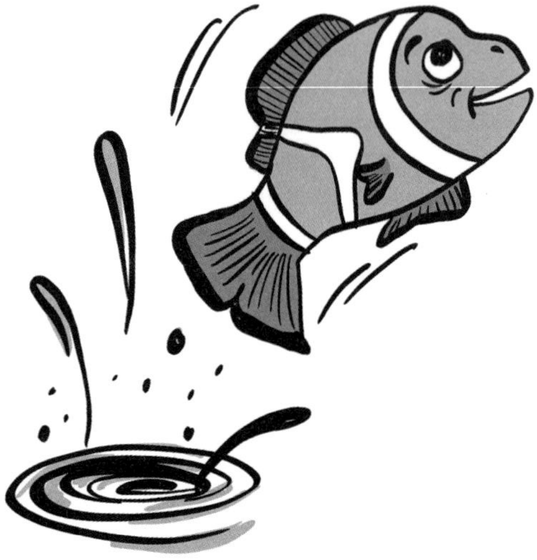

Abbildung 6-1: Nemo, ein kleiner Fisch als ständiger Begleiter (Moser, 2023; mit freundlicher Genehmigung)

kal, Gewicht zu verlieren, da die Portionengröße des Essens markant gesunken ist, aber mein Kopf, d.h. meine Einstellungen, Gedanken, Gefühle und Wertehaltungen wurden nicht mit operiert. Ich merke, dass ich mit dieser neuen Situation eine Art Freundschaft schließen muss. Es braucht die eigene Zusage für mich und auch für meinen neuen, kleinen Freund, meinem Magen. Ich beschließe, diesem einen Namen zu geben. Die Wahl fällt auf „Nemo". Ich erinnere mich an den gleichnamigen Film mit dem Clownfisch, welcher eine eingeschränkte Flosse hat, wie **Abbildung 6-1** zeigt. Dieser kleine Fisch wird für mich zu einem Symbol und Begleiter. Er steht stellvertretend dafür, auch mit kleinen Einschränkungen humorvoll, eigenständig und souverän das Leben zu meistern.

Die nächsten Wochen sind geprägt von starker Gewichtsabnahme und einigen damit verbundenen Herausforderungen, auf die mich niemand vorbereitet hat.

Bereits am Tag nach der Operation beginnt sich mein Temperaturempfinden zu verändern. Ich fröstle dauernd, brauche immer eine Decke oder eine warme Strickjacke. Das Schwitzen, was mir zuvor bestens bekannt war, ist nicht mehr vorhanden. Mein Hausarzt erklärt mir das Phänomen im Zusammenhang mit der veränderten Ernährung, der starken Gewichtsreduktion sowie der hormonellen Umstellung.

Zudem habe ich plötzlich Haarausfall. Nach anfänglicher Unruhe darüber stabilisiert sich dies aber nach etwa sechs Monaten postoperativ wieder von allein und erklärt sich gleichermaßen wie die Gründe des Temperaturempfindens.

Unangenehm für mich ist der neue Rhythmus von Essen und Trinken. Während den Mahlzeiten nicht zu trinken, wird als wichtige Regel beschrieben, um Dumpings zu vermeiden. Da ich ein etwas ängstlicher Mensch bin, halte ich mich konsequent an die beschriebenen Zeitangaben, vor und nach dem Essen trinken zu können. Dies löst Stress aus und ich merke, dass ich viel zu wenig trinke. Die Folge davon bleibt nicht lange aus: Ich bin obstipiert und kann tagelang nicht zur Toilette. Unangenehme Schmerzen machen sich breit und einmal mehr ziehe ich meinen Hausarzt zu Rate. Er verschreibt mir ein Abführmittel und meint, dass sich dies normalerweise in den ersten zwei Monaten nach der Operation stabilisiert. Dies zeigt sich dann genauso und ich bin erleichtert, diese Schmerzen nicht mehr aushalten zu müssen. Bemerkbar macht sich in den ersten Wochen auch eine chronische Müdigkeit. Ich könnte dauernd schlafen. Aber auch das ist normal – lasse ich mir von der Ernährungsberatung erklären. Die Umstellung des Körpers ist eine große Leistung und braucht Zeit. Ich bin dankbar, dass für die Nachbetreuung die Ernährungsberatung fix verordnet ist. Dies gibt mir Sicherheit im Umgang mit der Ernährungsumstellung und ich weiß, wie ich mich ernähren soll, um die korrekten und wichtigen Nährstoffe zu mir zu nehmen. Auch die Nachbetreuung beim Operateur und dem Hausarzt sind obligatorisch und unabdingbar. Mangelerscheinungen oder Komplikationen können so frühzeitig erkannt und behandelt werden.

JUHU! Unter hundert Kilogramm! Diesen Tag werde ich nicht vergessen! Meine Waage zeigt erstmals eine zweistellige Zahl an. Am liebsten würde ich es laut aus dem Fenster rufen. Ich spüre erstmals Stolz in mir, etwas erreicht zu haben, was ich mir so lange gewünscht und nachdem ich mich gesehnt habe. Mir wird bewusst, dass es wichtig ist, diese Meilensteine zu feiern auch zu belohnen. Anerkennen und Würdigen von Erreichtem gehört jetzt zu meinen persönlichen Strategien und ich freue mich über all meine kleinen und großen Schritte.

Ein ganz besonderes Erlebnis mit der großen Gewichtsreduktion ist es, neue Kleider einzukaufen. Etwa alle zehn Kilogramm Gewichtsverlust macht eine gesamte Kleidergröße aus. Zu Beginn suche ich wie gewohnt die Abteilung mit den Übergrößen auf. Eine Verkäuferin hat mich dann einmal beobachtet und mir ein Kleidungsstück gereicht, was zwei Größen kleiner war, als ich es mir ausgesucht habe. Ich habe lange ein verzerrtes Körperbild von mir und traue mich nicht, andere Farben als Schwarz und Grau anzuziehen. Plötzlich zeigt sich aber eine neue Attraktivität und ich freue mich erstmals, mich im Spiegel zu sehen. Diese Attraktivität wird auch in meinem Umfeld wahrgenommen. Ich erhalte Komplimente und fühle mich nicht mehr ausgegrenzt.

Alle diese Veränderungen lösen viele Themen und Fragen bei mir aus. Bereits vor der Operation habe ich mir oftmals gewünscht, mich mit jemandem austauschen zu können, um meine Fragen zu klären und meine Erfahrungen zu teilen. Auch nach der Operation ist dies weiter der Fall. Aber ich kenne niemanden, mit ähnlicher Geschichte und Menschen via Internet zu suchen scheint mir zu anonym oder oftmals zu dramatisch und extrovertiert. Von einer Fachperson in der Nachbetreuung erfahre ich von einer Selbsthilfegruppe und finde dort endlich Menschen mit ähnlichen Erfahrungen. Angehörige bleiben eine wichtige Ressource. Aber der Austausch mit Menschen, die gleiche Erfahrungen, Ängste und Herausforderungen durchlebt haben, gibt mir das Gefühl, nicht allein unterwegs zu sein.

Fazit: Auch zehn Jahre nach der Operation merke ich, dass die Themen Ernährung und Körpergewicht Lebensthemen bleiben. Auch wenn mein Körpergewicht deutlich reduziert ist und ich einen normalen BMI habe, bin ich täglich gefordert. Geprägte Gewohnheiten zu verändern kann nicht operiert werden. Die operative Veränderung am Magen und Darm kann die Gewichtsreduktion unterstützen, aber nicht, ohne dabei ganzheitlich Veränderungen umzusetzen.

Ich werde oft gefragt, ob denn das Essen noch ein Genuss sei. Dies kann ich definitiv mit „ja" beantworten. Die Größe der Portionen ist kleiner, aber ich habe in der Essensauswahl keine Einschränkungen. Für mich ist das Leben zum Genuss geworden – durch die neue Lebensqualität, die gute, gesundheitliche Situation, die weggefallenen Einschränkungen und v. a., dass ich keine Stigmatisierung mehr erlebe.

Auch die Frage, ob ich die Operation wieder machen würde, beantworte ich mit einem klaren „ja". Ich bin mir aber sehr bewusst, dass ich die Entscheidung dafür selbst habe treffen müssen. Nur damit kann ich meine weiteren Schritte unterstützen und meine Autonomie erhalten. Gleichzeitig kann ich auch gut verstehen, wenn sich jemand entscheidet, den Lebensweg konservativ zu gehen. Vergleiche zu machen, empfinde ich als schwierig, denn jede Lebenssituation, sowie die Gründe für die Adipositas sind vielseitig und unterschiedlich. In jedem Weg ist es wichtig, sich selbst ernst zu nehmen. Die Verantwortung für sich selbst kann einem niemand abnehmen, dies benötigt immer wieder die Begegnung und die Reflexion mit sich selbst.

6.1 Literatur

Moser, R. (2023). *Nemo*. [Zeichnung von Romana Schrift]. Verfügbar unter https://romanaschrift.ch/

7 Beratung, Langzeitpflege, spezifische Pflegekompetenz und Selbsthilfegruppen

Simone Rohr

Im vorherigen Kapitel 6 wurde am Beispiel von Mateja beispielhaft beschrieben, wie schwierig ein Leben mit Adipositas sein kann. Daraus geht deutlich hervor: Adipöse Menschen benötigen eine einfühlsame und fachkompetente Beratung zur Bewältigung ihrer alltäglichen Probleme und stigmatisierender Erlebnisse sowie Informationen, wie sie Veränderungen im Hinblick auf eine Gewichtsreduktion erreichen können. Es sind jedoch nicht nur die Patient*innen, die Beratungsbedarf haben: Angehörige müssen in den Beratungs- und Therapieprozess einbezogen werden. Ein weiteres Beratungsthema betrifft die Hilfsmittel, die nicht nur den Betroffenen im Alltag Erleichterung verschaffen, sondern auch den betreuenden Fachkräften im Umgang mit Patient*innen. Einige mögliche Beratungsthemen, z. B. zum Thema Ernährung (**Kap. 10**), Bariatrische Operationen (**Kap. 9**) sowie Sexualität (**Kap. 11**) werden ausführlich in den nachfolgenden Kapiteln von Expert*innen beschrieben, welche Mateja in ihrer Lebensgeschichte mit Adipositas begleitet haben.

Immer mehr ältere Menschen leiden unter Adipositas und leben in Pflege- bzw. Altenheimen. Dieses Kapitel thematisiert darum in einem Überblick Besonderheiten, die in der Langzeitbetreuung adipöser Menschen beachtet werden müssen.

Die fachgerechte Beratung und Betreuung von Patient*innen mit Adipositas im ambulanten wie auch im Langzeitpflegebereich setzt spezifische Anforderungen an Pflegefachpersonen voraus, die anschließend beschrieben werden.

Für viele adipöse Menschen ist der Erfahrungsaustausch mit anderen Betroffenen in Selbsthilfegruppen wichtig. Sie fühlen sich dort meist verstanden und es gibt ihnen Impulse zur Bewältigung der eigenen Probleme. Mit der Vorstellung eines Konzepts zur Gründung einer Selbsthilfegruppe schließt das Kapitel ab.

7.1 Grundsätze in der Begleitung und Beratung

Adipöse Menschen benötigen in der Begleitung und Beratung eine individuelle, respektvolle und einfühlsame Betreuung, die auf ihre spezifischen Bedürfnisse zugeschnitten ist. Abgeleitet aus den geschilderten Erfahrungen von Mateja (**Kap. 6**) sind zentrale Aspekte aufgeführt, die berücksichtigt werden müssen. Die Autorin beschreibt diese Grundsätze auf der Basis ihrer Erfahrung als diplomierte Fachperson in der Betreuung von Patient*innen sowie der Leitung einer Selbsthilfegruppe. Die wesentlichen Aspekte gelten für alle begleitenden Fachpersonen ebenso für Angehörige oder Moderator*innen einer Selbsthilfegruppe.

Verständnis: Adipöse Menschen benötigen Verständnis für ihre Erfahrungen im alltäglichen Leben und ihre individuelle Situation. Eine offene und unterstützende Haltung kann dazu beitragen, dass sich die Betroffenen wohl und verstanden fühlen und sich eher auf Veränderungen einlassen. Die Beratung darf nicht stigmatisierend oder diskriminierend sein. Es sind Aussagen zu vermeiden, die Schuld und Schamgefühle hervorrufen oder das Selbstwertgefühl der Betroffenen untergraben.

Empathie (einfühlendes Verstehen): Eine empathische Haltung kann dazu beitragen, dass adipöse Menschen Vertrauen in die begleitende Person entwickeln und sich motiviert fühlen, Veränderungen vorzunehmen. Auf die Gefühle der Person achtzugeben und diese ernst zu nehmen, ist ein wichtiger Punkt. Elementar ist auch, die Person so umfassend wie möglich in ihren Lebensbezügen, mit ihren Leistungen, Kompetenzen und Ressourcen zu betrachten und den Fokus nicht ausschließlich auf die Adipositas zu legen, um die Stärken der Person einzubeziehen und Individualität jedes einzelnen zu unterstützen. Die Individualität adipöser Patient*innen zeigt sich in unterschiedlichen Bedürfnissen und Interessen, Herausforderungen und Ängsten. Die Fähigkeit der begleitenden Person zum Perspektivenwechsel ist eine wichtige Voraussetzung für eine empathische Begleitung.

Zielsetzung: Adipöse Menschen stehen oft unter Druck und definieren darum für sich unrealistische oder ungesunde Ziele, um eine bestimmte Körpermasse oder Gewichtsziele zu erreichen. Realistische, spezifische, planbare Schritte ohne Druck helfen in der Zielerreichung.

Nach Doran (1981) helfen klar formulierte Ziele in der pflegerischen Maßnahmenplanung, der Dokumentation und Evaluationen mit der SMART-Methode (SMART: **s**pezifisch, **m**essbar, **a**kzeptabel/**a**ttraktiv, **r**ealistisch, **t**erminiert).

Kontinuität: Viele Menschen, auch adipös Erkrankte, profitieren von einer kontinuierlichen Unterstützung zur Erreichung ihrer Ziele sowie von Unterstützung in schwierigen Momenten. Überprüfbare Abmachungen und geplante Termine können diesen Prozess fördern.

Motivation: Motivation ist ein wichtiger Faktor bei der Begleitung und Beratung. Positive Rückmeldungen, Erfolgserlebnisse und die Vermittlung von Perspektiven auf Veränderungen können motivierend wirken.

Nachhaltigkeit: Nachhaltigkeit ist ein wichtiger Aspekt in der Behandlung von Adipositas. Veränderungen sollen langfristig umsetzbar, realistisch und in den Alltag der betroffenen Menschen integrierbar sein.

Fachwissen: Falls Angehörige oder Menschen mit Adipositas keine fachlichen Kenntnisse haben, sind Fachpersonen beizuziehen. Diese verfügen über ein breites Fachwissen zur Thematik und sind in der Lage, individuelle Lösungen mit realistischen Zielen anzubieten, z. B. auf Adipositas spezialisierte Ärzt*innen und Pflegefachpersonen, Ernährungsberater*innen, Bewegungstherapeut*innen.

Partnerschaftlich-kooperatives Auftreten: In Gesprächen mit adipösen Menschen hat es sich gezeigt, dass autoritäres Verhalten ihnen oft das Gefühl gibt, dass ihre eigenen Meinungen und Bedürfnisse nicht berücksichtigt werden. Dies führt in der Folge zu einem Gefühl, keine Kontrolle über die eigene Gesundheit zu haben. Autoritäres Verhalten kann auch auf betroffene Erkrankte demotivierend wirken und damit die Zielerreichung gefährden. Die Autonomie (Selbstbestimmung) der zu begleitenden Person darf nicht untergraben werden. Insgesamt ist ein partnerschaftlich-kooperatives Auftreten sinnvoller und wirksamer.

7.2 Beratung der Patient*innen

Ziele einer gezielten Patient*innenberatung von Fachpersonen sind die Erhaltung von Eigenständigkeit und Würde von Menschen mit Adipositas sowie die Unterstützung ihrer Entscheidungsfindung für Maßnahmen. Dazu wird nachfolgend aufgezeigt, wie Bedürfnisse erfasst, Ziele gesetzt, Lösungen entwickelt sowie Ressourcen besprochen und Kompetenzen entwickelt werden können.

In Anlehnung an die Grundlagen der Beratung von Schieron (2021) sowie aufgrund der eigenen Expertise als Pflegefachperson der Autorin werden nachfolgend mögliche Themen und deren Fragestellungen aufgezeigt.

Phase 1: Beziehung herstellen

Der Beziehungsaufbau ist einer der herausforderndsten Phasen in der Beratung und bedarf einer sorgfältigen Gestaltung. Patient*innen reagieren aufgrund von gemachten Erfahrungen sehr sensibel auf Vorurteile und Stigmatisierung. Die ausgeprägte Vulnerabilität aufgrund der Erfahrungen braucht ein Gegenüber, das den Betroffenen einen sicheren Ort bietet. Wohlwollen, Mitgefühl und Respekt geben Wurzeln für dieses Sicherheitsgefühl in der Beratung.

- Wie geht es Ihnen heute?
- Was hat Sie motiviert/veranlasst, eine Beratung in Anspruch zu nehmen?

Phase 2: Beratungsbedarf und Beratungsbedürfnisse erfassen

- Was beschäftigt Sie am stärksten?
- Was sind Ihre größten Herausforderungen und Hindernisse im Moment?
- Was macht Ihnen Angst?
- Was wissen Sie bereits über das Thema?
- Welche Erwartungen haben Sie?
- Was haben Sie bereits unternommen, was gut gelungen ist oder gar nicht funktioniert hat?

Phase 3: Beratungsziele aushandeln

- Können Sie sich vorstellen, dass ...?
- Wo melden sich Zweifel bei Ihnen?
- Welche Faktoren sind zu berücksichtigen, welche Sie nicht ändern können?
- Welche individuellen Bedürfnisse sind Ihnen im Erreichen von Zielen wichtig?
- Was ist realistisch und umsetzbar?
- Was ist Ihnen besonders wichtig?
- Welche Änderungen sind Sie bereit vorzunehmen?
- Wie würden Sie gerne Ihre Zukunft gestalten?

Phase 4: Lösungen entwickeln

- Wann geht es Ihnen gut, wenn ...?
- Haben Sie Angehörige, die Sie unterstützen?
- Was sind Ihre größten Stärken?
- Was sind Ihre Werte und wie beeinflussen diese Ihre Entscheidungen und Handlungen?
- Welche Unterstützung benötigen Sie, um Ihre Ziele zu erreichen?
- Wie können Sie Ihre körperliche Aktivität steigern?
- Was hindert Sie daran, Ihre Ziele zu erreichen?

Phase 5: Beratungsprozess reflektieren

- Wo sind Sie gestolpert?
- Wo fehlte Ihnen ...?
- Wie hoch ist der Grad der Zielerreichung?
- Was haben Sie positiv und nachhaltig entdeckt?
- Was sind Ihre erfolgreichen Strategien?

Phase 6: Beratung beenden

- Mit was oder womit sind Sie zufrieden?
- Was sind Ihre nächsten Ziele/Schritte?
- Wie können Sie sich dazu motivieren, die Fortschritte weiterzuführen?

7.3 Beratung Angehöriger

Angehörige leiden oft unter spezifischen Herausforderungen im Umgang mit adipösen Menschen. In diesem Kapitel werden verschiedene, wiederkehrende Herausforderungen erläutert, welche Angehörige beschreiben. Diese Erfahrungen wurden durch Angehörige in der Selbsthilfegruppe thematisiert, wenn es darum geht, Menschen mit Adipositas zu unterstützen. Die an der Beratung und Behandlung beteiligten Fachpersonen sollten über die nachstehenden Themen mit Angehörigen sprechen.

Stigma und Diskriminierung: Adipositas wird oft stigmatisiert, was zur Diskriminierung und Vorurteilen führen kann. Deshalb können auch Angehörige schon damit konfrontiert worden sein, dass Adipositas „durch mangelnde Willenskraft oder faules Verhalten" verursacht wird.

Psychologische Belastungen: Ein geringes Selbstwertgefühl, kombiniert mit Stigmatisierung kann zu sozialer Isolation führen. Ebenfalls verknüpft damit können Rückzug, Angstzustände oder Depressionen sein. Bei der Bewältigung dieser Belastungen benötigen Angehörige auch oft selbst Unterstützung, um nicht in eine Co-Abhängigkeit zu geraten oder eigene Schuldgefühle zu entwickeln.

„Adipositas" ist eine medizinische Diagnose: Das „Dick-sein" eine medizinische Diagnose ist und als eine chronische Krankheit bezeichnet wird, ist oft nicht bekannt oder die Erkrankung wird in der Konsequenz unterschätzt. Oftmals beschreiben Angehörige Adipositas als „etwas Übergewicht" und haben keine oder nur wenige Kenntnisse über Ursachen und Komorbiditäten von Adipositas. Dieses Wissensdefizit aufzuarbeiten, benötigt Interesse und Engagement.

Medizinische Komplikationen: Adipositas versursacht oft medizinische Komplikationen, mit denen sich Angehörige auseinandersetzen müssen. Beispiele sind Diabetes mellitus, Schlafapnoe, Herzkreislauferkrankungen oder schlecht heilende Wunden. Dies erfordert Initiative, sich Kenntnisse anzueignen, um Abweichungen von der Norm erkennen und im Notfall reagieren zu können.

Anpassungen im alltäglichen Leben: Menschen mit Adipositát erleben im Alltag Einschränkungen, z. B. beim Kauf von Kleidung, beim Besuch eines Restaurants, da geeignete Sitzgelegenheiten fehlen oder bei Ausflügen, da die körperliche Fitness nicht ausreicht, um eine bestimmte Wegstrecke zurückzulegen. Auch öffentliche Toiletten benutzen zu können stellt vielfach ein Hindernis dar. Dies erfordert von den Angehörigen Flexibilität, Spontanität und Kreativität, um auch mit Einschränkungen ein für sich erfülltes Leben führen zu können.

Ernährung: Haben Angehörige Wissensdefizite bei der Zusammenstellung von gesunder und abwechslungsreicher Ernährung, ist eine Ernährungsberatung sinnvoll. Gemeinsame Termine können helfen, Ideen zu entwickeln, Defizite abzubauen und Ziele in der Gewichtsreduktion umzusetzen.

Bewegung: Angehörige berichten nicht selten von einer Co-Abhängigkeit, z. B. beim Erledigen/der Übernahme von Tätigkeiten im Haushalt oder dem Einkaufen. Ein gesundes Maß an Unterstützung ist sinnvoll, aber die eigenen Ressourcen der betreuten Person zu erhalten ist ein wesentlicher Punkt, um diese nicht zu reduzieren oder gar die Bewegung durch zu viel Übernahme einzuschränken.

Hilfsmittel: Geeignete Hilfsmittel bei der Mobilitätseinschränkung einzubeziehen, unterstützt den Lebensalltag wesentlich. Angehörige brauchen Beratung in deren Beschaffung und Handhabung (Rollatoren, Betten, Rollstühle). Auch die Kenntnisse über Alltagshilfen (Greifzangen, Anziehhilfen, Hilfsmittel zum Waschen des Intimbereiches) und über Inkontinenzprodukte in entsprechenden Größen tragen zu mehr Lebensqualität bei allen Beteiligten bei.

7.4 Beratung zu Hilfsmitteln

Dieses Kapitel stellt einige sinnvolle Hilfsmittel vor, die für die Mobilität und Lagerung bei adipösen Patient*innen eingesetzt werden können. Einerseits, damit Betroffene bei körperlichen Beeinträchtigungen im Alltag – auch zu Hause – noch mobil, aber sicher unterwegs sein können, andererseits als Hilfe für Betreuende in der Therapie, z. B. bei Orts- oder Lagerungswechsel. Auch für Angehörige sind solche Hilfsmittel eine Erleichterung im täglichen Umgang mit den Betroffenen.

Die Herausforderung dabei ist die Vielzahl von Hilfsmittelangeboten, z. B. im Großhandel oder im Internet. Es ist also nicht einfach, den Überblick zu behalten und das Produkt zu wählen, das dann individuell passt. Meist sind diese Angebote aber auf den durchschnittlichen Bedarf ausgerichtet und haben niedrige Gewichts- und Tragfähigkeitsgrenzen. Zudem ist auch oft die Größe nicht auf eine Person mit Adipositas ausgerichtet.

Für Menschen mit Adipositas gibt es keine Standardprodukte. Darum ist eine gute Fachberatung elementar, welche Individualität aufnimmt und die spezifischen Anforderungen kennt, die bereits beschrieben wurden. Professionelle Hilfsmittel im Adipositas-Bereich sind genau auf diese Menschen ausgerichtet und verfügen über eine höhere Tragfähigkeit und Stabilität, um ein hohes Körpergewicht zu unterstützen. Ein weiterer Vorteil: Im Gegensatz zu Standardprodukten bieten sie oft eine große Bandbreite an Einstellungsmöglichkeiten zur Anpassung an individuelle körperliche und psychische Bedürfnisse und sorgen für mehr Selbstständigkeit, Sicherheit, Komfort sowie Lebensqualität der Nutzer*innen. Ein weiterer wichtiger Punkt betrifft das Material von professionellen Produkten: Ihre hochwertigen Materialien entsprechen den Sicherheitsvorschriften in der Gesundheitsversorgung, was die Lebensdauer erhöht und den Anwendern mehr Sicherheit gewährleistet.

Eine individuelle Fach- und Heimberatung ist also elementar. Einige Firmen und Hersteller haben sich auf Adipositas-Hilfsmittel spezialisiert in Bezug auf die Mobilisierung, die Adipositaspflege sowie die Dekubitusprophylaxe und -therapie, z. B. mit Spezialbetten und Matratzen, wie in **Abbildung 7-1** und **7-2** dargestellt. Ande-

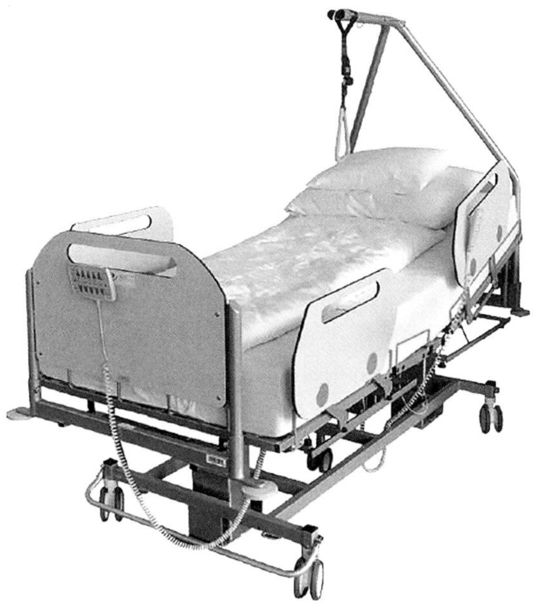

Abbildung 7-1: Ein Spezialbett mit Matratze (hier beispielhaft SenbaBett, RFH-Rehatechnik GmbH) bietet für Patient*innen von bis zu 400 kg eine stabile Konstruktion und eine außerordentlich solide Standfestigkeit und Funktion. Die Liegefläche kann auf 120 cm verbreitert werden. (Senectovia Medizinaltechnik AG, 2023; mit freundlicher Genehmigung)

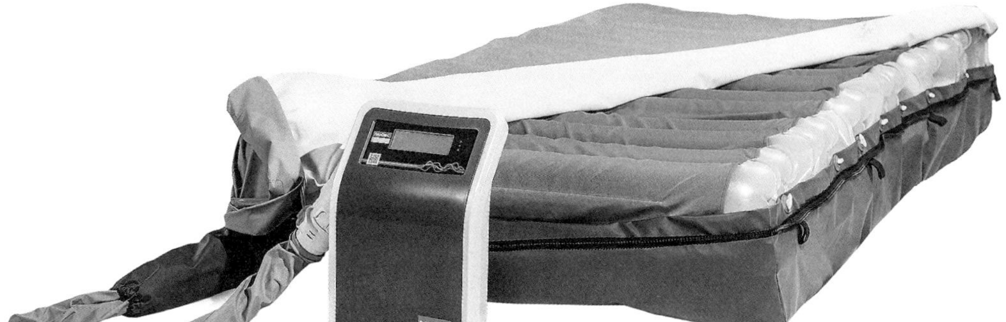

Abbildung 7-2: Dekubitusprophylaxe und Therapie gehören im Adipositas-Bereich zum Standard. Die hier beispielhaft dargestellte Matratze (NoDec Bari, Hersteller: Rober Limited, Großbritannien) mit einer Traglast bis max. 400 kg kann als Wechseldruck- und Weichlagerungssystem eingesetzt werden; je nach individueller Indikation einstellbar und auch in einer Extra-Breite verfügbar. (Senectovia Medizinaltechnik AG, 2023; mit freundlicher Genehmigung)

re Firmen bieten zahlreiche Möglichkeiten für die Sicherheit im Bad, z. B. einen, in der **Abbildung 7-3** vorgestellten, Duschstuhl, rutschfeste Flächen oder Toilettenhilfen. Geeignete Mobilitätshilfen wie Rollstühle, Rollatoren oder Gehhilfen zeigen die **Abbildungen 7-4** bis **7-6**. Im Fachgeschäft (mit Beratung) oder Online (als Vorab-Information oder zur Online-Bestellung nach einer professionellen Beratung) findet man auch Informationen zu sinnvollen Alltagshilfen, z. B. Greifzangen zum Aufheben von Gegenständen, Unterwäsche in großen Größen, Inkontinenzhilfsmittel, Anziehhilfen oder Rampen. Ein weiterer wichtiger Vorteil von Fachgeschäften ist, dass teurere Produkte wie Spezialbetten, Rollstühle oder Rollatoren nicht nur gekauft, sondern auch angemietet werden können. Exemplarisch dafür werden hier die Firmen RS-Hilfsmittel (www.rs-hilfsmittel.ch) und Senoctovia Medizinaltechnik AG (https://www.senectovia.online/produkte/adipositas-produkte) aus der Schweiz genannt. Die Abbildungen geben mit Beispielen einen kleinen Einblick über professionelle Hilfsmittel von verschiedenen Herstellern, die im Fachgeschäft bezogen werden können.

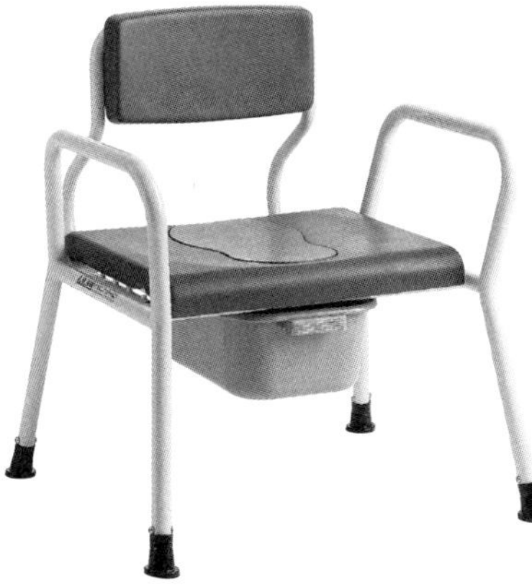

Abbildung 7-3: Ein Duschstuhl mit Topf erleichtert den Umgang mit der täglichen Hygiene, hier beispielhaft dargestellt die Bed-Side Shower Commode (COBI REHAB, Dänemark) mit großer Stabilität, trotz geringem Eigengewicht. Die max. Tragkraft bei diesem Modell sind 325 kg. (Senectovia Medizinaltechnik AG, 2023; mit freundlicher Genehmigung)

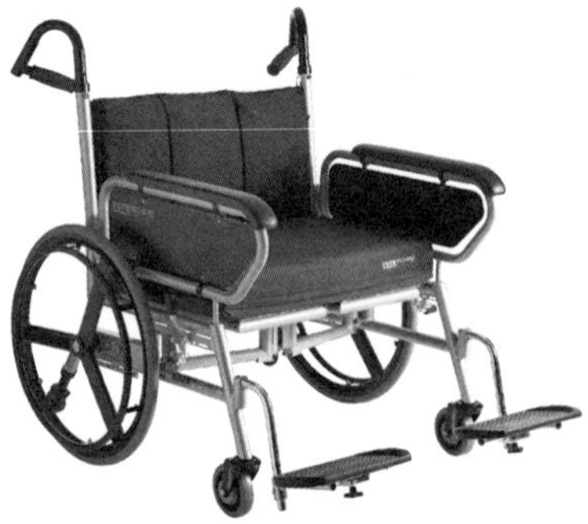

Abbildung 7-4: Ein Rollstuhl sorgt für Mobilität und erleichtert auch allen Begleitpersonen im privaten Bereich wie in der Therapie das Handling. Der hier exemplarisch überbreite Faltrollstuhl (Minimaxx, COBI REHAB, Dänemark) ist belastbar bis 325 kg. Vorteilhaft ist auf Zubehör zu achten, z. B bei diesem Modell ein Anpassrücken für eine bequeme Sitzposition, extralange Seitenteile/Armlehnen für einfaches Ein- und Aussteigen. Ein stabiler Rahmen wie bei diesem Modell muss Stabilität und Sicherheit für den Anwender gewährleisten. (Senectovia Medizinaltechnik AG, 2023; mit freundlicher Genehmigung)

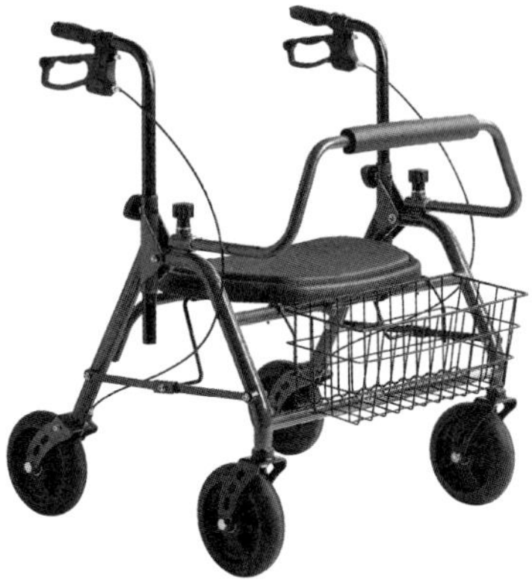

Abbildung 7-5: Der Rollator fördert die aktive Mobilität von adipösen Menschen bei Bewegungseinschränkungen (beispielhaft dargestellt der COBI REHAB, Dänemark). Wie bei diesem Modell (maximale Belastbarkeit von 270 kg) sollte auf das Vorhandensein einer großen Sitzfläche, ein gutes und leichtes Handling durch ein geringes Produktgewicht (auch für den Transport in Fahrzeugen) sowie auf Stabilität und Sicherheit durch starke Rohre und breite Reifen geachtet werden. (Senectovia Medizinaltechnik AG, 2023; mit freundlicher Genehmigung)

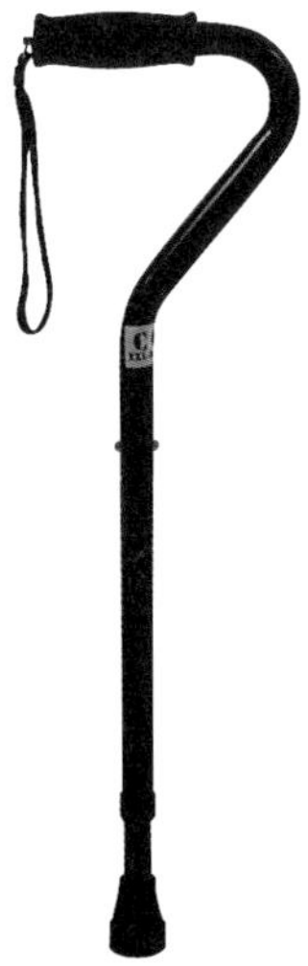

Abbildung 7-6: Ein Gehstock unterstützt bei Gangproblemen die Patient*innen (beispielhaft hier dargestellt der COBI REHAB, Dänemark). Wie bei diesem Modell ist für die Sicherheit der Nutzer*innen auf Stabilität durch verstärkte Rohre und für ein gutes Handling auf eine Verstellbarkeit des Griffs und der Höhe sowie auf eine mögliche Ergänzung einer 4-Punkt-Basis zu achten. (Senectovia Medizinaltechnik AG, 2023; mit freundlicher Genehmigung)

7.5 Langzeitpflege von Menschen mit Adipositas

Am Beispiel des Pflegezentrums Tilia in Köniz (Schweiz) gibt dieses Kapitel einen Überblick zu zentralen Aspekten der bariatrischen Langzeitpflege, den Ursachen, die dazu führen und wie die Langzeitbetreuung umgesetzt wird.

Das Pflegezentrum Tilia bietet seit dem Jahr 2017 acht Plätze für bariatrische Langzeitpflege an. Im Konzept des Pflegezentrums Tilia ist das Ziel beschrieben, dass Menschen im Alter das Pflegezentrum als ihren Wohn- und Lebensort sehen können und in diesem würdevoll betreut werden (Tilia Stiftung, 2017): In der Pflege bezieht sich Würde darauf, dass jeder Mensch das Recht hat, mit Respekt und Empathie behandelt zu werden und dass sichergestellt ist, dass die Privatsphäre, die Autonomie und Individualität jedes Menschen respektiert wird. Würde bedeutet auch, dass Menschen bei Entscheidungen, die sie betreffen, mit einbezogen werden und individuelle Bedürfnisse sowie Wünsche berücksichtigt werden.

Ausgangslage

Wie in der Einführung dieses Buches beschrieben, sind laut dem Bundesamt für Statistik der Schweizerischen Eidgenossenschaft (2022) 43 % der Bevölkerung übergewichtig oder adipös. Zudem steigt der Anteil der adipösen Menschen mit zunehmendem Alter an. Daraus folgt, dass immer mehr Menschen mit Adipositas auch in Langzeitinstitutionen leben. Welche Ursachen machen eine Langzeitpflege der Betroffenen sinnvoll und notwendig?

Gründe für einen Eintritt in die Langzeitbetreuung

Probleme in der alltäglichen Pflege: Aufgrund ihres Gewichtes können Menschen mit Adipositas Schwierigkeiten haben, sich selbst zu pflegen oder von Angehörigen versorgt zu werden. Dies beinhaltet die Körperpflege, das Anziehen, den Toilettengang, aber auch das Zubereiten von ausgewogenen, gesunden Mahlzeiten.

Gesundheitsfolgen: Adipositas kann zu einer Vielzahl von gesundheitlichen Problemen führen. Beispiele, die zu einer langfristigen medizinischen Versorgung führen können, sind: Diabetes mellitus, Herzkreislauferkrankungen, Gelenkbeschwerden, Hautprobleme, Intertrigo, Versorgung von Wunden, Ausscheidungsprobleme (Inkontinenz/Obstipation), Atembeschwerden.

Mobilitätseinschränkungen: Aufgrund des Gewichtes oder weiteren Gesundheitsproblemen haben viele adipöse Menschen Schwierigkeiten, sich zu bewegen. Sei dies beim Aufstehen aus dem Bett, Transfer in einen Rollstuhl oder beim Gehen längerer Strecken. Langzeitinstitutionen bieten geeignete Hilfsmittel und verfügen über geschultes Personal, um eine Mobilitätseinschränkung möglichst zu vermeiden oder Verschlechterungen aufzufangen.

Aufgrund der eingeschränkten Mobilität besteht oft ein erhöhtes Risiko von Stürzen. Eine Langzeitinstitution kann ein sicheres Umfeld bieten und die Patient*innen im Umgang mit Hilfsmitteln schulen, um die Sicherheit zu gewährleisten.

Bedarf an speziellen Therapien: Medizinische Fachinstitutionen bieten eine Vielzahl von angepassten und spezialisierten Therapien. Dazu gehören Ernährungsberatung, Physiotherapie, Lymphdrainage, Wundversorgung, Ateliers für verschiedene Aktivitäten, geeignete Hilfsmittelberatung (Rollator, Rollstuhl, verbreiterte Betten, Anziehhilfen) sowie psychologische Beratung. Einen großen Vorteil dabei bietet auch die interdisziplinäre Zusammenarbeit aller Berufsgruppen. In regelmäßig stattfindenden Fallbesprechungen kann die kollektive Expertise gebündelt und somit die Qualität in der Betreuung jedes/jeder einzelnen Patient*in gesteigert werden.

Gewichtsmanagement: Das Gewicht zu reduzieren und zu stabilisieren kann den Gesundheitszustand verbessern. Ernährungsberatung, körperliche Aktivität, medizinische Überwachung sowie psychologische Begleitung unterstützen die Patient*innen, elementare Maßnahmen für eine Gewichtsreduktion zu beginnen und sie für eine Zielerreichung einzuhalten.

Soziale Isolation: Menschen mit einer Adipositas sind aufgrund körperlicher Einschränkungen oder Schamgefühlen oft isoliert und ziehen sich in ihrer Wohnung zurück. Eine Langzeiteinrichtung fördert die Teilnahme an sozialen Aktivitäten, neue Freundschaften zu schließen und bietet die Möglichkeit, neue Perspektiven im Alltag zu erhalten.

Pflegediagnosen und spezifische Pflegeschwerpunkte

Die Pflegediagnosen der NANDA I-Taxonomie beschreiben die Auswirkungen von Adipositas für die betroffenen Bewohner*innen. Daraus werden die Pflegeschwerpunkte und Pflegeinterventionen im individuellen Behandlungsplan der Betreuung abgeleitet. Die im Pflegezentrum Tilia am häufigsten zutreffenden Pflegediagnosen sind nachfolgend aufgeführt.

Angelehnt an die in Doenges und Autorenteam (2024) beschriebenen Pflegediagnosen und Interventionen sind dies vor allem:

- Adipositas, S. 125
- Aktivitätstoleranz, verminderte, S. 138
- Aktivitätstoleranz, Risiko einer verminderten, S. 144
- Angst, S. 154
- Beeinträchtigte physische Mobilität, S. 889
- Beeinträchtigte soziale Interaktion, S. 785
- Bewegungsarmer Lebensstil, S. 860
- Dekubitus, Gefahr eines/Druckschädigung eines Erwachsenen, Risiko einer, S. 294
- Frailty-Syndrom im Alter (bei sarkopenischer Adipositas), S. 502
- Gewebedurchblutung, ineffektive periphere, S. 586
- Hoffnungslosigkeit, S. 564
- Intertrigo, S. 791
- Körperbild, gestörtes, S. 816
- Machtlosigkeit, S. 871
- Obstipation, Risiko einer, S. 961
- Selbstwertgefühl, chronisch geringes, S. 1229
- Sturzes bei Erwachsenen, Risiko eines, S. 1314

Entsprechend der aktuellen gesundheitlichen Situation der Patient*innen und den Ergebnissen regelmäßig durchgeführter Evaluationen, sowie aktuellen Entwicklungen der Pflegediagnosenterminologie (Herdman et al., 2025), sind selbstverständlich weitere Pflegediagnosen in den Pflegeprozess einzubeziehen.

7.6 Spezifische Anforderungen an Pflegefachpersonen

Die Beratung und Betreuung adipöser Patient*innen in allen ambulanten wie institutionellen Versorgungsbereichen setzt für eine anspruchsvolle Pflegetätigkeit bestimmte Anforderungen voraus. Dabei geht es um das Fachwissen sowie die praktischen Fertigkeiten der Unterstützung, Kenntnisse über stigmatisierende Lebenserfahrungen, die Ursachen der Erkrankung sowie Voraussetzungen für Verhaltensveränderungen, aber auch die Reflexion der inneren Einstellung Pflegender.

Stigmatisierung: Zum Thema Symptome und Auswirkungen der Stigmatisierung ist die Sensibilisierung und das Verständnis von Pflegefachpersonen unerlässlich. Sich folgende Fragen zu stellen, hilft in der eigenen Auseinandersetzung und Reflexion:

- Was habe ich selbst für ein eigenes Körperbild?
- Wie reagiere ich in meinem privaten und beruflichen Kontext auf Menschen mit Adipositas?

Hinweis: Zum Thema Gewichtsstigmatisierung finden Sie in dem **Kapitel 5.4** noch weitere Fragen zur Reflexion aus dem Medienleitfaden der Deutschen Adipositasgesellschaft (DAG, 2018).

Tabuthemen: Das Ansprechen schwieriger Themen (wie Scham, Ekel, Sexualität, Körperbildstörungen) benötigt eine achtsame Art und Weise der Kommunikation und ebenso eine eigene Auseinandersetzung damit. Folgende Fragen ermöglichen einen Blick auf die eigene Wahrnehmung:

- Welche Themen spreche ich persönlich auch nicht gerne an?
- Welchen Themen weiche ich aus oder meide ich?

Assessment: Das Ermitteln und Erfassen beeinflussender Faktoren und deren Auswirkungen auf den Gesundheitszustand ist einer der Schwerpunkte pflegerischer Tätigkeit. Erforderlich dafür sind Kenntnisse über verschiedene Assessments und deren differenzierte Schulung für die Anwendung.

Fachkenntnisse zu Adipositas: Die Pflegefachperson muss verschiedene Ursachen der Erkrankung kennen und die damit verbundenen gesundheitlichen Risiken und Folgeerkrankungen verstehen. Sie muss sich mit der Bedeutung des Chronisch-Krank-Seins bei Adipositas auseinandersetzen.

Beziehungsaufbau: Adipöse Patient*innen zu begleiten heißt, eine langzeitige Beziehung aufzubauen. Diese Menschen können ihren Krankheitszustand und die Folgen der Adipositas nicht kurzfristig verbessern. Pflegefachpersonen in diesem Fachgebiet sollten die Fähigkeit und innere Bereitschaft mitbringen, sich vertieft mit Menschen, ihren individuellen Lebensentwürfen und deren Bedürfnissen auseinanderzusetzen.

Mobilisation: Die Schulung und Einübung praktischer Fertigkeiten zur Mobilisation von adipösen Patienten*innen ist unerlässlich. Zudem müssen Pflegefachpersonen in der Lage sein, Menschen mit Mobilitätseinschränkungen zu unterstützen und geeignete Hilfsmittel anzuwenden. Sei dies bei der Lagerung im Bett, beim Aufstehen, Gehen und Bewegen und um das Risiko von Stürzen und Verletzungen sowie Folgeerkrankungen (Dekubitus, Kontrakturen) zu vermeiden.

Wundpflege: Pflegende müssen über Kenntnisse über die kausalen Zusammenhänge mit Wunden bei Adipositas verfügen, sie erkennen und entsprechende Interventionen ableiten können.

Interdisziplinäres Team: Die Betreuung und Behandlung adipöser Patient*innen erfordert eine enge Zusammenarbeit aller beteiligten Gesundheitsberufe. Die Pflegefachperson muss in der Lage sein, die Schnittstellenfunktion zwischen Ärzt*innen, Ernährungsberater*innen, Physiotherapeut*innen und Psycholog*innen wahrzunehmen, um eine umfassende, individuelle und den spezifischen Bedürfnissen gerechte Versorgung zu gewährleisten. Zur Zusammenarbeit zählen auch Angehörige, welche in die Begleitung mit einbezogen werden.

Phasen der Verhaltensänderung: Pflegefachpersonen müssen erkennen können, welche Phasen der Verhaltensveränderung Menschen durchlaufen, wenn sie das Verhalten der Patient*innen ändern möchten. Die richtige Einschätzung ist die Basis für weitere Beratungen und Ableitungen individueller Strategien, um auf Patient*innen im Sinne der Verhaltensänderung unterstützend einzuwirken, z.B. in den Bereichen Ernährung und Bewegung. Das Transtheoretische Modell (TTM) von James O. Prochaska kann dabei einbezogen werden (Keller et al., 1999).

Komplikationen: Patient*innen mit Adipositas haben ein erhöhtes Risiko für Komplikationen wie Dekubitus, Thrombosen, Intertrigo, Pneumonien, Obstipation, Inkontinenz oder Kontrakturen. Pflegefachpersonen müssen dies erkennen und im Pflegeprozess Maßnahmen planen und umsetzen können. Voraussetzung dafür ist, sich spezifisches Wissen zu den Themen Hygiene, Hautpflege, Eigenschaften und Qualität von Kleidung, Flüssigkeitszufuhr, ausgewogene Ernährung und Lagerungen anzueignen.

Medikation: Aufgrund der erhöhten Körpermasse kann sich die Wirkung von Medikamenten verändern. Dies erfordert ein spezifisches Augenmerk in der Beobachtung der Patient*innen sowie detaillierte Kenntnisse der Medikamentenlehre.

Patient*innenaufklärung zu Fehlinformationen: Soziale Medien und das Internet enthalten nicht selten falsche, undifferenzierte und gefährliche Laieninformationen zum Thema Adipositas. Patient*innen nutzen diese Medien für Recherchen und glauben diesen Aussagen. Pflegefachpersonen müssen diese laienhaften Informationen von differenziertem Fachwissen unterscheiden und diese den Patient*innen klar darlegen können.

7.7 Start einer Selbsthilfegruppe

In dem Beispiel „Mateja“ (**Kap. 6**) wurde bereits erwähnt, wie wichtig einem adipösen Menschen der Austausch mit anderen Betroffenen ist, die gleiche Erfahrungen, Ängste und Herausforderungen durchlebt haben. Dieses Kapitel greift das Thema Selbsthilfegruppe auf und stellt in einem kurzen Überblick die zentralen Aspekte für eine reale Umsetzung zur Gründung einer Selbsthilfegruppe vor, die berücksichtigt werden müssen. Selbst jahrelang als adipöse Person unterwegs und mit den Herausforderungen der Adipositas bestens vertraut, hat die Autorin eine Selbsthilfegruppe gegründet und das Konzept dafür entwickelt und umgesetzt. Die Grundsätze der Begleitung, die in **Kapitel 7.1** dargestellt wurden, haben auch für die Leitung einer Selbsthilfegruppe Gültigkeit.

Chancen für gemeinschaftliche Selbsthilfe

Menschen mit Adipositas leiden oft jahrelang unter der Problematik der unzähligen Versuche der Gewichtsabnahme. Sich dabei jemandem anzuvertrauen, ist nicht einfach. Die Selbsthilfegruppe soll eine Informations- und Kontaktplattform sein, von Menschen und für Menschen mit Adipositas. Es soll die Chance genutzt werden können, zu sehen, wie andere Menschen mit ähnlichen Problemen diese Herausforderungen meistern. Dies steigert den Glauben an sich selbst, die eigenen Probleme bewältigen zu können. Zudem wirkt es dem Gefühl entgegen, allein mit der Thematik unterwegs zu sein.

Das Konzept

Teilnehmer*innen: Interessant ist eine Selbsthilfegruppe für Männer und Frauen ab 18 Jahren, die ihr Übergewicht/die Adipositas trotz vieler Bemühungen und Abnehmversuchen auf ihrem Lebensweg nicht langfristig selbst erfolgreich behandeln konnten. Jugendliche unter 18 Jahren dürfen in Begleitung einer erziehungsberechtigten Person an den Treffen teilnehmen.

Ziel: Die Treffen sollen eine Plattform bieten, sich rund um das Thema Gewicht auszutauschen, Erfahrungen zu teilen, Tipps und Tricks zu erhalten, sich Mut zu machen und sich gegenseitig zu unterstützen.

Inhalte: Die Treffen beinhalten alle Bereiche und Facetten rund um das Thema „Adipositas“. Es werden Erfahrungen mit operativen sowie nicht operativen Behandlungsverfahren diskutiert. Sport, Ernährung, Medikamente, psychologische Themen (z. B. Stigmatisierung, Körperbild, Angst, Abhängigkeit), Tipps und Tricks bei computergestützten Hilfsmitteln oder Hilfsmitteln zur Unterstützung der Mobilität, Kleiderkauf, Kleiderbörse, Partnersuche, Sexualität und Hilfestellungen für die eigene Reflexion können Themenbereiche sein.

Leitung und Moderation: Es braucht eine Ansprechperson als Leitung sowie für die Erledigung organisatorischer und struktureller Aufgaben. Die Leitungsperson gestaltet die Moderation an den Treffen, kann diese Funktion aber auch an Teilnehmende abgegeben.

Treffen: Empfehlenswert ist ein Treffen einmal im Monat. Der Zeitpunkt ab 18.00 bis ca. 19.30 hat sich dafür bewährt. (Die Zeit ermöglicht einen direkten Weg nach der Arbeit. Zudem wird es nicht allzu spät.)

Treffpunkt: Räumlichkeiten in einem öffentlichen Gebäude zu suchen, bietet Vorteile und Schutz. Eine medizinische Institution, z. B. ein Krankenhaus eignet sich gut, da adipöse Menschen dort beim Betreten des Hauses nicht auffallen. Restaurants sind weniger geeignet, da adipöse Menschen oftmals unangenehmen Blicken ausgesetzt sind, wenn sie etwas konsumieren. Wenn eine gesamte Gruppe auftritt, kann sich dies noch verstärken.

Kosten: Es empfiehlt sich, einen Kostenbeitrag für die Raummiete pro Anlass einzuziehen, außer es stehen Räumlichkeiten unentgeltlich zur Verfügung.

Leitlinien: Das Herzstück der Treffen ist die Schweigepflicht bzw. die Verschwiegenheitspflicht gegenüber der Gruppe. Die Treffen sollen die Möglichkeit bieten, eigene Themen zur Sprache zu bringen, ohne bewertet zu werden. Dabei wird ein respektvoller Umgang vorausgesetzt. Persönliche Angriffe, Beleidigungen gegenüber Einzelpersonen oder der Gruppe werden nicht geduldet und führen zum Ausschluss aus der Gruppe.

Angehörige: Angehörige werden oft als wichtige Ressource wahrgenommen und sollen die Möglichkeit haben, an den Treffen teilzunehmen.

Grenzen: In Selbsthilfegruppen gibt es in der Regel keine professionelle, medizinische Unterstützung oder Begleitung durch Fachpersonen. Dies bedeutet, dass die Gruppenmitglieder nicht über ausreichende Kenntnisse verfügen, um medizinische, ernährungsbezogene oder psychologische Fragen zu beantworten.

Interdisziplinäre Zusammenarbeit: Aufgrund der beschriebenen Grenzen ist es dringend zu empfehlen, punktuell eine Zusammenarbeit mit Fachpersonen oder einem spezialisierten Adipositaszentrum zu arrangieren: Physiotherapie, Ernährungsberatung, Ärzt*innen aus verschiedenen Themengebieten (Chirurgie, Gynäkologie, Endokrinologie), Diabetesberatung, Psychologen und Seelsorge.

Kontaktdaten: Angaben mit einer E-Mailadresse sind hilfreich, auch eine Telefonnummer kann genutzt werden. Hier sollte man rechtzeitig absprechen, zu welchen Zeiten Anrufe tatsächlich entgegengenommen werden können. Auch als Ansprechpartner kann man nicht 24 Stunden täglich zur Verfügung stehen.

7.8 Literatur

Bundesamt für Statistik. (2022). *Übergewicht und Adipositas im Jahr 2017*. Verfügbar unter https://www.bfs.admin.ch/bfs/de/home/statistiken/gesundheit/determinanten/uebergewicht.html#:~:text=42%25%20der%20Bev%C3%B6lkerung%20sind%20%C3%BCbergewichtig,(bis%2074%20Jahre)%20an

DAG (Deutsche Adipositasgesellschaft). (2018). *Medienleitfaden Adipositas. Empfehlungen zum Umgang mit Adipositas und Menschen mit Übergewicht in den Medien. Für Journalisten und Medienschaffende*. Verfügbar unter https://adipositas-gesellschaft.de/wp-content/uploads/2020/08/A5_DAG-MLF2018_NS_RZ_08102018.pdf

Doenges, M.E., Moorhouse, M.F. & Murr, A.C. (Hrsg.). (2024). *Pflegediagnosen und Pflegemaßnahmen* (6., vollständig überarbeitete und erweiterte Auflage). Hogrefe.

Doran, G.T. (1981). There's a S.M.A.R.T. way to write management's goals and objectives. *Management Review, 70*(11), 35–36.

Keller, S., Velicer, W.F. V. & Prochaska, J.O. (1999). Das Transtheoretische Modell – Eine Übersicht. In S. Keller (Hrsg.), *Motivation zur Verhaltensänderung. Das Transtheoretische Modell in Forschung und Praxis* (S. 17–44). Lambertus.

Schieron, M. (2021). Grundlagen der Beratung: Der Beratungsprozess. In M. Schieron, C. Büker, & A. Zegelin (Hrsg.), *Patientenedukation und Familienedukation in der Pflege* (1. Auflage, S. 177–178). Hogrefe.

Senectovia Medizinaltechnik AG. (2023). *Produkte*. Verfügbar unter https://www.senectovia.online/produkte

Tilia Stiftung für Langzeitpflege. (2017). *Konzept Bariatrische Pflege* [Unveröffentlichte Unterlagen]. Ostermundigen.

8 Fachpflege für Menschen mit Adipositas

Yvonne Sabovic-Dunsing

Dieses Kapitel beschreibt die Langzeitpflege von Menschen mit Adipositas in einer stationären Einrichtung. Die erste Einrichtung in Deutschland, die sich darauf spezialisiert hat, hochgewichtige Menschen bei ihren individuellen Zielen der Gewichtsreduktion zu unterstützen, wird vorgestellt. Beschrieben werden Pflegemaßnahmen, multimodale Ansätze und Therapien. Möglichkeiten der Verhaltensänderung, der gesunden Ernährung, das Wohlbefinden im Alltag zu fördern und Gemeinschaft zu erleben, werden anhand von Beispielen aufgezeigt. Die baulichen Voraussetzungen der Einrichtung werden ebenso wie alle anderen Aspekte für eine Behandlung exemplarisch diskutiert.

Beispiel 1

Herr B. war bei Aufnahme im Dezember 2021 im Fachpflegebereich 54 Jahre alt und von Beruf angestellter Kraftfahrer. Sein Aufnahmegewicht lag bei 195 kg bei einer Körpergröße von 175 cm (BMI 63,7). Sein Hüftumfang betrug 170 cm. Herr B. kam direkt aus einer Klinik in die Fachpflege-Einrichtung, weil er aufgrund der Adipositas für eine Hüft-OP nicht OP-fähig war. Ziel war, durch eine deutliche Gewichtsreduzierung einen geringeren Hüftumfang zu erreichen und damit auch OP-fähig zu werden. Gezielte Bewegungsübungen, Krankengymnastik, Ernährungsumstellung mit Einkaufs- und Koch-Training sowie Schulung und Beratung führten zusammen mit seiner hohen Mitwirkung und seinem enormen Willen dazu, dass Herr B. in einem Zeitraum von ca. 8,5 Monaten in der Fachpflege-Einrichtung 72 kg konventionell an Gewicht abnahm. Der Hüftumfang reduzierte sich auf 130 cm und sein Gewicht sank auf 122,5 kg. Bereits bei seiner Entlassung konnte Herr B. für einen erneuten OP-Termin für die Hüfte vorstellig werden. Diese OP wurde nach Aufenthalt im Fachpflegebereich einen Monat später erfolgreich durchgeführt. Seine Genesung erreichte Herr B. nach Krankenhaus- und Reha-Aufenthalt im Januar 2023. Er konnte seine Berufstätigkeit als Kraftfahrer wieder erfolgreich und umfänglich aufnehmen. Sein Privatleben hat sich verändert. Herr B. geht weiter im häuslichen Umfeld zur Ernährungsberatung und hat sich einer aktiven Sportgruppe angeschlossen, die er zwei Mal pro Woche aufsucht. Er hält sehr gerne den regelmäßigen Kontakt zur Fachpflegeeinrichtung. Seine Besuche helfen auch anderen Patient*innen, wenn er z. B. seine persönliche Geschichte berichtet. Sein Erfolg spornt die Zuhörenden sehr an. Bis zum heutigen Tage (April 2023) hat Herr B. weiter Gewicht reduziert; das aktuelle Gewicht liegt bei 98 kg.

Der anspruchsvolle pflegerische Umgang mit hochgewichtigen Menschen setzt ein erweitertes fachliches Wissen voraus. Die Patient*innen sind in ihrer Beweglichkeit eingeschränkt, Selbstbewusstsein und soziale Bindungen haben im Verlauf der Erkrankung gelitten. Dekubiti oder eine Thrombose zu entwickeln, sind hohe Risiken. Die bariatrische Pflege – so der Fachausdruck im Zusammenhang mit der operativen Behandlung der Patient*innen – ist personalintensiv, benötigt ausreichend Zeit sowie entsprechend angepasste Hilfsmittel und eine entsprechende Ausstattung der räumlichen

Umgebung. Nicht jede Pflegefachperson kann automatisch eine gute, umfassende Pflege bei hochgewichtigen Menschen leisten. Jedoch gibt es noch keine Fachpflege-Weiterbildung für die Behandlung und Pflege von Menschen mit Adipositas. Fort- und Weiterbildungen auf dem Gebiet sind in Deutschland und der Schweiz nur wenige vorhanden. In Deutschland gibt es eine rund einjährige Fortbildung zum „Fachkoordinator für Adipositas“, die an zwei Standorten durchgeführt wird. Diese Fortbildung wurde in Zusammenarbeit mit der Deutschen Gesellschaft für Allgemein- und Viszeralchirurgie entwickelt und vermittelt neben Kenntnissen über die Erkrankung auch Fertigkeiten zur Gutachtenerstellung, zu Antragsverfahren bei Krankenkassen, Abrechnung, Kodierung, Case Management usw. Fachkoordinatoren für Adipositas können z. B. in Adipositas-Zentren eingesetzt werden; sie bereiten auf bariatrische Operationen vor, koordinieren sie und bieten Nachsorge an.

Für die pflegefachliche Versorgung im häuslichen oder klinischen Bereich wird bisher noch keine Weiterbildung angeboten. Doch hier sind weitreichende Kenntnisse und Fertigkeiten erforderlich, die weder in der generalistischen Grundausbildung noch im generalistischen Studium in der erforderlichen Tiefe vermittelt werden können. Körperpflege, Lagerung, Prophylaxen, Mobilisation, Transfer usw. müssen anders als bei Normalgewichtigen durchgeführt werden. Pflegehandlungen werden u. a. mit technisch-maschineller Unterstützung durchgeführt und erfordern gleichzeitig ein sehr aufmerksames Gewahrsein für entstehende Scherkräfte, welche durch Verschiebung der Hautschichten rasch – aber an den oberen Hautschichten unsichtbar – zu Dekubiti führen können. Druck, Komprimierung der Blutgefäße, Verformung von Zellen etc. führen sehr schnell zu Minderdurchblutung. Diese kann bereits nach wenigen Minuten zum Absterben von Gewebe und im Verlauf zu Entzündungen führen. Weitere Schwerpunkte der pflegerischen Versorgung sind die Erfassung und das Verstehen der Lebensgeschichte (nicht nur als „Krankengeschichte“), des psychischen Zustands, die (auch non-verbale) Kommunikation und Gesprächsführung. Es handelt sich um eine möglichst umfassende Unterstützung und Begleitung der Patient*innen, die ihnen hilft, ihre Fähigkeiten und damit einen eigenständigen, als sinnvoll erlebten Alltag zurückzugewinnen.

Beispiel 2

Frau A. kam im Oktober 2021 aus der Häuslichkeit in den Fachpflegebereich. Von Beruf ist sie Pflegehelferin, 32 Jahre alt und aufgrund ihrer Erkrankung erwerbsunfähig berentet. Ihr Gewicht bei Aufnahme waren 271,5 kg, Körpergröße 164 cm, der Hüftumfang lag bei 195 cm (BMI 100,9). Frau A. wurde von einer Klinikärztin in Hannover, von der sie seit einer bariatrischen Operation vor acht Jahren (Sleeve-OP = Schlauchmagen) gesundheitlich betreut wird, auf die Fachpflegeeinrichtung aufmerksam gemacht. Die damals durchgeführte OP hatte das Essverhalten von Frau A. nicht verändern können und so hatte sie in den acht Jahren leider weiter an Gewicht zugenommen. Während der COVID-19-Pandemie war eine stationäre Aufnahme nicht möglich. Währenddessen war Frau A. aufgrund bestehender völliger Immobilität und ungünstiger Fettverteilung im Bauchraum für eine erneute bariatrische Operation nicht OP-fähig. Geplant war eine Roux-Y-Magenbypass-OP. Ihre Ärztin wandte sich an die Fachpflegeeinrichtung und bat um Hilfe: „Wenn Sie sie nicht aufnehmen, wird sie das nicht mehr lange überleben. Bitte helfen Sie Frau A.!“
Ziele bei Aufnahme in der Fachpflegeeinrichtung waren: Mobilität verbessern, Gewicht reduzieren (unter 200 kg), Motivation, Eigenverantwortung und Mitwirkungsbereitschaft neu und langfristig zu etablieren. Damit sollten auch die Voraussetzungen für ihre Roux-Y-Magenbypass-OP erreicht werden.
Aller Anfang ist schwer, auch hier und besonders für Frau A. Eine sehr große Bereitschaft, an allen Therapien und der Planung dieser Therapien teilzunehmen, war stets vorhanden.

In den ersten vier Monaten musste sie mit enormen Rückfällen kämpfen, meist in Form von „heimlichem" essen (durch Essensbestellungen, auch via Post usw.). Dazu kamen Versuche, sich selbst zu beruhigen, durch Verhaltensweisen, die ein unabhängiger Betrachter wahrscheinlich „Selbstbetrug" nennen würde. Solche Verhaltensweisen mögen auf Scham beruhen oder auf dissoziativen Zuständen, aus „emotionalem Hunger" heraus entstehen oder ein Versuch sein, die eigenen Emotionen zu regulieren. Der Aufenthalt im Fachpflegebereich mit Therapien und Aktivitäten können als Stress betrachtet werden, welcher dann mit altbekannten „Stress-Reduktions-Mitteln" (kohlenhydratreiches Essen) reguliert wird. Aussagen wie: „Wenn ich immer nur ein kleines Bonbon esse, ist das nicht so schlimm" sind nachvollziehbar. Dieses „eine, kleine Bonbon" waren jedoch tatsächlich im Verlauf eines Tages 30–40 Stück. Es wurde klar, dass Frau A. zunächst ihr eigenes Verhalten verstehen musste, um die Folgen bzw. Konsequenzen zu erfassen und zu lernen, ihr Verhalten wieder selbstständig zu steuern.
Die Einzelgespräche im Rahmen der psychosomatischen Therapie, mit ihrem behandelnden Hausarzt, den Mitarbeitenden des Fachpflege-Teams und natürlich den ernährungswissenschaftlichen Expertinnen (Ökotrophologinnen) unterstützten Frau A. dabei, eine enorme Verhaltenswende vorzunehmen. Ab dem fünften Behandlungsmonat gewann Frau A. immer mehr Klarheit darüber, *was* sie in ihrem Leben ändern möchte und *wie* ihr Weg zu dieser Änderung aussehen kann. Sie machte gezielte Bewegungsübungen, nahm an der Krankengymnastik teil, profitierte von der Ernährungsumstellung mit Einkaufs- und Koch-Training, nahm die Schulungs- und Beratungstermine wahr. Ihre neugewonnene Motivation und hohe Mitwirkung, unterstützt durch ihren starken Willen führten dazu, dass Frau A. im Zeitraum von Oktober 2021 bis zur erneuten geplanten OP (im März 23) in der Fachpflegeeinrichtung 84,5 kg konventionell abnehmen konnte. Ihre Mobilität ist nahezu als selbständig in Verbindung von Hilfsmitteln wie Rollstuhl bzw. Rollator zu bezeichnen. Sie ist nicht mehr mit dem Menschen der Aufnahmesituation zu vergleichen. Ihr Hüftumfang reduzierte sich auf 145 cm, das Gewicht sank auf 187 kg. Das vorgegebene Ziel für die OP war bereits übertroffen!
Nachtrag: Frau A. hat bis zum heutigen Zeitpunkt (April 2023) weiter erfolgreich an Mobilität gewonnen und Gewicht verloren. Nun, nach der OP liegt das Gewicht derzeit bei 170 kg (BMI 64,17). Ihr persönlicher Weg geht positiv weiter. Frau A. ist mittlerweile eine wichtige Motivatorin für andere Mitpatienten*innen. Frau A. wird noch so lange fachpflegerisch weiter betreut, bis es ihr möglich sein wird, ein gefestigtes eigenständiges Leben zu führen mit Achtsamkeit für sich und sie ihre Bedürfnisse und ihre Emotionsregulation nicht über ihr Essverhalten managen muss. Die Prognose liegt bei einer weiteren Verweildauer in der Fachpflegeeinrichtung für ca. 6–8 Monate, um die Nachhaltigkeit des Erreichten sicherzustellen. Ihr Ziel ist, wieder in ihrem Beruf zu arbeiten und selbst für sich sorgen zu können. Das ihr dies gelingt, wird immer wahrscheinlicher.

DIAKOVERE ist Niedersachsens größtes gemeinnütziges Unternehmen im Gesundheits-, Sozial- und Bildungsbereich mit Sitz in Hannover (DIAKOVERE, o. D.).

Die DIAKOVERE bietet am Standort Hannover-Kirchrode einen Spezialpflegebereich mit sechs Plätzen. Pflege- und Betreuungsleistungen werden vollstationär oder in Kurzzeitpflege für Menschen mit Adipositas angeboten, die sich aufgrund ihrer körperlichen Einschränkungen nicht mehr in der eigenen Häuslichkeit versorgen können und professionelle Hilfe bei der Bewältigung und Gestaltung ihres Lebensalltags benötigen. Voraussetzung für den Einzug in den Fachpflegebereich ist eine vorangegangene *Feststellung der Pflegebedürftigkeit* und die *Einstufung in eine Pflegestufe* nach Maßgabe des Pflegeversicherungsgesetzes.

Hier wird ein multimodales Behandlungskonzept verwirklicht, das in Zusammenarbeit mit dem Kompetenzzentrum für Adipositas-Chirurgie und der Klinik für Psychosomatische Medizin im DIAKOVERE Henriettenstift erfolgt. Dazu werden gemeinsam mit den Patient*innen individuelle therapeutische Behandlungsbausteine geplant und durchgeführt, die den Zielen, Bedürfnissen und Besonderheiten der Patient*innen gerecht werden. Aufgabe der 2021 eröffneten Fachpflegeeinrichtung ist es, hochgewichtigen Patient*innen die Rückkehr in das eigene Zuhause und den Wiedereinstieg in das Berufsleben zu ermöglichen.

Die Aufnahmekriterien sind: Die/der Patient*in

- ist im Alter zwischen 18 und 55 Jahren,
- leidet unter Adipositas Grad 2–3 und
- hat mindestens Pflegegrad 2.

Wenn hochgewichtig-adipöse Menschen sich entscheiden, Hilfe in Anspruch zu nehmen, die ihnen ermöglichen soll, wieder unabhängig in ihrer Lebensgestaltung zu werden, bedarf es einer *spezialisierten* Pflege und Betreuung.

Der Spezialpflegebereich möchte eine möglichst umfassende, ganzheitliche Pflege für Menschen mit Adipositas bieten. Ausstattung und Architektur sind ebenso wie Therapie und Pflege umfassend auf die Bedürfnisse hochgewichtiger Menschen ausgerichtet.

Das Pflege- und Betreuungsziel ist, einen Wiedereinstieg in ein „leichteres" Leben zu erreichen – privat und beruflich. Um dies zu erreichen, muss jeder Mensch, der sich für diesen Weg entscheidet, eine große Portion Motivation und Willen mitbringen, denn zur Verwirklichung muss Unterstützung nicht nur geleistet, sondern auch *angenommen* werden.

Patien*innen wissen, dass ein Aufenthalt unterschiedlich lange dauern kann, abhängig von dem individuellen Ziel. Eine dauerhafte Pflegeunterbringung in der Einrichtung ist jedoch nicht möglich. Maximal sind sechs Monate realisierbar.

Zentral gehören Ernährungs- und Bewegungstherapie in Zusammenarbeit mit der Ernährungswissenschaftlerin und den kooperierenden Therapiepraxen dazu. Ein psychosomatisch-psychotherapeutisches Therapieangebot sowie Kontakt zu einer Selbsthilfegruppe sind selbstverständlich. Neben medizinischer Versorgung durch einen Kooperationsarzt geht es v.a. darum, wieder mehr Lebensqualität zu gewinnen, indem die Mobilität wiedererlangt wird und der eigene Körper neu kennengelernt und geachtet wird. Deshalb unterstützt das therapeutisch-pflegerische Team Patient*innen dabei, ihr Leben so gut wie möglich neu zu gestalten und gemeinsam werden die Erfolge gefeiert. Die Einrichtung selbst liegt im grünen Herzen von Hannover/Kirchrode. Diese Lage bedeutet: Abwechslung, Aktivitäten im Tierpark und Shopping-Möglichkeiten liegen direkt vor der Haustür. Es ist ein schöner Ort für einen Neuanfang!

Die Behandlung, Pflege und Betreuung der Pflegebedürftigen stellen eine interessante Herausforderung für pflegerische Mitarbeitende dar. Die Bedarfe der Patient*innen zu erkennen, angemessen zu reagieren und mit Beziehungsgestaltung, Vertrauen und Fachlichkeit ebenso wie mit technischem Equipment zu arbeiten, ist anregend und fordernd zugleich. In der bisherigen zweieinhalb-jährigen Erfahrung zeigte sich, dass psychosoziale Aspekte einen sehr großen und umfangreichen Zeitfaktor in Pflege und Betreuung einnehmen. Themen sind z.B. prägende biografische Ereignisse, Lebenserfahrungen, Zukunftsängste, Versagensängste, zu lernen, sich (wieder) „wertvoll und liebenswert" zu fühlen usw. Diese Gespräche brauchen Zeit, damit sich die Gefühle der Patient*innen neu entfalten können. So können sich Therapieerfolge einstellen. Auch die Reflexion auslösender Situationen (z.B. „Frustessen" oder „emotionales essen") in der Therapie erfordert große Sensibilität der Pflegefachpersonen, weil der Transfer therapeutischer Erkenntnisse in den Alltag für Patient*innen im gelebten Leben erfolgt. Etwas zu reflektieren und zu verstehen, bedeutet nicht automatisch, dass man es selbstständig sofort ändern kann. So ist pflegerisch eine empathische Gratwanderung wichtig, die es bei Gelingen mit sich bringt, dass der/die Bewohner*in einen Einklang finden kann zwischen dem individuellen Wohlfühlgewicht und dem Recht auf eigenverantwortliches Essverhalten.

8.1 Die baulichen Voraussetzungen

Die gesamte Ausstattung im Fachpflegebereich ist umfassend auf Adipositaspflege ausgelegt. Der Gebäudetrakt wurde für die sechs „Bewohner*innen auf Zeit“ so umgebaut, dass die Anforderungen an die Versorgung gewährleistet sind. Dazu gehörte, dass

- die Raumdecken mit mind. 4 kN/m^2 belastet werden können (das sind 400 kg pro m^2)
- ein Decken-Lifter-System installiert wurde, das es dem/der Patient*in ermöglicht, sich nicht nur im gesamten Patientenzimmer zu bewegen, sondern auch zu allen Installationen im Badezimmer zu gelangen
- hochbelastbare Fußbodenbeläge verlegt wurden
- Wandverstärkungen eingebaut wurden
- die Zimmergröße entsprechend dem größeren Platzbedarf angepasst wurde (größere Möbel, Wendekreise für Rollatoren/Rollstühle, zusätzliche Bewegungsflächen für das Personal)
- ein größerer Aufzug mit mehr Tragkraft eingebaut wurde
- die Flure verbreitert wurden und auch an den engsten Stellen mind. 1,30 m Breite haben

Angepasste Hilfsmittel

Hilfsmittel wie Bett, Toilette, Stuhl oder Rollstuhl müssen dem Gewicht der Bewohner*innen angemessen sein. Insbesondere ist das WC hervorzuheben. Als der erste Patient einzog und die Schwerlast-Toilette in Augenschein nahm, begann er zu weinen: „Nun kann ich zum ersten Mal seit vielen Jahren Pipi machen, ohne Angst zu haben, dass die Toilette unter mir zusammenbricht.“

- breite Türen eingebaut wurden
- die Lüftungsanlage gemäß Hygieneanforderungen umgebaut wurde
- ausschließlich Einzelzimmer mit eigener Dusche, WC und Balkon entstanden sind.

8.2 Die Langzeitbehandlung im Fachpflegebereich

Im langfristigen Verlauf birgt Adipositas hohe Risiken für weitere Erkrankungen, z. B. für das metabolische Syndrom (eine Kombination von Erkrankungen des Herz- und Gefäßsystems, Diabetes mellitus, Bluthochdruck und erhöhten Blutfettwerten). Adipositas als sehr komplexes Krankheitsbild entsteht aus sehr unterschiedlichen Ursachen, die jedoch in der Symptomausprägung gemeinsame Faktoren aufweisen: permanente Überernährung, Mangelernährung und Bewegungsmangel. Wenn es gelingt, u. a. durch fachliche und pflegerische Unterstützung die Lebensweise zu verändern und Gewicht zu reduzieren, ist es ein zusätzlicher Gewinn, dass sich das metabolische Syndrom zurückbilden kann. Es ist ein herausfordernd-langwieriger, beschwerlicher Weg für betroffene Patient*innen. Eine gute fachliche Begleitung motiviert die betroffenen Menschen.

Die Implementierung einer „Fachabteilung Adipositaspflege“ der DIAKOVERE Altenhilfe Henriettenstift in Zusammenarbeit mit den Abteilungen der DIAKOVERE Krankenhäuser ist eine Antwort auf die zunehmende Zahl hochgewichtiger Menschen mit speziellem Pflegebedarf. Die Fachabteilung Adipositaspflege stellt Wohn- und Lebensraum zur Verfügung, in dem sich Patient*innen sicher und wohl fühlen können. Hier müssen sie keine Ausgrenzung, Stigmatisierung oder Ablehnung erfahren. Von den Erkrankten mit Adipositas Grad 2–3 (das sind ca. 200–300 kg in Abhängigkeit von der Körpergröße) wird als Voraussetzung die *Bereitschaft zur nachhaltigen Gewichtsreduktion* verlangt. Dies setzt eine hohe *Mitwirkungspflicht* voraus. Um diese beiden motivationalen Voraussetzungen nachhaltig während der langen Behandlungszeit zu bewahren, müssen die individuellen Bedürfnisse und Besonderheiten von hochgewichtigen Menschen im Mittelpunkt der Fachpflege stehen. Gezielte Angebote und Therapiebausteine werden an ihren Bedürfnissen, Zielen und Fähigkeiten ausgerichtet und gemeinsam mit den Patient*innen erstellt. Nur mit ihrer Akzeptanz können die Pläne verwirklicht werden.

Der Aufenthalt im Adipositas-Pflegebereich nimmt idealtypisch eine Weichensteller-Funktion ein. Die Pflegebedürftigen, zumeist Menschen jüngeren Alters, kommen oft aus einer krisenhaften häuslichen Situation oder nach einem chirurgischen Eingriff (bariatrische OP) aus einem Akutkrankenhaus. Sie bringen daher die Bereitschaft mit, ihr Gewicht nachhaltig und dauerhaft zu reduzieren.

8.3 Ziele

Der Aufenthalt im Fachpflegebereich Adipositas im DIAKOVERE-Altenhilfe-Henriettenstift zielt darauf ab, das Kompetenzprofil der Abteilung und ihren Mitarbeitenden so zu nutzen, dass Patient*innen in die häusliche Umgebung zurückfinden können und der Wiedereinstig in das Berufsleben gelingt. Für die Erreichung dieser Ziele sind weitere wichtige Bausteine in der Betreuung hochgewichtiger Menschen wichtig:

- Der Aufbau und die Verbesserung von Selbstwertgefühl und Selbstvertrauen der Patient*innen sind elementare Aspekte für die Veränderung der Lebensweise und helfen bei der Einübung neuer Verhaltensstrategien.
- Die Verbesserung von Konzentration und Ausdauer sind wichtige Elemente, um bei langwierigen Prozessen durchzuhalten und Fortschritte zu erlangen.
- Die Förderung von sozialen Fähigkeiten und (Selbst-) Mitgefühl (Empathie) stärkt die Wahrnehmungsfähigkeit für den eigenen Körper und eigener Bedürfnisse. Dies ermöglicht den Patient*innen, die Selbstwirksamkeit deutlicher wahrzunehmen und erhöht zugleich ihre Motivation.
- Entspannung reduziert Ängste, Spannungen, Sorgen und Nöte. So kann der Blick frei werden auf das, was noch kommen mag. Entspannung ermöglicht die Entwicklung von Hoffnung.
- Die Förderung der Kommunikation (auch über heikle Themen) unterstützt die Bearbeitung wichtiger persönlicher Themen im psychosomatisch-psychotherapeutischen Bereich.

8.4 Kompetenzen der Mitarbeitenden

In nahezu jedem pflegerischen Leitbild finden sich Formulierungen, die verdeutlichen, dass Patient*innen wertgeschätzt und akzeptiert werden sollen. Die hohe Anforderung im Fachpflegebereich ist, dass diese Haltung über einen *sehr langen Zeitraum stabil* erbracht wird. Vom Aufbau einer vertrauensvollen, akzeptierenden und empathischen Beziehung, einer nicht-stigmatisierenden Wertschätzung und Akzeptanz bis hin zu dem fachlichen Verständnis von sehr individuellen Verhaltensweisen und Bedürfnissen ist eine große Bandbreite an kommunikativen, psychosozialen und somatischen Kenntnissen im Alltag gefordert.

Neben der in der Grundausbildung vermittelten Pflegefachlichkeit verfügen die Mitarbeitenden über weitere, spezielle Kompetenzen:

- Fachwissen über bariatrische Pflege und Adipositaspflege
- Kenntnisse über spezielle Krankheitsbilder (Diabetes, Hypertonie, metabolisches Syndrom, Arthrose, Depression, Posttraumatische Belastungsstörung, dissoziative Störungen, Angst- und Panikstörungen usw.)
- spezielle Kenntnisse zu psychologischen Fragestellungen
- spezielle Kenntnisse und Fertigkeiten zur Mobilisation und Lagerung

- spezielle Transfertechniken und Hilfsmitteleinsatz
- spezielle Kommunikationsfähigkeiten und Gesprächsführung
- Beratungskompetenz, z. B. Diabetesberatung bei Adipositas
- Intertrigoversorgung und erweiterte Hautpflege
- Dokumentation und Risikomanagement.

Ausgeprägte Empathiefähigkeit, Geduld, Ausdauer und auch Humor zeichnen die Mitarbeitenden der Fachabteilung aus.

Das erforderliche Fachwissen wurde und wird in regelmäßigen Fortbildungen zum Thema Adipositas, bariatrische Pflege und weiteren Themen geschult. In Seminaren werden auch die Transfertechniken und der Hilfsmitteleinsatz sowie Kenntnisse über spezielle Mobilisation und Lagerungen bei hochgewichtigen Patient*innen vermittelt. Diese Aspekte (besonders die sichere Mobilisation und Lagerung) sind nicht nur für die zu betreuenden Menschen, sondern auch für die Gesundheit der Pflegefachpersonen elementar.

Kommunikationsfähigkeiten sind Voraussetzung, damit Mitarbeiter*innen kompetent beraten können. Dazu gehört auch das *Zuhören*. Ein besonders empathisches, aber auch klar strukturiertes und konsequentes Kommunikationsverhalten der Mittarbeiter*innen ist erforderlich, damit alle die getroffenen Absprachen einhalten und „an einem Strang ziehen". Ein einheitliches Vorgehen ist zentral, um Teamspaltungen vorzubeugen.

8.5 Die Personalausstattung

Die Personalberechnung erfolgt in Anlehnung an den Rahmenvertrag § 75 SGB XI stationär. Adipositaspflege erfordert eine bedarfsgerechte Personaldecke. Pflege und Betreuung wird von unterschiedlichen Berufsgruppen geleistet:

- Pflegefachkräfte (Gesundheits- und Krankenpfleger*innen, Altenpfleger*innen)
- Pflegehelfer*innen
- Pflegeassistent*innen.

Zusätzliches Betreuungspersonal nach § 43b SGB XI wird im Verhältnis 1 : 20 = 0,25 VK vorgehalten. Im zusätzlichen Personalbedarf ist eine 0,5 Vollkraftstelle der Diätassistentin/Ernährungsberatung vorgesehen.

Folgende *Kooperationen* werden genutzt, um Patient*innen im Fachpflegebereich umfassende Gesundheits- und Genesungsleistungen anzubieten:

- Kooperationen mit den DIAKOVERE Krankenhäusern und dem Case Management der in die Fachpflegeeinrichtung verlegenden Kliniken
- pflegebegleitende ärztliche, psychosomatisch-psychotherapeutische Betreuung der Abteilung Psychosomatik
- Kooperation mit Hausärzt*innen sowie Therapeut*innen aus den Bereichen Physiotherapie, Ergotherapie, Psychotherapie, Sporttherapie
- Kooperation mit der Küche (wichtig für die Abstimmung der individuell erstellten Ernährungspläne).

8.6 Pflege und Betreuung

Strukturen, Abläufe und Organisation des Pflege- und Betreuungsalltags orientieren sich an den individuellen Bedürfnissen und Voraussetzungen der Bewohner*innen. In der Milieugestaltung wird die Schaffung einer häuslichen Atmosphäre, das vertrauensvolle Miteinander von Bewohner*innen, Pflegemitarbeiter*innen, Angehörigen und Betreuer*innen als Arbeitsschwerpunkt verwirklicht.

Die Pflege der Bewohner*innen verlangt Wertschätzung, Sensibilität, ausreichend Zeit und Mitgefühl. Durch starke Einschränkung ihrer Beweglichkeit bestehen hohes Dekubitusrisiko und erhöhte Thrombosegefahr. Die Pflege hochgewichtiger Menschen unterscheidet sich an vielen Punkten von der Pflege normalgewichtiger Menschen.

Bei Mobilisation, Positionswechsel (z.B. Umlagern), Bekleidungswechsel und Körperpflege sind mindestens zwei, manchmal auch drei bis vier Pflegefachpersonen nötig, um die Sicherheit der Patient*innen und die Gesundheit der Mitarbeitenden zu gewährleisten.

Der Pflegeprozess fokussiert in der Maßnahmenplanung die aktivierende Pflege unter Berücksichtigung der entsprechenden Pflegestandards. Darüber hinaus ist für diese Patient*innengruppe ein therapeutisch ausgerichteter Ansatz erforderlich. Hierzu gehören:

- Das umfassende Ernährungskonzept (inkl. Diätberatung) mit individuell auf Bewohner*innen abgestimmten Ernährungs- und Bewegungsprogrammen. Diese werden interdisziplinär umgesetzt.
- Spezielle psychosoziale Betreuung.

Zu den *Pflegemaßnahmen* gehören u.a.:

- Patient*innen unterstützen, in dem ihr Verständnis ihrer Situation, ursächlicher Faktoren, biografischer und verhaltensbezogener Aspekte im Hinblick auf ihren Wunsch, ihr Gewicht zu reduzieren und dauerhaft halten zu können, in Pflegesituationen in Gesprächen wertschätzend und respektvoll mit ihnen reflektiert wird
- Patient*innen dabei zu fördern, ihre Motivation und Eigenverantwortung zu stärken
- Patient*innen die Teilhabe an gesellschaftlichen Ereignissen zu ermöglichen
- Patient*innen helfen, für sich Perspektiven zu entwickeln (wie die Rückkehr in die Häuslichkeit, Aufnahme von Hobbies und Freizeitaktivitäten)
- Patient*innen assistieren, eine Tagesstruktur mit ausreichender Bewegung zu planen und umzusetzen
- Patient*innen beraten und unterstützen, um Risiken durch Folgeerkrankungen zu minimieren und/oder ganz zu vermeiden
- Patient*innen helfen, mögliche Komplikationen, die im Genesungsprozess auftreten können, zu erkennen, zu vermeiden und/ oder gegenzusteuern
- Patient*innen ermöglichen, ihr Wissen über gesunde, ausgewogene Ernährung zu erweitern
- Patient*innen in Kleingruppen-Schulungen dazu befähigen, Kontrollstrategien zu entwickeln, die ihnen helfen, ihr Essverhalten neu zu erlernen und die erlernten Strategien weiter anzuwenden
- Patient*innen durch Schulungen und psychosoziale Betreuung unterstützen, alternative Bewältigungsstrategien zum Umgang mit emotionalem Stress und sozialen Problemen zu erwerben und umzusetzen.

8.7 Konzeptionelle Aspekte

Zu der Adipositas-Behandlung gehört eine umfassende Orientierung an der bisherigen Lebensweise von Patient*innen. Für sie bedeutet eine Umstellung ihrer bisherigen alltäglichen Gewohnheiten, sich in fast *allen Belangen des eigenen Lebens neu zu orientieren.* Für die Gewichtsreduktion und auch das dauerhafte Halten ist es unerlässlich, dass ein Reflektieren, Umdenken, Um-fühlen und Verstehen des alten, aber auch des neuen Weges bei Patient*innen einsetzt. Dieser Weg hält einige sehr schwierige Etappen bereit.

Viele Patient*innen leben (selbst im familiären Kontext) oft schon lange Zeit aufgrund des Hochgewichtes zurückgezogen und isoliert. Ein „sich Bewegen in der Öffentlichkeit", wo man von jedem gesehen wird, ist vielen Patient*innen unangenehm und damit oft Auslöser der Zurückgezogenheit. Dies kann dazu führen, dass körperliche Aktivitäten weiter abnehmen und damit eine Abwärtsspirale beginnt. Depressionen sind oftmals die Folge, auch mit einhergehenden Suizidgedanken. Daher ist es ein wichtiger Aspekt, Patient*innen durch gezielte Aktivitäten und psychosomatische Betreuung zu ermutigen, die Gesellschaft anderer Menschen wieder in ihr Leben zu integrieren und am öffentlichen Leben teilzunehmen. Diese Teilhabe am sozialen Leben wird gefördert mit

Integrativen Angeboten. Sie umfassen z.B. die Teilnahme an außerhäusigen geplanten Veranstaltungen (wie ein Besuch im Zoo, ein Fest im Stadtteil usw.), sofern es die Mobilität der Patient*innen erlaubt. Daraus ergeben sich für Patient*innen neue Sichtweisen und Perspektiven für ihren weiteren Erfolg und ihr Leben nach dem Aufenthalt in der Fachpflegeeinrichtung.

Auch eine Tages- und Wochenstruktur mit regelmäßig wiederkehrenden Aktivitäten und Inhalten ist ein wichtiger Baustein der Behandlung, sie bringt Routine und Sicherheit. Vorgegebene Zeiten in der Einrichtung müsssen eingehalten werden, damit Patient*innen die Therapiebausteine als verlässlich und nachvollziehbar erleben. Bei betroffenen Menschen, die vor der Aufnahme sehr zurückgezogen und isoliert gelebt haben, zeigt die Erfahrung, dass Verlässlichkeit (Pflichtgefühl), Verantwortung und Routine neu erlernt und manifestiert werden können. Dies hilft ihnen, eine Tagesstruktur zu entwickeln.

Die vorgegebenen festen Zeiten sind auch tägliche Therapieelemente: Mahlzeiten, Bewegungseinheiten, Schulungen, Einkaufstraining sowie die Freizeitgestaltung und Phasen des *Nichtstuns*. Gerade der letzte Aspekt, keine Aufgabe zu haben, fällt den Erkrankten oft sehr schwer. Die Gedanken kreisen häufig um die eigene Situation und das Essverhalten. Auch das Nichtstun muss man lernen! Durch Strukturen, die durch ständiges Wiederholen manifestiert werden, können auch gute Gewohnheiten entstehen, die nach einer gewissen Zeit ein *Selbstläufer* werden und so helfen, Komplikationen zu vermeiden.

Aufklärung über Risiken, das Bewusstsein für eine gesunde und ausgewogene Ernährung zu entwickeln – im Zusammenspiel mit körperlicher und geistiger Aktivität – sind Bestandteile einer langfristigen Erfolgsstory. Durch spezielle Schulungen für Patient*innen zu Themen aus dem psychologischen Bereich (z.B. „Selbstbetrug erkennen und gegensteuern") werden Kontrollstrategien entwickelt, um das Essverhalten zu korrigieren und wirksame Strategien zu festigen. Hier spielen die Zusammenarbeit mit der psychosozialen Betreuung und Unterstützung sowie den Einzelgesprächen mit den Therapeut*innen der Klinik für Psychosomatik zentrale Rollen. Alternative Bewältigungsstrategien werden in der Therapie entwickelt, um mit emotionalen Problemen anders umzugehen. Die Patient*innen können damit auch schwierige persönliche Themen aufarbeiten.

8.8 Multimodale Behandlungsansätze, Rehabilitation und Prävention

Das multimodale Konzept ist ein ganzheitlicher Ansatz zur Gewichtsreduktion und zielt auf eine langfristige Umstellung der Ernährungs- und Bewegungsgewohnheiten ab. Es ist ein leitlinienorientiertes (AWMF, 2019), durchdacht aufeinander abgestimmtes Konzept und stellt ggf. die vorbereitende Maßnahme auf einen Adipositas-chirugischen Eingriff dar. Letzterer ist jedoch nicht zwangsläufig das Ziel!

Um Gewichtsreduktion und die nachhaltige Umstellung der Ernährungs- und Bewegungsgewohnheiten zu ermöglichen, wurde vom Fachpflegebereich eine multimodale Ziel- und Evaluationsplanung erstellt. Diese Planung beschreibt den Ablauf und das aufeinander abgestimmte Handeln aller mitwirkenden Disziplinen. Sie strukturiert den Verlauf und verdeutlicht die Zusammenhänge. Diese ist sowohl als Orientierung gebende Information für interessierte (künftige) Patient*innen wie auch als einrichtungsspezifischer „clinical pathway" zu verstehen und wird hier kurz erläutert.

Vor der Aufnahme

Es finden ein bis zwei Visitationen durch die Pflegedienstleitung des Fachpflegebereichs (oder deren Vertretung) in der Häuslichkeit oder dem Krankenhaus statt. Die Visitation dient dem Kennenlernen und der Erhebung von Daten, die benötigt werden, um festzustellen, ob grundsätzliche Voraussetzungen und Aufnahmekriterien erfüllt sind, aber auch, um Motivation und Adhärenz des/der Patient*in einzuschätzen. Ist ein Besuch persönlich nicht möglich (z.B. wegen großer Entfernung), finden Gespräche via Videokonferenzen statt. Diese Gespräche sind unerlässlich. In diesem Gespräch wird potenziellen Patient*innen eine erste „Hausaufgabe" aufgegeben: Sie/er soll einen Lebenslauf in Bezug auf die jetzige Situation mit Zukunftsausblick erstellen mit der Überschrift: „Warum bin ich, wie ich jetzt bin? Was ist in meinem Leben passiert und was ist mein Ziel für die Zukunft?"

Diesen Aufsatz sendet der/die Patient*in via Post vor der stationären Aufnahme an den Fachpflegebereich oder bringt ihn bei Aufnahme mit. Die Ausführung wird gelesen, archiviert und individuell zu einem bestimmten Zeitpunkt gegen Ende des Aufenthaltes nochmals mit dem/der Patient*in evaluiert. Wenn der/die Patient*in möchte, fließt dieses Dokument auch in die psychosomatische Therapie mit ein. Diese selbst verfassten Schreiben sind oft sehr emotional. Die Patient*innen erlauben sich und den Behandlern einen tieferen Einblick in ihre Gefühle, Sorgen und Nöte. Sie lassen ihre Wünsche, Hoffnungen, Träume und Zukunftsgedanken deutlicher werden. Es hat einen enormen Wert, wenn die Patient*innen dies zu Papier bringen können. Einige Patient*innen haben danach berichtet, wie befreiend, aber auch erschreckend es gewesen sei, sich selbst ernsthaft zu reflektieren und schriftlich damit auseinanderzusetzen. Einige Hausaufgaben hatten mehr als 30 Seiten. Bereits hier setzen oft ein ernsthaftes Nachdenken und der gestärkte Wunsch nach Veränderung ein. Auch ist dies psychologisch ein wertvolles Dokument – denn Patient*innen haben es selbst verfasst – es ist ein selbst erstelltes Motivationsschreiben. Die Inhalte, speziell die Wünsche für die Zukunft der Patient*innen können in allen Behandlungsabschnitten genutzt werden: zur Erstellung von Teilzielen, zum Erhalt und zum Aufbau (neuer) Motivation usw. Wissen um biografische Themen und Zukunftswünsche sind bedeutend, um eine individuelle, möglichst ganzheitliche Pflege- und Erfolgsstrategie entwickeln zu können.

Die Aufnahme

Sie wird so geplant, dass am gleichen/nächsten Tag das Erstgespräch mit dem/der behandelnden Ärzt*in stattfindet. Es werden sofort beginnende Verordnungen für Ergo- und Physiotherapie ausgestellt. Grundsätzlich bekommt jede/r Patient*in vom Arzt eine Überweisung zur Psychosomatik. Damit wird sichergestellt, dass kein wirksamer Aspekt der Behandlung übersehen werden kann. Am gleichen Tag bekommt der/die Patient*in eine weitere „Hausaufgabe": den Selbstauskunftsbogen für das Erstgespräch bei einem Mitglied des Psychosomatik-Teams zu bearbeiten. Diese Selbstauskunft wird der Psychosomatik zur Vorbereitung auf das Erstgespräch zugeleitet. Es findet mit den Patient*innen 14 Tage nach Einzug in die Einrichtung statt. Über eine evtl. sinnvolle Fortführung und/oder Erweiterungen der psychosomatischen Therapie entscheiden die Patient*innen und die zuständigen Therapeut*innen. Mögliche Folgetermine werden abgesprochen und geplant. Die Dokumentation erfolgt über den Arztbrief.

Innerhalb der ersten beiden Tage wird das aktuelle Ausgangsgewicht ermittelt und dokumentiert.

Therapien

Die Patient*innen haben neben den verordneten Therapien zusätzlich Bewegungstherapie durch unsere hausinterne, für Bewegungsaktivitäten zuständige Mitarbeiter*in. Hier ist das Ziel, durchgehend – auch an Tagen, an denen keine verordneten Therapien stattfinden – keine Lücken entstehen zu lassen. Dazu steht diese Mitarbeiter*in Kontakt zu den externen Therapeut*innen, um Therapieeinheiten an diesen Tagen so fortzuführen. Ein Informationsaustausch findet regelmäßig statt. Therapien werden im Haus und im Gartenbereich durchgeführt.

Ein weiteres Angebot: Patient*innen können (im Verbund der DIAKOVERE) an Wasser-Therapien/Adipositas-Sport teilnehmen. Dies ist einmal wöchentlich möglich und wird individuell zwischen der für Bewegungsaktivitäten zuständigen Fachperson und dem/der Patient*in abgestimmt und geplant. Voraussetzung ist die erforderliche Mobilität des/der Patient*in.

Die Mobilitätsförderung ist ein übergreifendes Behandlungsziel. Eigenständigkeit und damit Unabhängigkeit zu erlangen, wird mit professioneller Unterstützung und Einweisung geübt. Wieder „Bewegung ins Leben" der Patient*innen zu bringen bedeutet auch, Vorlieben für Sportarten herauszufinden, Ressourcen und Stärken zu nutzen. Weil der Spaß auch nicht fehlen soll, wurde für Bewegungsspiele z. B. eine Sport-Wii Konsole angeschafft. An dieser sind die Patient*innen in ihrer Freizeit sehr aktiv. Gespielt werden u. a. Bowling, Tennis oder Tischtennis. Damit kann man fröhlich in Bewegung und sogar „ins Schwitzen" kommen.

Der Fachbereich verfügt über einige Sportgeräte, die von den Patient*innen zunächst unter Anleitung der Therapeut*innen genutzt werden. Dazu zählen z. B. Hanteln, Gymnastikbänder, Bälle, Schwingstäbe oder ein Stepper. Der Großteil der Sportgeräte kann auch im Sitzen und im Liegen genutzt werden.

Ernährungsberatung und Planung

In den ersten Tagen werden Patient*innen von der/dem Ernährungswissenschaftler*in begrüßt und erste Schritte in Bezug auf die Ernährung in Zusammenarbeit mit dem/der zuständigen Ärzt*in besprochen. Mögliche Mangelernährungszustände werden erörtert und Ernährungspläne für den/die Patient*in individuell erstellt.

In den folgenden Tagen wird in Einzelgesprächen zwischen Patient*in und Ernährungsfachkraft ein erstes Nahziel gesetzt und dokumentiert. Dies muss nicht zwingend ein Gewichtsverlust sein. In der Regel sind Nahziele zunächst, den Prozess der Veränderung *aktiv mitzugestalten* und zu lernen, individuelle problematische Verhaltensweisen, Gedanken oder Einstellungen zu *erkennen* und zu *benennen*. Daraus entwickeln sich weitere Ziele. Die Gespräche zur „Zielfindung mit Zeitangabe" werden nach zwei bis drei Wochen konkretisiert. Dazu werden auch Themen aus dem Erstgespräch der Psychosomatik und die Auswertung der 7/24 h Ernährungsprotokolle der Patient*in eingezogen. Diese „erste" Planung wird in der ersten Zeit jeweils wöchentlich evaluiert und angepasst – auch ggf. mit dem/der betreuenden Ärzt*in abgestimmt bzw. angepasst, um gesundheitliche Risiken zu minimieren.

Die Ernährungsfachkraft ist ausschließlich in diesem Bereich tätig. Sie und der/die Patient*in evaluieren und passen mögliche Veränderungen *täglich* beratend an.

Etwa eine Woche nach Ankunft bekommen Patient*innen eine neue „Hausaufgabe" für die nächsten sieben Tage. Hier soll der/die Patient*in *täglich* für die gesamten 24 h notieren, wann, was und wieviel gegessen und getrunken wurde. Es soll auch dokumentiert werden, wann und wie viele Schlafphasen es innerhalb der jeweiligen 24 h gab.

Nach den sieben Tagen bespricht die Ernährungsfachkraft gemeinsam mit den Patient*innen diese Erhebung. Die Ergebnisse werden gemeinsam ausgewertet und für weitere Optimierungen genutzt. Nach ca. sechs Wochen wird dies wiederholt. Ergebnisse und Planungsstand werden erneut dokumentiert und angepasst.

Ein bis zwei Mal in der Woche organisiert die Ernährungsfachkraft einen Kochkurs. Hierzu wird jeweils ein/eine Patient*in pro Woche rotierend ausgewählt, sodass jede/r an die Reihe kommen kann. Patient*in und Ernährungsfachkraft planen das Mittagessen für alle sechs Patient*innen im Fachpflegebereich. Dazu gehören das sinnvolle Einkaufen, die Verarbeitung der Zutaten sowie die entsprechende Berücksichtigung der individuell erstellten Ernährungspläne aller Patient*innen. Ziele sind der Zugang zu gesunder, abwechslungsreicher Kost, das Einüben der Mengenanpassung und das Verinnerlichen und Manifestieren der sinnvollen Aufteilung einzelner Nahrungsgruppen.

Auch soll ggf. Mangelernährung entgegengewirkt und diese ausgeglichen werden.

Die nach einer bariatrischen OP besondere nötige Ernährungsplanung wird b. B. ebenfalls berücksichtigt und geplant.

Ergebnisse der regelmäßigen Gewichtskontrollen werten Patient*innen, Ärzt*in und Ernährungsteam aus. Auch die daraus ggf. erforderlichen Therapieanpassungen in Form von Ernährungs- und Bewegungsplänen werden zusammen mit den Patient*innen erstellt. Die aktive Mitarbeit der Patient*innen an jedem Punkt der Therapie ist unerlässlich.

Zu Festen und an Feiertagen werden besondere Kochgruppen unter Einbezug des jeweiligen Themas geplant und durchgeführt.

Um auch eine Selbstversorgung mit Kräutern und Gemüse zu demonstrieren, sowie das (Wieder-) Entdecken der Natur und den damit verbundenen Aufenthalt an der frischen Luft zu fördern, verfügt der Fachpflegebereich im Außenbereich über ein Hochbeet. Hier werden jahreszeitlich angepasst, selbst Gemüse und Kräuter angebaut. Damit werden ebenfalls Aktivität, Verantwortung und Freude am Gärtnern gefördert. Die Patient*innen entscheiden zusammen mit dem Ernährungsteam, was dort angebaut wird, wer welche Aufgaben bei diesem Projekt hat, und wie die erfolgreich gezogenen Gemüsesorten und Kräuter verarbeitet werden.

Kommunikation und Austausch

Eine Komplexbehandlung mit den fachlichen Berufsgruppen kann nur gelingen, wenn Informationen und Belange der fachübergreifenden Behandlung verlässlich kommuniziert werden. Es muss sichergestellt werden, dass die Behandlung für die jeweiligen Patient*innen wirklich von Nutzen ist, wenn schnell reagiert und wirkungsvoll agiert wird. Daher kommt dem Austausch eine wichtige Bedeutung zu. Wöchentlich findet eine Kurzbesprechung zwischen Pflegedienstleitung, den Pflegefachpersonen und dem Ernährungsteam statt.

Einmal im Quartal kommen Ärzt*innen, Pflegefachpersonen und Pflegedienstleitung zusammen. Ziel ist, dass alle Mitarbeitenden über die aktuellsten Informationen des Therapieprozesses der Patient*innen verfügen. Daraufhin werden Therapiepläne und Vorgehensweisen zielgerecht abgestimmt.

Zur Gesamtevaluation und Überprüfung erreichter Ziele werden feste Besprechungen geplant. Das Fachpflegeteam führt auch Fallbesprechungen bei Bedarf zu einzelnen Patient*innen durch, unter Einbezug der erkrankten Person, der Behandler*innen aus der Psychosomatik, Angehörigen, Ernährungsfachkräften, Hausärzt*innen und weiterer Therapeut*innen (z.B. Physiotherapeuten). Einmal im Jahr gibt es fachbereichsübergreifende Besprechungen mit den o.g. Berufsgruppen sowie Heimleitung und PDL statt.

Schwerpunkt Angehörigenarbeit

Angehörige sind im Zusammenspiel von Pflege und Betreuung ein unverzichtbarer Bestandteil. Sie beeinflussen den Pflege- und Therapieverlauf. Informationen über die Behandlung, über Ursachen und Folgen der Erkrankung sowie die Ziele und Bausteine der Therapie helfen auch ihnen, die Patient*innen weiterhin zu unterstützen. Dieser Schwerpunkt lässt sich *nur mit Zustimmung* der jeweiligen Patient*innen gezielt planen und umsetzen. Die Bedürfnisse von Angehörigen und die Unterstützungsmöglichkeiten durch sie sind so unterschiedlich, dass dieser Schwerpunkt hier nicht umfassend dargestellt wird.

8.9 Literatur

AWMF (Arbeitsgemeinschaft der Wissenschaftlichen Medizinischen Fachgesellschaften). (2019). *S3-Leitlinie Adipositas – Prävention und Therapie*. Verfügbar unter https://register.awmf.org/de/leitlinien/detail/050-001

DIAKOVERE. (o. D.). *Ein Gesamtunternehmen von Annastift, Friederikenstift und Henriettenstift*. Verfügbar unter https://www.diakovere.de

9 Bariatrische Chirurgie

Beat Muggli

Dieses Kapitel beschäftigt sich mit der operativen Behandlung der Adipositas und ihren Wirkmechanismen. Ausführlich werden die Methoden sowie die Vor- und Nachteile der bariatrischen Chirurgie vorgestellt.

Die hier beschriebenen Voraussetzungen zur Übernahme der Operationskosten durch die Krankenkassen sind in der Schweiz in den Richtlinien zur operativen Versorgung festgelegt. (Anm. der Hrsg: In Deutschland hat der Medizinische Dienst des Spitzenverbandes Bund der Krankenkassen e. V. einen Begutachtungsleitfaden veröffentlicht [MDS, 2017]. Dieser beschreibt die Bedingungen, welche erfüllt sein müssen, damit die Kosten einer bariatrischen Operation von der jeweiligen Krankenkasse übernommen werden. Dieser Leitfaden beschreibt im ersten Abschnitt die Voraussetzungen für eine Antragstellung. Im zweiten Teil wird das Antragsverfahren dargestellt. Der Medizinische Dienst der Krankenkassen [MDK] entscheidet nach Prüfung über den eingereichten Antrag auf Kostenübernahme. Bei abgelehnten Anträgen kann Widerspruch eingelegt werden. Patient*innen erhalten Unterstützung bei der Antragstellung durch ihr jeweiliges Adipositas-Zentrum.)

9.1 Adipositas-assoziierte Erkrankungen

Adipositas ist die häufigste metabolische Erkrankung weltweit. Bariatrische Eingriffe können bei adipösen Patient*innen eine effektive Gewichtsreduktion erreichen, die Lebensqualität verbessern, komorbide Erkrankungen lindern und die Mortalität reduzieren. Seit 1975 hat sich die Anzahl der übergewichtigen Menschen in der westlichen Welt um das Dreifache erhöht. Adipositas ist weltweit die häufigste chronische Erkrankung. Nach einem aktuellen Bericht der WHO sind in Europa aktuell fast 60 % der Erwachsenen und eins von drei Kindern adipös oder zumindest übergewichtig. Übergewicht und Adipositas sind in Europa jährlich die Ursache für mehr als 1,2 Millionen Todesfälle und damit für ca. 13 % der Gesamtsterblichkeit verantwortlich. Übergewicht verursacht oder verschlimmert eine Vielzahl weiterer Erkrankungen. Diese werden als „adipositas-assoziierte Erkrankungen“ zusammengefasst. In einer finnischen Kohortenstudie von Kivimäki und Mitautor*innen war das Risiko, an Diabetes Typ II zu erkranken, bei adipösen Personen 12-fach erhöht im Vergleich zur normalgewichtigen Population (Kivimäki et al., 2022). Mit zunehmender Prävalenz der Adipositas und des Diabetes mellitus Typ II stieg gleichzeitig in den letzten 30 Jahren auch die Prävalenz der nichtalkoholischen Fettleber-Erkrankung stark an. In den USA ist schätzungsweise ein Drittel der Bevölkerung von dieser Lebererkrankung betroffen. Weitere adipositas-assoziierte Erkrankungen mit erheblichen sozioökonomischen Folgen sind Bluthochdruck und Gefäßerkrankungen, chronische Rücken- und Gelenksschmerzen, Schlafstörungen aufgrund von Schlafapnoe und chronische Nierenerkrankungen. Insgesamt ist das Mortalitätsrisiko durch Adipositas um das 1,3-fache erhöht, beim Vorliegen eines BMI über 40 kg/m^2 umfasst das sogar das Zweifache. Untersuchungen haben auch gezeigt, dass Adipositas die Entstehung zahlreicher maligner Erkrankung fördert. So haben z. B. Frauen, die ihr ganzes Leben übergewichtig waren, ein zweifach höheres Risiko, an einem Endometriumkarzinom zu erkranken (Andreyeva et al., 2004). Die Adipositas betrifft nicht nur besonders Menschen mit einem niedrigen sozioökonomischen Status, sie zieht zugleich auch soziale und psychosoziale Beeinträchtigungen nach sich. So sehen sich adipöse Menschen in vielen wichtigen Lebensbereichen Stigmatisierung und sozialer Diskriminierung ausgesetzt (Stroh, 2016).

9.2 Chirurgische Behandlung der Adipositas

Die chirurgische Behandlung der schweren Adipositas erweist sich als sehr effektiv und nachhaltig. Konservative Maßnahmen mittels Geh- und Bewegungstherapie sowie eine medikamentöse Therapie zeigen häufig keine ausreichenden oder nachhaltigen Effekte auf die Gewichtsreduktion. Demgegenüber führen chirurgische Therapieformen zu einer langfristigen Gewichtsreduktion und darüber hinaus zu einer Verbesserung der, durch die adipositas-assoziierten Erkrankungen wie Bluthochdruck, Diabetes, Gelenksbeschwerden und Schlafapnoesyndrom. Die bariatrische Chirurgie hat sich im Behandlungskonzept adipös erkrankter Patient*innen und in der Therapie metabolischer Folgeerkrankungen etabliert. Nicht zuletzt durch die Einführung der laparoskopischen Operationstechniken konnten die Morbidität und Mortalität der Adipositaschirurgie deutlich reduziert werden. Aus den oben erwähnten Gründen und aufgrund der steigenden Anzahl an Patient*innen mit hochgradiger Adipositas hat sich die bariatrische Chirurgie zu einem der häufigsten chirurgischen Verfahren innerhalb der viszeralchirurgischen Behandlungsspektren entwickelt. Weltweit werden mehr als 300 000 Eingriffe pro Jahr durchgeführt (Wirth et al., 2014).

Für die Durchführung bariatrischer Eingriffe müssen bestimmte Voraussetzungen erfüllt sein. Diese sind in den Richtlinien zur operativen Behandlung von Übergewicht der Swiss Society for the Study of Morbid Obesity and Metabolic Disorders (SMOB, 2023) detailliert festgelegt. Diese Richtlinien sind in der Schweiz verbindlich und werden entsprechend im Adipositas-Netzwerk eingehalten.

Die Krankenkassen übernehmen in folgenden Fällen die Kosten für die Operation:

- Bei einem BMI von über 35 kg/m^2
- Bei einem schwer einstellbaren Typ-2-Diabetes und einem BMI von 30–35 kg/m^2 und Blutzucker (HbA1c) trotz adäquater Therapie nicht unter 8 % während 12 Monaten
- Wenn eine zweijährige, konservative Therapie zur Gewichtsreduktion im Vorfeld erfolglos war
- Wenn keine gesundheitlichen Risiken vorliegen, die einer bariatrischen Operation entgegenstehen
- Wenn sich die/der Betroffene schriftlich verpflichtet, eine lebenslange Nachsorge in einem von der SMOB akkreditierten Zentrum durchzuführen
- Wenn die Operation in einem Zentrum durchgeführt wird, das nach den Richtlinien der SMOB verfährt und entsprechend zertifiziert ist.

9.3 Restriktion und Malabsorption

Bei den adipositaschirurgischen Verfahren werden primär zwei Mechanismen unterschieden. Beim **restriktiven Verfahren** wird durch einen operativen Eingriff die Nahrungszufuhr limitiert. Hierzu gehören die Verfahren des Magenbandes und des Schlauchmagens. Beim **malabsorptiven Verfahren** wird durch den operativen Eingriff die Absorption von Nahrungsbestandteilen limitiert. Der klassische Eingriff in dieser Gruppe ist die biliopankreatische Diversion nach Scopinaro. Immer häufiger gibt es sogenannte kombinierte Verfahren. Das sind operative Eingriffe, in denen restriktive und malabsorptive Wirkmechanismen zur Anwendung kommen. Der Magenbypass ist ein restriktives Verfahren mit diskreten malabsorptiven Effekten. Der Stellenwert klassisch vermuteter Wirkmechanismen wie Restriktionen und Malabsorption wird zunehmend infrage gestellt. Bio-physiologische Wirkmechanismen, die einen direkten Einfluss auf „Hunger“ und „Sättigung“ sowie Nahrungspräferenz haben, scheinen nach dem heutigen Stand des Wissens wesentlich plausibler die günstigen Ergebnisse der chirurgischen Therapie zu erklären. Eine wesentliche Bedeutung für die Erklärung der Wirkmechanismen haben gastrointestinale Peptid-Hormone. Anatomische Veränderungen am Verdauungstrakt durch partielle Exklusion des Magens und des Duodenums beim Magenbypass oder die Resektion eines großen Teils des Magens bei der Sleeve Gastrektomie führen zu einer modifizierten Sekretion zahlreicher gastrointestinaler Hormone. In letzter Zeit hat sich das Interesse der Betrachtung der Darmflora immer mehr in den Vordergrund gestellt. Das **Mikrobiom des Darms** scheint durch bariatrische Eingriffe so sehr modifiziert zu werden, dass dies einen wesentlichen Einfluss auf die Ergebnisse der chirurgischen Eingriffe haben könnte. Neben Veränderungen der Darm-Gehirn-Achse, der bakteriellen Zusammensetzung der Darmflora und der Konzentration von Gallensäuren spielen vermutlich noch weitere Mechanismen eine Rolle für die Gewichtsregulation.

9.4 Adipositaschirurgische Operationsverfahren

Das Spektrum und die Indikationsstellung der chirurgischen Eingriffe sind in einem stetigen Wandel inbegriffen. Schon in den 50er Jahren des letzten Jahrhunderts wurden erste Operationen durchgeführt, um das Gewicht schwer adipöser Patient*innen zu verringern. Der Magenbypass wurde in den 60er Jahren von Edward Mason entwickelt und entworfen. Mitte der 70er Jahre beschrieb Nicolas Scopinaro den biliopankreatischen Bypass. Im Zuge der minimalinvasiven Chirurgie wurde 1994 der erste Magenbypass laparoskopisch durchgeführt. Etwa im gleichen Jahr kam es zur Entwicklung und Implantation des Magenbandes. Wurde in den 90er Jahren hauptsächlich das Magenband implantiert, stehen heute v. a. der laparoskopische Schlauchmagen und der laparoskopische Magenbypass im Vordergrund.

9.4.1 Laparoskopisches verstellbares Magenband

Bis zum Jahr 2007 war die Implantation eines verstellbaren Magenbandes eine der häufigsten adipositaschirurgischen Eingriffe. Inzwischen wird diese Operation nur noch sehr selten durchgeführt und macht weltweit deutlich weniger als 3% aller bariatrischen Eingriffe aus. Durch die Implantation eines verstellbaren Magenbandes wird eine Nahrungsrestriktion durch Bildung eines kleinen Magenpouches erreicht. Das Magenband ist aus Silikon und kann bei jedem Patienten/jeder Patientin individuell angepasst werden.

Die Magenbandoperation ist ein Eingriff, der die Nahrungsaufnahme stark einschränkt, ohne dabei die normale Anatomie des Magen-Darm-Traktes zu verwenden. Das Band wird um den oberen Teil des Magens gelegt, sodass der Magen in zwei Teile aufgeteilt wird. Auf diese Weise entsteht ein etwa 25 ml kleiner „Vormagen“ und ein größerer Teil des Magens, der weiterhin voll funktionsfähig bleibt. Die Nahrung gelangt von diesem „Vormagen“ durch eine ca. 15 mm kleine Öffnung, auch Stoma genannt, in den Magen-Darm-Trakt. Das Silikonband ist über einen kleinen Schlauch mit einem Reservoir verbunden, das unter dem Fettgewebe der Haut implantiert wird. Durch eine Injektion in das Reservoir kann der Chirurg die Magenwandweite auch nachträglich ohne zusätzliche

Operation individuell für jeden/jede Patient*in anpassen. Zum Operationszeitpunkt ist das Magenband ohne Füllung, da durch die operationsbedingte Schwellung der Magenschleimhaut eine zusätzliche Enge besteht. Falls erforderlich erfolgt die erste Füllung des Magenbandes nach vier Wochen. Die Effektivität der Methode liegt bei 40–45 % Reduktion des Übergewichtes. Als Komplikation des Eingriffs kann ein verrutschen des Bandes (Slipping in ca. 5 %) und eine Penetration (Durchwandern des Bandes in den Magen, ca. 2 %) auftreten. Weitere Probleme können eine Infektion des Magenbandes, ein Banddefekt sowie eine Penetration oder das Verrutschen der Portkammer sein. Es bleibt ebenfalls ein Risiko, dass die Patienten nach einiger Zeit wieder an Gewicht zunehmen. Ständiges Naschen und Essen von kalorienreichen Nahrungsmitteln können das Magenband nutzlos machen. Die **Abbildung 9-1** zeigt das laparoskopische Magenband, die **Tabelle 9-1** stellt die Vor- und Nachteile der Operationsmethode gegenüber.

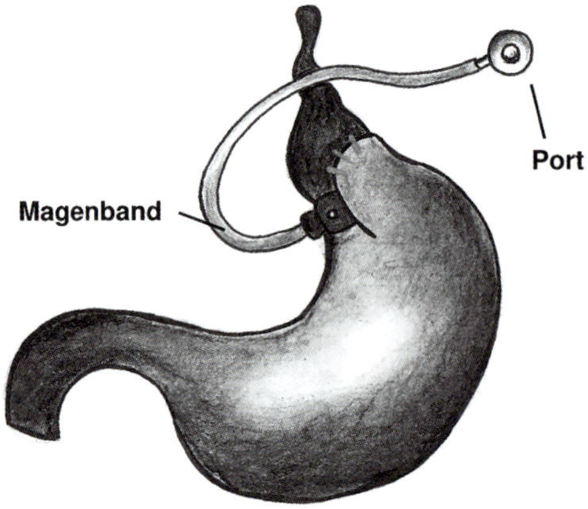

Abb. 9-1: Laparoskopisches Magenband (Léanne Muggli, 2023; mit freundlicher Genehmigung)

9.4.2 Laparoskopischer Schlauchmagen

Der sogenannte Schlauchmagen bzw. die *Sleeve-Gastrektomie* kam ursprünglich im Rahmen der biliopankreatischen Diversion mit duodenalem Switch zur Anwendung. Inzwischen wird die Sleeve-Gastrektomie als alleinige Prozedur durchgeführt und ist zunehmend die am häufigsten durchgeführte bariatrische Operation.

Bei der Magenschlauchbildung wird der Magen chirurgisch auf ein Volumen von ca. 200 ml verkleinert. Daraus resultiert ein frühzeitiges Sättigungsgefühl. Zusätzlich werden hormonproduzierende Zellen im Magen entfernt. Daraus resultiert ein frühes Sättigungsgefühl bei vermindertem Appetit. Der Eingriff wird laparoskopisch durchgeführt. Insgesamt werden vier bis fünf kleine Hautschnitte von 2–3 cm benötigt. Zur Resektion am Magen werden endoskopische Klammernahtgeräte verwendet. Diese verschließen die Magenwunde mit kleinen Titanklammern und schneiden nachfolgend den zugeklammerten Magenteil ab. Die Resektion am Magen erfolgt entlang einer intraope-

Tabelle 9-1: Laparoskopisches Magenband: Vor- und Nachteile (Eigendarstellung)

Laparoskopisches Magenband	
Vorteile	**Nachteile**
Kurze Operationszeit	Relativ geringer durchschnittlicher Gewichtsverlust
Relativ geringes Operationsrisiko	Ist ein Fremdkörper
Kurzer stationärer Aufenthalt	Kann verrutschen (Slipping)
Keine Veränderung der Anatomie	Kann sich infizieren
Entfernung des Bandes prinzipiell möglich	Hohe (bis zu 25 %) Re-Operationsrate

Tabelle 9-2: Laparoskopischer Schlauchmagen: Vor- und Nachteile (Eigendarstellung)

Laparoskopischer Schlauchmagen	
Vorteile	**Nachteile**
In der Mehrzahl gut operabel	Nahtundichtigkeit möglich
Gute Gewichtsreduktion	Nicht reversibel
Relativ geringes Operationsrisiko	
Bei Medikamenteneinnahme möglich	
Verbesserung Diabetes und arterielle Hypertonie	

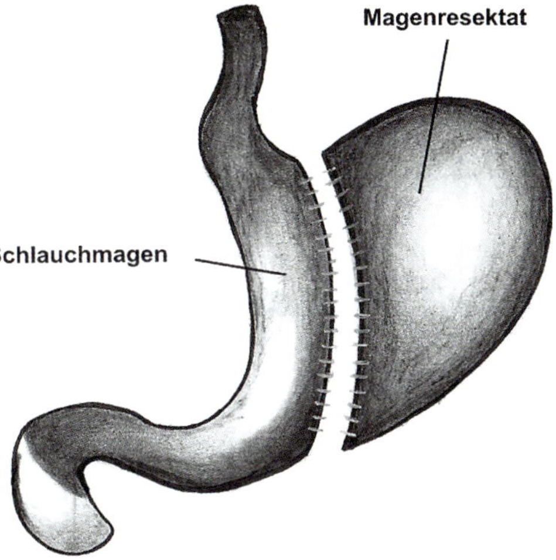

Abbildung 9-2: Laparoskopischer Schlauchmagen: Vor- und Nachteile (Léanne Muggli, 2023; mit freundlicher Genehmigung)

rativ eingebrachten Magensonde mit einer Weite von 36–42 Charrière. Zusätzlich wird die Resektionsfläche am Magen oft mit einem Faden übernäht. Der abgeschnittene Magenanteil wird über einen Zugang für die Laparoskopie geborgen. Die Dichtigkeit der Klammernahtreihe wird intraoperativ mittels Gabe von Methylenblau in den kleinen Restmagen geprüft.

Die Effektivität der Methode liegt bei ca. 60 % Reduktion des Übergewichtes.

Zu den Komplikationen zählen Undichtigkeit an der Magenresektions-Naht und Gewichtsanstieg infolge Überdehnung des Magenschlauches bei exzessiver Nahrungsaufnahme. Ständiges Naschen oder Essen von kalorienreichen Nahrungsmitteln können den Magenschlauch nutzlos machen. Die **Abbildung 9-2** stellt diese operative Methode bildlich dar, in der **Tabelle 9-2** werden Vor- und Nachteile aufgeführt.

9.4.3 Laparoskopischer Magenbypass

Der Roux-Y-Magenbypass gilt weiterhin als Goldstandard in der adipositas- und metabolischen Chirurgie. Der Magenbypass kombiniert die Restriktionen und die Malabsorption und führt zur veränderten Regulation von Hunger und Sättigung aufgrund modifizierter hormoneller und neuronaler Signale. Die Operation wird laparoskopisch über fünf ca. 2–3 cm große Schnitte durchgeführt. Bei diesem Eingriff muss zunächst ein kleiner Teil am oberen Magen mit ca. 25 ml Volumen abgetrennt werden. Der restliche große Magen verbleibt an seiner Position. Nachfolgend wird an diesen kleinen abgetrennten Magenteil der Dünndarm angenäht. Nächster Schritt der Operation bildet die Verbindung (Bypass) zwischen Nahrungsschenkel (Dünndarm vom abgetrennten kleinen Magen) und Verdauungsschenkel (nach dem Zwölffingerdarm), ca. 100–150 cm unterhalb des verkleinerten Magens. Die Nähte und Verbindungen am Magen und Dünndarm werden mittels Klammernahtgeräten angelegt. Am Ende der Operation wird noch eine Dichtigkeitskontrolle mittels Methylenblau durchgeführt.

Durch die Bildung des kleinen Magens wird die Nahrungsmenge reduziert. Zusätzlich führt die Bypassbildung zu einer veränderten Nah-

Tabelle 9-3: Laparoskopischer proximaler Magenbypass: Vor- und Nachteile (Eigendarstellung)

Laparoskopischer proximaler Magenbypass	
Vorteile	**Nachteile**
Guter Gewichtsverlust (ca. 60–80 % Reduktion des Übergewichts)	Nahtundichtigkeit möglich
Effiziente Beeinflussung von Begleiterkrankungen	Dumpingsyndrom
Mehrzahl der Operationen laparoskopisch möglich	Mehr Mangelerscheinungen postoperativ
Prinzipiell reversibel	

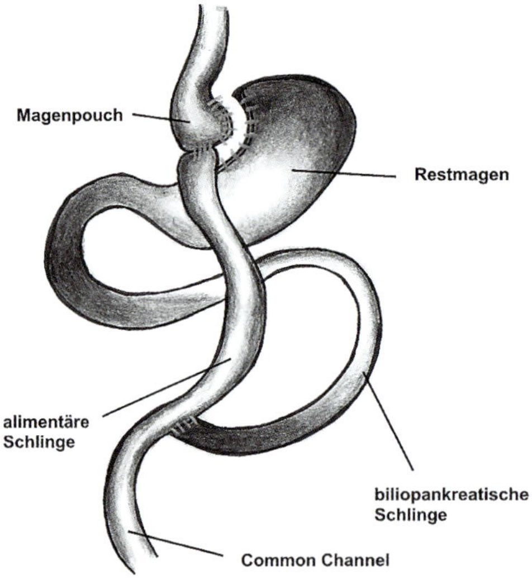

Abbildung 9-3: Laparoskopischer proximaler Magenbypass (Léanne Muggli, 2023; mit freundlicher Genehmigung)

rungsaufnahme, da die Nahrung nicht den Zwölffingerdarm passiert und die Nahrung und die Verdauungssäfte erst tiefer im Dünndarm zusammentreffen. Das Ergebnis ist eine geringere Nahrungs-, Nährstoff- und Kalorienaufnahme. Die Vorteile dieser Methode liegen in einem höheren Gewichtsverlust im Vergleich zum restriktiven Verfahren (ca. 60–80 % Reduktion des Übergewichtes) und einer effizienten Beeinflussung von Begleiterkrankung (z. B. Verbesserung des Diabetes und des arteriellen Hypertonus). Die Nachteile bestehen in der Notwendigkeit von Anastomosen des Magen-Darm-Traktes. Damit verbunden sind höhere Komplikationsmöglichkeiten (z. B. Undichtigkeit der Klammernähte). Weitere Nachteile können das Dumping-Syndrom (Sturzentleerung nach Nahrungsaufnahme) und Mangelerscheinungen (Eisen, Kalzium, Folsäure, Vitamin B12 und Vitamin D) postoperativ sein. **Abbildung 9-3** stellt die Operationsmethode vor, **Tabelle 9-3** verdeutlicht deren Vor- und Nachteile.

9.4.4 Laparoskopischer Ein-Anastomosenbypass

Der Ein-Anastomosenbypass bzw. *Omega-Loop-Magenbypass* wurde 1997 in den USA entwickelt. Heute wird diese Operation zunehmend häufiger durchgeführt. Ähnlich wie beim Magenbypass wird die Nahrungspassage durch das Duodenum ausgeschaltet. Die Verkleinerung des Magens erfolgt analog einer Schlauchmagenbildung, wobei es aber nicht zur Resektion von Magenanteilen kommt. Der verkleinerte Magen wird mit einer Dünndarmschlinge anastomosiert. Die biliäre Schlinge misst ca. 200 cm aboral des Treitz Bandes. Die Operation eignet sich als Primäroperation oder auch als Zweitoperation nach Anlage eines Schlauchmagens. **Abbildung 9-4** verdeutlicht das operative Vorgehen, **Tabelle 9-4** stellt Vor- und Nachteile gegenüber.

Tabelle 9-4: Laparoskopischer Ein-Anastomosenbypass: Vor- und Nachteile (Eigendarstellung)

Laparoskopischer Ein-Anastomosenbypass	
Vorteile	**Nachteile**
Gute Gewichtsreduktion	Dumpingsyndrom
Weniger Anastomosenprobleme als Magenbypass	Weniger Restriktion
Kann gut als Zweitoperation nach Schlauchmagenoperation durchgeführt werden	

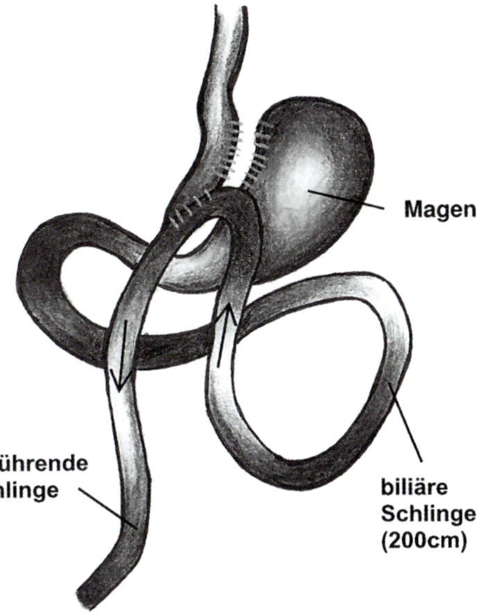

Abbildung 9-4: Laparoskopischer Ein-Anastomosenbypass (Léanne Muggli, 2023; mit freundlicher Genehmigung)

9.4.5 Laparoskopische biliopankreatische Diversion (Scopinaro)

Die biliopankreatische Diversion nach Scopinaro wird, mit weniger als 1 % aller bariatrischer Operationen, nur sehr selten angewendet. Scopinaro entwickelte diese Technik im Jahr 1979. Dieses Operationsverfahren ermöglicht eine sichere Gewichtsreduktion und gute Remissionsrate des Diabetes mellitus Typ II, allerdings verbunden mit einem durch die Malabsorption ungünstigen Nebenwirkungsprofil sowie erhöhten perioperativen Komplikationen.

Bei der biliopankreatischen Diversion nach Scopinaro wird laparoskopisch eine Magenverkleinerung auf ca. 200–300 ml Volumen durchgeführt und der Restmagen entfernt. Nachfolgend wird der untere Teil des Dünndarms durchtrennt und mit dem verkleinerten Magen verbunden. Dies kann sowohl durch Handnaht als auch durch ein Klammernahtgerät erfolgen. Den Abschluss der Operation bildet die Verbindung zwischen dem Nahrungs- und dem Verdauungsschenkel ca. 50–100 cm vor dem Dickdarm. Damit wird die Nahrung nur auf diesem 50–100 cm Dünndarm aufgeschlüsselt und resorbiert. Die biliopankreatische Diversion hat damit zwei Effekte auf die Nahrungsaufnahme. Zunächst kann durch den verkleinerten Magen weniger Nahrungsmenge aufgenommen werden (Restriktion). Zum anderen wird nur ein geringerer Teil der aufgenommenen Nahrung durch den kurzen Kontakt mit dem Verdauungssaft resorbiert (Malabsorption). Die **Abbildung 9-5** verdeutlicht das Operationsverfahren, die **Tabelle 9-5** stellt die Vor- und Nachteile gegenüber.

Tabelle 9-5: Laparoskopische biliopankreatische Diversion nach Scopinaro: Vor- und Nachteile (Eigendarstellung)

Laparoskopische biliopankreatische Diversion nach Scopinaro	
Vorteile	**Nachteile**
Sehr gute Gewichtsreduktion	Fettstühle häufig
Verbesserung von Diabetes und arterielle Hypertonie	Mangel an Vitaminen und Spurenelementen
	Ungeeignet bei hohem Medikamentenbedarf
	Durch aufwendige Operation erhöhtes perioperatives Risiko

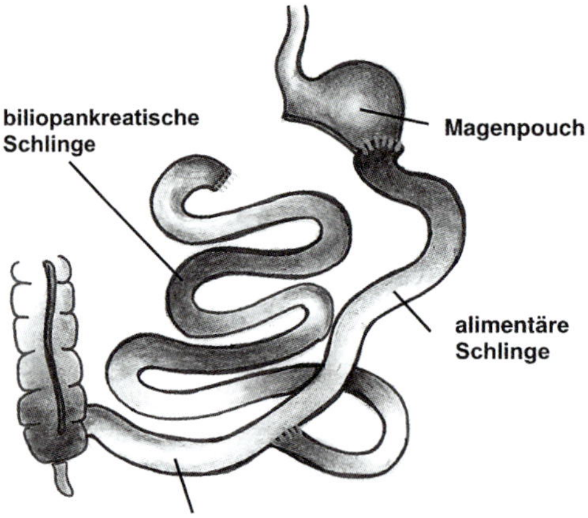

Abbildung 9-5: Laparoskopische biliopankreatische Diversion nach Scopinaro (Léanne Muggli, 2023; mit freundlicher Genehmigung)

9.5 Metabolische Chirurgie

In den letzten Jahren wandelte sich das Verständnis der bariatrischen Chirurgie – weg von einer chirurgischen Intervention mit dem primären Ziel der Gewichtsreduktion hin zu einer chirurgischen Intervention mit dem Ziel der Behandlung von Stoffwechselerkrankungen, insbesondere dem Diabetes mellitus Typ II. Diese sogenannte metabolische Chirurgie ist eine effektive Therapieoption für die symptomatische Therapie der Hyperglykämie bei Diabetes mellitus Typ II und auch die effektivste Therapie für das Erreichen einer, zum Teil auch nur passager anhaltenden Remission. Weiterhin werden Dyslipidämie und arterielle Hypertonie günstig beeinflusst, sodass die Einnahme von Medikamenten postoperativ deutlich reduziert werden kann.

9.6 Postoperatives Management nach bariatrischen Operationen

Die lebenslange postoperative Betreuung bariatrischer Patient*innen erfolgt interdisziplinär durch Ernährungstherapeut*innen, Internist*innen, Psychosomatiker*innen und Chirurg*innen im Rahmen eines vereinbarten Nachsorgeschemas. Diese lebenslange interdisziplinäre Betreuung ist von zentraler Bedeutung. Standardisierte Nachsorgeuntersuchungen ermöglichen den operierten Patient*innen eine günstigere Gewichtsabnahme sowie den langfristigen Erhalt der Gewichtsreduktion. Zudem ist eminent wichtig, frühzeitig Mangelerscheinungen zu detektieren und therapieren. Neben dem frühzeitigen Erkennen operativer Komplikationen sind die Anpassung vorbestehender Medikation und die Einschätzung psychischer Belastungsfaktoren in der Nachsorge von Bedeutung. Langfristig ist ernährungstherapeutisch die ausreichende Zufuhr von Mikro- und Makronährstoffen sicherzustellen.

9.7 Ernährung nach bariatrischen Operationen

Der postoperative Kostaufbau wie auch die langfristige Ernährung nach bariatrischen Operationen, sollen der Entstehung von Mangelerscheinungen und ernährungsabhängigen Beschwerden vorbeugen. Ernährungsabhängige Komplikationen können sowohl während des Kostaufbaus als auch in geringerem Umfang während der Langzeiternährung auftreten. Dies sind im Speziellen Dumpingsyndrom, Übelkeit und Erbrechen, vermehrter Meteorismus wie auch Diarrhö sowie einige Nahrungsmittelunverträglichkeiten. Die Ernährungsberatung spielt im postoperativen Management nach bariatrischen Operationen eine zentrale Rolle.

Supplementation: Bereits präoperativ kann bei adipösen Patient*innen aufgrund einseitiger Ernährung ein Mangel an Vitaminen oder Mineralstoffen bestehen. Daher sollte im Vorfeld einer bariatrischen Operation mögliche Mangelerscheinungen diagnostiziert und ausgeglichen werden. Je nach gewählten chirurgischen Verfahren kommt es postoperativ zu anatomischen Veränderungen in der Nahrungspassage und somit zu einer unterschiedlich ausgeprägten Malabsorption. Bei restriktiven Verfahren, wie z. B. dem Schlauchmagen, treten Mangelerscheinungen nach dem Eingriff deutlich weniger häufig auf als im Vergleich zu den malabsorptiven Verfahren wie dem Magenbypass oder der biliopankreatischen Diversion. Zudem kann es bedingt durch die geringere Nahrungsaufnahme Intoleranzen und sich entwickelnde Aversionen gegen bestimmte Lebensmittel geben. Zur Vermeidung eines Proteinmangels ist die Zufuhr von 60–120 g Proteinen pro Tag angezeigt. Dies sollte möglichst durch eiweißreiche Ernährung gesichert werden. Während ein Proteinmangel eher ein geringes Problem darstellt, ist insbesondere auf die Vermeidung einer Hypovitaminose D3 mit nachfolgender Entwicklung eines sekundären Hyperparathyreoidismus sowie einer Eisenmangelanämie und einer Hypovitaminose B12 zu achten. Insbesondere menstruierende Frauen haben ein hohes Risiko, postoperativ eine Eisenmangelanämie zu entwickeln (Wharton et al., 2020).

9.8 Literatur

Andreyeva, T., Sturm, R. & Ringel, J. S. (2004). Moderate and severe obesity have large differences in health care costs. *Obesity Research, 12*(12), 1936–1943. https://doi.org/10.1038/oby.2004.243

Kivimäki, M., Strandberg, T., Pentti, J., Nyberg, S. T., Frank, P., Jokela, M., Ervasti, J., Suominen, S. B., Vahtera, J., Sipilä, P. N., Lindbohm, J. V. & Ferrie, J. E. (2022). Body-mass index and risk of obesity-related complex multimorbidity: an observational multicohort study. *Lancet Diabetes & Endocrinology, 10*(4), 253–263. https://doi.org/10.1016/S2213-8587(22)00033-X

MDS (Medizinischer Dienst des Spitzenverbandes Bund der Krankenkassen). (2017). *Begutachtungsleitfaden – Adipositas-Chirurgie (Bariatrische und Metabolische Chirurgie) bei Erwachsenen – Prüfung der sozialmedizinischen Voraussetzungen*. Verfügbar unter https://md-bund.de/uploads/media/downloads/BGL_Adipositas_Chirurgie_Stand_2017-10-06_fV.pdf

Muggli, L. (2023). *Zeichnungen*. Eigenverlag.

SMOB (Swiss Society for the Study of Morbid Obesity and Metabolic Disorders). (2023). *Richtlinien zur operativen Behandlung von Übergewicht*. Verfügbar unter https://www.smob.ch/richtlinien-zur-operativen-behandlung-von-uebergewicht/

Stroh, C. (2016). Bariatrische Chirurgie: Magenbypass bevorzugte Operation. *Deutsches Ärzteblatt, 113*(20), A980–A982.

Wharton, S., Lau, D. C. W., Vallis, M., Sharma, A. M., Biertho, L., Campbell-Scherer, D., Adamo, K., Alberga, A., Bell, R., Boulé, N., Boyling, E., Brown, J., Calam, B., Clarke, C., Crowshoe, L., Divalentino, D., Forhan, M., Freedhoff, Y., Gagner, M., … Wicklum, S. (2020). Obesity in adults: a clinical practice guideline. *Canadian Medical Association Journal, 192*(31), E875–E891. https://doi.org/10.1503/cmaj.191707

Wirth, A., Wabitsch, M. & Hauner, H. (2014). The prevention and treatment of obesity. *Deutsches Ärzteblatt International, 111*(42), 705–713.

Weiterführende Literatur

Arterburn, D., Wellmann, R., Emiliano, A., Smith, S.R., Odegaard, A.O., Murali, S., Williams, N., Coleman, K.J., Courcoulas, A., Coley, R.Y., Anau, J., Pardee, R., Toh, S., Janning, C., Cook, A., Sturtevant, J., Horgan, C. & McTigue, K.M. (2018). Comparative effectiveness and safety of bariatric procedures for weight loss: a PCORnet cohort study. *Annals of Internal Medicine, 169*(11), 741–750. https://doi.org/10.7326/M17-2786

10 Ernährung vor und nach Adipositaschirurgie

Stephanie Tölle

Dieses Kapitel behandelt die ernährungsrelevanten Themen rund um die operative Therapie. Erklärt werden ernährungsabhängige Komplikationen, die nach Operationen (während des Kostaufbaus) auftreten können. Dazu werden ausführliche Informationen über eine unterstützende Ernährung nach der Operation gegeben, die Risiken reduzieren hilft und zur nachhaltigen Stabilisierung einer erreichten Gewichtsabnahme beiträgt.

10.1 Einleitung

Die World Health Organization hat Adipositas bereits im Jahr 2000 als eine eigenständige chronische Erkrankung anerkannt (WHO, 2000, 2022). Wie jede Erkrankung verdient auch die Behandlung der Adipositas eine effiziente Therapie. Laut Expert*innen besteht diese in erster Linie in der Änderung des Lebensstils (Ernährung und Bewegung) und einem verbesserten Selbstmanagement, welches auch psychologische Aspekte des Essverhaltens mit einbezieht. Im Therapieprozess kann zur Unterstützung der Behandlung aber auch eine medikamentöse Therapie ergänzt oder den Betroffenen ein operatives Verfahren angeboten werden (Laederach et al., 2016).

Diese als Stufentherapie zu verstehende Behandlung löst nicht die weiterhin erforderlichen Lebensstilveränderungen ab und beruht auch nicht auf dem Therapieversagen der Betroffenen, sondern bezeichnet eine notwendige therapeutische Eskalation gegenüber einer komplexen Stoffwechselerkrankung. Schon seit den Neunzigerjahren ist bekannt, dass nach einer Abnahme von 10 % des Körpergewichts, ausgehend vom Lebensmaximalgewicht, der Stoffwechsel eine metabolische Adaptation umsetzt, um die lebenswichtigen Energiereserven in Form von Fettgewebe zu verteidigen (Leibel et al., 1995). In Folge der Gewichtsreduktion reduziert sich der Gesamtenergieverbrauch um etwa ein Drittel, gleichzeitig werden über veränderte hormonelle Signale Hunger und Appetit gesteigert und der Eintritt des Sättigungsgefühls verzögert (Knuth et al., 2014). Unter Berücksichtigung dieser Aspekte wird deutlich, warum nicht jeder Mensch mit einer Adipositas, auch mit Hilfe eines gesunden Lebensstils, unbegrenzt abnehmen kann. Die Adipositaschirurgie stellt in einem solchen Fall oftmals die einzige Option für eine deutliche Gewichtskorrektur dar. Die Ziele der Chirurgie bestehen dabei nicht im Erreichen eines normalen Body Mass Index (BMI < 25), sondern in der Reduktion von kardio- und zerebrovaskulären Ereignissen wie auch in der Prävention adipositasassoziierter Erkrankungen. Nach einer deutlichen Gewichtsreduktion kommt es unabhängig vom erreichten BMI zu einer nachweisbaren Reduktion der Mortalität wie auch zu einer verbesserten Lebensqualität für die Betroffenen (Widmer et al., 2020). Weiterhin gibt es deutliche Hinweise für eine kurz- bis mittelfristige Reduktion depressiver Symptome, gleichzeitig zeigt eine Subgruppe von Patient*innen im postoperativen Langzeitverlauf eine Wiederzunahme der Symptomatik oder das erstmalige Auftreten einer Depression. Größere Kohorten-Studien lassen ein höheres Risiko für selbstschädigendes Verhalten und Suizidalität vermuten, auch wenn die Zusammenhänge noch unklar sind. Für die Praxis empfiehlt es sich, diese Problematik zu kennen, um frühzeitig Expert*innen für psychische Erkrankungen involvieren zu können (de Zwaan & Müller, 2020).

Menschen, die sich für die chirurgische Therapie der Adipositas entscheiden, steht eine entsprechende Aufklärung über die Ernährung vor und nach Operation zu. Außerdem gilt es zu klären, welche lebenslangen Verhaltensänderungen anzustreben sind und welche nutritiven Nachsorge-Aspekte es zu berücksichtigen gilt. Dieses Kapitel wird sich mit diesen Schwerpunkten auseinandersetzen.

10.2 Präoperative Aufklärung

Vor einer chirurgischen Therapie der Adipositas gilt es, die medizinische Eignung und die Risiken mit den Patient*innen abzuklären. In der präoperativen Ernährungsberatung geht es darum, gemeinsam mit den Patient*innen die Erwartungshaltung betreffend der absoluten Gewichtsreduktion, den Kostaufbau nach der Operation wie auch die lebenslang erforderlichen Lebensstilveränderungen zur Erhaltung der Gewichtsabnahme zu definieren. So fordert z.B. die Swiss Society for the Study of morbid Obesity and metabolic disorders (SMOB, 2021), dass Patient*innen vor einem adipositaschirurgischen Eingriff ausreichend Kenntnis bezüglich Ernährung und Gewichtsreduktion sowie ein gutes Verständnis der notwendigen postoperativen Veränderung des Lebensstils und Essverhaltens aufweisen.

Oftmals besteht insbesondere gegenüber der möglichen Gewichtsreduktion durch die Operation eine überzogene Erwartungshaltung. Da das Körpergewicht wie beschrieben durch metabolische Adaptation reguliert wird, ist auch nach operativen Eingriffen das Ausmaß der möglichen Abnahme limitiert. In den meisten Studien wird eine totale Gewichtsreduktion von 20 bis 35 % des Ausgangsgewicht in eineinhalb bis zwei Jahren nach der Operation erreicht. Mit der Zeit ist bei den meisten Patient*innen ein moderater Gewichtsanstieg zu beobachten, welcher aber selbst 15 bis 20 Jahre nach dem Eingriff deutlich niedriger ausfällt als bei Betroffenen, die nicht operiert wurden. Die Adipositaschirurgie ist derzeit mit diesen Zahlen der konservativen Therapie deutlich überlegen und erzielt außerdem in der Therapie metabolischer Erkrankungen relevante Therapieerfolge. Ein bereits manifestierter Diabetes mellitus Typ 2 kann eine deutliche Verbesserung der Stoffwechsellage oder sogar eine Remission erreichen, die Nierenfunktion bei bereits funktionseingeschränkten Patient*innen optimiert sich und adipositasassoziierte Lebersteatosen bilden sich zurück, die kardiopulmonale Funktion verbessert sich ebenso wie die kognitive Funktion (Widmer et al., 2020). Ein größerer postoperativer Gewichtsverlust korreliert zusätzlich mit einem positiven Selbstwertgefühl, der Selbstachtung, der körperlichen Aktivität und der Sexualität (Kinzl et al., 2007).

Etwa 20 bis 25 % der Patient*innen erleben nach einer bariatrischen Operation einen unzureichenden Gewichtsverlust oder im Verlauf eine unerwünschte deutliche Gewichtszunahme (Lautenbach et al., 2022). Die präoperative Ernährungsberatung setzt sich neben der präoperativen Aufklärung zum Kostaufbau das Ziel, mögliche Auslöser für diesen insuffizienten Gewichtsverlust von vornherein zu identifizieren und zu eliminieren bzw. auszutauschen. Hierzu gehören z.B. energiehaltige Getränke, welche die Restriktion des chirurgisch verkleinerten Restmagens übersteuern. Vielen Patient*innen ist bewusst, dass gezuckerte Getränke wie Soft- und Energy Drinks oder Schokoladengetränke überschüssige Energie enthalten. Dasselbe gilt aber auch für Milch, frisch gepresste Säfte und Smoothies, welche in der Risikowahrnehmung für einen Gewichtsanstieg aufgrund ihrer gesunden Außenwahrnehmung häufig nicht als ungeeignete Lebensmittel identifiziert werden. Anders verhält es sich mit den bekannteren hochkalorischen Lebensmitteln, welche auch bei kleinen Portionen eine hohe Energiezufuhr generieren und somit zur Wiederzunahme beitragen können. Den meisten Patient*innen ist bewusst, dass Fertiggerichte, Junk- und Take Away Food und energiereiche Zwischenmahlzeiten in Form von Süßwaren und salzige Snacks gemeint sind. Die Ernährungsberatung versucht gemeinsam mit den Patient*innen Alternativen zu finden und idealerweise bereits präoperativ eine Gewichtsabnahme zu unterstützen.

Das Körpergewicht sollte, wenn möglich, bereits unmittelbar vor dem bariatrischen Eingriff, um 5–10 % gesenkt werden. Studien deuten darauf hin, dass ein entsprechender Gewichtsverlust eine Operation erleichtern und das Risiko von Komplikationen verringern könnte. Gemeinsam mit der Ernährungsberatung kann daher eine kurzfristige präoperative Diät (Very Low Calorie Diet oder Ketogene Diät) über zwei bis vier Wochen vor dem Eingriff besprochen und bei entsprechender Compliance durchgeführt werden (Bettini et al., 2020).

10.3 Postoperativer Kostaufbau

Die bisher geklärten Wirkmechanismen der Adipositaschirurgie (SMOB, 2021) beruhen einerseits auf einer deutlichen Restriktion der Nahrungsaufnahme über den verkleinerten Restmagen (Magenband, Schlauchmagen und proximaler Roux-Y-Magen-Bypass) wie auch auf der Kombination einer gezielt chirurgisch hervorgerufenen Malabsorption (proximaler Roux-Y-Magen-Bypass im Bereich Mikronährstoffe und distaler Roux-Y-Magen-Bypass, Bilio-pankreatische Diversion ohne/mit Duodenal Switch für Mikro- und Makronährstoffe). Gleichzeitig kommt es zu positiven Veränderungen bei der Abgabe von Hormonen aus dem Magen-Darm-Trakt, Gallensäuren und des intestinalen Mikrobioms (S3-Patientenleitlinie) (DGAV & CA-ADIP, 2020). Diese Wirkmechanismen führen zu einem schnellen und deutlichen Gewichtsverlust im ersten Jahr postoperativ. Die Gewichtskorrektur stellt die Patient*innen aber auch vor die Herausforderung, den Spagat zwischen gewollter Gewichtskorrektur und Vermeiden einer Malnutrition zu meistern.

Der Ernährung nach adipositaschirurgischen Operationen sollte daher besondere Aufmerksamkeit zukommen. Es geht nicht nur um den Kostaufbau unter Berücksichtigung individueller Unverträglichkeiten, sondern auch um die Vermeidung ernährungsbedingter Komplikationen. Des Weiteren sollte die Umstellung der Ernährung unterstützt und über die Etablierung einer ausgewogenen Langzeiternährung die Gewichtsabnahme erhalten, aber auch individuelle Bedürfnisse berücksichtigt werden (Hellbardt & Selig, 2014).

Direkt nach dem Eingriff erfolgt der Kostaufbau nach ärztlicher Verordnung und in Koordination mit der Ernährungsberatung unter Rücksichtnahme auf die individuelle Kostverträglichkeit. Grundsätzlich kann bezogen auf die Kau- und Schluckfunktion nach einem adipositaschirurgischen Eingriff normal weiter gegessen werden. Jedoch ist dies kurzfristig nach der Operation aufgrund der postoperativen Schwellungen nicht möglich und langfristig macht es nicht immer Sinn, das zuvor etablierte Essverhalten gänzlich unverändert beizubehalten (Adipositas Zürich, o. D.). Initial erfolgt standardisiert eine Flüssigphase mit Wasser ohne Kohlensäure, Tee und Suppen, welcher sich eine pürierte, breiige Phase und dann eine leicht verdauliche Kost (in der Regel ohne rohe und ohne blähende Lebensmittel), mit vermehrt weich gekochten Speisen, anschließt. Während diese Phasen früher oft für einige Wochen empfohlen wurden (Hellbardt & Meteling-Eeken, 2011), gilt heute die Philosophie des „Fast track" Kostaufbaus. Die Patient*innen werden heute nach fünf Tagen, vermehrt bereits am dritten Tag nach Operation aus dem Krankenhaus entlassen und verlassen dieses normalerweise mit der Stufe der leicht verdaulichen Kost. Ziel des beschleunigten Kostaufbaus ist es, neben der Verkürzung der Krankenhausverweildauer, einer Mangelernährung vorzubeugen (Lewis et al., 2009). Zusätzlich deutet die

Klinik darauf hin, dass eine frühe enterale Ernährung zu einer geringeren Inzidenz von infektiösen Komplikationen und zu einer schnelleren Wundheilung führt (Herbert et al., 2018).

10.3.1 Postoperative Sättigungsregulation

Patient*innen dürfen sich postoperativ darauf konzentrieren, gut und ausreichend zu kauen sowie langsam (und ohne Ablenkung) zu essen. Speziell eine zu lange Breikostphase reizt dabei zum Überessen, da die Sättigung ohne vorliegenden Kauprozess oftmals unabsichtlich übersteuert wird. Für die Patient*innen ist es im ersten Monat postoperativ besonders entscheidend, den Zeitpunkt des veränderten und frühzeitigen Sättigungssignals wahrzunehmen. Es geht um die Etablierung eines achtsamen Essverhaltens und um eine gute postoperative Lebensqualität, sprich darum, ernährungsabhängige Komplikationen wie Übelkeit und Erbrechen aufgrund einer ungünstigen Esshygiene oder der Auswahl ungeeigneter Lebensmittel möglichst zu vermeiden.

10.3.2 Ess-Trink-Abstand

Neben dem achtsamen Essverhalten zählt zu den prioritären Empfehlungen des Kostaufbaus daher auch die Einhaltung eines Ess-Trink-Abstandes. Aufgrund des kleinen Restmagens verdrängt Flüssigkeit nicht nur Platz für andere notwendige Nährstoffe wie Eiweiß; ein zu schnelles Trinken nach dem Essen transportiert unverdaute Nahrung ebenfalls zu schnell in den Dünndarm und kann ein unangenehmes bis schmerzhaftes Druckgefühl oder auch ein Dumpingsyndrom auslösen (Adipositas Zürich, o. D.). Patient*innen sollten nur vor und zwischen den Mahlzeiten schluckweise trinken (1,5 bis 2 l pro Tag) und nach einer Mahlzeit einen Abstand von 30 Minuten einhalten, bevor erneut energie- und kohlensäurefreie Flüssigkeit zugeführt wird (Hellbardt, 2012).

10.3.3 Kostaufbau-Frühphase

Die Kostzusammenstellung der ersten zwei bis vier Wochen sollte einer leichtverdaulichen Kost entsprechen (Hellbardt & Selig, 2014). Damit ist gemeint, dass rohe und blähende Lebensmittel zunächst gemieden und erst nach und nach etabliert werden. Grundsätzlich gilt: Es darf gegessen werden, worauf ein/e Patient*in Lust hat. Wenn die Nahrung in kleiner Menge gut gekaut wird, kann das Nahrungsmittel ausprobiert werden. Mit Ausnahme von Alkohol und stark zuckerhaltigen Getränken und Speisen gibt es wenig konkrete Einschränkungen in den ersten Wochen nach der Operation und es gilt vielmehr, die individuellen Unverträglichkeiten auszutesten. Erfahrungsgemäß werden alle Speisen, die sich zu einem Brei kauen lassen, gut vertragen. Das heißt, dass z. B. Knäckebrot besser verträglich ist als ein frisches Weißmehlerzeugnis, welches sich nicht zu einem Brei kauen lässt, sondern eher einen festen Bolusbissen im Mund bildet. Auch faseriges Fleisch, Speisen mit wenig Flüssigkeit bzw. Soße ergeben beim Kauen eher einen trockenen Nahrungsbrei, der sich schwer schlucken lässt und z. B. Nudelgerichte wie Spaghetti lassen sich beim Kauen nicht ausreichend zu einem Brei zerkleinern. Die Ernährungsberatung bespricht mit den Patient*innen, welche Lebensmittel gut oder weniger verträglich sind. Gleichzeitig gilt es, die individuelle Verträglichkeit auszutesten und je nach Reaktion zu hinterfragen, ob eine unzureichende Esshygiene oder das Lebensmittel die Unverträglichkeit ausgelöst hat.

10.3.4 Portionengröße

Die Portionsgröße, welche Patient*innen in den ersten ein bis drei Monaten nach der Operation pro Mahlzeit aufnehmen können, umfasst erfahrungsgemäß ein Volumen von 150–200 ml. Die zusätzlichen durch den Eingriff veränderten hormonellen Sättigungssignale können aber ebenfalls einen starken Einfluss auf das Volumen der einzelnen Mahlzeit nehmen und das Sättigungs-

Zusammenfassung

Priorität hat in den ersten vier Wochen des postoperativen Kostaufbaus nicht die Nährstoffversorgung betreffend Energie und Mikronährstoffen, sondern die Etablierung eines achtsamen, dem neuen Sättigungsgefühl angepassten Essverhaltens und die Berücksichtigung des Ess-Trink-Abstandes. Ein deutliches Defizit an Energie entspricht den erwünschten Effekten des adipositaschirurgischen Eingriffs. Der Fokus liegt anfangs auf der Verträglichkeit der Nahrungsaufnahme wie der Prävention bzw. Reduktion ernährungsbedingter Komplikationen. Gleichzeitig ist das Ziel der Gewichtsabnahme nach Adipositaschirurgie, dass diese insbesondere auf dem Verlust von Fettgewebe und nicht von Muskelmasse beruht. Deshalb nimmt der Makronährstoff Eiweiß von Anfang an eine relevante Rolle im Kostaufbau ein, auch in der Frühphase (erster bis dritter Monat postoperativ).

gefühl bereits bei deutlich kleineren Portionen auftreten lassen. Daher gilt weiterhin, sobald Patient*innen ein Sättigungsgefühl verspüren, die Nahrungsaufnahme zu stoppen. Insbesondere in der Frühphase des Kostaufbaus (erster Monat postoperativ) ist es den Betroffenen häufig nicht möglich, mehr als vier bis sechs Esslöffel pro Mahlzeit zu konsumieren. Gleichzeitig soll die Etablierung eines Snack-Verhaltens vermieden und maximal vier Mahlzeiten angeboten werden (Hellbardt, 2012). Allen Empfehlungen zur Portionsgröße und zur Mahlzeitenfrequenz zum Trotz, gilt für die Patient*innen übergeordnet weiterhin das individuelle Sättigungsgefühl zu beachten und sich bei der Nahrungsaufnahme gezielt daran zu orientieren.

10.3.5 Eiweißzufuhr

Zum Erhalt der Muskelmasse und der allgemeinen Gesundheit ist eine adäquate Eiweißzufuhr unerlässlich. Bedingt durch die geringe postoperative Nahrungsmenge ist ein Eiweißmangel postoperativ aber relativ häufig, wenn keine Substitution erfolgt. Um einer katabolen Stoffwechsellage vorzubeugen und einen übermäßigen Verlust an Muskulatur während der Gewichtsabnahme zu vermeiden, empfiehlt sich eine Mindest-Eiweißzufuhr von 60 g am Tag. Nach malabsorptiven Verfahren, wie der bilio-pankreatischen Diversion mit Duodenal Switch, werden bereits in der frühen postoperativen Phase 90 g Eiweiß pro Tag empfohlen (DGAV & CA-ADIP, 2020). Für die ersten sechs Monate nach der Operation werden je nach Literaturstelle 0,8–2,1 g Eiweiß pro Kilogramm Körpergewicht (berechnet auf Basis des Idealgewichts) empfohlen, mindestens aber 60 bis 80 g Eiweiß pro Tag, bei einer Verteilung auf vier bis sechs proteinreiche Portionen täglich (Moizé et al., 2010).

Für die Praxis bedeutet dies, dass aufgrund der reduzierten Portionsgröße in der Frühphase des Kostaufbaus der Verzehr von eiweißhaltigen Lebensmitteln (Fleisch, Fisch, Eier, Milchprodukte, Fleischersatzerzeugnisse und pflanzliche Eiweißträger) gegenüber anderen Makronährstoffen, z. B. kohlenhydrathaltigen Speisen oder selbst Gemüse, Salat und Früchten, vorzuziehen ist. Patient*innen lernen in der prä- und postoperativen Ernährungsberatung idealerweise, mindestens 10g, besser 20 g Eiweiß pro Mahlzeit zu konsumieren.

Über diese Priorisierung können, abgeleitet aus Erfahrungen in der Praxis, frisch operierte Patient*innen ca. 30–50 g Eiweiß über Lebensmittel pro Tag aufnehmen. Die nutritive Eiweißaufnahme kann für die Erzielung der Mindestempfehlung postoperativ über Flüssignahrung (Eiweiß-Shakes und/oder Eiweißpulver bevorzugt aus dem Bereich Molkenproteine: Whey Protein) oder mit High Protein Erzeugnissen ergänzt werden. Eiweiß-Shakes stellen hierbei eine Ausnahme in Bezug auf die Vermeidung flüssiger Kilokalorien dar, sollten aber in ihrem Verhältnis mindestens so viel Eiweiß wie Kohlenhydrate enthalten, besser mehr Eiweiß als Kohlenhydrate, um ein Spätdumping

Tabelle 10-1: Eiweißtabelle (Eigendarstellung in Anlehnung an Schweizer Nährwertdatenbank, 2023)

Lebensmittel, Durchschnittsangaben	Mengenangabe für 10 g Eiweiß
Fleisch, roh	50 g
Rohschinken	35 g
gekochter Schinken	50 g
Fisch, roh	50 g
Tofu	70 g
Parmesan	35 g
Hartkäse	40 g
Weichkäse	50 g
Mozzarella	50 g
Fetakäse	65 g
Halbfettquark	110 g
Hüttenkäse	80 g
Ei, mittelgroß	1,5 Stück (= 80 g Ei)

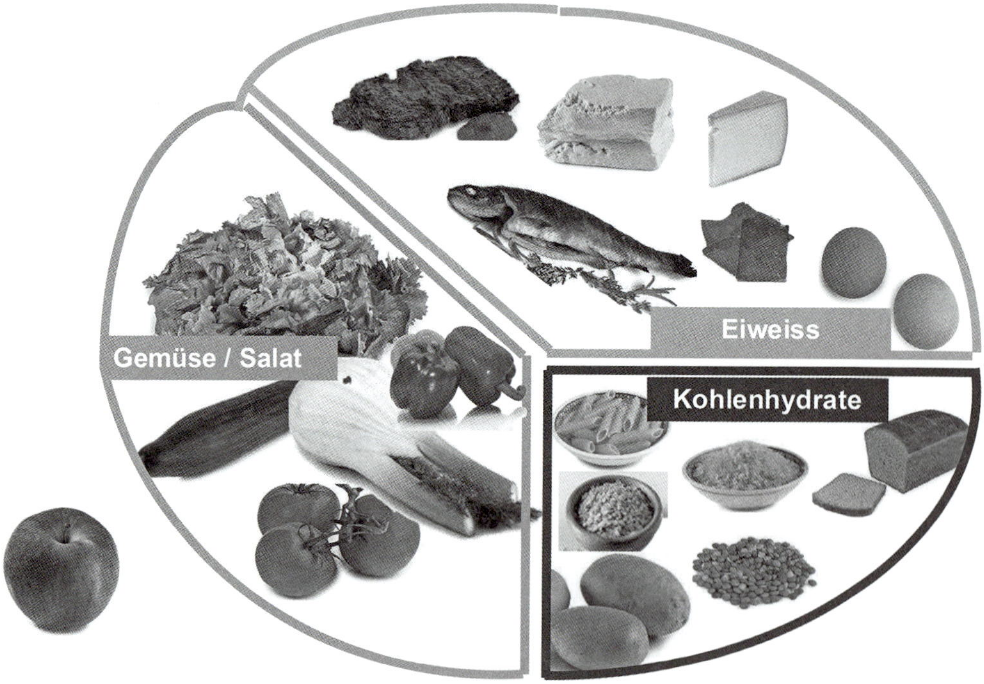

Abbildung 10-1: Tellermodell: Optimale Tellerverteilung nach Adipositaschirurgie (Eigendarstellung)

zu vermeiden. Die Übersicht in **Tabelle 10-1** zum durchschnittlichen Eiweißgehalt eiweißreicher Lebensmittel kann der Pflegeperson wie auch Patient*innen helfen, die nutritive Zufuhr zu kalkulieren bzw. zu optimieren. Erst mit größeren Mahlzeitenvolumen (> 3. bis 6. Monat postoperativ) kann und sollte dann eine ausgewogene Mischkost (mit ausreichendem Gemüseanteil) umgesetzt werden. Die **Abbildung 10-1** zeigt eine optimale Tellerverteilung nach Adipositaschirurgie.

10.3.6 Supplemente

Durch die operative Restriktion und die, je nach Operationsverfahren, zusätzlich ausgeprägte Malabsorption, aber auch bedingt durch Aversionen, Intoleranzen und/oder einer einseitigen Lebensmittelauswahl, kann es bei allen adipositaschirurgischen Verfahren zu Mangelerscheinungen kommen. Aufgrund der anatomischen Veränderungen bergen malabsorptive Verfahren das größte Risiko für Nährstoffdefizite (Hellbardt & Selig, 2014).

Die prophylaktische Supplementierung nach adipositaschirurgischen Operationen wird insbesondere für die folgenden Mikronährstoffe empfohlen: Folsäure, B1, B12, Vitamin A, D, E und K, Kalzium, Eisen, Magnesium, Zink, Kupfer und Selen. Die Empfehlungen dienen der Prophylaxe eines Mangels. Bei nachgewiesenem Mangel oder entsprechender Symptomatik muss eine Dosisanpassung der Supplemente oder auch eine Infusionstherapie erfolgen. Insbesondere nach Bypässen ist eine lebenslange Supplementation mit einem Multivitamin-Mineralstoffpräparat indiziert (DGAV & CA-ADIP, 2020). Empfehlungen besagen, diese Einnahme am ersten Tag nach der Krankenhausentlassung zu beginnen und auf eine tägliche Einnahme zu achten (Aills et al., 2008). Gleichzeitig müssen die Patient*innen darüber aufgeklärt werden, dass es sich bei allen empfohlenen Supplementen um Nahrungsergänzungsmittel und nicht um Medikamente handelt, daher werden die Kosten nicht von den Krankenkassen übernommen (DGAV & CA-ADIP, 2020). Neben gängigen Multivitamin- und Mineralstoffpräparaten haben sich Weight Loss Surgery (WLS) Präparate auf dem Markt der Supplemente etabliert. Allerdings müssen auch diese Präparate von den Patient*innen selbst bezahlt werden und z. T. weisen sie sehr unterschiedliche Konzentrationen auf, welche nicht immer differenziert zum Operationsverfahren ausgewiesen sind. Dennoch haben sie sich bisher gut in der Praxis bewährt und werden daher häufig von Expert*innen empfohlen (Ernst & Schultes, 2021). Besteht nach einem adipositaschirurgischen Eingriff und ausreichend Abstand zur Operation ein Schwangerschaftswunsch, muss die Vitamin- und Mineralstoffversorgung erneut angepasst werden. Dies gilt sowohl für die Zeit vor einer geplanten Schwangerschaft wie für die Zeit des gesamten Schwangerschaftsverlaufs (Schultes et al., 2010).

Das Risiko nach einem adipositaschirurgischen Eingriff eine Malnutrition zu entwickeln, ist einer der Gründe, warum die Patient*innen sich zu einer regelmäßigen und lebenslangen Nachkontrolle an einem multidisziplinären Zentrum einverstanden erklären sollten. Nur wenn regelmäßige Kontrollen und Beratungen bei einer im bariatrischen Team integrierten Ernährungsberater*in erfolgen, ist es möglich, das Essverhalten und die Umsetzung der ernährungstherapeutischen Empfehlungen zu unterstützen oder bei Bedarf zu adaptieren. Dabei ist die Anzahl der Konsultationen vom postoperativen Verlauf abhängig, sollte aber mindestens vier Ernährungsberatungen im ersten Jahr und mindestens eine Beratung im zweiten bis fünften Jahr postoperativ umfassen (SMOB, 2021). Ebenso sollten regelmäßige Laborkontrollen mit Schwerpunkt Hämatologie, Gerinnung, Elektrolyte, Leberwerte, Nierenfunktion, Albumin, Glucose, HbA1c, Eisenstatus, Lipidstatus, Hormone (fT3, PTH) und die Kontrolle des Vitaminstatus erfolgen (DGAV & CA-ADIP, 2020; SMOB, 2021). Weiterhin dienen fachärztliche Kontrollen und Beratung auch postoperativ der Erkennung von Komplikationen und der Korrektur von Fehlentwicklungen im Bereich der Gewichtstherapie sowie der Optimierung der Adipositas assoziierten Komorbiditäten (SMOB, 2021).

10.4 Ernährungskomplikationen

Neben der Malnutrition im Bereich Eiweiß, Vitamine und Mineralstoffe kann es zu diversen Ernährungskomplikationen nach adipositaschirurgischen Eingriffen kommen. In der Regel kann mit gezielten ernährungstherapeutischen Maßnahmen sofortige Abhilfe oder zumindest Linderung geschaffen werden. Patient*innen sollten vor dem Eingriff über die Spannweite möglicher ernährungsbedingter Komplikationen aufgeklärt werden und idealerweise bereits präventive Maßnahmen kennen. Allgemein gilt zu beachten, dass wenn unter Anpassung der Ernährung keine Verbesserung der Symptomatik eintritt, differenzialdiagnostisch immer auch an mögliche Operationskomplikationen gedacht werden muss und eine entsprechende fachärztliche Abklärung erfolgen sollte.

Zu den häufigeren Komplikationen gehören aufgrund der postoperativen Schwellungen und des veränderten Sättigungshormonhaushalts Übelkeit und Erbrechen. Gleichzeitig sprechen diese Komplikationen sehr gut auf ernährungstherapeutische Maßnahmen im Bereich der Esshygiene an. Patient*innen sollten dazu angeleitet werden, achtsam zu essen. Konkret bedeutet dies, langsam und ohne Ablenkung die Mahlzeiten zu sich zu nehmen. Der Zeitpunkt der Sättigung sollte nicht ignoriert, sondern akzeptiert werden, auch wenn die Menge der zugeführten Nahrung weniger als 150 ml entspricht. Gleichzeitig sollte die Nahrung gut gekaut werden und weiterhin Essen und Trinken voneinander getrennt werden. Auch kann es den Betroffenen helfen, darauf zu achten, nach dem Essen in sitzender Position zu verweilen und sich nicht zu früh hinzulegen. Kann über die Art und Weise der Nahrungsaufnahme die Symptomatik nicht verbessert werden, sollte an eine Stenose gedacht werden (Hellbardt, 2012).

Ernährungskomplikationen nach adipositaschirurgischen Eingriffen betreffen auch das Kolon. Die veränderte und verkürzte Dünndarmpassage kann zu Verdauungsproblemen führen. Anfänglich kann es zur Obstipation kommen, da nur wenig Nahrungsvolumen aufgenommen wird und ebenfalls nur geringe Mengen an Faserstoffen. Um einer Obstipation entgegenzuwirken, haben sich lösliche Faserstoffe (Pektine, Inulin, Guar und lösliche Hemizellulose) bewährt. Auch eine ausreichende Trinkmenge und regelmäßige Bewegung können eine Obstipation mildern. Medikamente zur Verdauungsregulation dürfen und sollten bei anhaltender Obstipation verordnet werden. Dabei sind osmotische Abführmittel zu bevorzugen, da sie durch ihre Wasserbindung das Stuhlvolumen vergrößern und die Darmtätigkeit anregen, ohne abführend zu wirken.

Neben der Obstipation kann es auch zur Diarrhö kommen, hierbei sind häufig Malassimilationen von unverdauten Nahrungsbestandteilen der Auslöser. In diesen Fällen sollte der Anteil von Laktose, Fruktose aber evtl. auch Saccharose (Haushaltszucker) reduziert werden. Speziell in Bezug auf die Laktose bildet sich nach der Operation nicht selten eine sekundäre Laktoseintoleranz aus, sodass laktosearme oder auch laktosefreie Lebensmittel zu bevorzugen sind. Eine weitere Form der Diarrhö ist die Steatorrhö, welche vorwiegend nach einem Magen-Bypass oder einer bilio-pankreatischen Diversion auftritt. Beim Auftreten von Fettstühlen sollte die Fettzufuhr deutlich reduziert werden, wobei gleichzeitig auf eine ausreichende Versorgung mit essenziellen Fettsäuren, fettlöslichen Vitaminen (A, D, E, K) sowie Kalzium und Zink geachtet werden sollte (Hellbardt & Selig, 2014).

In Folge einer unbehandelten und fortbestehenden Steatorrhö erhöht sich das Risiko für die Bildung von Nierensteinen. Aufgrund der Verseifung von Fettsäuren im Darm, welche wiederum zu einem Calciumverlust und zu einer vermehrten Oxalatbildung führt, erhöht sich das Risiko für Calciumoxalatsteine nach der Operation (Kumar et al., 2011). Insbesondere die Roux-Y-Magen-Bypass Operation ist mit einem erhöhten Risiko für Nierensteinerkrankungen und Nierensteinoperationen in der postoperativen Phase verbunden (Matlaga et al., 2009). Pflegerisch sollte daher der Erfassung und Rückmeldung von einer fortbestehenden Steatorrhö besondere Aufmerksamkeit zukommen. Ernährungstherapeutisch kann nicht nur auf Basis der Fettreduktion präventive Unterstützung angeboten, sondern auch eine ausreichende Calciumzufuhr zur Vermeidung weiterer Steinbildung koordiniert werden.

Eine weitere, sehr spezifische Ernährungskomplikation nach Adipositaschirurgie, insbesondere nach Magen-Bypass, ist das Dumpingsyndrom. Unterschieden wird in Früh- und Spätdumping. Beim Frühdumping, welches in etwa eine Stunde nach dem Essen auftritt, kommt es aufgrund der beschleunigten Magenentleerung und der osmolaren Wirkung des Speisenbreis zu einer Flüssigkeitsverschiebungen ins Darmlumen. Die Folgen sind Hypotonie und oftmals auch Diarrhö. Das Frühdumping lässt sich meistens durch einen ausreichenden Ess-Trink-Abstand von 30 Minuten behandeln. Beim Spätdumping treten die Symptome nach ungefähr ein bis drei Stunden nach Kohlenhydrataufnahme auf, verursacht durch eine inkretingetriebene hyperinsulinamische Reaktion, die zur Hypoglykämie führt (van Beek et al., 2017). Das Auftreten eines Spätdumpings lässt sich durch das Einschränken von leicht resorbierbaren Kohlenhydraten in Form von zuckerhaltigen Getränken und Lebensmitteln vermeiden (Hellbardt & Selig, 2014).

Neben der Hypotonie beim Frühdumping kann es im Verlauf nach der Operation auch vermehrt zu Kreislaufproblemen aufgrund Anpassung der Orthostase kommen. Die Regulation des Kreislaufs muss sich der deutlichen Gewichtsabnahme anpassen. Da diese sehr schnell vonstattengeht, kommt es übergangsweise nicht selten zum Orthostase-Syndrom. Prinzipiell ist dieses Phänomen reversibel, unterstützend kann für die Betroffenen in diesen Phasen eine ausreichende Flüssigkeits- und Salzzufuhr sein (Hellbardt, 2012). Pflegerisch ist es besonders wichtig, dieses Syndrom bei der Mobilisierung von pflegebedürftigen, operierten Betroffenen postoperativ zu beachten.

Nicht selten treten neben den spezifischen Ernährungskomplikationen auch andere Nebenerscheinungen auf, die ebenfalls mit der Operation in Zusammenhang stehen. So kommt es postoperativ vermehrt zu Haarausfall (Beginn ca. 3. Monat postoperativ), wahrscheinlich auf Basis eines Nährstoffmangels (Hellbardt, 2012), welcher sich im Langzeitverlauf aber in der Regel als reversibel zeigt. Je nach Verlauf und Ausprägung kann in der Zeit des ausgeprägten Haarverlusts die Zusammensetzung und Dosierung der Multivitamin-Mineralstoffpräparate angepasst werden.

Viele Patient*innen klagen außerdem über allgemeine Beschwerden wie vermehrtes Frieren und Müdigkeit; diese Symptome der schnellen Abnahme werden meist weniger, wenn sich das Gewicht stabilisiert (Ziegler et al., 2009).

Die letztlich für die Patient*innen problematischsten Komplikationen nach einem adipositaschirurgischen Eingriff sind ein unzureichender Gewichtsverlust oder aber postoperativ eine deutliche Wiederzunahme. Mögliche Ursachen auf ernährungstherapeutischer Ebene können in der Aufnahme energiereicher Lebensmittel und Getränke bestehen oder in einem ungünstigen Essrhythmus aus vielen Mahlzeiten. Nicht selten liegt einem solchen Essverhalten auch eine zu geringe Eiweißversorgung zugrunde (Hellbardt, 2012). Gleichzeitig gibt es multiple andere Ursachen, die eine Gewichtszunahme nach der Operation bedingen können. Dazu zählen genetische, psychische wie auch anatomisch-operative Faktoren, z. B. emotionales Essverhalten, manifeste Essstörungen oder aber Nährstoffmangel und/oder unzureichende Möglichkeiten, die körperliche Aktivität zu verbessern. Von sechs Patient*innen ist eine

Person von einer deutlichen Zunahme von mehr als 10 % betroffen (Athanasiadis et al., 2021). Für die Betroffenen ist es nicht leicht, mit diesem Therapieversagen umzugehen. Die Selbststigmatisierung, die Konfrontation mit der Chronizität der Adipositas und das Gefühl fehlender Selbstwirksamkeit in Bezug auf die Gewichtskontrolle erschweren es häufig, Hilfsangebote (Ernährungsberatung, Psychologie und/oder Medizin) anzunehmen bzw. aufzusuchen. Gerade deswegen wird von Expert*innen gefordert, dass Patient*innen mit unzureichendem Gewichtsverlust oder deutlicher Wiederzunahme nach der Operation spezifische Hilfe an erfahrenen Zentren erhalten und ermutigt werden, diese Hilfe in Anspruch zu nehmen (SMOB, 2021).

10.5 Alkohol oder Alkoholkonsum nach Bariatrie

In der Gesellschaft besteht eine hohe Toleranz gegenüber dem Freizeitalkoholkonsum „social drinking". In diesem Rahmen stellt Alkohol einen mengenabhängigen Risikofaktor für die Adipositas dar, insbesondere wenn der Konsum nicht kompensiert wird (Traversy & Chaput, 2015). Alkohol erhöht die Energiezufuhr durch Alkoholkalorien (7 kcal/g) und fördert den Appetit. Die Fettoxidation ist nach Alkoholkonsum supprimiert, wobei nicht oxidiertes Fett insbesondere abdominal gespeichert wird (Suter & Perger, 2019).

Neben der negativen Auswirkung auf die Gewichtskontrolle sollten Patient*innen die sich für einen adipositaschirurgischen Eingriff entscheiden, über die veränderte Resorption des Alkohols aufgeklärt werden. Die Roux-Y-Magen-Bypass Operation (RYGB) beschleunigt die Rate der Absorption, sodass die maximale Blutalkoholkonzentration nach der Operation um das 2-fache höher ist als die Konzentrationen, die nach dem Verzehr der gleichen Menge vor der Operation erreicht wurden (Acevedo et al., 2019). Gleichzeitig ist der Abbau des Alkohols verlangsamt, sodass mit einer verlängerten Auswirkung auf die Alkoholkonzentration im Blut gerechnet werden muss (Hagedorn et al., 2007). Ein Großteil der operierten Patient*innen (über 80 %) spüren die Wirkung des Alkohols stärker, aber nur ein Drittel berichtet, dass der Effekt länger anhält. Über die Hälfte der Patient*innen haben den Eindruck, dass der Effekt eher kürzer besteht. Diese Untersuchungen belegen, dass sich die persönliche Wahrnehmung nach der Operation verändert und nicht mit der Alkoholkonzentration im Blut übereinstimmt (Buffington, 2007).

Die Adipositaschirurgie ist eine der effektivsten Optionen für die Behandlung der Adipositas, trotzdem gilt es das Risiko einer Suchtverlagerung anzusprechen und zu beobachten. Ein geringer Anteil von Patient*innen entwickelt nach Bariatrie eine Alkoholabhängigkeitserkrankung (oder auch einen Missbrauch anderer Substanzen). Medizinische Teams, die bariatrische Patient*innen behandeln, müssen über diese Eventualität informiert sein, um rechtzeitige Prävention, Diagnose und Behandlung anbieten zu können (Cerón-Solano et al., 2021).

Prä- und postoperativ (postoperativ insbesondere nach dem 2. Jahr) sollten aufgrund der vorliegenden Informationen der Alkoholkonsum und die Trinkmotive erhoben werden. Patient*innen sind über die Auswirkung des Alkohols über die Gewichtskontrolle hinaus zu informieren. Die erhöhte Absorption, die verstärkte Wirkung (auch bei moderatem oder sporadischem Konsum), die Auswirkungen auf die Fahrtüchtigkeit, eine Schwangerschaft und/oder ein erhöhtes Intoxikationsrisiko sind ein wichtiger Teil der präoperativen Edukation (de Zwaan et al., 2019). Idealerweise sollten Patient*innen nach Adipositaschirurgie möglichst auf Alkohol verzichten. Wenn Alkohol konsumiert wird, sollte dieser mit einer Mahlzeit zusammen eingenommen oder aber die Basisempfehlungen für die Standarddosis halbiert werden. Die Empfehlung für Patient*innen nach Adipositaschirurgie hinsichtlich Alkoholkonsum betragen somit maximal ein halbes

Standardglas für Frauen und ein Standardglas für Männer pro Tag mit zwei alkoholfreien Tagen pro Woche (Suter & Perger, 2019).

10.6 Ernährung im Langzeitverlauf

Die Adipositas ist eine chronische Erkrankung, deren Therapie nicht mit dem adipositaschirurgischen Eingriff abgeschlossen ist. Daher ist nach erfolgreichem Kostaufbau weiterhin die langfristige Änderung des Lebensstils von entscheidender Bedeutung. In den ersten sechs bis zwölf Monaten fallen Gewichtsabnahme und Stabilisierung besonders leicht; Expert*innen sprechen von der „Honeymoon-Phase". Patient*innen gelingt die Gewichtsabnahme, weil die Operation den Appetit, die Portionsgrößen und das Interesse an Lebensmitteln deutlich einschränkt. Wenn sich das Gewicht stabilisiert (nach dem 12. bis 18. Monat postoperativ), beginnt die eigentliche Herausforderung. Patient*innen sind in der Lage, wieder größere Mengen und eine, bedingt durch die verbesserte Verträglichkeit, größere Auswahl an Nahrungsmitteln zu sich zu nehmen. Unterschiede im Verlauf der Gewichtsabnahme und Stabilisierung werden mit den Fähigkeiten der Patient*innen in Verbindung gebracht, Änderungen im Bereich der Lebensmittelauswahl, Ernährungsgewohnheiten und -strategien sowie das Bewusstsein für das neue Essverhalten beizubehalten. Diese Betrachtung legt nahe, dass Patient*innen hinsichtlich einer Vielzahl kognitiver und verhaltensbezogener Strategien beraten werden müssen (Lynch, 2016).

Das Kapitel „Ernährung im Langzeitverlauf" beleuchtet hierbei die ernährungstherapeutischen Aspekte. Die Therapie der Adipositas ist immer multidisziplinär zu betrachten und nach individuellem Hintergrund und Bedarf der Patient*innen unterschiedlich auf allen Ebenen (Ernährung, Bewegung, Psychologie und Medizin) zu koordinieren und zu gestalten.

Viele Patient*innen beunruhigt es, dass während eines Jahres nach Operation die Portionsgröße wieder zunimmt. Die Gewichtsabnahme beruhte u. a. auf dem deutlichen Energiedefizit aufgrund des reduzierten Nahrungsvolumens. Die Gewichtsstabilisierung erfordert nun vielmehr eine für die Adipositas optimale Lebensmittelauswahl und ein aktives Leben. Empfohlen wird eine eiweißreiche Ernährung mit einem reduzierten Anteil an Fetten und Kohlenhydraten. Eiweiß und faserstoffreiche Lebensmittel sollten bevorzugt werden, sprich der Anteil von Milchprodukten, Fleisch, Fisch, Eiern, Fleisch-Ersatzerzeugnissen (pflanzliche Eiweißquellen) und Gemüse, Salat, Rohkost, zuckerarmes Obst und komplexe Kohlenhydrate sollten einen Großteil der Nahrungsauswahl bestimmen (Moizé et al., 2010). Diese, der Adipositaschirurgie angepasste Mischkost mit ihrem Eiweißfokus entspricht nicht immer den Vorstellungen der Gesellschaft hinsichtlich einer gesunden Ernährung mit etwa 0,8 g Eiweiß pro Kilogramm Körpergewicht (SGE, 2024) oder aber dem Trend der vegetarischen bzw. veganen Ernährung, trägt aber wesentlich zur Gewichtsstabilisierung bei. Es darf nicht vergessen werden, dass weiterhin eine chronische Erkrankung besteht, bei der die Patient*innen neben einem reduzierten Energieumsatz mit gesteigerten Signalen für die Nahrungsaufnahme konfrontiert sind (Leibel et al., 1995), auch wenn die metabolische Adaptation auf die Gewichtsabnahme nach adipositaschirurgischen Eingriffen geringer ausfällt, als nach einer konservativen Gewichtsabnahme (Knuth et al., 2014). Die **Abbildung 10-2** fasst eine Ernährungsempfehlung nach Bariatrie zusammen.

Der Makronährstoff Eiweiß dient dabei in der konservativen und operativen Gewichtstherapie als wesentlicher Faktor für die Unterstützung der Sättigung. Eine eiweißreiche Ernährung führt zu einem schnelleren Sättigungseffekt bei gleichzeitig reduzierter Zufuhr bzw. Appetit auf sogenannte Nicht-Protein-Energie aus Kohlenhydraten und Fett (Raubenheimer & Simpson, 2019). Eiweiß stimuliert die post-

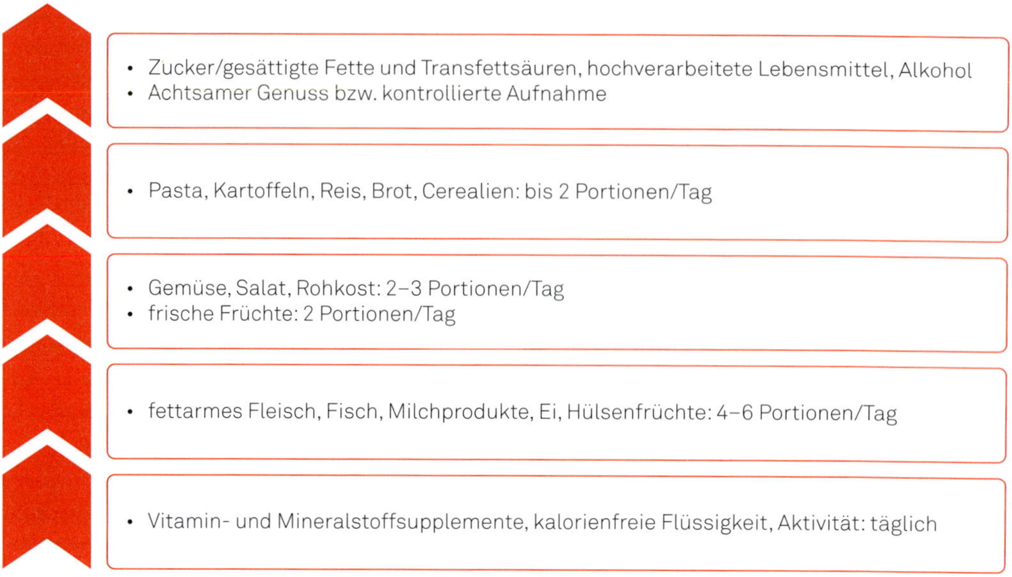

Abbildung 10-2: Ernährungsempfehlung nach bariatrischen Eingriffen (Eigendarstellung in Anlehnung an Moizé et al., 2010).

prandialen Grehlin-, GLP-1- und Cholezystokinin-Spiegel, deren hormonelle Wirkungen zusätzlich zum Sättigungsgefühl beitragen. Außerdem dienen bestimmte Aminosäuren für Neurotransmitter (z. B. Serotonin) als Substrat, die in der Regulation von Appetit und Körpergewicht involviert sind. In der Energiebilanz wirken sich Eiweißkalorien aufgrund ihrer metabolischen Ineffizienz weniger stark aus (jede vierte Proteinkalorie wird im Stoffwechsel direkt wieder für die Proteinverwertung verbraucht) und generell erhöht sich unter einer eiweißreichen Ernährung der Energieumsatz um zwei bis drei Prozent (Keller, 2011). Somit kommt auch im Langzeitverlauf nach Adipositastherapie dem Makronährstoff Eiweiß besondere Bedeutung zu, nicht nur um den Erhalt der Muskelmasse, sondern insbesondere die Esskontrolle der Patient*innen zu unterstützen. Klinische Erfahrungsdaten zeigen jedoch, dass eine ausreichende Eiweißzufuhr nur von einem kleinen Teil der Patient*innen im Frühverlauf umgesetzt wird (Aron-Wisnewsky et al., 2016). Dies bedeutet gleichzeitig, dass die Optimierung der Eiweißzufuhr einen wesentlichen Hebel für die Gewichtskontrolle für die Patient*innen im Langzeitverlauf darstellen kann und daher besondere Aufmerksamkeit verdient.

Ein weiterer wichtiger Aspekt in der Langzeiternährung ist die Mahlzeitenstruktur. Idealerweise werden bereits postoperativ nicht mehr als vier Mahlzeiten konsumiert (Hellbardt, 2012). Im Langzeitverlauf steht eine Gewichtszunahme häufig mit einer erhöhten Frequenz an Mahlzeiten (dem sog. grazing) in Zusammenhang (Colles et al., 2008). Gleichzeitig kann eine zu geringe Nahrungszufuhr in der ersten Tageshälfte ebenfalls mit einem erhöhten Appetit und einem kompensatorischen maladaptiven Essverhalten in der zweiten Tageshälfte einhergehen. Idealerweise wird der Tag mit einem eiweißbetonten Frühstück begonnen und mit insgesamt drei Hauptmahlzeiten und maximal einer Zwischenmahlzeit strukturiert.

Auch Getränke stellen im Langzeitverlauf nicht selten eine Herausforderung für die Patient*innen dar. Die Energie aus flüssigen Nahrungsmitteln übersteuert das Sättigungssignal des operierten Restmagens aufgrund der flüssigen Darreichungsform. Zusätzlich lösen die enthaltenen Kohlenhydrate nicht selten ein Spätdumpingsyndrom aus, welches im Langzeitverlauf oftmals nicht mehr so starke hypoglykämische Symptome wie in der Frühphase auslöst. Für Patient*innen erschwert dies die Erkennung der Zusammenhänge und verhindert oft die Korrektur bzw. den Austausch der ungeeigneten Flüssigkeitszufuhr. Die erhöhten postprandialen Insulinspiegel nach einem Spätdumping gehen weiterhin mit einem gesteigerten Appetit einher und sind somit ein Trigger für das gefürchtete Grazing. Patient*innen erleben das Essbedürfnis als Schwäche und registrieren durch die fehlende Hypoglykämie Symptomatik nicht, dass dieses hormonell aufgrund einer ungünstigen Getränkeauswahl oder aufgrund niedermolekularer Kohlenhydrate (zuckerreiche Speisen) auftritt. Eine lebenslange Umstellung der Getränkeauswahl und die Optimierung im Umgang mit zuckerreichen Speisen ist daher ein zentrales Thema in der prä- und postoperativen Ernährungsberatung.

Generell sind in der Langzeiternährung zuckerhaltige Lebensmittel nicht tabu. Sie sollten aber idealerweise als Dessert direkt nach dem Essen verzehrt werden, um einem Spätdumping vorzubeugen. Außerdem geht es darum, dass die Patient*innen den Konsum von solchen Speisen als bewussten Genuss erleben dürfen und für emotionales Essen andere Strategien etablieren. Der Umgang mit der Impulskontrolle und mit gegebenenfalls jahrelang erlernten Automatismen bzw. Essmotiven erfordert nicht selten eine psychologische bzw. psychotherapeutische Begleitung. In der Ernährungsberatung kann ergänzend mit einfachen Verhaltensmaßnahmen eine Unterstützung der Esskontrolle aufgegleist werden. So besteht allein in der Reduktion der Exposition mit problematischen Lebensmitteln ein großes Potenzial zur Unterstützung der eigenen Kontrollmechanismen. Die Vorratshaltung von süßen oder salzigen Snacks im eigenen Haushalt zu vermeiden oder am Arbeitsort die tatsächliche Sichtbarkeit von verführerischen Lebensmitteln zu reduzieren, indem diese nicht offen für alle verfügbar präsentiert werden, macht es für viele Patient*innen leichter „Nein“ zu sagen. Dabei geht es erneut nicht um einen lebenslangen Verzicht, sondern um die Reduktion der Aufnahme von unnötigen Kalorien, die nicht immer dem Genuss wegen, sondern schlichtweg aufgrund ihrer Verfügbarkeit verzehrt werden.

Schlussendlich spielt auch die Bewegung eine maßgebende Rolle bei der Gewichtsstabilisierung im Langzeitverlauf nach Adipositaschirurgie. So wird für die Erhaltung einer deutlichen Gewichtsabnahme körperliche Aktivität von täglich 60 bis 90 Minuten empfohlen, um eine erneute Gewichtszunahme zu verhindern (NICE, 2023). Es zeigt sich, dass z.B. Magen-Bypass-Patient*innen, die ihre körperliche Aktivität nach der Operation auf mind. 200 Minuten pro Woche erhöhten oder auf diesem Niveau beibehielten, einen größeren Gewichtsverlust und stärkere Verbesserungen in der gesundheitsbezogenen Lebensqualität aufweisen als Patient*innen, die vor und nach der Operation gleich inaktiv (weniger als 200 Minuten pro Woche) bleiben (Bond et al., 2009). Trainingsprogramme, die nach einer bariatrischen Operation durchgeführt werden, sind wirksam, um die kardiorespiratorische Fitness und Muskelkraft zu erhöhen und den Gewichts- und Fettabbau zu optimieren. Vorläufige Beweise deuten auch darauf hin, dass Bewegung den Knochenverlust reduzieren und eine Gewichtszunahme nach der Operation verhindern kann (Bellicha et al., 2021).

Die Adipositaschirurgie ist kein Heilmittel für die chronische Stoffwechselerkrankung Adipositas. Sie stellt allerdings ein wirksames Hilfsmittel für Patient*innen dar, ein Gewichtsniveau zu erreichen, welches rein konservativ unwahrscheinlich gewesen wäre. Da die erforderliche Motivation für die Veränderung des Lebensstils vom Abnahmeerfolg profitiert, sind entsprechende Handlungsempfehlungen für Patient*innen oftmals leichter im Alltag implementierbar. Wichtig ist aber auch zu verstehen, dass eine Zunahme auftreten kann, man jedoch hierfür jederzeit wieder Hilfe und Unterstützung aufsuchen darf. Gemeinsam mit effektiven Behandlungsstrategien und einem interdisziplinären Team, welches die Chronizität der Erkrankung Adipositas versteht, kann auch auf Herausforderungen wie einem postoperativen Gewichtsanstieg reagiert werden.

10.7 Literatur

Acevedo, M., Ferrando, R., Patterson, P. Eagon, J., Klein, S. & Pepino, M. (2019). Effect of alcohol ingestion on plasma glucose kinetics after Roux-en-Y gastric bypass surgery. *Surgery for Obesity and Related Diseases, 15*(1), 36–42. https://doi.org/10.1016/j.soard.2018.10.021

Adipositas Zürich. (o.D.). *Ernährung nach Magenbypass*. Abgerufen am 08. August 2024, unter https://www.adipositas-zuerich.ch/ernaehrung-nach-magenbypass/

Aills, L., Blankenship, J., Buffington, C., Furtado, M. & Parrott, J. (2008). ASMBS Allied Health Nutritional Guidelines for the Surgical Weight Loss Patient. *Surgery for Obesity and Related Diseases, 4*(Suppl. 5), 73–108. https://doi.org/10.1016/j.soard.2008.03.002

Aron-Wisnewsky, J., Verger, E.O., Bounaix, C., Dao, M.C., Oppert, J.-M., Bouillot, J.-L. & Clément, K. (2016). Nutritional and Protein Deficiencies in the Short Term following Both Gastric Bypass and Gastric Banding. *Public Library of Science One, 11*(2), e0149588.

Athanasiadis, D.I., Martin, A., Kapsampelis, P., Monfared, S., Stefanidis, D. (2021). Factors associated with weight regain post-bariatric surgery: a systematic review. *Surgical Endoscopy and Other Interventional Techniques, 35*(8), 4069–4084. https://doi.org/10.1007/s00464-021-08329-w

Bellicha, A., van Baak, M.A., Battista, F., Beaulieu, K., Blundell, J.E., Busetto, L., Carraça, E.V., Dicker, D., Encantado, J., Ermolao, A., Farpour-Lambert, N., Pramono, A., Woodward, E. & Oppert, J.-M. (2021). Effect of exercise training before and after bariatric surgery: A systematic review and meta-analysis. *Obesity Reviews, 22*(Suppl. 4), e13296. https://doi.org/10.1111/obr.13296

Bettini, S., Belligoli, A., Fabris, R. & Busetto, L. (2020). Diet approach before and after bariatric surgery. *Reviews in Endocrine and Metabolic Disorders, 21*(3), 297–306. https://doi.org/10.1007/s11154-020-09583-4

Bond, D., Leahey, T.M., Vithiananthan, S. & Ryer, B. (2009). Bariatric Surgery for Severe Obesity: The Role of Patient Behavior. *Medicine & Health, 92*(2), 58–60.

Buffington, C.K. (2007). Alcohol use and health risks: survey results. *Bariatric Times, 4*, 21–23.

Cerón-Solano, G., Zepeda, R.C., Romero Lozano, J.G., Roldán-Roldán, G. & Morin, J.-P. (2021). Bariatric surgery and alcohol and substance abuse disorder: A systematic review. *Cirugía Española, 99*(9), 635–647. https://doi.org/10.1016/j.cireng.2021.10.004

Colles, S.L., Dixon, J.B. & O'Brien, P.E. (2008). Grazing and loss of control related to eating: two high-risk factors following bariatric surgery. *Obesity (Silver Spring), 16*(3), 615–622. https://doi.org/10.1038/oby.2007.101

De Zwaan, M. & Müller, A. (2020). Depression und Suizid/Suizidalität nach adipositaschirurgischen Eingriffen. *Adipositas – Ursachen, Folgeerkrankungen, Therapie, 14*(04), 224–228. https://doi.org/10.1055/a-1241-7626

De Zwaan, M., Müller, A. & Zipfel, S. (2019). *Psychosoziale Aspekte der Adipositas-Chirurgie*. Springer. https://doi.org/10.1007/978-3-662-57364-8

DGAV (Deutsche Gesellschaft für Allgemein- und Viszeralchirurgie) & CA-ADIP (Chirurgische Arbeitsgemeinschaft Adipositas und metabolische Chirurgie). (2020). *S3-Leitlinie: Chirurgie der Adipositas und metabolischer Erkrankungen – Patientenleitlinie*. AWMF (Arbeitsgemeinschaft der Wissenschaftlichen Medizinischen Fachgesellschaften). Verfügbar unter https://register.awmf.org/de/leitlinien/detail/088-001

Ernst, B. & Schultes, B. (2021). Mikronährstoffe bei Adipositas und nach bariatrischer Chirurgie. *Journal für Gynäkologische Endokrinologie/Schweiz, 24*, 128–137. https://doi.org/10.1007/s41975-021-00207-x

Hagedorn, J.C., Encarnacion, B., Brat, G.A. & Morton, J.M. (2007). Does gastric bypass alter alcohol metabolism? *Surgery for Obesity and Related Diseases, 3*(5), 543–548. https://doi.org/10.1016/j.soard.2007.07.003

Hellbardt, M. (2012). Ernährung vor und nach bariatrischen Eingriffen. *Ernährungs Umschau, 11*, 642–654.

Hellbardt, M. & Meteling-Eeken, M. (2011). Diättherapie bei adipositas-chirurgischen Eingriffen. In M. Hellbardt (Hrsg.), *Ernährung im Kontext der bariatrischen Chirurgie* (S. 51–68). Pabst Science Publishers.

Hellbardt, M. & Selig, L. (2014). Diättherapie bei adipositaschirurgischen Eingriffen. In M. Hellbardt (Hrsg.), *Ernährung im Kontext der bariatrischen Chirurgie* (S. 87–112). Pabst Science Publishers.

Herbert, G., Perry, R., Andersen, H. K., Atkinson, C., Penfold, C., Lewis, S. J., Ness, A. R. & Thomas, S. (2018). Early enteral nutrition within 24 hours of lower gastrointestinal surgery versus later commencement for length of hospital stay and postoperative complications. *Cochrane Database of Systematic Reviews, 10*(10), CD004080.

Keller, U. (2011). Nahrungsproteine bei Adipositas und Diabetes. *Schweizer Zeitschrift für Ernährungsmedizin, 3*, 25–30.

Kinzl, J. F., Schrattenecker, M., Traweger, C., Aigner, F., Fiala, M. & Biebl, W. (2007). Quality of life in morbidly obese patients after surgical weight loss. *Obesity Surgery, 17*(2), 229–235. https://doi.org/10.1007/s11695-007-9030-5

Knuth, N. D., Johannsen, D. L., Tamboli, R. A., Marks-Shulman, P. A., Huizenga, R., Chean, K. Y., Abumrad, N. N., Ravussin, E. & Hall, K. D. (2014). Metabolic adaptation following massive weight loss is related to the degree of energy imbalance and changes in circulating leptin. *Obesity, 22*(12), 2563–2569.

Kumar, R., Lieske, J. C., Collazo-Clavell, M. L., Sarr, M. G., Olson, E. R., Vrtiska, T. J., Bergstralh, E. J. & Li, X. (2011). Fat malabsorption and increased intestinal oxalate absorption are common after Roux-en-Y gastric bypass surgery. *Surgery, 149*(5), 654–661. https://doi.org/10.1016/j.surg.2010.11.015

Laederach, K., Durrer, D., Gerber, P. & Pataky, Z. (2016). *Adipositas-Consensus 2016*. Schweizerische Gesellschaft für Endokrinologie und Diabetologie & Schweizerische Arbeitsgemeinschaft für Metabolismus und Obesitas.

Lautenbach, A., Wernecke, M., Huber, T. B., Stoll, F., Wagner, J., Meyhöfer, S. M., Meyhöfer, S. & Aberle, J. (2022). The Potential of Semaglutide Once-Weekly in Patients Without Type 2 Diabetes with Weight Regain or Insufficient Weight Loss After Bariatric Surgery-a Retrospective Analysis. *Obesity Surgery, 32*(10), 3280–3288. https://doi.org/10.1007/s11695-022-06211-9

Leibel, R. L., Rosenbaum, M. & Hirsch, J. (1995). Changes in energy expenditure resulting from altered body weight. *New England Journal of Medicine, 332*(10), 621–628. https://doi.org/10.1056/NEJM199503093321001

Lewis, S. J., Andersen, H. K. & Thomas, S. (2009). Early enteral nutrition within 24 h of intestinal surgery versus later commencement of feeding: a systematic review and meta-analysis. *Gastrointestinal Surgery, 13*(3), 569–575. https://doi.org/10.1007/s11605-008-0592-x

Lynch, A. (2016). „When the honeymoon is over, the real work begins:" Gastric bypass patients' weight loss trajectories and dietary change experiences. *Social Science & Medicine, 151*, 241–249. https://doi.org/10.1016/j.socscimed.2015.12.024

Matlaga, B. R., Shore, A. D., Magnuson, T., Clark, J. M., Johns, R. & Makary, M. A. (2009). Effect of Gastric Bypass Surgery on Kidney Stone Disease. *Journal of Urology, 181*(6), 2573–2577. https://doi.org/10.1016/j.juro.2009.02.029

Moizé, V. L., Pi-Sunyer, X., Mochari, H. & Vidal, J. (2010). Nutritional pyramid for post-gastric bypass patients. *Obesity Surgery, 20*(8), 1133–1141. https://doi.org/10.1007/s11695-010-0160-9

NICE (National Institut for Health and Care Excellence). (2023). *Obesity: identification, assessment and management: Recommendations physical activity*. Available from https://www.nice.org.uk/guidance/cg189/chapter/Recommendations#physical-activity

Raubenheimer, D. & Simpson, S. J. (2019). Protein Leverage: Theoretical Foundations and Ten Points of Clarification. *Obesity (Silver Spring), 27*(8), 1225–1238. https://doi.org/10.1002/oby.22531

Schultes, B., Ernst, B. & Thurnheer, M. (2010). Bariatrische Chirurgie und Schwangerschaft. *Swiss Medical Forum, 10*(17), 304–307. https://doi.org/10.4414/smf.2010.07160

Schweizer Nährwertdatenbank. (2023). *Lebenmittel suchen, anzeigen und vergleichen*. Verfügbar unter https://naehrwertdaten.ch/de/

SGE (Schweizerische Gesellschaft für Ernährung). (2024). *Schweizer Lebensmittelpyramide*. Verfügbar unter https://www.sge-ssn.ch/ich-und-du/essen-und-trinken/ausgewogen/schweizer-lebensmittelpyramide/

SMOB (Swiss Society for the Study of Morbid Obesity and Metabolic Disorders). (2021). *Richtlinien zur operativen Behandlung von Übergewicht*.

Suter, P.M. & Perger, L. (2019). Alcohol and the Bariatric Patient: When One Drink Becomes Two Drinks. *Praxis, 108*(10), 655–662.

Traversy, G. & Chaput, J. (2015). Alcohol Consumption and Obesity: An Update. *Current Obesity Reports, 4*(1), 122–130. https://doi.org/10.1007/s13679-014-0129-4

Van Beek, A.P., Emous, M., Laville, M. & Tack, J. (2017). Dumping syndrome after esophageal, gastric or bariatric surgery: pathophysiology, diagnosis, and management. *Obesity Review, 18*(1), 68–85. https://doi.org/10.1111/obr.12467

WHO (World Health Organization). (2000). Obesity: Preventing and managing the global epidemic. *WHO Technical Report Series,* 894.

WHO (World Health Organization) (Regional Office for Europe). (2022). *WHO European Regional Obesity Report 2022.* Available from https://www.who.int/europe/publications/i/item/9789289057738

Widmer, J., Büter, M. & Thalheimer, A. (2020). Adipositaschirurgie: Update 2020. *Schweizer Gastroenterologie, 1,* 96–104. https://doi.org/10.1007/s43472-020-00020-0

Ziegler, O., Sirveaux, M.A., Brunaud, L., Reibel, N. & Quilliot, D. (2009). Medical follow up after bariatric surgery: nutritional and drug issues. General recommendations for the prevention and treatment of nutritional deficiencies. *Diabetes & Metabolism, 35*(6), 544–557. https://doi.org/10.1016/S1262-3636(09)73464-0

11 Sexualität und Adipositas

Zuzana Gehrig Schenk

Das Thema Sexualität wird in medizinischen, pflegerischen und therapeutischen Kontexten nicht selbstverständlich thematisiert. Also: Let's Talk about Sex! Als Bedürfnis, als Lebenserfahrung und als Teil der eigenen Identität wird Sexualität oder deren „Auslassung" oder „Abwesenheit" von Menschen individuell erfahren. Dieses Kapitel nimmt – teils humorvoll ausgedrückt, aber ernst gemeint – die verschiedenen Aspekte der Sexualität im Zusammenhang mit Gewichtsabnahme in den Blick und bezieht intime Erfahrungen und Gedanken von Menschen vor und nach bariatrischen Operationen ein. Der Beitrag schöpft aus Erfahrungen der Autorin in praktischer Arbeit als Sexologin mit ernährungstherapeutischem Hintergrund. Wertschätzend gewidmet ist das Kapitel Allen, die mit Erzählungen eigener Erlebnisse zu ihrem Wissensschatz beigetragen haben.

Anmerkung zu diesem Beitrag: *Kursiv gesetzt sind direkte Zitate von Klient*innen* aus der Sexualtherapie. Hier wird auf Anführungszeichen verzichtet, da aufgrund der Schweigepflicht keine Quellenangabe erfolgt. Da sich diese Menschen als Männer und Frauen identifizieren, werden sie auch als solche bezeichnet. Die beschriebenen Erlebnisse und Herausforderungen können jedoch genderneutral verstanden werden, weil sie alle Menschen betreffen, unabhängig von ihrer Geschlechtsidentität.

Sex gehört, genau wie das Essen und Schlafen, zu den menschlichen Grundbedürfnissen, wie man sie aus der Maslowschen Bedürfnispyramide kennt. Werden Grundbedürfnisse nicht erfüllt oder vernachlässigt, hat dies Auswirkungen auf unsere Lebensqualität.

Als ich vor fast 25 Jahren Ernährung und Diätetik studiert habe, kam ich das erste Mal als junge Ernährungstherapeutin in Kontakt mit bariatrisch operierten Patientinnen in einer Adipositas-Selbsthilfegruppe. Es war eine reine Frauengruppe; das Wiegen war freiwillig und eigentlich auch Nebensache. Mit großem Erstaunen habe ich festgestellt, dass die Ernährung und der Kochrezepte-Tausch nicht die Hauptthemen waren. Vielmehr wurde über die Nebenwirkungen des Abnehmprozesses berichtet: über neue Energie, Lebenslust, Flirterfolge, Komplimente, neue Reizwäsche, Lover, neues Selbstbewusstsein, es wurde gekichert, getratscht und getuschelt. Die Frauen wussten fast nicht, wohin mit dem neuen Gefühl, mit der unbändigen Lebenslust, der Lust zum Flirten und Verführen – ich war fasziniert und die Faszination ließ mich nie mehr los.

Diese Gespräche damals haben mir gezeigt, dass Sexualität als Thema einen festen Platz in der Adipositas-Sprechstunde haben sollte. Während des Sexologie-Studiums war mir das Thema meiner Masterarbeit schnell klar: Sexualität, Körperbild und Bariatrie. Ich wollte das sexuelle Erleben der Frauen vor und nach ihrem Gewichtsverlust genauer untersuchen und diesem Thema buchstäblich mehr Gewicht geben, wird es doch in der Literatur nur sehr scheu gestreift, wenn überhaupt. Dabei haben Sex und Essen vieles gemeinsam: Beides wird oft mit Genuss, Befriedigung und emotionaler Regulation in Verbindung gebracht.

11.1 Sexualität als Gesprächsthema in der interdisziplinären Sprechstunde

In der medizinischen Praxis wird das Thema Sexualität selten angesprochen. Fast zwei Drittel der für die Masterarbeit befragten Frauen hätten sich gewünscht, dass ihre Sexualität im perioperativen Prozess thematisiert wird, doch nur bei 16 % war dies der Fall.

Daher schätze ich umso mehr, dass dieses Buch dazu ermutigt, offener über dieses Anliegen zu sprechen. Es ist wichtig für Angehörige von Gesundheitsfachberufen, die Komplexität der mit der Gewichtsreduktion verbundenen Prozesse kompetent anzugehen und dazu soll der Leserschaft ein Zugang zu diesem oft tabuisierten Thema ermöglicht werden.

Kaum auf der Welt, wird unser Körper schon das erste Mal vermessen und beurteilt, unser Geburtsgewicht mit einer Kurve verglichen. Was viele nicht wissen, ist, dass wir ab diesem Tag sexuelle Wesen sind. Und wir sind es eigentlich schon viel früher – der sexuelle Reflex ist bereits intrauterin vorhanden und teilweise auch sichtbar: Bei manchen gynäkologischen Ultraschall-Untersuchungen kann man den erigierten Penis des noch ungeborenen Babys sehen.

Dies lässt darauf schließen, dass sexuelle Entwicklung im Mutterleib beginnt (Soto et al., 2020).

11.2 Sexualisierungsprozess

Der persönliche Sexualisierungsprozess bezieht sich auf die individuelle Entwicklung und Wahrnehmung der eigenen Sexualität im Laufe des Lebens. Die gute Nachricht ist, wir lernen ein Leben lang – auch im hohen Alter – und sind tatsächlich lernfähig bis zu unserem Tod.

Die sexuelle Entwicklung und der Sexualisierungsprozess werden gleich nach der Geburt von einer Vielzahl von Faktoren beeinflusst. Biologische Faktoren, wie Hormone und Genetik, bekommen wir bereits mit der Geburt „geschenkt“. Soziale Einflüsse durch Familie, Umfeld, Erziehung und Peer-Interaktionen kommen später dazu und prägen unsere Entwicklung signifikant. Dazu kommen psychologische Faktoren, wie persönliche Erfahrungen und Empfindungen. Kulturelle Aspekte, also Normen, Medien und Werte spielen ebenfalls eine wichtige Rolle bei der Formung unserer Sexualität und unserem sexuellen Lernen.

Es ist von enormer Bedeutung, dass das Erkunden und Verstehen der eigenen Sexualität auf respektvolle, offene und wissenschaftlich fundierte Weise erfolgt.

So kann man informierte Entscheidungen treffen und Mythen und Fehlinformation entlarven. Dieser Ansatz ist besonders wichtig bei einem solch sensiblen und nuancierten Thema wie der Sexualität. Auf dieser lebenslangen Lernreise spielen Aspekte wie Selbstakzeptanz, die Fähigkeit zur offenen Kommunikation und der Respekt gegenüber anderen eine entscheidende Rolle. Ein Bewusstsein für diese Grundprinzipien kann einen maßgeblichen Einfluss darauf haben, eine gesunde und erfüllende Beziehung zur eigenen Sexualität zu entwickeln und eine solche auch an die weitere Generation zu vermitteln.

Bei hochgewichtigen Kindern werden diese Prozesse dementsprechend schon sehr früh teilweise anders beeinflusst als bei Gleichaltrigen ohne ein Gewichtsthema, weil sie neben eventueller körperlicher Frühreifung zusätzlich vermehrt mit Themen wie Bodyshaming, Mobbing oder Diskriminierung konfrontiert werden.

11.2.1 Selbstexploration

In der Kindheit beginnt die Selbstentdeckung des eigenen Körpers. Kinder lernen, ihre Geschlechtsorgane zu erkennen und können neugierig auf diese körperlichen Unterschiede reagieren. Die Erkundung des eigenen Körpers im Laufe des Lebens und das Verständnis, wie er sich im Kontext der eigenen Sexualität verändert, sind wichtige Teile des Prozesses.

11.2.2 Sexuelle Interaktion: Prägung erster Erfahrungen

Während der Pubertät entwickeln junge Menschen Neugierde und Interesse an romantischen und sexuellen Beziehungen. Sie beginnen, Vorstellungen von Intimität, Konsens, sicheren Praktiken und emotionalen Bindungen zu formen.

Bei Frauen, die bereits als Mädchen hochgewichtig waren, kann die Reifung früher einsetzen. Dies zeigt sich in der Entwicklung von körperlichen Merkmalen wie einer ausgeprägteren Figur, dem Einsetzen der Menstruation sowie der Entwicklung der Brüste. Diese visuellen körperlichen Veränderungen können Jungen anziehen. Die Mädchen fühlen sich begehrt, sie lernen, erfolgreich zu verführen:

Nach der Disco war ich die, die immer den schönsten Jungen abschleppen durfte. Ich hatte als erste Brüste und war später der Typ „alkoholisierte Verführerin", mit ein bisschen Alkohol habe ich mich alles getraut, war sehr direkt, auch mit dirty talk ... ich konnte die versautesten SMS schreiben und hatte alle Verführungs- und Sextechniken drauf ... ich konnte sie alle haben, die waren verrückt nach meinen Brüsten und meinen Sex-Skills!

Früh merken sie jedoch, dass das Interesse vieler Jungs eher darauf gerichtet ist, sexuelle Befriedigung zu suchen oder schlicht sexuelle Erfahrungen zu sammeln, anstatt die Mädchen als liebenswerte Personen wahrzunehmen. Andere Mädchen haben sich als Außenseiterinnen erlebt, mit denen keine Geheimnisse und keine „Jungsthemen" getauscht wurden.

Männer, die bereits in ihrer Kindheit hochgewichtig waren, berichten oft von einer zurückhaltenden Phase während ihrer Jugend. Im Vergleich zu Gleichaltrigen fühlten sie sich oft weniger attraktiv und wagten es möglicherweise nicht, Mädchen anzusprechen. Manche von ihnen haben schmerzhafte Zurückweisungen erfahren. Solche oder ähnliche Erfahrungen können – unabhängig vom Geschlecht – zu starkem Liebeskummer und einem verminderten Selbstwertgefühl führen. Diese Erlebnisse, wie auch das Fehlen gewisser sexueller Lernschritte, können sich später negativ auf das Vertrauen in sich selbst, emotionale Intensität und die Beziehungsfähigkeit auswirken. Es kann die Entwicklung der sexuellen Selbstsicherheit hemmen und die Entstehung einer Körperbildstörung fördern.

Nicht selten wird in der Paar- und Sexualtherapie von frühen, ungünstigen sexuellen Erfahrungen oder psychischer, physischer oder sexualisierter Gewalt berichtet. Da dies vor dem 01.07.23 laut den damaligen Richtlinien der Swiss Society for the Study of Morbid Obesity and Metabolic Disorders (SMOB, 2023) eine mögliche Kontraindikation für den bariatrischen Eingriff war, wurde es in der Vorbereitung und der interdisziplinären Sprechstunde lieber verschwiegen. In manchen Fällen mit Folgen:

Ich musste immer daran denken, dass ich es nicht erzählen darf ... dadurch habe ich aber noch mehr daran gedacht und mich plötzlich auch an alte vergessene Details erinnert. Und dann kam im ungünstigsten Moment, als die Honeymoon-Phase vorbei war, alles hoch und ich habe die Erniedrigungen von damals auf meinen jetzigen Partner projiziert und ihn fast nicht mehr ertragen.

Die Summe all dieser jugendlichen Erfahrungen hat später Einfluss auf das Erleben und Verhalten in einer Beziehung, in den sexuellen Interaktionen wie auch in der Solosexualität.

11.3 Körperbild, Selbstwertgefühl und Sexualität

Ist sie nicht ein bisschen zu dick? Ich glaub, wir müssen aufpassen, dass sie nicht dicker wird, ansonsten wird sie als Erwachsene auch dick und da wird sie es im Leben als Frau sehr schwer haben – und das weißt du ja!

Mit solch einer Frage hat eine superschlanke Frau ihre Bedenken bezüglich ihrer zweijährigen, gesunden Enkelin mitgeteilt!

Körperbild und körperliche Ideale bringen viele Stereotypen und mindestens gleich viele Ängste, Vorurteile und auch Diskriminierungen und Stigmatisierungen mit sich. Die Bezeichnung Körperbild bezieht sich darauf, wie zufrieden man mit seinem eigenen Körper und Erscheinungsbild ist und wie stark äußere Einflüsse das Selbstwertgefühl prägen.

Man wird täglich mit gesellschaftlichen Normen, Werten und Erwartungen konfrontiert. Jeder Mensch geht durch diesen Prozess auf seine eigene Weise. Manche lässt es kalt, manche treibt es in den Wahnsinn der eigenen Unzulänglichkeit. Medien und Kultur spielen eine Rolle bei der Gestaltung der persönlichen Wahrnehmung der Sexualität und des Körperbildes. Oft fehlen Vorbilder, die nicht einem gängigen, gesellschaftlichen Schönheitsideal entsprechen.

Menschen, die Gewicht verloren haben, erhalten oft viele schmeichelhafte Komplimente. Dennoch können Kommentare über das Aussehen im Zusammenhang mit Gewicht auch verletzend sein oder noch mehr Druck generieren.

In Bezug auf das Körperbild kann diagnostisch der FKB-20 Fragebogen (Clement & Löwe, 1996) eingesetzt werden, wobei man zwei Domänen auswerten kann:

- Ablehnende Körperbewertung (AKB, umso kleiner, umso besser)
- Vitale Körperdynamik (VKD, umso größer, umso besser).

In der Masterarbeit der Autorin (Schenk, 2018) hat sich gezeigt, dass eine Gewichtsreduktion eine signifikante positive Veränderung in Bezug auf beide Domänen mit sich bringt. Allerdings verbessert sich das Erleben des eigenen Körpers als vital und dynamisch stärker, wobei der AKB-Wert immer noch als grenzwertig erscheint und bei den meisten untersuchten Frauen auf eine bestehende Körperbildstörung hinweist. Ein mögliches Resultat kann also sein, dass sich Frauen stärker und energievoller fühlen, aber in einem Körper, der ihnen nicht viel besser gefällt als der davor. Für die Auswertung wurden die Prozentrang-Normen für den FKB-20 für Frauen von Albani eingesetzt, also Durchschnittbürger statt Sportstudenten als Kontrollgruppe (Albani et al., 2006).

Ein großer Faktor, der die Zufriedenheit mit dem eigenen Körper nach einer Gewichtsabnahme beeinflusst, ist die überschüssige Haut und deren Akzeptanz. Oft haben die Menschen, die eine große Gewichtsabnahme angestrebt haben, ein genaues Bild von ihrem Traumkörper vor dem inneren Auge. Dieses Ziel ist manchmal leider unrealistisch – auch wenn man mit 40 Jahren das alte Gewicht erreicht und 40–70 kg abgenommen hat, wird man nicht gleich aussehen, wie damals mit 20 Jahren. Aber die Vorstellung, wie es danach sein wird, war so genau! So gerne hat man die Bilder angesehen von früher, jung und schlank, so sollte es wieder werden! Schlanker ja. Aber die Haut wird mit 40 Jahren nie mehr wie damals mit 20, die Brüste und der Bauch sind nun anders. Es zeigt sich, dass die meisten danach mit der überschüssigen Haut zu kämpfen haben und manche haben große Mühe damit, den neuen, gesünderen Körper, der dem lang ersehnten Traum nicht entspricht, zu akzeptieren.

Das „Hautkleid“ stellt ein bedeutendes Element der Nebenwirkungen dar: Es wurde aufgrund der Adipositas überdehnt und kann nach einem massiven Gewichtsverlust als überschüssige Haut in hängenden Falten am gesamten Körper bleiben. Betroffen sind oft die Brüste, Bauch, Rücken, Oberschenkel und Oberarme. Je nach Alter und Hautbeschaffenheit kann dies für die Betroffenen ein großes Problem werden. Nach erfolgreicher Gewichtsreduktion und Stabilisierung des Gewichts benötigt rund ein Drittel der Patient*innen einen plastisch-chirurgischen rekonstruktiven Eingriff, und dieser soll die abschließende Einheit der Therapiemaßnahmen bedeuten (Pallua & Demir, 2008). Die operativen Hautkorrekturen sind meist kostspielig, werden von den Krankenkassen nicht immer übernommen und sind für viele Betroffene daher nicht realisierbar. Da schleicht sich mit der bitteren Enttäuschung manchmal auch die Verzweiflung, eine Körperbildstörung oder sexuelle Inappetenz mit in den Alltag hinein.

In der Therapie hörte ich oft, dass sich Frauen mehr getraut haben, als sie noch ihr altes

Gewicht hatten: *Früher, als ich dick war, bin ich oft in die Badi gegangen, sogar im Bikini. Da haben alle gegafft und getuschelt, schau da die Dicke an. Es war nicht angenehm, doch den Spaß im Wasser habe ich mir nicht nehmen lassen. Aber heute traue ich mich das nicht mehr. Die überschüssige Haut, diese hängenden Lappen und die schrumpelige Haut an Bauch und Oberschenkeln will ich nicht zeigen. Dafür schäme ich mich viel zu sehr. Das Gaffen ist viel schlimmer. Nicht mal ich schaue mich gerne an, kann mich nicht sehen und nicht zeigen.*

Dies wirkt sich auch auf die Sexualität aus: *Früher bin ich sogar in Swingerclubs gegangen. Da war ich mit meinen Kurven die Queen, ich war so stolz auf meine prallen Brüste! Heute will ich keinen Sex, oder es muss ganz dunkel sein, ich kann den BH gar nicht ausziehen und mein Mann darf den Bauch nie anfassen. Ich kann den selbst nicht anfassen, ich fühle so viel Ekel! Er versteht es nicht, streitet, ich ziehe mich zurück, habe keine Lust mehr.*

Eine junge Pflegefachfrau hat mir berichtet, wie schwierig es sei, wenn man die *„Schlauchbrüste" in den Push-up BH (Büstenhalter) zusammenlegen muss, mit viel Babypuder, damit es nicht reibt und wund wird ... und mit Stützwäsche in die Disco zu gehen ist auch nicht lustig, da schwitzt man unglaublich, schon mal im Neopren getanzt? Sonst schwabbelt aber alles beim Tanzen. Und wenn mich danach jemand abschleppen will, kommt das nächste Problem, ich bin ja nur eine Mogelpackung, wenn er meine Brüste sieht, kriegt er einen Schock!*

Manchmal war die Gewichtsabnahme so schnell, dass das eigene Hirn nicht genug Zeit hatte, es zu realisieren: *Ich renne bei der Arbeit bei jeder Gelegenheit aufs WC, um im Spiegel zu checken, ob ich wirklich schlank bin. Ob das Doppelkinn weg ist. Ich bin so unsicher. Im Tram traue ich mich nicht, mich zu setzen, habe immer noch Angst, zu viel Platz einzunehmen. Auch keine Stühle mit Lehnen, das meide ich immer noch. Ich traue mich noch nicht zu fliegen, da ist alles so eng ...*

Dies berichtet eine Klientin mit 165 cm, die noch 60 kg wiegt und sich in einem Jahr praktisch halbiert hat. Ihren früheren körperlichen Zustand hat sie nie gemocht und den neuen nicht bewohnt. Damals und heute hat sie die Tendenz, zu dissoziieren, manchmal auch während dem Sex. In solchen Fällen helfen in der Sexualtherapie nach Sexocorporel spezielle Achtsamkeitsübungen, Sensate Focus, um zu lernen, autozentriert zu bleiben und der Einbezug der Polyvagal Theorie, die befähigt, das Erlebte selbst zu verstehen und langsam positiv zu modifizieren. Klient*innen und Therapeut*innen malen, zeichnen und modellieren dazu, machen viele Übungen und Rollenspiele.

Auf Instagram sieht man immer mehr Beispiele, wie Menschen ihren Körper und explizit den Bauch nach einer Gewichtsabnahme stolz und mit viel Selbstliebe und Respekt zeigen. Frauen präsentieren sich in Bikinis und schöner Unterwäsche und setzen somit ein würdiges Zeichen und vielleicht auch einen neuen Maßstab dafür, wie Begriffe wie „schön", „zeigefähig" oder auch schlichtweg „normal" in Bezug auf den Körper neu definiert werden können.

Autorin Jana Crämer, die selbst 100 kg abgenommen hat, räumt mit dem Thema überschüssige Haut für sich so auf: „Das einzige, wofür man sich schämen muss, ist scheiss Charakter. Dieser Körper hat es verdient, dass ich ihn liebhabe, der hat ganz, ganz viel geleistet, der hat viel mit mir durchgestanden und hier wird nichts abgeschnitten, wenn's nicht sein muss" (WDR, 2023).

Im Laufe des Lebens lernt man, sich selbst zu akzeptieren und eigene sexuelle Identität ohne Scham, Ekel, Selbstablehnung oder Schuldgefühle auszudrücken. Dies kann eine Reise sein, die von persönlichem Wachstum und der Überwindung von Vorurteilen, früheren Traumatisierungen und gesellschaftlichen oder auch eigenen Erwartungen geprägt ist und manchmal therapeutischer Unterstützung und Begleitung bedarf.

Die Gesellschaft nimmt an diesen Prozessen teil, indem sie sich von Body Shaming und übertriebener Body Positivity entfernt und stattdessen vermehrt auf Body Neutrality, Body Respect und die Funktionalität und das Bewohnen des eigenen Körpers setzt.

11.4 Beziehungen und Adipositas: Gewichtsabnahme kann alles ändern!

In Bezug auf Beziehungen sollte bei einer angestrebten Gewichtsabnahme bereits am Anfang eine kleine Warnung stehen: Zu Risiken und Nebenwirkungen schauen Sie sich schon mal vorsichtshalber die lokalen Angebote in Paar- oder Sexualtherapie an! Aber Spaß beiseite.

Im Laufe der Zeit entwickeln die meisten romantische und sexuelle Beziehungen zu anderen Menschen. Diese Beziehungen tragen dazu bei, die Vorstellungen von Intimität, emotionaler Bindung und körperlicher Anziehung zu formen.

In der Paar- und Sexualtherapie höre ich nach einer Gewichtsabnahme oft, dass man sich beziehungstechnisch plötzlich in einer emotionalen Schuldenfalle befindet:

Er hat dich als dick genommen und geheiratet, du kannst dich unmöglich trennen, nur weil du jetzt abgenommen hast und andere Möglichkeiten hast! Oder: *Er war wirklich für mich da, immer, wir hatten es schön zusammen, aber mir reicht es nicht mehr, vor dem Fernseher zu sitzen und Chips zu futtern. Ich will raus, tanzen, Spass haben … und er versteht es nicht! Nun fühle ich mich so undankbar! Ihn haben jahrelang 40 kg Übergewicht nicht gestört und mich stört plötzlich sein kleiner Bierbauch, ich will, dass er auch Sport macht und sich gesund ernährt, ich finde ihn nicht mehr attraktiv und ich fühle mich so schlecht dabei!*

Die Klientin hat sich zuerst ihrer Gynäkologin anvertraut und wurde später mit ausgeprägter sexueller Aversion in die Sexualtherapie überwiesen. Später hat sie sich getrennt und mit einem neuen Partner eine Familie gegründet.

Durch den körperlichen Wandel und die begleitenden Therapien kann sich das Selbstbewusstsein stärken, was wiederum dazu führt, dass offener und mutiger über die eigenen Bedürfnisse gesprochen wird. Menschen sind grundsätzlich alle sehr schlecht im Gedanken lesen und eine offene Kommunikation kann äußerst wichtig und sehr hilfreich sein, um die eigenen Wünsche klar auszudrücken. Indem wir ehrlich und respektvoll miteinander kommunizieren, können wir Missverständnisse vermeiden und eine unterstützende Umgebung schaffen. Erotische Kommunikation gehört zum Sexualisierungsprozess dazu und kann gelernt werden.

In der Praxis zeigt sich, dass ein Gewichtsverlust und die damit verbundenen persönlichen Prozesse zu einer Wandlung in der Beziehung führen können. Bei bariatrisch operierten Klient*innen zeichnet sich nach der Gewichtsabnahme ein vermehrter Bedarf an Paar- und Sexualtherapie ab. Paare, die dachten, dass sie bis ans Lebensende gemeinsam durch „dick und dünn" gehen würden, scheitern plötzlich an dünn.

Es kommt häufig vor, dass neue Themen auftauchen, z. B. Eifersucht, wenn es zu einer Ungleichgewichtssituation kommt. Wenn ein Partner sich sicher fühlt, weil der andere von der Außenwelt als unattraktiv wahrgenommen wird, kann sich dies ändern, wenn zudem plötzlich mehr Vitalität, Dynamik und Lebenslust zum Vorschein kommen.

Lebensfreude bringt auch ein neues Styling mit sich: *ich habe jetzt eine neue Frisur … und roten Lippenstift … und ich will Farben tragen, auch mal was Körperbetontes, fertig mit Kleidung, die aussieht wie ein Kartoffelsack!* Dies wiederum bringt neue Aufmerksamkeit und diese wird oft genossen. *Ich dachte immer, ich bin für die anderen durchsichtig, die haben mich außer als dick gar nicht wahrgenommen … und dann hat mich jemand angeschaut und gelächelt … ich wurde als Frau gesehen, nicht nur als die Dicke. Zuerst war es ungewohnt und ich wurde fast rot … und plötzlich wird an der Bushaltestelle geflirtet und es macht so viel Spaß!*

Bei der Erfassung des Beziehungsstatus für meine Masterarbeit haben manche in den anonymen Formularen eigenhändig überraschend kleine Ergänzungen zugefügt: *In einer Bezie-*

hung, aber nicht mehr mit dem gleichen Partner, bin den Langweiler los und jetzt total happy! Ups, das war ziemlich knapp zusammengefasst, man kann sich aber ungefähr vorstellen, was da los war.

In einer Paartherapie hat mir ein Ehemann berichtet: *Es ist schwierig geworden, meiner Frau Komplimente zu machen! Wenn ich sage, dass ich sie jetzt hübsch finde, meint sie beleidigt, ob sie vorher hässlich war. Wenn ich eine Zeitlang nichts sage, beschwert sie sich, dass ihr alle Welt Komplimente macht, nur ich ihren Wandel nicht sehen würde. Es ist wie Joggen durch ein Minenfeld, man weiß nie, wann man in ein Fettnäpfchen oder direkt auf eine explosive Mine tritt!*

Es gibt alle Variationen, die man in Beziehungen erleben kann. Eine Pärchen-Wandlung von „Schlaftablette mit faulem Bock" kann zu „Sexgranate trifft geilen Bock" werden. Ein 35-jähriger Mann, der noch nie eine Beziehung hatte, berichtet plötzlich, dass er die Frau seiner Träume gefunden hat und auch schon einen Ring parat hat. *Mit 30 war ich noch Jungfrau und ich dachte schon, dass es für immer so bleibt ... und plötzlich geht die Post ab ... vertikal und horizontal!*

In manchen langjährigen Beziehungen wird die Sexualität neu aufgenommen, nachdem sie jahrelang auf Eis gelegt wurde:

Ohne den großen Bauch war da plötzlich mehr Platz für körperliche Nähe ... und auch Bedarf! Das Begehren kam wieder. Ich hatte zuerst Angst, wie ich es meiner Frau sagen soll, wie ich ihr wieder näherkommen kann, hab' mich nur sehr vorsichtig geäußert, sie war aber sehr offen, dafür war ich dankbar. Ich habe schon fast vergessen, wie schön es sein kann. Wir haben so viel verpasst, irgendwann haben wir nicht mal gekuschelt, haben den Körperkontakt ganz verloren, waren wie Bruder und Schwester, zwei Couchpotatos. Jetzt holen wir alles nach. Wir sind ungeübt und wissen manchmal nicht, ob der Muskelkater vom Sex oder vom Lachen kommt. Wir lernen uns neu kennen und es fühlt sich an, als wenn wir uns neu ineinander verlieben, sind wieder am Anfang, lachen wieder viel und laut, umarmen uns im Alltag, küssen uns wieder, überraschen uns aufs Neue, unternehmen mehr zusammen, bewegen uns, machen Sport, motivieren uns gegenseitig, sind zärtlich miteinander. Es knistert, es ist einfach nur schön!

Wenn man nicht weiß, ob man den Muskelkater vom Sex oder vom Lachen hat, ist die Beziehung auf einem guten Weg. Eine verbesserte körperliche Fitness kann auch zu einer gesteigerten Ausdauer, Leistungsfähigkeit und Kreativität im Schlafzimmer führen, was den Spielgeist fördert und den Spaßfaktor erhöht.

Singles mit Adipositas erleben Schwierigkeiten auf Dating-Plattformen. Oft scheuen sie sich davor, ein authentisches Foto zu verwenden und greifen zu Tricks und Filtern, was wenig geschätzt wird. Oder man ist ehrlich, beschreibt sich als „weiblich, kurvig und üppig" und das Gegenüber kann selbst darauf enttäuscht regieren: Das ist mir zu wenig üppig, ich habe mir mehr Kurven erwünscht, sorry!

Es kommt vor, dass das Gegenüber nicht zum ersten Date erscheint oder sich plötzlich eilig verabschiedet, angeblich aufgrund vergessener Verpflichtungen. Zurückweisung und Enttäuschung führen häufig zu Selbstzweifeln hinsichtlich des eigenen Aussehens, was jedoch nicht zwangsläufig der Realität entsprechen muss, von diesem Problem wird auch von Personen mit schlanker Figur berichtet.

Hierzu möchte ich die glücklichen Singles erwähnen, die mit ihrem Beziehungsstatus durchaus zufrieden sind, was viele leider nicht verstehen. „Ich habe das Gefühl, in unserer Gesellschaft ist viel eher akzeptiert, wenn du todunglücklich in einer Beziehung bist, als glücklich ohne ... Wir sind nicht auf der Welt, um Erwartungen zu erfüllen!", hat die Autorin Jana Crämer zusammengefasst (WDR, 2023).

11.5 Beziehung zum eigenen Genital

In der Kindheit beginnt die Selbstentdeckung des eigenen Körpers durch die Exploration. Es entsteht eine lebenslange Beziehung mit dem

Intimbereich, die je nach Sexualisierungsprozess sehr unterschiedlich sein kann.

Hat man es schon mal berührt? Hat es einen Namen oder ist es „das da unten"? Wie fühlt es sich an? Wie sieht es aus? Findet man es schön? Wie riecht es? Schaut man es gerne an, z. B. im Spiegel? Zeigt und teilt man es gerne mit dem Sexualpartner oder der Sexualpartnerin? Oder ist es eher ein schambehafteter blinder Fleck auf der eigenen anatomischen Landkarte?

Die Beziehung zum eigenen Genital kann sehr innig und freundschaftlich sein, man ist per Du, man kennt sich, hat zusammen viel erlebt. Manchmal ist es aber eher so wie eine flüchtige Bekanntschaft. Oder – spaßig ausgedrückt – wie mit der Tante Frieda, man weiß, dass es sie gibt, aber man hat sich schon lange nicht mehr gesehen und eigentlich weiß man kaum was voneinander. Lebt sie eigentlich noch?

Diese Fragen sind von großer Bedeutung und werden in der Sexualtherapie häufig diskutiert. Manchmal wird der Penis als „bester Freund" bezeichnet und es wird erwartet, dass er wie ein super Kumpel mit Teamgeist im sexuellen Akt zusammenarbeitet. Doch außerhalb des sexuellen Geschehens wird dem Penis oft wenig Beachtung geschenkt. Wenn man einen Freund nur dann kennt und ihm Aufmerksamkeit schenkt, wenn man ihn braucht, wird diese Freundschaft nicht gut funktionieren und es kann kein Teamwork erwartet werden oder tiefe Verbundenheit entstehen. Zu Recht.

Stark hochgewichtige Personen können teilweise aufgrund von ihrem Körpervolumen ihren Intimbereich mit eigener Hand nur erschwert oder gar nicht erreichen. Dies hat nicht nur einen Einfluss auf die Hygiene und Pflege, sondern auch auf die Beziehung zum eigenen Genital. Für die Pflege werden manchmal Hygiene-Hilfsmittel benutzt, die den eigenen Arm verlängern und die man von der Pflege bei Menschen mit einer Querschnittslähmung kennt.

So beschrieb ein Mann, inspiriert durch meine Masterarbeit, in einem persönlichen Blog öffentlich seine Erfahrungen:

„Aus männlicher Sicht habe ich das Phänomen gleich doppelt erlebt: in der Phase der Gewichtszunahme, über eine lange Zeit, erst unmerklich, dann immer spürbarer, wenn das involvierte Organ langsam, aber sicher zwischen den sich bildenden Fettwülsten am Unterleib verschwindet, überdeckt wird von der Fettschürze und schließlich nicht nur aus deinem Blickfeld entschwindet, sondern wegen der massiven Wölbung des Unterbauches mit den eigenen Händen gar nicht mehr zu greifen ist. Das ist nicht nur ein hygienisches Problem, es stellt auch jede andere Betätigung auf diesem Gebiet in Frage. – Und dann im umgekehrten Sinn innerhalb von zwei Jahren, nachdem sich 80 Kilo davongemacht hatten und der viele Jahre verborgene Körperteil wieder sicht- und greifbar wurde, sich zurückmeldete und neue Ansprüche geltend machte … Während gleichzeitig der hautige Faltenwurf am Unterleib den Anforderungen körperlicher Ästhetik nicht mehr entsprechen will" (von Grünigen, 2017).

Frauen berichten über die unterschiedlichsten Erfahrungen. *Die Vagina habe ich als Kind entdeckt, weil es nach der Vergewaltigung von meinem Vater mal so gebrannt hat, da habe ich mir einen Eiswürfel reingeschoben und das war schön. Seither habe ich es immer wieder gemacht und war lieb zu ihr. Meine Vagina ist mein Zufluchtsort, mein Safe Place, meinen Finger drin zu spüren wirkt auf mich auch heute noch beruhigend.*

Wie wird die eigene Vagina erlebt? Als Ort und Raum der weiblichen Erotik? Oder Ort der sozialen Begegnung oder eher wie ein Gästezimmer? Ist es nur für die Besucher eingerichtet oder auch für sich selbst, ein vertrauter Zufluchtsort, wo man sich zurückziehen und entspannen kann?

Oder ist die Vulva gänzlich unbekannt? Wenn man bedenkt, wieviel Zeit heutzutage in eine „daily skin care routine" investiert wird, versteht man, dass Penisse und Vulvas sich stiefmütterlich behandelt fühlen. Böse Zungen behaupten, dass es sogar an einem geheimen Ort in Zürich (Schweiz) ein Vulva-Waisenhaus gibt, wohin all die Vulvas, die nicht geschätzt und liebevoll gepflegt wurden, geflüchtet sind.

Würde man die eigene erkennen, wenn man sie dort abholen müsste? Ich war mal dort und habe mit ihnen ein Interview geführt, Mensch, waren das Geschichten!

Nun, es ist nie zu spät, das eigene Genital kennenzulernen und mal deren Bedürfnissen zuzuhören:

Jetzt bin ich 63, stehe kurz vor der Pensionierung ... und nach 30 Jahren Single-Dasein werde ich plötzlich umworben und könnte wieder eine Beziehung eingehen, aber ich weiß doch gar nicht mehr, wie das geht! Weder emotional noch genital, das wurde doch vor 30 Jahren, als ich Witwe wurde und zugenommen habe, alles zusammen eingemottet!

Auslüften, abstauben, vielleicht ein bisschen ölen – mit viel Liebe bringt man jeden noch so antiquierten Schatz wieder auf Glanz. Es kann ein wunderschöner, belebender Prozess sein, egal mit welchem Geschlecht und in welchem Alter. Und ich empfehle dabei immer, ein Tagebuch zu führen, das wird man eines Tages im Schaukelstuhl gerne noch mal lesen wollen!

Mein Appell an alle, die sich gerade inspiriert fühlen, ihren Penis oder die Vulva in einem kleinen Handspieglein das erste Mal zu betrachten – bitte setzt davor einen wohlwollenden Blick und ein freundliches Gesicht auf – das Genital sieht euch vielleicht auch das erste Mal, es soll sich nicht erschrecken!

11.6 Solosexualität

In der Solosexualität spielt es eine bedeutende Rolle, wenn man sein eigenes Genital mit der eigenen Hand nicht erreichen kann. Eine Stimulation mit einem Sextoy bietet nicht die gleiche Empfindung, wie die Berührung durch die eigene Hand, da die taktile Erfahrung und die Haptik fehlen. Vibrierende Spielzeuge können sehr effektiv sein, wobei sie aber hauptsächlich die Vibrationsrezeptoren stimulieren. Dies kann zu einem einseitigen Gewöhnungseffekt führen, der möglicherweise die Orgasmusfähigkeit in einer partnerschaftlichen, sexuellen Interaktion beeinträchtigen kann. Schließlich haben weder der Penis, die Vagina, die Finger, noch die Zunge des Sexualpartners die Fähigkeit, zu vibrieren. Deswegen sollten auch Sextoys ohne Vibration bevorzugt werden. Als Sexologin mit dem Herz einer Ernährungstherapeutin empfehle ich immer Gurken zu kaufen. Eine für den Salat.

Selbstbefriedigung bietet eine exklusive Möglichkeit und einen geschützten Rahmen, den eigenen Körper wie ein Musikinstrument kennenzulernen, neue Erfahrungen zu sammeln und dabei wertvolle Lernschritte zu machen. Es ermöglicht uns dann in sexueller Interaktion, wie in einem Duett, entspannter, flexibler und genussfähiger zu sein. Ähnlich, wie bei sexuellen Erfahrungen mit anderen Menschen, kann ein autosexueller Akt ein einfacher „Quickie“, ein schnelles Ventil sein, um Dampf abzulassen. Oder wie ein schneller Snack, der rasch unseren Heißhunger stillt. Es kann aber auch zu einem eleganten 5-Gänge-Menü mit Kerzenlicht und Wein werden – und für einen solchen Solosex-„Longie“ nimmt man sich gerne ein bisschen mehr Zeit.

11.7 Kognitionen, Mythen und Normen

Kaum ein Thema ist so mit fraglichen Mythen, Normen und Werten belastet wie die Sexualität. Und oft kreieren wir selbst eigene Zeigefinger, die uns noch unnötig bremsen, mahnen, oder einschränken. Manche haben wir von zu Hause eingetrichtert bekommen und die haben sich oft hartnäckig in unserem Kopf eingenistet. Es lohnt sich, diese immer wieder zu hinterfragen und auch großzügig auszumisten:

Nur mit schlanken Beinen darf man einen Rock tragen ... nur mit flachem Bauch kann man ein enges Oberteil tragen ... nur mit straffen Brüsten kann man in der Reiterstellung Sex machen ... nur mit perfektem Körper kann man einen Orgasmus haben ... nur Schlanken muss man treu sein ... nur mit einem großen Penis kann man eine Frau befrie-

digen … nur Schlanke dürfen Bikini, Spitzenunterwäsche oder erotische Kostüme tragen, reisen, fliegen, sich im Bus setzen … nur Schlanke sind sexy und begehrenswert …

„Es wird vorausgesetzt, dass Frauen dekorativ sind und so wenig Platz wie nötig in der Welt einnehmen. Fette Frauen brechen beide diese Regeln", so der online Kommentar von „The Independent" (Baxter, 2016) in einer BBC Sendung Namens „Obesity: The Post Mortem". Mit solchen Normen sind Diskriminierung und Fatshaming vorprogrammiert.

Oft sieht man es bei Mehrgewichtigen an der Sitzhaltung, wie versucht wird, alles zu verstecken und sich möglichst klein zu machen, sich zu schützen – also das Gegenteil von sich zu zeigen. Man fühlt sich schon genug beobachtet und beurteilt und es wird einem eh unwohl dabei – eingesunken, ganz hinten auf dem Stuhl oder Sessel, die Arme oft auf dem Bauch, falls vorhanden, noch die Handtasche drauf, oder die Strickjacke, damit man den Bauch bedeckt. *Kaschieren* sollte das Unwort des Jahres werden, denn es bedeutet maskieren, also sich selbst leugnen und verstecken zu müssen.

Da kommst du nicht rein … flüstert manches Kleidungsstück wie ein Türsteher vor der Disco. *Du kannst nicht heiraten, wenn du dick bist, du kannst nicht zum Tanzball, zur Klassenzusammenkunft mit diesem Gewicht … mit diesem Körper hast du keine Chance auf dieser Welt … Dicke werden nie angestellt, nie befördert, sind nicht attraktiv … Dicke haben nie Sex, nie bei Licht … du bist zu dick für diese Person, die wird dich nie lieben, so wie du bist, du wirst nur verletzt … wenn du dich jetzt nackt bückst, wird dein Bauchpneu riesig, lass ihn das ja nicht anfassen …*

Manchmal sind die Gedanken nicht so leicht und frei wie ein bunter Ballon, sondern schwer wie Blei und hartnäckig, wie ein lästiger Moskito. Unsere Gedanken können uns oft belasten, uns stressen, zum Erröten, Erstarren oder zur Dissoziation bringen. Sie können sogar unsere sexuelle Erregung beeinträchtigen und die Lust, die Erektion oder den Orgasmus verscheuchen. Ich bezeichne solche störenden Gedanken, diese Stimmen, die von winziger Unsicherheit bis hin zur Selbstzerfleischung führen können, gerne als „Berta" (Entschuldigung an alle freundlichen Bertas da draußen, das ist nicht persönlich gemeint). Es ist sinnvoll, sich mit diesen Gedanken, mit der imaginären Berta mal an einen Tisch zu setzen und mit ihr zu diskutieren. Warum sagst du solche Dinge zu mir? Warum denkst du, dass ich das hören muss? Und warum ausgerechnet in „diesem" Moment oder während dem Sex? Wie wäre es, wenn man einen bertafreien Tag hätte? Manchmal braucht auch Berta Ferien und das soll ihr gegönnt sein!

11.8 Sexuelle Selbstsicherheit

Neue Normen und Werte sollten in unserem Kopf geschrieben werden: Nicht die Körpergröße macht uns sexy. Es ist das gesunde Selbstbewusstsein, der neckische Schalk, der aus den Augen blitzt, die uns attraktiv, begehrenswert oder fast unwiderstehlich erscheinen lassen – die sexuelle Selbstsicherheit ist sexy. Und diese kann man auch lernen.

Sexuelle Selbstsicherheit bedeutet, sich in Bezug auf die eigene Sexualität selbstbewusst und zufrieden zu fühlen. Es bedeutet das Vermögen, stolz auf die eigene erotische Ausstrahlung oder Weiblichkeit/Männlichkeit zu sein, sich liebenswert und sexuell begehrenswert zu fühlen und diesem Empfinden Ausdruck zu verleihen. Es beinhaltet das Verständnis der eigenen Wünsche und Grenzen ohne gesellschaftlichen Druck. Dazu je eine Prise von gesundem Narzissmus und Exhibitionismus.

Gesunder Narzissmus meint, ein positives Selbstbild zu entwickeln, eigene Stärken zu kennen und auf diese stolz sein zu können. Das heißt, sich im Vergleich mit anderen sicher und bestätigt zu fühlen. Man kann sich in Schaufenstern oder im Spiegel mit wohlwollendem Blick betrachten, angezogen oder nackt, das eigene Gesicht, den Körper, im Stehen wie auch in Bewegung oder im Tanz. Dazu gehört ein positiver Bezug zum eigenen Genital. Bei fehlendem Narzissmus fühlt man sich im Vergleich mit anderen unzureichend und unglücklich. Mit gesundem Exhibitionismus wird die Fähigkeit beschrieben, sich vor anderen selbstbewusst zu zeigen. Sich „sehen lassen", sei es angekleidet auf der Straße oder in einer sexuellen Interaktion, nackt, mit oder ohne Erregung. Stolz, der eigenen erotischen Ausstrahlung Ausdruck zu verleihen, sich romantisch, emotional wie auch sexuell träumens- oder begehrenswert zu zeigen.

Diese Themen sind in der Sexualtherapie häufig anzutreffen und betreffen Menschen unabhängig von ihrem Gewicht und Geschlecht. Oftmals berichten Hochgewichtige, dass bereits eine geringe Gewichtsreduktion ausreicht, um ihr Selbstwertgefühl zu steigern, selbst wenn sie noch lange nicht ihr Zielgewicht erreicht haben.

Welche Einstellung oder innere Stimme wirkt anziehender und verführerischer? Die Überzeugung, dass ich zu dick bin und mich verstecken muss, das Licht gedämpft halten sollte und meine Brüste beim Sex sicher im BH verwahre? Oder die Überzeugung, dass ich ein erotisches Geschenk an diese Welt bin, ein begnadeter kreativer Lover oder eine großzügige Partnerin, die einen Mehrwert und eine freigiebige erotische Oberfläche bietet?

In den anonym zurückgesendeten Fragebögen für meine Masterarbeit befanden sich gelegentlich persönliche Nachrichten und sogar Bilder. Einige Frauen haben stolz Vorher-Nachher-Bilder hinzugefügt, oder Bilder, auf denen sie sich in schöner Unterwäsche präsentieren. Dies zeigt, dass sie ein positives Selbstbild haben und sich selbstbewusst und mit Stolz zeigen möchten. Ein wichtiger Lernschritt in der sexuellen Selbstsicherheit.

Es war immer mein Traum, einen BH mit Verschluss zu tragen, der nur zwei Häkchen breit ist! (Diesen Satz verstehen wahrscheinlich nur die, die selbst einen BH tragen ...) Einiges kann bestimmt auf dem Markt noch optimiert werden, aber es ist erfreulich, dass man auch schon BHs in gewisser Größe kaufen kann, die nicht nur praktisch sind und wie eine orthopädische Hilfe aussehen, sondern ausgesprochen nett oder sogar farbig, mit Spitzenbesatz und auch sexy sind.

11.8.1 Evaluation der eigenen sexuellen Autobiographie

Ein beliebter und produktiver Teil der Sexualtherapie ist die Reflexion des bisherigen Sexualisierungsprozesses. Dazu leite ich gerne eine Art Lebenslinie an, in der alle relevanten Aspekte zusammengefasst werden können, wie Sexualität, Beziehungen, Emotionen, Essverhalten, Gewichtskurve – je nach Bedarf. Dies ermöglicht eine chronologische Rekapitulation aller Erfahrungen und Zusammenhänge, die später auch eine Überprüfung der eigenen Normen und Werte beinhaltet. Hier entsteht die Gelegenheit, Dinge klar zu sehen und auszumisten: Was kann bleiben, was kann weg? Es ist wie bei einer Steuererklärung, man listet alles auf und dann schauen wir: Was wurde investiert, was kam dabei raus, was kann man pflegen, was abschreiben, was ist daraus zu lernen? Die Summe der Erfahrungen und die Art, wie man daraus Nutzen im Alltag ziehen kann, wird auch als sexuelles Kapital bezeichnet (Kaplan & Illouz, 2021). Die Arbeit mit der Lebenslinie bringt viele Aha-Momente mit sich und ein besseres Verständnis für die eigene Logik des Systems. Es ist eine Investition in die eigene sexuelle Attraktivität und Kompetenz.

11.8.2 Sexuelle Fantasien

Ein weiterer Bestandteil, den es lohnt zu evaluieren, sind die sexuellen Fantasien. Ist der fantasierte Körper gleich wie in der Realität oder entspricht er eher einem gesellschaftlichen Schönheitsideal? In einer Befragung im Rahmen der Masterarbeit der Autorin (Schenk, 2018) hat sich gezeigt, dass Frauen nach einer Gewichtsabnahme vermehrt ihren eigenen, realen Körper fantasiert haben und sie gleichzeitig öfter die Rolle einer aktiven Verführerin übernommen haben – in der Fantasie, wie auch im realen Leben.

11.9 Orgasmusfähigkeit und Frequenz sexueller Interaktionen und Solosex

Die Ergebnisse meiner Masterarbeit haben positive Veränderungen in Bezug auf die sexuelle Funktion nach einer Gewichtsabnahme bestätigt, wie sie bereits in zahlreichen Studien dokumentiert sind (Janik et al., 2015). Bekannt ist u.a. eine Steigerung der Fruchtbarkeit, Erregung, Lubrikation und Libido. Sowohl die Häufigkeit sexueller Aktivitäten in Paarbeziehungen als auch beim Solosex nahm zu, wobei die Anzahl der erreichten Orgasmen nach der Gewichtsabnahme höher war. Dieses Resultat hat verschiedene vermutete Gründe, wie etwa weniger Fettgewebe um die Klitoris oder eine verbesserte Erreichbarkeit des eigenen Genitals. Entscheidend ist jedoch, dass Frauen aktiver waren und sich und ihr Becken mehr bewegt haben. Und wo Beckenbewegung, dort oft auch Orgasmen! Warum dann eigentlich damit warten, sich dabei mehr zu bewegen, bis man abgenommen hat?

In diesen Zusammenhang möchte ich all die erwähnen, die nach einer Gewichtsreduktion einfach happy sind, die sich ihres neuen Körpers und der Lebens- und Liebeslust erfreuen und kaum eine der oben beschrieben Problematiken erlebt haben. Die gibt es auch, von denen habe ich auch ein paar Zuschriften bekommen und obwohl wir die verständlicherweise nie in der Therapie sehen, möchte ich sie nicht unerwähnt lassen.

11.9.1 Hausaufgabe

Am Schluss jeder Therapiestunde gibt es bei mir Hausaufgaben. Früher wurden in der Ernährungstherapie Arbeitsblätter ausgehändigt, die verschiedene Listen enthielten, beispielsweise zu „erlaubten und verbotenen Lebensmitteln". Solche Listen oder Verbote gibt es in der modernen Ernährungstherapie nicht mehr.

Stattdessen werden heutzutage eher Vorschläge für Alternativen und Empfehlungen angeboten.

Wir alle haben irgendwelche To-do-Listen, die man abarbeiten muss. Moderne Uhren bescheren einem im 10-Minuten Takt Erinnerungen: ein Glas Wasser zu trinken, aufzustehen, sich zu bewegen, sich an den Zeitplan zu halten, das Kind in der Kita nicht zu vergessen, zum Sport zu gehen, den täglichen Schrittplan einzuhalten, Kalorien zu verbrennen. Dabei werden wichtige Dinge dennoch vergessen.

Es sollte besser daran erinnert werden, eine Pause zu machen, zu entspannen, an den letzten Lachanfall oder die letzte Umarmung zu denken. An die Blumen im Garten, wie es sich anfühlt, den Hund zu knuddeln oder eine Massage zu genießen. Man sollte sich vielleicht lieber täglich eine „To-feel-Liste" machen. Sich selbst etwas Nettes sagen. Sich einen Liebesbrief schreiben. An das eigene Genital denken. Und auch ihm einen Liebesbrief schreiben. An den nächsten Solosex denken, als Akt der Selbstermächtigung.

Zum Start kann man mit einer kleinen Aufgabe aus meiner „Rebella 's – Body Image & Self Esteem – Challenge" anfangen. Es sind neun Fragen und bei Bedarf kann man eine zehnte selbst erfinden. Bei den Antworten ist die ressourcenorientierte „Swiss Cheese Style"-Regel wichtig: Das heißt, dass wir über den Käse und nicht über die Löcher reden. Also, mal den defizitär fokussierten Blick auf den eigenen Körper außer Acht lassen und nur das Gute suchen:

1. Was ist der stärkste Teil meines Körpers?
2. Was ist der sexieste Teil meines Körpers?
3. Welchem Teil meines Körpers würde ich gerne etwas sagen?
4. Welchem Teil meines Körpers würde ich gerne zuhören?
5. Welcher Teil meines Körpers hätte eine Umarmung verdient?

6. Auf welchen Körperteil bin ich besonders stolz?
7. Was ist der Lieblingsteil meines Körpers?
8. Was ist der wichtigste Teil meines Körpers?
9. Welchen Teil meines Körpers würde ich nie tauschen?
10. Welche Frage willst Du hinzufügen? Schreib es mir gerne!

11.9.2 Good News zum Schluss: Sexualität ist lernbar!

Es ist ein lebenslanges Lernen. Die persönliche Sexualität ist kein statischer Zustand, sondern entwickelt sich im Laufe des Lebens fließend weiter. Guter Sex ist lernbar. Neue Erkenntnisse, Erfahrungen und Beziehungen können das Verständnis und das Erleben der eigenen Sexualität vertiefen und verändern. Wir ergänzen und gestalten unsere Lebenslinie jeden Tag aufs Neue. Durch kontinuierliches Lernen ist es möglich, die Qualität unserer Sexualität bis ins hohe Alter zu verbessern, unabhängig von unserem Lebensabschnitt und unserem aktuellen BMI.

Oft hört man toxische Komplimente wie: Ich finde dich so toll, wenn du nur ein bisschen schlanker wärst, wärst du schon längst meine Freundin! Oder: Für dein Gewicht hast du aber schöne Beine! Oder: Weil du fülliger bist, hast du dafür weniger Falten und straffere Brüste. Sie sind ebenso unangemessen wie Bemerkungen der Art: Du siehst jünger aus und noch gut für dein Alter. Bedeutet das Altern, Übergewicht oder Hochgewicht automatisch, dass man kein Recht auf Schönheit mehr besitzt?

Dass die Zeitschrift Maxim ihren heißbegehrten jährlichen Titel „World's Sexiest Woman", also heißeste Frau der Welt, im Jahr 2023 ausgerechnet an Ashley Graham, die „Königin der Kurven" verliehen hat, deute ich als gutes Signal. Ashley hat es geschafft, den wohlwollenden Blick auf sich zu richten und strahlt ihre Selbstliebe und sexuelle Selbstsicherheit buchstäblich aus – und das macht sie so begehrenswert. Mit der offiziellen Begründung wurde seitens Maxim ein Zeichen gesetzt:

„Das Selbstvertrauen der körperbetonten Sexbombe ist ansteckend und inspirierend und beweist, dass Schönheit alle Formen und Größen hat. In einer Welt, in der Size Zero schon viel zu lange vorherrscht, erinnert uns Ashley daran, dass das Geheimnis, alles zu überwinden nicht nur darin besteht, die eigenen Kurven zu umarmen, sondern sich selbst so zu akzeptieren, wie man ist " (Yenisey, 2023).

Das bringt eine Bestätigung meiner tiefsten Einstellung mit sich, die ich auch der Leserschaft aus diesem Kapitel als Take Home Message mitgeben möchte:

Humor und Sexyness haben keine Größe. Die passen immer. Also: Bitte, bedient Euch!

11.10 Literatur

Albani, C., Blaser, G., Geyer, M., Daig, I., Schmutzer, G., Bailer, H., Grulke, N. & Brähler, E. (2006). Überprüfung und Normierung des „Fragebogen zum Körperbild" (FKB-20) von Clement und Löwe (1996) an einer repräsentativen Deutschen Bevölkerungsstichprobe. *Zeitschrift für Medizinische Psychologie, 15*(3), 99–109.

Baxter, H. (2016, September 14). If you think the autopsy of a fat woman on TV will solve the obesity epidemic, you're wrong. *Independent*. Available from https://www.independent.co.uk/voices/obesity-the-post-mortem-autopsy-of-fat-woman-obese-solve-epidemic-here-is-why-youre-wrong-a7307251.html

Clement, U. & Löwe, B. (1996). *Fragebogen zum Körperbild (FKB-20)* (1. Auflage). Hogrefe.

Janik, M., Bielecka, I., Paśnik, K., Kwiatkowski, A. & Podgórska, L. (2015). Female Sexual Function Before and After Bariatric Surgery: A Cross-Sectional Study and Review of Literature. *Obesity Surgery, 25*(8), 1511–1517. https://doi.org/10.1007/s11695-015-1721-8

Kaplan, D. & Illouz, E. (2021). *Was ist sexuelles Kapital?* Suhrkamp.

Pallua, N. & Demir, E. (2008). Postbariatrische plastische Chirurgie. *Der Chirurg, 79*(9), 843–853. https://doi.org/10.1007/s00104-008-1538-2

Schenk, Z. (2018). *Sexualität und Körperbild: die Korrelation des prä- und postoperativen Erlebens bei bariatrischen Patientinnen* [Masterarbeit, unveröffentlicht, verfügbar bei der Autorin]. Hochschule Merseburg .

SMOB (Swiss Society for the Study of Morbid Obesity and Metabolic Disorders). (2023). *Richtlinien zur operativen Behandlung von Übergewicht*. Verfügbar unter: https://www.smob.ch/richtlinien-zur-operativen-behandlung-von-uebergewicht/

Soto, Á. L., González, J. L. M., López-Pérez, R., Fernández, M. L., Martínez-Uriarte, J. & Izquierdo, O. G. (2020). Sonographic measure techniques of fetal penile length. *Obstetrics & Gynecology science, 63*(5), 555–564. https://doi.org/10.5468/ogs.20087

Von Grünigen, H. (2017, 22. September). *Dick und sexy sein?* Schweizerische Adipositas-Stiftung(SAPS): Heinrich von Grünigens Blog. Verfügbar unter http://blog.saps.ch/2017/09/22/dick-und-sexy-sein/

WDR (Westdeutscher Rundfunk Köln). (2023). *Jana Crämer über Beziehungen, Binge-Eating und den Weg zur Selbstliebe. Kölner Treff. WDR* [Video]. YouTube. Verfügbar unter https://www.youtube.com/watch?v=nPZGB7xBRYA

Yenisey, Z. (2023, April 17). World's Sexiest Woman: Ashley Graham is Maxim's 2023 ‚Hot 100' cover star. *Maxim*. Available from https://www.maxim.com/news/worlds-sexiest-woman-ashley-graham-is-maxims-2023-hot-100-cover-star/

Anhang

Hilfreiche Informationen

Die nachstehenden Links wurden zusammengestellt von den Herausgeberinnen zu den Themen Adipositas als behandelbare Erkrankung, Langzeiteinrichtungen, Hilfsmittel, Bekleidung und Selbsthilfemöglichkeiten.

Schweiz

Allianz Adipositas Schweiz: www.allianzadipositasschweiz.ch

Fachverband Adipositas im Kinder- und Jugendalter (aki) Schweiz: https://www.akj-ch.ch/

Hilfsmittel: www.rs-hilfsmittel.ch

Hilfsmittel Medizinaltechnik und Adipositasspezialist: www.senectovia.ch

Inkontinenzmaterial für Menschen mit Adipositas: www.tena.ch oder www.hartmanninfo.com

Bekleidung in großen Größen: www.jelmoli-shop.ch

Sportkleider in großen Größen: www.adidas.ch

Langzeiteinrichtung für bariatrische Pflege: www.tilia-stiftung.ch

Selbsthilfegruppe: www.selbsthilfeschweiz.ch

Deutschland

Bundesarbeitsgemeinschaft Selbsthilfe Adipositas: https://dick-und-du.de/

Informationen zur Adipositas im Kinder- und Jugendalter: https://adipositas-gesellschaft.de/ueber-adipositas/adipositas-im-kindes-jugendalter/

Hilfsmittel (Pflegehilfsmittel, Rollatoren, Rollstühle, Elektromobile, verstärktes Bett): https://mobil-ml.de

Inkontinenzmaterial für Menschen mit Adipositas: www.tena.de; www.hartmanninfo.com

Bekleidung/Damen in großen Größen: https://www.peterhahn.de; https://www.sheego.de

Bekleidung in großen Größen/Damen und Herren: https://www.happy-size.de

Bekleidung/Herrenmode: https://www.hirmer-grosse-groessen.de; https://www.pfundskerl-xxl.de

Sportkleidung in großen Größen: www.adidas.de

Langzeiteinrichtung für bariatrische Pflege: https://www.diakovere.de/leben-wohnen-im-alter/fachpflege-fuer-menschen-mit-adipositas/

Allgemeine Informationen

https://www.ueber-gewicht.de/

https://www.adipositas.org/praevention-von-adipositas/

https://gewichtsdiskriminierung.de/

https://www.overeatersanonymous.de/ (auch online-Treffen)

Herausgeberinnen und Autor*innen

Herausgeberinnen

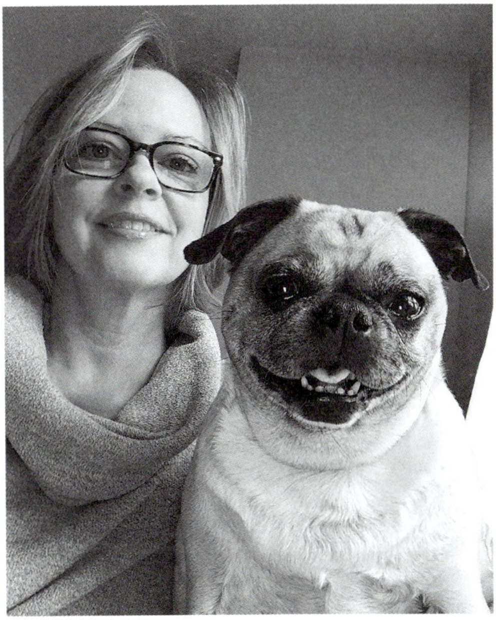

Ruth C. Ahrens, Pflegewissenschaftlerin, Fachkrankenschwester für Psychotherapie und Psychosomatik, Supervisorin, Publikations- und Vortragstätigkeit, Lehrbeauftragte der Akkon-Hochschule für Humanwissenschaften, Berlin.
Kontakt: RuthCAhrens@freenet.de

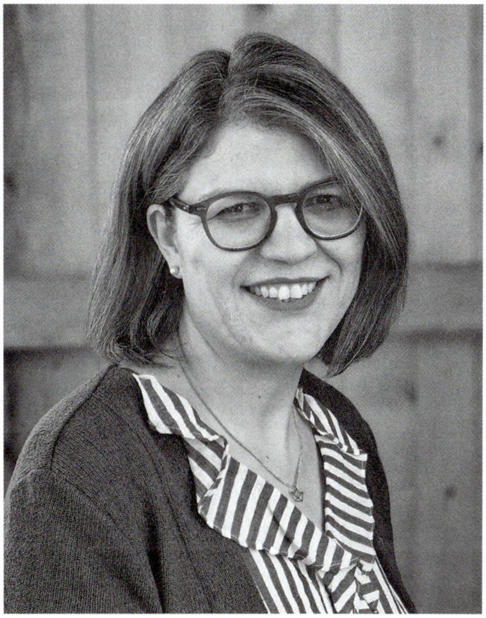

Simone Rohr, Diplomierte Pflegefachfrau HF/HöFa I, langjährige Erfahrung als Pflegefachperson und in der Betreuung von Menschen mit Adipositas in verschiedenen Versorgungsgebieten, Initiantin und Leitung einer Selbsthilfegruppe für Menschen mit Adipositas, Beratungstätigkeit von Menschen mit Adipositas, Vortragstätigkeit, Diplomierte Berufsschullehrerin HF.
Kontakt: simone.rohr@bluewin.ch

Autor*innen

Yvonne Sabovic-Dunsing, Pflegedienstleitung und Fachkoordinatorin bariatrische Pflege des Adipositas-spezialisierten Fachpflegebereichs für junge Menschen im DIAKOVERE Altenhilfe Henriettenstift gGmbH, Kirchrode.
Kontakt: Yvonne.Sabovic-Dunsing@diakovere.de

Sabine G. Fischer, Diplom-Pflegepädagogin und systemische Familien- und Sozialtherapeutin; langjährige Krankenschwester in der Herz- und Unfallchirurgie. Seit 2000 als hausinterner Coach und Supervisorin sowohl in Vollzeit in Einrichtungen des Gesundheitswesens als auch freiberuflich tätig. Verantwortlich für den Bereich Sozial- und Gesundheitswesen bei der Gesellschaft gegen Gewichtsdiskriminierung e.V. in Berlin.
Kontakt: info@coachingfischer.de

Prof. em. Dr. med. Kurt Laederach, Internist, Kardiologe, Endokrinologe und Psychiater mit langjähriger Tätigkeit im Universitätsspital Inselspital Bern. Emeritus der Medizinischen Fakultät der Universität Bern. Ehemaliger Leiter des „Zentrums für Adipositas, Ernährungsstörungen, Metabolismus und Psychosomatik" des Inselspitals. Schwerpunkte der wissenschaftlichen Tätigkeit: Einwirkungen von psychischen und körperlichen Faktoren auf die Regulation des autonomen Nervensystems. Lehraktivitäten in Psychosomatik, Metabolismus, Autonomes Nervensystem und Medizin-Ethik. Mentorship für über 20 Dissertationen, Vorträge in über 70 Fachkongressen. Chairfunktionen an internationalen Kongressen. Mehr als 100 Vorträge für Allgemeinmediziner, Health-Professionals, Patienten und Laien. Publikation von über 120 Fachartikeln, Buchkapiteln, Büchern und elektronischen Medien. Aktivität als Reviewer für mehr als 20 Fachzeitschriften.
Kontakt: kurt.laederach@unibe.ch

Dr. med. Beat Muggli, FMH für Chirurgie spez. Viszeralchirurgie, Praxisinhaber Beat Muggli Chirurgie, Belegarzt am Lindenhofspital in Bern, Dozent am medi – Zentrum für medizinische Bildung in Bern.
Kontakt: bm@beatmuggli-chirurgie.ch

Zusana Gehrig Schenk, Sexologin MA, klinische Sexologin iSi, Sexual- und Paartherapeutin, Dozentin an der Hochschule Merseburg und am ISP Zürich im Masterstudiengang Sexologie; Co-Founder, Co-Präsidentin und Ausbildnerin an der SexMed Academy in Zürich; Ernährungsberaterin SVDE, Medical Affairs Manager im Bereich der klinischen Ernährung.
Kontakt: zuzana.gehrig@gmail.com

Stephanie Tölle, Ernährungsberaterin SVDE und Diabetestherapeutin BSc; Leitung des Zentrums für Diabetestherapie und Ernährungsberatung Zürich; Dozentin an der Fernfachhochschule (FFHS) im Bachelorstudiengang Ernährung & Gesundheit und Ernährung & Diätetik; Seminar- und Vortragstätigkeit im Feld der Adipositas und des Diabetes mellitus; Mitglied der Bariatrischen Fachgruppe des Schweizerischen Verbandes der Ernährungsberater/innen (SVDE); Koordinatorin für klinische Studien am Diabetes und Adipositas Zentrum Zürich (DAZZ).
Kontakt: stephanie.toelle@diets-hin.ch

Sachwortverzeichnis

A

Abnehmspritze 143
Acarbose 142
Achtsamkeitstraining 137
Adipokine 102
Adipositas 15, 17
Adipositas-Assessment 28
Adipositas-Fachkoordinator*in 46
Advance Care Planning/ACP 43
Advanced Practice Nursing/APN 45
AgrP 97, 100
Amylin 142
Anabolismus 90
Anamnese 28, 138
Angehörigengruppen 137
Anorektika 139
Anorexie 77, 78, 82
Antidiabetikatherapie 139
Appetenzverhalten 86, 87
Appetit 88, 97
Appetitregulation 87
Aqua-Fit 137
Ärgerbereitschaft 89
Armut 76

B

Bardet-Biedl-Syndrom 117
Basisassessment nach Gordon 28, 29, 46
Bedürfnisbefriedigung 87
Begriffe/Definitionen 17
Beratung 167
- Angehörige 169
- Grundsätze 167
- Hilfsmittel 170
- Patient*innen 168

Betablocker 140
Betreuung, psychosomatische 137
Bewegungsmangel 107
Bewegungstherapie 137
Binge Eating Störung 77, 83, 113
Body Mass Index/BMI 17, 28
Bulimie 77, 78, 82, 113
burden of disease 19

C

CART 87
Chirurgie, bariatrische 137, 156, 163, 191
- Behandlung 192
- Diversion, laparoskopische biliopankreatische 197
- Ein-Anastomosenbypass, laparoskopischer 196
- Ernährung nach OP 199
- Magenband, laparoskopisch verstellbares 193
- Magenbypass, laparoskopischer 195
- Malabsorption u. Restriktion 192
- Management, postoperatives 198
- Schlauchmagen, laparoskopischer 194
- Verfahren 193

Chirurgie, metabolische 198
Craving 84

D

DALY 19
Darm-Hirn Kommunikation 92
Defekte, genetische u. Adipositas 115
Depression 19, 84, 89
Diabetes 18, 19, 74, 102, 104, 110, 111, 115, 117, 137, 139, 183, 191, 202
Diäten 81, 86
Diät, präoperativ 203
Diskriminierung 145
Diuretika 142
Dokumentation, pflegerische 28
DPP-4-Hemmer 140

E

Edmonton Obesity Staging System/EOSS 19
EDNOS 77
Einzeltherapie 137

Eiweiße 90, 106, 115, 199, 205, 208, 209, 211
Emotionen, negative 87, 89
Emotionen u. Einflüsse, neuropsychologische 89
Emotionsregulation 81, 82
Endo-Cannabinoide 105
Energieverbrauch 90
Epidemiologie 21, 75
Erfahrungsberichte
- Diskriminierung/Interview 150
- Matejas Weg 161
Erlebnisse, traumatische 133
Ernährung 62
Ernährung, postoperative 199, 201
- Alkoholkonsum 210
- Aufklärung, präoperative 202
- Eiweißzufuhr 205
- Ess-Trink-Abstand 204
- Komplikationen 208
- Kostaufbau-Frühphase 204
- Kostaufbau, postoperativ 203
- Langzeitverlauf 211
- Portionsgröße 204
- Sättigung, postoperative 204
- Supplemente 207
Ernährungsberatung 137, 189
Erscheinungsbilder, klinische u. Adipositas 114
Essanfälle 77, 81, 83
Essen als Botschaft/Ritual 80
Essen als Ersatz 78
Essen als Schutz/Sicherheit 133
Essen als Stressregulation 134
Essprotokolle 138
Essstörungen vs. Adipositas 25
Esssucht-Elemente 84
Essverhaltensmodell, psychologisches 107, 108
Essverhalten u. Ursachen 73
Exenatide 140
Exercise-Activity Thermogenesis 92

F

Fachpflege stationär/DIAKOVERE 179
- Angehörigenarbeit 190
- Aspekte, konzeptionelle 186
- Kommunikation, interdisziplinäre 190
- Konzept, multimodales 187
- Langzeitbehandlung 183
- Mitarbeiterkompetenz 184
- Personalausstattung 185
- Pflege u. Betreuung 185
- Therapien 188
- Voraussetzung, bauliche 183
- Ziele 184
Fachsprache 28
Faktoren, entwicklungsbedingte 84
Faktoren, psychische/verhaltensbedingte 76
Faktoren, psychologische 107
Faktoren, psychophysiologische 93
Faktoren, psychophysiologische u. somatische 89
Faktoren, umweltbedingte 75
Fasten 81
Fette 85, 90, 93, 211
Fettgewebe, viszerales 114
Fettsäuren, gesättigte 86
FGVM 28
- Aktivität u. Bewegung 34
- Ausscheidung 32
- Bewältigungsverhalten u. Stresstoleranz 41
- Ernährung u. Stoffwechsel 31
- Kognition u. Perzeption 34
- Rollen u. Beziehungen 38
- Schlaf u. Ruhe 34
- Selbstwahrnehmung u. Selbstkonzept 34
- Sexualität u. Reproduktion 41
- Wahrnehmung u. Umgang mit Gesundheit, eigener 29
- Werte u. Überzeugungen 43
Fluoxetin 139
Fokusassessment nach Gordon 28, 29, 46
Folgeerkrankungen 19, 47, 78
Fortbildung 46
FTO-Protein-Gendefekt 116
FVGM 48

G

Geborgenheitsgefühl 87
Gehirnareale 88, 90, 92, 94, 96, 109, 111
Gendefekt 115
Gewichtsmanagement, integratives 135
- Abklärungsziele 138
- Anamnese 138
- Behandlungsziele 137
- Indikationen 137
- Inhalte/Leistungen 136
- Kinder/Jugendliche 137
- Konzepte, neue 136
- Labor 138
- Status 138
- Wunsch u. Wirklichkeit 136
- Ziele, allgemeine 138
Gewichtsreduktion 135
Gewichtsstigmatisierung 145
- Einstellung, eigene 148
- Gegen-Initiativen 147

- Prävention 146
- Schutz u. Geborgenheit/Interview 150

Gewichtsveränderungen u. Essstörungen 81
Global Burden of Disease 21
GLP-1-Agonisten 92
GLP-1-Mimetika 140
Glukoseerfassung 88
Grundlagen, genetische 95
Gruppentherapie 137
Gut-Brain-Effekt 109

H

Hautpflege 62
Heißhunger, unkontrollierbarer 83
Hilfsmittel 63, 170, 172, 183
Hormone 90, 92
- hirnaktive des Essverhaltens 96
- Hunger/Sättigung/Nahrungspräferenzen 92
- im Alter 110
- in der Menopause 109
- Nahrungsaufnahme 97

Hunger 86, 87, 88, 92, 97
Hypothalamus 88, 90, 93, 96, 113
Hypothalamus-Hypophysen-Nebennieren-Achse 100, 111

I

ICD-10-Klassifikation 22
Inkretine 106, 140, 143
Insulin 99
Insulinresistenz 111, 115
Insulinsensivität u. Hirnfunktionen 92
Interaktionsstörungen, familiäre 82

K

Kalorienbedarf bei Bewegungsaktivität 90
Katabolismus 90
Kindheitserlebnisse, schädliche 133
Kohlenhydrate 86, 90, 93, 211
Kommunikation 63, 68
- Pflegende, betroffene 64, 66, 67

Komorbiditäten, psychische 84
Kontinuumshypothese 82
Körperbild 219
Körperpflege 61
Körperwahrnehmung 137
Krankheiten, somatische u. Adipositas 117
Krankheitslast 19

L

Lagerung 62
Langzeitpflege 167, 179, 183
Langzeitpflege/Tilia 173
Laurence-Moon-Bardet-Biedl-Syndrom 116
Leptin 99, 100
Leptin-Signalweg 88
Limbisches System 90
Liraglutid 140, 143

M

Medikamente 137
- Gewichtseinwirkung, nicht relevante 142
- Potenzial, gewichtssenkende/gewichtszunehmende 140
- Potenzial, gewichtssenkendes 140, 143
- Therapie, adjuvante 139

Messgrößen 17
Metabolom 109
Metformin 142
Mobilisation 61, 62

N

Nachsorge 137, 198
Nahrungsbestandteile 85
Nahrungsbestandteile, nährende 86
Nahrungs-Supplementation 94
NANDA-I-Reaktionsmuster 48
NEAT 45, 92, 136
Nervensystem, autonomes 111
- Fettsäuren, freie u. Insulinresistenz 111
- Funktionen, autonome u. Essstörungen 113

Neuroleptika 140
Neuropeptide 87, 100
Neurotransmitter 88

O

Oestradiol 109
Olanzapin 140
Operation, bariatrische 45
Orexin 92
Orlistat 139
Ovar-Syndrom, polyzystisches 114
Ozempic 143

P

Parasympathikus 111, 113
Patientenverfügung 45
Pflegeassessment 27

Pflegediagnosen 27, 46, 174
Pflegediagnostik 46
Pflege, direkte/Tipps 61
Pflege-Erfolgsbesprechung 68
Pflegeevaluation 27
Pflegeimplementierung 27
Pflegekompetenz, spezifische 167, 174, 184
Pflegeplanung 27, 29, 43
Pflegeprozess 27
Pflegeziele 47, 60
Physiologie, metabolische 90
POMC 87, 92, 97, 100
PPAR-System 105
Präadipositas 18
Prader-Willi-Syndrom 117
Prädisposition, genetische 115
Prävalenz 21
Prävention 23
Progesteron 109
Psychotherapie 137

R

Rahmenmodell, pflegerisches 27
Rybelsus 143

S

Salz 86
Sättigung 86, 87, 92, 97, 204
Schlankheitsobsession 81, 86
Selbsthilfegruppe/Gründung 176
Selbsthilfegruppen 137, 167
Selbstkontrolle 81
Selbststigmatisierung 15
Selbstwertgefühl 81, 219
Semaglutid-Injektion 143
Sexualität u. Adipositas 217
- Autobiographie, eigene sexuelle 227
- Beziehungen u. Gewichtsabnahme 222
- Erfahrungsprägung 219
- Fantasien, sexuelle 227
- Genital, eigenes 223
- Hausaufgabe 228
- Interaktionsfrequenz, sexuelle/ Orgasmusfähigkeit 228
- Kognitionen/Mythen/Normen 225
- Körperbild u. Selbstwertgefühl 219
- Lernen, lebenslanges 229
- Selbstexploration 218
- Selbstsicherheit, sexuelle 226
- Sexualisierungsprozess 218
- Solosexualität 225
- Sprechstunde, interdisziplinäre 218

Sicherheitsgefühl, mangelndes 133
Sirtuine 104, 105
Sitagliptin 140
SSRI 139
Stadien 19
Stigmatisierung 15, 145, 175
Stress 79, 81, 87, 89, 111, 113, 115, 133, 149, 153, 181
Stuhltransplantation 109
Suizidalität nach Bariatrie 156
Sympathikus 111, 113

T

Testosteron 109
Therapiekonzepte 133
Thyroxin 142
Tirzepatide 140

U

Übergewicht 17, 78, 82
Überlegungen, ätiologische 78
Ursachen 19, 73

V

Verhaltenstherapie 137
Vildagliptin 140
„Vintage"-Leben 107
Vulnerabilität 15, 90, 108, 134

W

Wachstumshormone 142
Waist to Height Ratio/WHtR 19, 28
Wegovy 143

Z

Zucker 85, 86

Hinweise zu Zusatzmaterialien

DOWNLOAD

Sie können für diesen Titel kostenfrei Online-Video-Materialien über unsere Internetseite nach erfolgter Registrierung abrufen.

1. Video: Nutzung eines Oberkörper-Transfergurts zur Mobilisation in den Rollstuhl
2. Video: Nutzung eines Universal-Torso-Hebetuchs zur Mobilisation in den Rollstuhl
3. Video: Entfernen eines Universal-Hebetuchs in sitzender Position im Rollstuhl
4. Video: 04_Transfer_vom_Boden_ins_Bett_mit_Hebelaken
5. Video: Positionskorrektur im Bett
6. Video: Transfer vom Bett zur Toilette.

Nutzen Sie dazu bitte den angegebenen Link und melden Sie sich nach den dort beschriebenen Schritten an. Sie können auf die Materialien über **Mein Konto** zugreifen, indem Sie unter **Meine Zusatzmaterialien** den Code eingeben. Sie werden dann automatisch in den Downloadbereich weitergeleitet.

Link: hgf.io/download
Code: **B-R82VU7**

Wir empfehlen Ihnen, sich die Materialien auf Ihrem Rechner zu speichern, um sie jederzeit und dauerhaft nutzen zu können.

Viktor E. Frankl

MENSCH SEIN HEISST SINN FINDEN

Viktor E. Frankl

Mensch sein heißt Sinn finden

Herausgegeben und eingeleitet
von Elisabeth Lukas

Aus der Reihe »Hundert Worte«

VERLAG NEUE STADT
MÜNCHEN · ZÜRICH · WIEN

Die Herausgeberin, Univ.-Prof. h. c. Dr. habil. Elisabeth Lukas, gilt als renommierteste Schülerin von Viktor E. Frankl, dem Begründer der Logotherapie. Sie war mehr als 30 Jahre lang als Psychotherapeutin tätig. Darüber hinaus hat sie ein Wissenschafts- und Ausbildungsinstitut geleitet, an mehr als 50 Universitäten gelehrt und zahlreiche Fachbücher verfasst, die in 20 Sprachen erschienen sind.

»Mehr Bäume. Weniger CO_2« – weil jeder Beitrag zählt.

FSC MIX Papier FSC® C083411

CPI klimaneutral
Mehr Bäume.Weniger CO_2

www.neuestadt.com/de/produktsicherheit.html
Verlag Neue Stadt GmbH, Münchener Straße 2,
D-85667 Oberpframmern
verlag@neuestadt.com · Tel. + 49 (0) 8093 2091

2026, 2. Auflage der erweiterten Neuausgabe

Gestaltung und Satz: Neue-Stadt-Grafik
Druck: CPI books GmbH, Leck
ISBN 978-3-7346-1340-1

www.neuestadt.com

Vorwort von Elisabeth Lukas

Am 2. September 1997 starb der österreichische Psychiater und Neurologe Viktor E. Frankl in Wien im Alter von 92 Jahren. Sein Tod löste tiefe Betroffenheit aus, auch in der Fachwelt. War er doch einer der letzten großen Gründerväter psychotherapeutischer Denkrichtungen, nämlich der Logotherapie und Existenzanalyse, und eine weltweit berühmte Persönlichkeit: Überlebender von vier Konzentrationslagern im Zweiten Weltkrieg; Würdenträger höchster medizinischer Ehrungen, darunter 29 Ehrendoktoraten. Mit ihm ging eine Ära zu Ende, die, was die Disziplinen der Psychotherapie und Psychiatrie betrifft, mit Genialität, Menschenkenntnis, Intuition und Weisheit zu tun hatte und weniger mit Ver-

fahrenstechnik, künstlichem Setting und statistischer Effizienzkontrolle.
In seinen 25 Dienstjahren als Chef der Neurologischen Abteilung der Poliklinik in Wien hat Viktor E. Frankl in seinen Sprechstunden ungezählte Menschen erfolgreich behandelt. Aber auch durch seine Publikationen hat er vielen geholfen. Zum Beispiel wurde sein Buch „Man's Search for Meaning", das in den USA in Millionenauflage erschienen ist, in einer Umfrage der „New York Times" vom November 1991 über „The book that made the most difference in people's lifes", an der Tausende Leserinnen und Leser teilgenommen hatten, unter den ersten zehn der hilfreichsten und einflussreichsten Bücher genannt, und zwar an neunter Stelle (an erster Stelle stand die Bibel).
Inzwischen sind mehr als 25 Jahre seit seinem Tod vergangen, aber Frankls Gedankengut ist aktueller denn je. So lautet eine seiner Kernaussagen, dass dem Menschen eine

spezifisch humane Dimension eignet, in die die Befunde aus dem biopsychischen Raum nicht einfach übertragbar sind. Frankl nannte sie die „geistige Dimension" und konzentrierte seine Forschungen auf die Fruchtbarmachung dieser Geistigkeit des Menschen zur Linderung und Überwindung seelischer Störungen und Krisen. Er entwarf das Bild des potenziell freien Menschen, der sich zu allen Umständen und Gegebenheiten noch innerlich einstellen oder verhalten kann auf eine ihm gewählte Weise – selbst zu den eigenen genetischen Veranlagungen und milieubedingten Prägungen. Der, ausgestattet mit einer „Trotzmacht des Geistes", seinen Triebimpulsen, Minderwertigkeitsgefühlen oder Frustrationen nicht unterliegen muss, weil er sich geistig darüber zu stellen vermag.

Diesen Aspekt der menschlichen Freiheit verband Frankl mit der Kehrseite desselben Aspekts, nämlich mit der menschlichen Verantwortlichkeit. Verantwortung wofür? Nun, für die jeweils sinnvollste Wahl unter den gegebenen Umständen; für den persönlichen Beitrag zum „Gelingen des Ganzen".

Bei alledem ging es Frankl nicht um einen moralischen Aufruf, sondern um die (Rück-) Gewinnung von Glück, Zufriedenheit und seelischer Stabilität, die sich einzig in einem sinnerfüllten und verantworteten Leben einstellen, wie er nachweisen konnte. Und zwar als (unbeabsichtigter) Nebeneffekt sich einstellen, wo und wann immer Menschen sich liebevoll ihrer Mit- und Umwelt zuwenden und positiv-schöpferisch auf sie einwirken. Ja, die sogar in einem von Kummer überschatteten, leidvollen Leben noch möglich sind in dem Maße, in dem es gelingen kann, ein unabänderliches Schicksal tapfer zu tragen bzw. in Würde anzunehmen.

Frankls Thesen sind ungemein ermutigend für uns Heutigen. Wir sind alle miteinander Gefährten in einer aufwühlenden und sich rasch verändernden Zeit, die komplizierte Herausforderungen mit sich bringt. Die technischen Errungenschaften und industriellen Machbarkeiten sind gigantisch angewachsen, doch die Eroberung von Lebensqualität und die Wahrung der Menschenrechte hinken hinterher. Jeder Einzelne ist mit einer Menge Fragen konfrontiert, um deren Beantwortung er ringen muss. Da lohnt es sich, in einer stillen Stunde in Frankls Weisheitsschatz einzutauchen und dort nach Unterstützung zu suchen.

Schon unter den „100 Worten" von Frankl könnte *eines* sein, das den entscheidenden Impuls liefert: nämlich darauf zu vertrauen, dass es auf eine jede, einen jeden von uns ankommt und dass unser kleines Erdendasein einen tiefen Sinn hat, den es nicht verliert – nicht während unseres Lebens und auch nicht mit unserem Tod.

Elisabeth Lukas

Das Leben selbst ist es,
das dem Menschen Fragen stellt.
Er hat nicht zu fragen,
er ist vielmehr
der vom Leben her Befragte,
der dem Leben zu antworten,
das Leben zu ver-antworten hat.

Jede Situation ist ein Ruf,
auf den wir zu horchen,
dem wir zu gehorchen haben.

2

Man pflegt zu sagen:
Wo ein Wille,
dort ist auch ein Weg.

Ich wage zu behaupten:
Wo ein Ziel,
dort ist auch ein Wille.

Herrlich ist es, zu wissen,
dass die Zukunft,
meine eigene und mit ihr
die Zukunft der Dinge,
der Menschen um mich,
irgendwie –
wenn auch in noch so geringem Maße
– abhängig ist
von meiner Entscheidung
in jedem Augenblick.

Das Schicksal
gehört zum Menschen wie der Boden,
an den ihn die Schwerkraft fesselt,
ohne die aber das Gehen
unmöglich wäre.
Zu unserem Schicksal
haben wir zu stehen
wie zu dem Boden,
auf dem wir stehen –
ein Boden,
der *das Sprungbrett*
für unsere Freiheit ist.

Ganz Mensch ist der Mensch
eigentlich nur dort,
wo er ganz aufgeht
in einer Sache,
ganz hingegeben ist
an eine andere Person.
Und ganz selbst wird er,
wo er sich selbst –
übersieht und vergisst.

Mensch sein heißt
in der Spannung stehen
zwischen Sein und Sollen,
unabdingbar und unaufhebbar.

Der Mensch handelt
nicht nur gemäß dem,
was er ist,
sondern er wird auch,
wie er handelt.

Aus dem
Immer-wieder-Gutes-Tun
wird schließlich
das Gut-Sein.

Je mehr es dem Menschen
um die Lust geht,
umso mehr
vergeht sie ihm auch schon.
Je mehr er nach Glück jagt,
umso mehr
verjagt er es auch schon.

Selbstverwirklichung
stellt sich ganz von selbst ein:
als eine Wirkung der Sinnerfüllung,
aber nicht als deren Zweck.

Wollen wir eine Brücke schlagen
von Mensch zu Mensch –
und dies gilt auch von einer Brücke
des Erkennens und Verstehens –,
so müssen die Brückenköpfe
eben nicht die Köpfe,
sondern die Herzen sein.

Das Gefühl
kann viel feinfühliger sein
als der Verstand scharfsinnig.

Das Allervernünftigste ist,
nicht allzu vernünftig
sein zu wollen.

Nur im Handeln
lassen sich die Lebensfragen
wahrhaft beantworten –
ihre Beantwortung erfolgt
in der Verantwortung
je unseres Daseins.
Ja, *unser* ist das Dasein überhaupt nur,
soweit es verantwortetes Dasein ist.

Es kommt nie und nimmer darauf an,
was *wir* vom Leben zu erwarten haben,
vielmehr lediglich darauf:
was das Leben *von uns* erwartet.

Die Aufgabe wechselt nicht nur
von Mensch zu Mensch –
entsprechend der Einzigartigkeit
jeder Person –,
sondern auch von Stunde zu Stunde,
gemäß der Einmaligkeit jeder Situation.

Das Wissen um eine Lebensaufgabe
hat einen eminent
psychotherapeutischen
und psychohygienischen Wert.
Wer um einen Sinn seines Lebens weiß,
dem verhilft dieses Bewusstsein
mehr als alles andere dazu,
äußere Schwierigkeiten
und innere Beschwerden
zu überwinden.

Im Gegensatz zum Tier
sagt dem Menschen kein Instinkt,
was er *muss*,
und im Gegensatz zum Menschen
in früheren Zeiten
sagt ihm keine Tradition mehr,
was er *soll*,
und nun scheint er
nicht mehr recht zu wissen,
was er eigentlich *will* ...

In Wirklichkeit ist der Mensch
nicht ein von Triebhaftem Getriebener,
sondern er wird
von Werthaftem gezogen …
Die Dynamik des Geistigen
wird nicht von Triebhaftigkeit,
sondern von Wertstrebigkeit fundiert.

Menschliches Verhalten
wird nicht von Bedingungen diktiert,
die der Mensch antrifft,
sondern von Entscheidungen,
die er selber trifft.

Die Spielregeln des Lebens
verlangen von uns nicht,
dass wir um jeden Preis siegen,
wohl aber,
dass wir den Kampf
niemals aufgeben.

Erst unter den Hammerschlägen
des Schicksals,
in der Weißglut des Leidens an ihm,
gewinnt das Leben
Form und Gestalt.

Schon an der Größe eines Augenblicks
lässt sich die Größe eines Lebens
ermessen:
Die Höhe einer Bergkette
wird ja auch nicht nach der Höhe
irgendeiner Talsohle angegeben,
sondern ausschließlich
nach der Höhe des höchsten Berggip-
fels. So entscheiden auch im Leben
über dessen Sinnhaftigkeit
die *Gipfelpunkte*,
und ein einziger Augenblick
kann rückwirkend
dem ganzen Leben Sinn geben.

Findet der Mensch einen Sinn,
dann (aber auch nur dann)
ist er glücklich – einerseits;
denn andererseits ist er
dann auch leidensfähig.

Wären wir unsterblich,
könnten wir jede Handlung
ins Unendliche aufschieben …
Nur angesichts des Todes
stehen wir unter dem Zwang,
unsere Lebenszeit auszunützen.

Für gewöhnlich sieht der Mensch
nur das Stoppelfeld der Vergänglichkeit;
was er übersieht,
sind die vollen Scheunen
der Vergangenheit.
Im Vergangensein ist nämlich
nichts unwiederbringlich verloren,
vielmehr alles
unverlierbar geborgen.

Alles, was sich verwirklicht,
verewigt sich.

Selbst ein Leben,
das wir anscheinend vertan haben,
lässt sich noch rückwirkend
mit Sinn erfüllen,
indem wir
gerade durch die Selbsterkenntnis
über uns hinauswachsen.

Der Mensch „hat" einen Charakter,
aber er „ist" eine Person
und „wird" eine Persönlichkeit.
Indem sich die Person, die einer „ist",
mit dem Charakter, den einer „hat",
auseinandersetzt,
indem sie zu ihm Stellung nimmt,
gestaltet sie ihn und sich
immer wieder um
und „wird" zur Persönlichkeit.

Der Mensch ist das Wesen,
das immer entscheidet.
Und was entscheidet es?
Was es im nächsten Augenblick
sein wird.

Mit jedem Menschen,
der zur Welt kommt,
wird ein absolutes Novum
ins Sein gesetzt,
zur Wirklichkeit gebracht;
denn die geistige Existenz
ist unübertragbar,
ist nicht fortpflanzbar
von den Eltern aufs Kind.
Was allein fortpflanzbar ist,
sind die Bausteine –
aber nicht der Baumeister.

Die Eltern
geben bei der Zeugung eines Kindes
die Chromosomen her –
aber sie hauchen nicht den Geist ein.

Vererbung erklärt nichts Eigentliches
und insofern eigentlich nichts.
Vor allem lässt sich
mit dem Rekurs auf Vererbung
nicht die Frage beantworten … :
Was fängt die geistige Person
mit der jeweiligen Erbanlage,
mit der psychophysischen Erbmasse an?
Was fängt sie mit den Bedingungen an,
unter die sie
– *die jeweils sich selbst bestimmende* –
gestellt ist?

Das Wesen des Menschen
geht weder im Leiblichen
noch im Seelischen auf.

Das Wesen
der menschlichen Existenz
liegt in deren
Selbsttranszendenz.

Unter der Selbsttranszendenz
menschlicher Existenz verstehe ich
den grundlegenden anthropologischen
Tatbestand,
dass Menschsein immer
über sich selbst hinaus auf etwas ver-
weist, das nicht wieder es selbst ist –
auf etwas oder auf jemanden:
auf einen Sinn,
den da ein Mensch erfüllt,
oder auf mitmenschliches Sein,
dem er da begegnet.

In der Begegnung
transzendiere ich mich selbst,
wenn sie echt ist,
und bringe nicht nur mich selbst
zum Ausdruck.

Erst die Selbstvergessenheit
führt zur Sensitivität,
und erst die Selbsthingabe
zur Kreativität.

Das Ich
wird Ich
erst am Du.

Jemanden
in seiner ganzen Einmaligkeit
und Einzigartigkeit erleben
heißt,
ihn lieben.

Toleranz besteht nicht darin,
dass man die Ansicht eines anderen teilt,
sondern nur darin,
dass man dem anderen
das Recht einräumt,
überhaupt anderer Ansicht
zu sein.

Es gibt kaum etwas
im menschlichen Dasein,
das dem Menschen so sehr
und in einem solchen Ausmaß
ermöglichte, Distanz zu gewinnen,
wie der Humor.

Das Gewissen
lässt sich definieren
als die intuitive Fähigkeit,
den einmaligen
und einzigartigen Sinn,
der in jeder Situation verborgen ist,
aufzuspüren.
Mit einem Wort,
das Gewissen ist ein *Sinn-Organ*.

Menschsein
im eigentlichen Sinne
fängt … dort überhaupt erst an,
wo der Mensch über alle Bedingtheit
irgendwie auch schon hinaus ist,
und zwar kraft dessen,
was ich die Trotzmacht des Geistes
zu nennen pflege.

Liebe, so könnte man sagen,
lässt uns des Wertbildes eines Menschen
ansichtig werden.

Liebe vermag auch das Altern –
wesentlich das Altern des Organismus –
und das Sterben des Geliebten
zu überdauern.

Es stimmt nicht,
dass der Zweck
die Mittel heilige.
In Wirklichkeit ist es wohl so,
dass es umgekehrt auch Mittel gibt,
die den besten Zweck
entweihen können.

Ich weiß nicht, wer ich bin,
ich weiß nicht, was ich bin,
was an mir ist.
Aber eines weiß ich:
Wenn etwas an mir ist,
so muss es zutage treten dadurch,
dass ich es
für „die Forderung der Stunde" erachte,
das zu sagen, was ich für wahr halte.

Wenn ich etwas zu reden hätte,
würde ich verbieten,
dass man in den Illustrierten,
in den Filmen oder im Fernsehen
zur Schau stellt:
liebende Menschen,
sterbende Menschen
und betende Menschen.
Diese drei Dinge gehören
unter den Schutz
der absoluten Intimität gestellt.

Wer sein Schicksal
für besiegelt hält,
ist außerstande,
es zu besiegen.

Ich kann mir nicht vorstellen,
dass etwas
einen Menschen mehr befähigt,
subjektive Beschwerden
und objektive Schwierigkeiten
zu ertragen oder zu überwinden,
als das Gefühl,
eine Aufgabe zu haben –
eine Mission.

Wir müssen
zwischen Leiden und Verzweifeln
unterscheiden.
Ein Leiden mag unheilbar sein,
aber der Patient
verzweifelt erst dann,
wenn er im Leiden
keinen Sinn mehr sehen kann.

Hält uns ein Patient vor,
er wisse nicht
um den Sinn seines Lebens,
dann können wir nur erwidern,
dass seine erste, nächstliegende
Aufgabe eben darin besteht,
zu der eigentlichen Aufgabe
hinzufinden
und zum Sinn des Lebens
vorzustoßen.

Leibliches Geschehen
ist keineswegs immer
der Ausdruck seelischen Erlebens,
und eine leibliche Krankheit
braucht keineswegs ein Zeichen zu sein,
dass auch in der Seele des Kranken
irgendetwas nicht in Ordnung ist.

Nicht im Dass:
im Wie des Leidens
liegt der Sinn des Leidens.

Das Leiden
– auch die Schuld –
hat einen Sinn,
wenn du selbst
ein anderer wirst.

Wenn man dem Menschen
die Schuld nimmt
(= mittels psychologischer Erklärungen
abspricht),
nimmt man ihm auch die Würde.

Wo wir eine Situation
nicht ändern können,
gerade dort ist uns abverlangt,
uns selbst zu ändern,
nämlich zu reifen,
zu wachsen,
über uns selbst hinauszuwachsen!
Und das ist bis in den Tod möglich.

Leiden heißt leisten
und heißt wachsen.
Aber es heißt auch reifen.
Denn der Mensch,
der über sich hinauswächst,
reift zu sich selbst heran.
Ja, die eigentliche
Leistung des Leidens
ist nichts anderes
als ein Reifungsprozess.
Die Reifung jedoch beruht darauf,
dass der Mensch
zur inneren Freiheit gelangt –
trotz äußerer Abhängigkeit.

Das Leiden
hat nicht nur ethische Dignität –
es hat auch
metaphysische Relevanz.
Das Leiden macht
die Menschen *hellsichtig*
und die Welt *durchsichtig*.
Das Sein wird transparent
hinein in eine
metaphysische Dimensionalität.

Ich habe mir einmal sagen lassen,
dass ein Gewölbe,
das baufällig geworden ist,
dadurch gestützt
und gefestigt werden kann,
– paradoxerweise dadurch –
dass man es belastet.
Nicht unähnlich
ergeht es dem Menschen:
mit den äußeren Schwierigkeiten
wächst anscheinend
seine innere Widerstandskraft.

Die Welt liegt im Argen.
Sie ist nicht heil.
Aber es widerstrebt mir als Arzt,
es dabei bewenden zu lassen.
Die Welt ist nicht heil,
aber heil-bar.

Die Geburtsstunde
der Psychotherapie hatte geschlagen,
als man daranging,
hinter körperlichen Symptomen
die seelischen Ursachen zu sehen,
also ihre Psychogenese zu entdecken;
jetzt aber gilt es,
noch einen letzten Schritt zu tun
und hinter dem Psychogenen
den Menschen
in seiner geistigen Not zu schauen –
um von hier aus zu helfen.

Der Traum eines halben
(heute: des 20.) Jahrhunderts
ist ausgeträumt:
der Traum nämlich,
der einer Mechanik der Seele
und einer Technik der Seelenheilkunde
gegolten hatte –
oder, mit anderen Worten,
einer Erklärung des Seelenlebens
aufgrund von Mechanismen
und einer Behandlung von Seelenleiden
mit Hilfe von Technizismen.

Nie kommt es
auf eine Technik an,
sondern immer nur auf denjenigen,
der die Technik handhabt,
auf den Geist,
in dem sie gehandhabt wird.

Logotherapie
ist Therapie vom Geistigen her
und auf Geistiges hin.

Ich muss gestehen, dass ich
keineswegs davon überzeugt bin,
dass das Wissen
um irgendwelche Krankheiten
(die man hat)
unter allen Umständen
auch etwas Heilsames darstellt.

Die Logotherapie
hat das große geschichtliche „Modell"
einer geistigen Auseinandersetzung,
das klassische Gespräch
von Mensch zu Mensch:
den sokratischen Dialog
zum Vorbild.

Der Logotherapeut
wird sich schon deshalb davor hüten,
dass der Patient
die Verantwortung auf ihn abwälzt,
weil Logotherapie wesentlich
Erziehung zur Verantwortung ist.

Jede gute Therapie
leitet einen inneren Wachstumsprozess
bei einem Patienten ein,
was dazu führt,
dass dieser allmählich
über den Dingen –
und notfalls *über sich selbst*
zu stehen vermag.

Wollen wir
im Dienst der Logotherapie
den Patienten
zur möglichsten Konzentriertheit
seines Lebens bringen,
brauchen wir ihm nur zeigen,
wie das Leben jedes Menschen
ein einzigartiges Ziel hat,
zu dem ein einmaliger Weg führt.

Es geht nicht darum,
dass wir dem Patienten
einen Daseinssinn *geben*,
sondern einzig und allein darum,
dass wir ihn instand setzen,
den Daseinssinn zu *finden*,
dass wir sozusagen
sein Gesichtsfeld erweitern,
sodass er des vollen Spektrums
personaler und konkreter
Sinn- und Wertmöglichkeiten
gewahr wird.

Die geistige Person ist störbar,
aber nicht zerstörbar
durch eine psychophysische
Erkrankung.

Ärztlicher Seelsorge
bleibt es vorbehalten,
dort überall,
wo der leidende Mensch
mit einem an sich unaufhebbaren
Schicksal konfrontiert ist,
in der richtigen Einstellung
zu ebendiesem Schicksal,
im rechten, nämlich aufrechten Leiden,
noch eine letzte
und doch die höchste
Möglichkeit zur Sinnfindung
sichtbar zu machen.

Der leidende Mensch
steht höher
als der tüchtige Mensch.

Nicht für einen verdorbenen
„psychischen Mechanismus",
nicht für einen ruinierten
„seelischen Apparat"
und nicht für eine zerbrochene
Maschine
möchte ich Seelenarzt sein,
sondern nur
für das Menschliche im Kranken,
das hinter alledem
und über alledem steht.

Es ist nicht die Aufgabe des Geistes,
sich selbst zu beobachten
und sich selbst zu bespiegeln.
Zum Wesen des Menschen gehört
das Hingeordnet- und Ausgerichtetsein,
sei es auf etwas,
sei es auf jemanden,
sei es auf ein Werk
oder auf eine Person.
Nur in dem Maße,
in dem wir solcherart intentional sind,
sind wir existenziell;
nur in dem Maße,
in dem der Mensch geistig *bei etwas*
oder *bei jemandem* ist –
nur in dem Maße solchen *Beiseins*
ist der Mensch bei sich.

Geistiges
gelangt zum Ausdruck –
und verlangt nach Ausdruck –
im Körperlichen
und Seelischen.

In einem Zeitalter,
in dem die Zehn Gebote
für so viele ihre Geltung
zu verlieren scheinen,
muss der Mensch
instand gesetzt werden,
die zehntausend Gebote zu vernehmen,
die in den zehntausend Situationen
verschlüsselt sind,
mit denen ihn sein Leben konfrontiert.

Nicht was ich behalte,
behält Wert;
sondern was ich opfere,
erhält Wert.

Im Gegensatz
zu den Energiequellen
ist der Sinn
unerschöpflich.

Der Sinn
ist Schrittmacher des Seins.

Sinn kann nicht
erfunden,
sondern nur
gefunden werden.

Sinn kann nicht
verschrieben,
sondern nur
beschrieben werden.

Findet der Mensch einen Sinn,
dann ist er – wenn es nötig sein sollte –
auch bereit,
Verzicht zu leisten,
Leiden auf sich zu nehmen,
Opfer zu bringen,
ja sein Leben zu opfern.
Umgekehrt aber, wenn er
um keinen Sinn des Lebens weiß,
dann pfeift er aufs Leben,
auch wenn es ihm äußerlich
noch so gut gehen mag,
und unter Umständen
schmeißt er es dann eben weg.

Das Leben hört buchstäblich
bis zu seinem letzten Augenblick,
bis zu unserem letzten Atemzug,
nicht auf,
Sinn zu haben.

Nehme ich den Menschen so,
wie er sein soll,
schließe ich in mein Bild von ihm
den „Willen zum Sinn“ ein,
dann mache ich ihn zu dem,
was er werden kann –
dann mobilisiere ich
sein menschliches Potenzial.

Je umfassender ein Sinn ist,
umso weniger fasslich ist er.
Der unendliche Sinn
ist für ein endliches Wesen
überhaupt nicht fasslich.

Vor Jahrtausenden
hat sich die Menschheit
zum Glauben an den einen Gott
durchgerungen:
zum Monotheismus –
wo aber bleibt das Wissen
um die eine Menschheit,
ein Wissen,
das ich Monanthropismus
nennen möchte?
Das Wissen
um die Einheit der Menschheit,
eine Einheit, die hinausgeht
über alle Mannigfaltigkeiten,
sei es solche der Hautfarbe
oder der Parteifarbe.

Frei sein ist wenig,
ist nichts –
ohne ein Wozu.
Aber auch verantwortlich sein
ist noch nicht alles –
ohne ein Wovor.

Die Person begreift sich selbst
nicht anders
denn von der Transzendenz her.
Mehr als dies:
Der Mensch ist auch nur Mensch
in dem Maße,
als er sich von der Transzendenz her
versteht,
er ist auch nur Person in dem Maße,
als er von ihr her personiert wird:
durchtönt und durchklungen
vom Anruf der Transzendenz.
Diesen Anruf der Transzendenz
hört er ab
im Gewissen.

Gott ist der Partner
unserer intimsten Selbstgespräche.
Wann immer wir ganz allein sind
mit uns selbst,
wann immer wir in letzter Einsamkeit
und in letzter Ehrlichkeit
Zwiesprache halten mit uns selbst,
ist es legitim,
den Partner solcher Selbstgespräche
Gott zu nennen –
ungeachtet dessen,
ob wir uns nun für atheistisch
oder gläubig halten.

Man kann sich alles Werthafte
so vorstellen,
dass es in einem höchsten Wert,
in einer „Wertperson" (Scheler)
konvergiert;
sodass vielleicht
jede Wahrheit, zu Ende gedacht,
Gott meint;
und alle Schönheit, zu Ende geliebt,
Gott schaut;
und jeder Gruß, richtig verstanden,
Gott grüßt.

Es ist legitim,
das oder den, zu dem man spricht,
an den man sich wendet,
wenn man ganz, ganz einsam
und ganz allein mit sich selbst ist,
Gott zu nennen.

Von Gott
kann man meiner Ansicht nach
per „er" gar nicht sprechen,
sondern nur zu ihm sprechen
als „du".

Als man mich in einem Interview in Kalifornien fragte, ob ich religiös sei, habe ich improvisierend geantwortet:
Ich weiß es nicht; eines weiß ich: dass ich einen unerhörten Respekt vor der echten Religiosität ehrlicher Menschen habe. Deshalb tut mir alles weh, was die Religion in den Dreck zieht, wie das so modisch ist. Ich steh ein dafür, dass dieser Respekt echt ist; aber wie sehr meine Religiosität Religiosität ist, überhaupt und wenn, wie echt sie ist, das interessiert mich nicht.

Ich war 15 Jahre alt, als ich innerlich definierte: Gott ist der Partner unserer intimsten Selbstgespräche. Sind diese Selbstgespräche wirklich Selbstgespräche oder eigentlich Zwiegespräche mit einem anderen, mit dem „ganz Anderen"? – Wenn ich mich in die Zeit der Konzentrationslager zurückversetze und sehe, wie die Leute niedergeboxt wurden, hilflos, schuldlos, und ich mir innerlich gedacht habe: „Da schau an, was die treiben! Schau dir das an ... Wie ist das möglich?" ... – ich bin verzweifelt; ich schreie innerlich auf – zu wem schrei ich auf, zu mir, zu Herrn Frankl, zu meinem Selbst? Oder ist dieses Selbst immer schon Gott gewesen, ohne dass ich es geahnt habe? Vielleicht habe ich damals gesagt: „Hast du das gesehen, Herrgott?" Das weiß ich nicht.

Wie oft
sind es erst die Ruinen,
die den Blick freigeben
auf den Himmel.

Der Fragmentcharakter
des Lebens
tut dem Sinn des Lebens
keinen Abbruch.

Viktor E. Frankl – eine Skizze

Von Bernd Aretz

Im unvorstellbar harten Überlebenskampf im Konzentrationslager fand der österreichische Psychologe Viktor Frankl eines Tages einen Trick, um sich „irgendwie über die Situation, über die Gegenwart und über ihr Leid zu stellen, und sie so zu schauen, als ob sie schon Vergangenheit darstellte" und mit allem persönlichen Leiden „Objekt einer interessanten psychologisch-wissenschaftlichen Untersuchung wäre". Frankl „erfand" einen Blick in die Zukunft, der ihm neue Hoffnung schenkte, einen Sinn, für den es sich zu leben lohnt. So schreibt er in seinem Buch *Trotzdem Ja zum Leben sagen* über die Erinnerungen an sein Überleben in den Konzentrationslagern: „Plötzlich sehe ich mich selber in einem hell erleuchteten, schönen und warmen, großen Vortragssaal am Rednerpult stehen, vor mir ein interessiert lauschendes Publikum in gemütlichen Polstersitzen – und ich spreche; spreche und halte einen Vortrag über die Psychologie des Konzentrationslagers! Und all das, was mich so quält und bedrückt, all das wird objektiviert und von einer höheren Warte der Wissenschaftlichkeit aus gesehen und geschildert …"

Der vor dem Nationalsozialismus in die Schweiz geflüchtete österreichische Schriftsteller Hans Weigel erinnert an die Verwirklichung dieser von Frankl erlebten Vision. Im Jahr 1976 wurde der Psychologe in der Wiener Hofburg für sein Lebenswerk geehrt. Und er hielt seine Rede genauso, wie er es vorhergesehen hatte. Hans Weigel erinnert sich: „Und nun stand er in diesem großen, schönen, warmen und hellen Saal und sprach. Nicht nur seine therapeutisch prophetische Phantasie, auch seine Lehre war triumphal bestätigt: Er konnte diesen Abend erleben, weil er ihn im Geist vorwegnehmend damals erlebt hatte."

Viktor E. Frankl wurde am 26. März 1905 als zweites von drei Kindern in einer jüdischen Beamtenfamilie in Wien geboren. Er lebte dort im Quartier Leopoldstadt bis zu seiner Deportation ins Ghetto Theresienstadt im Jahr 1942. Schon als Schüler interessierte sich Frankl für Psychologie und begann früh eine Korrespondenz mit Sigmund Freud, den er auch persönlich traf. Das Thema seines Lebens fand Frankl in der Frage nach dem Sinn. Mit 15 Jahren hielt der Gymnasiast seinen ersten öffentlichen Vortrag „Über den Sinn des Lebens". Nach der Matura begann er 1923 das Medizinstudium. Anregungen fand er bei dem bedeutenden Arzt und Psychotherapeuten Alfred Adler, doch setzte er wichtige eigene Akzente: Frankl entwickelte die Idee eines philosophisch untermauerten sinnzentrierten psychotherapeutischen Ansatzes. Er nannte ihn – abgeleitet vom altgriechischen Wort *logos* für Sinn – *Logotherapie*. Laut Elisabeth Lukas, eine der bekanntesten Schülerinnen von Viktor Frankl, ist es eine seiner grundlegenden Erkenntnisse, dass der Sinn des Lebens „nicht willkürlich gesetzt" werden kann; vielmehr muss der Mensch ihn für sich „herausspüren". Nach Frankl besitzt der Mensch ein „prämoralisches Werteverständnis, das anspringt, bevor anerzogene Werte ins Spiel" kommen: Eine „Art Sinn-Organ" lässt uns den Sinn „ahnen". Und die Menschen, die von einem Sinn erfüllt sind, seien „geschützter vor seelischen Krankheiten", wie er immer wieder in seiner beruflichen Praxis bestätigt fand.

Mit seinem „Sinn-Ansatz" engagierte sich Frankl bereits als Student für Jugendberatungsstellen; im Jahr 1930 führte er eine Aktion für Schüler während der Zeugnisverleihung durch. Damit konnte er die Zahl der Schülersuizide signifikant reduzieren.

Nach seiner Dissertation in Medizin im Jahr 1930 erlangte Frankl eine umfangreiche diagnostische Praxiserfahrung als Assistent in der Psychotherapeutischen Abteilung der Psychiatrischen Universitätsklinik Wien. Von 1933 bis 1937 leitete er als Oberarzt den dortigen „Selbstmörderinnen-Pavillon".

1937 eröffnete er eine Praxis für Neurologie und Psychiatrie. Seine vielfältigen Erfahrungen und Erkenntnisse aus seiner Tätigkeit spiegeln sich in einem 1939 veröffentlichten bedeutsamen Aufsatz zur „Grundlegung einer Existenzanalyse".

Die politische Lage hatte sich längst zugespitzt. Hitlers Einmarsch in Österreich 1938 und die antisemitische Rassenideologie der Nationalsozialisten ließen Schlimmstes befürchten. 1940 übernahm Frankl noch die

Leitung der Neurologischen Abteilung des Rothschild-Spitals in Wien; auf das Angebot eines US-Visums im darauffolgenden Jahr verzichtete er, weil er seine Eltern nicht allein in Wien zurücklassen wollte.
Im Dezember 1941 heiratete er Tilly Grosser, doch den beiden war keine lange gemeinsame Zeit beschieden: 1942 wurden sie und andere Familienmitglieder deportiert. Viktor Frankls Vater starb im Jahr darauf im KZ Theresienstadt, wo auch er selbst interniert war.

Frankl konnte auch in dieser unsäglichen Lage auf Einsichten und Erfahrungen zurückgreifen, die er in den Jahren zuvor als Psychiater erworben hatte. Nach seiner Deportation nach Theresienstadt kümmerte er sich mit einer Einsatzgruppe um die psychologische Betreuung der Internierten. Hier wie in den Konzentrationslagern Auschwitz (ab Oktober 1944) und dann in zwei Außenlagern von Dachau bemühte er sich beständig darum, Gefangene vor der Selbsttötung zu bewahren. Er half den Inhaftierten, trotz ihres immensen Leids und der hoffnungslosen Lage einen möglichen Sinn in ihrer Gefangenschaft zu entdecken. Natürlich sah Frankl, dass die meisten Insassen aufgrund der „totalen Entwertung der Realität, wie sie der provisorischen Existenzweise des Lagerhäftlings entspricht", dazu führte, „sich gehen zu lassen, sich fallen zu lassen – da ja ohnedies ‚alles zwecklos' sei". Aber er sah auch die Chance, dass „gerade eine außergewöhnlich schwierige äußere Situation dem Menschen Gelegenheit gibt, innerlich über sich hinauszuwachsen". Er warnte vor einer „retrospektiven Daseinsweise", verbunden mit einer „Rückwendung auf die Vergangenheit", die letztendlich verhindere, die Gegenwart überhaupt noch zu gestalten, wenigstens in den wenn auch extrem reduzierten Möglichkeiten, die das Lager dazu bot. Denn zumindest ein „kleiner Teil Entscheidungsfreiheit" bleibt jedem Menschen, so Frankls Erfahrung im Konzentrationslager, „egal, wie schlecht es ihm geht". Er beobachtete, dass alle Lagerinsassen von starkem Hunger geplagt waren – und dennoch haben „sich manche entschieden, ihr Brot mit anderen zu teilen": Der Mensch ist das Wesen, „das immer entscheidet, was es ist".

So schildert Frankl in seiner Autobiografie zwei *Entscheidungen*, die für ihn selbst überlebenswichtig wurden.
Zunächst beschreibt er seine Ankunft in Auschwitz, als der Lagerarzt Mengele ihn in den Tod schicken wollte. Frankl schreibt: „Dr. Mengele drehte meine Schultern nicht nach rechts von mir aus gesehen, also zu den Überlebenden, sondern nach links, also zu den für die Gaskammer Bestimmten. Da ich aber unter den Leuten, die unmittelbar vor mir dorthin geschickt worden waren, keine Bekannten ausmachen konnte, sehr wohl

aber bemerkte, dass ein paar junge Kollegen nach rechts geschickt worden waren, ging ich hinter dem Rücken von Dr. Mengele um ihn herum zu guter Letzt doch nach rechts. Weiß Gott, woher mir der Mut kam und woher ich den Mut dazu nahm."

Die zweite womöglich lebensrettende Entscheidung traf Frankl, als er kurz vor Ende des Krieges im KZ-Außenlager Kaufering VI-Türkheim an Fleckfieber erkrankte. Um sich nachts wach zu halten, damit er nicht einem Gefäßkollaps erliegen würde, begann er, das verloren gegangene Manuskript eines Buches aus der Erinnerung zu rekonstruieren. Frankl war später davon überzeugt, dass genau diese Beschäftigung mit einem zukünftigen neuen Buch zum „eigenen Überleben" beigetragen hatte. Es ging ihm dabei um die Aktivierung des „eigentlich menschlichen Urvermögens der Selbst-Transzendenz und der Selbstdistanzierung", die zu seinem Überleben beigetragen hatte.

Am 27. April 1945 wurde Frankl in Türkheim von der US-Armee befreit. Er kehrte in seine Heimatstadt Wien zurück. Dort erfuhr er vom Tod seiner Frau Tilly im KZ Bergen-Belsen wie von der Ermordung seiner Mutter, seines Bruders und dessen Frau in Auschwitz.

Im Jahr 1947 heiratete Viktor Frankl in zweiter Ehe Eleonore (Elly) Schwindt. Im Dezember wurde Tochter Gabriele geboren.
Mit seiner Frau Elly lebte er über 50 Jahre zusammen; sie unterstützte ihn auch in seiner wissenschaftlichen Arbeit. Nach seiner Philosophischen Dissertation 1948 arbeitete er als Privatdozent für Neurologie und Psychiatrie und gründete im Jahr 1950 die „Österreichische Ärztegesellschaft für Psychotherapie". Vor allem widmete sich Frankl in den folgenden Jahren der Weiterentwicklung der Logotherapie. Wissenschaftliche Vorträge führten ihn schon 1954 nach Großbritannien, in die Niederlande und nach Argentinien. Im Jahr

darauf wurde er Professor für Neurologie und Psychiatrie in Wien, zudem lehrte er als Gastprofessor an zahlreichen anderen Universitäten und entfaltete eine rege Publikationstätigkeit (u. a. „Grundriß der Existenzanalyse und Logotherapie“; „Psychotherapie in der Praxis“; „Theorie und Therapie der Neurosen“).
Insbesondere in den USA fand die Logotherapie seit den 1960er-Jahren große Beachtung, wie Gastprofessuren an der Harvard University in Cambridge (1961), an der Southern Methodist University in Dallas (1966) und an der Duquesne Universität in Pittsburgh (1972) zeigen. 1970 wurde in San Diego eine eigene Professur für ihn eingerichtet. Auch in der Folgezeit hielt Frankl Vorträge in aller Welt; insgesamt hat er an 230 Universitäten in allen Kontinenten gesprochen.

Um dieses enorme Arbeitspensum zu bewältigen, hielt er sich selbst an das, was er als

Psychiater zur Vermeidung der „Managerkrankheit" empfahl: u. a. regelmäßig Gelegenheiten zu körperlicher Anstrengung zu nutzen. So ließ er an den Wochenenden alle Aufgaben ruhen und begab sich als begeisterter Alpinist zum Wandern und Klettern in die Berge. Und mit 67 Jahren machte er noch den Pilotenschein!

Im Jahr 1980 fand in San Diego der erste Weltkongress für Logotherapie statt. Im Rahmen des dritten Weltkongresses für Logotherapie in Regensburg (1983) wurde Frankl das Große Verdienstkreuz mit Stern des Verdienstordens der Bundesrepublik Deutschland verliehen. 1985 wurde in Wien die „Gesellschaft für Logotherapie und Existenzanalyse" gegründet.
Viktor E. Frankl erhielt insgesamt 29 Ehrendoktorate, diverse wissenschaftliche Ehrungen, das Große Goldene Ehrenzeichen mit dem Stern für Verdienste um die Republik

Österreich, um nur einige Auszeichnungen zu nennen. Er ist Autor von 32 Büchern, die bislang in 30 Sprachen übersetzt wurden, darunter Japanisch, Chinesisch, Koreanisch und Russisch. 1995 erschien seine Autobiografie „Was nicht in meinen Büchern steht".
Zwei Jahre später, am 2. September 1997, starb Viktor Frankl im Alter von 92 Jahren in seiner Heimatstadt Wien.

Heute gilt Frankls Ansatz als Dritte Wiener Schule der Psychotherapie (nach Freud und Adler). Sein Vermächtnis ist in aller Welt lebendig und findet zunehmend Beachtung.
Beeindruckend ist nicht zuletzt sein persönliches Zeugnis einer tiefen, auch in seiner Gläubigkeit verwurzelten Humanität, die er ungeachtet aller Widrigkeiten durchgehalten hat. Trotz des erlebten Leids durch die Verfolgung als Jude im NS-Regime setzte sich Frankl für Versöhnung ein. Er lehnte jede Form einer Kollektivschuld ab – denn er

wusste von vielen Menschen, die sich während des Nationalsozialismus gegen Rassenhass und Faschismus eingesetzt und Juden gerettet hatten.
Frankls Leben ist Mahnung, einem neu aufkommenden Antisemitismus und jeder Form von Rassismus, der bis zu gewalttätigen Handlungen geht, entschieden zu widersprechen. Für Frankl gab es nur zwei „Rassen" von Menschen: „anständige und unanständige". Die anständigen Menschen sind heute besonders gefragt.

Bernd Aretz

Dr. Bernd Aretz, Jg. 1958, Historiker, Politikwissenschaftler und Theologe, ist Autor mehrerer Biografien, u. a. von Dietrich Bonhoeffer, Martin Buber und Sophie Scholl.
Zur Vita von Viktor E. Frankl vgl. auch die Website des *Viktor Frankl Instituts*: https://www.viktorfrankl.org/biographie.html

Elisabeth Lukas im Verlag Neue Stadt

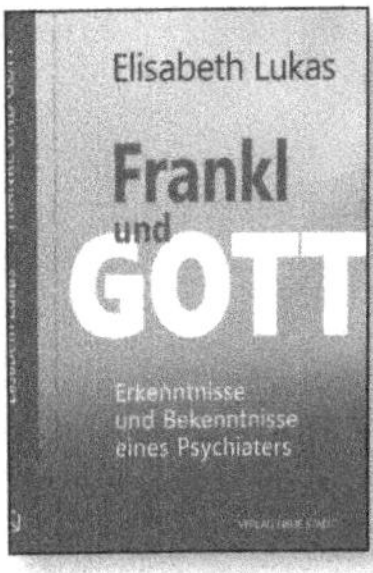

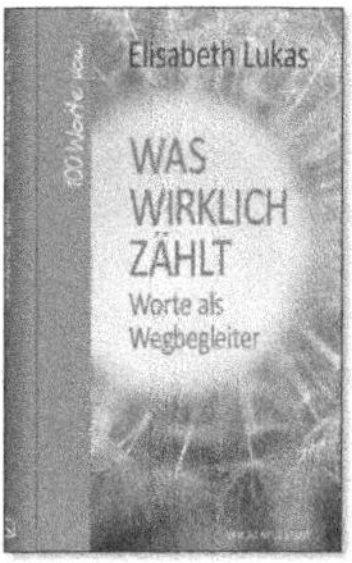

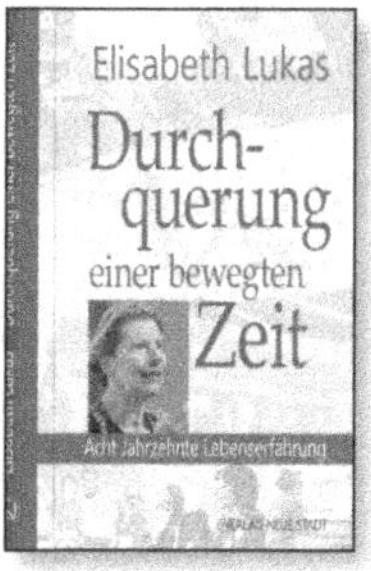

FRANKL UND GOTT
Erkenntnisse und Bekenntnisse eines Psychiaters
Viktor E. Frankl zum Thema »Glauben«. »Ein verlässliches Panorama!« (B. Grom SJ)
192 S., geb., ISBN 978-3-7346-1183-4

WAS WIRKLICH ZÄHLT
Was zählt? Was bleibt? Was trägt? 100 Wegbegleiter-Worte von Elisabeth Lukas führen ohne Umschweife zum Wesentlichen: eine Ermutigung, die einmalige Chance des eigenen Lebens zu ergreifen – wo immer wir stehen.
120 S., geb., ISBN 978-3-7346-1228-2

DURCHQUERUNG EINER BEWEGTEN ZEIT
Acht Jahrzehnte Lebenserfahrung
Berührende Einblicke in ein bewegtes Leben, ein Zeugnis, wie Höhen und Tiefen als Anfragen des Lebens verstanden und fruchtbar werden können.
216 S., geb., ISBN 978-3-7346-1298-5

www.neuestadt.com

Elisabeth Lukas im Verlag Neue Stadt

In Zusammenarbeit mit Koautorin Elisabeth Gur:

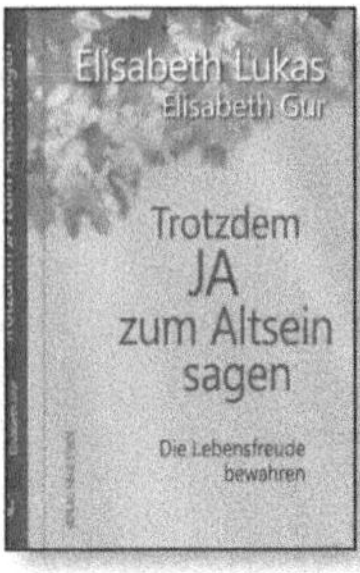

TROTZDEM JA ZUM ALTSEIN SAGEN
Die Lebensfreude bewahren

Anzeichen des Älterwerdens bleiben nicht aus. Dieses Buch zeigt anhand vieler Beispiele, was man selbst beitragen kann, um den Lebensabend trotz allem annehmbar und würdig zu gestalten und ein zutiefst sinnerfülltes Leben zu führen. Ein hochaktuelles Thema! – Mit einem Schauspiel von Elisabeth Lukas: »Anna und die Freiheit«, eine exemplarische Lebensgeschichte, die ermutigt, die eigenen Möglichkeiten zu ergreifen.
216 S., geb., ISBN 978-3-7346-1351-7

In Zusammenarbeit mit Koautor Reinhardt Wurzel:

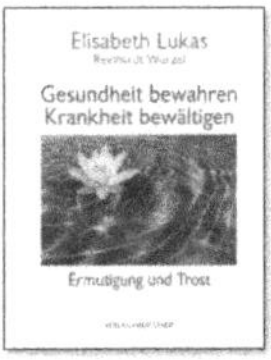

GESUNDHEIT BEWAHREN – KRANKHEIT BEWÄLTIGEN. Ermutigung und Trost

In der Flut von Gesundheitsratgebern tut es gut, den ganzen Menschen zu sehen: Körper, Psyche und Geist. Dieses Buch macht Mut, Signale wahrzunehmen und mit »guten Vorsätzen« ernst zu machen. Und es zeigt, dass selbst in einer ernsten Erkrankung zutiefst sinnvolles Leben möglich ist.
136 S., geb., ISBN 978-3-7346-1334-0

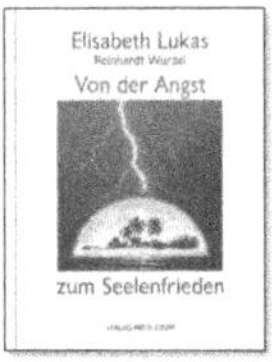

VON DER ANGST ZUM SEELENFRIEDEN

Niemand ist davor gefeit, in den Sog kleiner und großer Ängste zu geraten. Pathologische Trends unserer Zeit kommen erschwerend hinzu. Was uns trifft, das können wir nur begrenzt steuern. Wie aber stellen wir uns den Herausforderungen? Dieses Buch zeigt, wie sich der »Schutzschirm der Seele« präventiv stärken lässt.
144 S., geb., ISBN 978-3-7346-1203-9